临床疾病中西医诊疗与健康教育

主编　王　昕　李庆芳　宋丽艳　贾香先
　　　刘玉兰　肖广荣　宋　钰

四川科学技术出版社

图书在版编目（CIP）数据

临床疾病中西医诊疗与健康教育/王昕等主编.
成都：四川科学技术出版社，2024.8. —ISBN 978-7
-5727-1458-0

Ⅰ.R4；R193

中国国家版本馆 CIP 数据核字第 202469RC22 号

临床疾病中西医诊疗与健康教育

LINCHUANG JIBING ZHONGXIYI ZHENLIAO YU JIANKANG JIAOYU

主　编　王　昕　李庆芳　宋丽艳　贾香先　刘玉兰　肖广荣　宋　钰

出 品 人　程佳月
责任编辑　夏菲菲
封面设计　刘　蕊
责任出版　欧晓春
出版发行　四川科学技术出版社
　　　　　成都市锦江区三色路 238 号　邮政编码 610023
　　　　　官方微博：http://weibo.com/sckjcbs
　　　　　官方微信公众号：sckjcbs
　　　　　传真：028-86361756
成品尺寸　185mm×260mm
印　　张　22.25
字　　数　500 千
印　　刷　成都市新都华兴印务有限公司
版　　次　2024 年 8 月第 1 版
印　　次　2024 年 8 月第 1 次印刷
定　　价　88.00 元

ISBN 978-7-5727-1458-0

邮　　购：成都市锦江区三色路 238 号新华之星 A 座 25 层　邮政编码：610023
电　　话：028-86361770

本书编委会

主　编　王　昕　李庆芳　宋丽艳　贾香先　刘玉兰　肖广荣
　　　　　宋　钰
副主编　李淑岷　徐西苓
编　委　（排名不分先后）
　　　　　王　昕　泰安市中心医院（青岛大学附属泰安市中心
　　　　　　　　　医院、泰山医养中心）
　　　　　李庆芳　泰安市中心医院（青岛大学附属泰安市中心
　　　　　　　　　医院、泰山医养中心）
　　　　　宋丽艳　潍坊市寒亭区人民医院
　　　　　贾香先　利津县中医院（利津县第二人民医院）
　　　　　刘玉兰　东明县人民医院
　　　　　肖广荣　青州市人民医院
　　　　　宋　钰　威海市中医院
　　　　　李淑岷　山东省职业卫生与职业病防治研究院
　　　　　徐西苓　山东省军区济南第五离职干部休养所门诊部
　　　　　张　闫　涡阳县人民医院

前　言

　　祖国医学是一个伟大的宝库，有着自己独特的理论体系。在科学技术飞速发展、临床医学不断进步的今天，中西医结合诊治疾病有助于提高我国医疗卫生服务水平，更好地满足人民群众的医疗服务需求。为把中医融入现代医学的临床中，我们组织有关专家、学者，在繁忙的工作之余，广泛搜集国内外各种文献，悉心研究，并结合作者的临床经验，编写成《临床疾病中西医诊疗与健康教育》一书，旨在为临床中西医医护人员奉献一本简明、系统、实用的著作。

　　本书以突出中西医结合的特色和优势为主，借鉴现代医学的研究成果，系统地把中西医各个学科的疾病的病因、病机、诊断、治疗、护理与健康教育进行分类编辑。为方便临床查阅，本书按照现代医学的分类方式编排，更加贴近临床，以便为广大临床工作者在积累基础知识，改进知识结构，了解中西医诊治疾病动向，更新中西医诊治疾病观念等方面提供有益的帮助。

　　该书编排新颖、内容丰富、简明扼要、结构严谨，既有前人的研究成果和经验，又有作者自己的学术创见，是临床各科医务工作者、医学院校师生的良师益友。

　　中西医结合诊治疾病目前处于不断探索阶段，医学科学的发展也十分迅猛，书中关于中西医结合诊治疾病的某些具体内容和学术观点尚可能不够成熟。由于编写时间紧迫，编者水平所限，书中难免有不足之处，我们将在今后的临床实践中不断总结经验，也祈望读者提出宝贵意见，以便进一步修改提高。

编　者

2024 年 3 月

目　录

第一章　呼吸系统疾病

第一节　急性上呼吸道感染

急性上呼吸道感染是鼻腔、咽或喉部急性炎症的概称，是呼吸道最常见的一种传染病。常见病因为病毒感染，其次为细菌感染。本病属中医"感冒"范畴。

一、病因

中医认为，感冒的病因以感受风邪为主，但常与人体正气强弱、感邪轻重有密切关系。其病位主要在于肺卫，一般以实证多见。如虚体感邪，则为本虚标实之证。

本病大多由病毒感染引起，常见的有鼻病毒、副流感病毒、柯萨奇病毒、腺病毒等；少数是由细菌感染引起，可以直接感染或继发于病毒感染。一般可通过含有病原体的飞沫或被污染的用具传播。病毒引起的感冒传染性强，全年皆可发病，以春、冬季多见。上述病毒和细菌常寄生于人体的鼻、咽部。当气候变化、寒温失常，往往因衣被增减失宜，或浴后受凉，甚至脱帽更衣或呼吸道慢性炎症等，使全身或呼吸道局部防御功能低下，寄生于呼吸道或由外界入侵的病毒、细菌则迅速繁殖，引起本病。

（一）感受六淫，时行病毒

感冒是由于风邪趁人体御邪能力不足之时，侵袭肺卫皮毛所致。

感受六淫又以感受风邪为主因，风为六淫之首，最易伤人致病，且在不同季节，往往夹四时不正之气而入侵，如冬季多属风寒，春季多属风热，夏季多夹暑湿，秋季多兼燥气，梅雨季节多夹湿邪。临床以风寒、风热为多见。此外，时令之暑、湿、燥邪亦能杂感而为病，故又有夹暑、夹湿、夹燥等不同的兼证。若四时六气失常，春应暖而反寒，夏应热而反冷，秋应凉而反热，冬应寒而反温，此时之气夹时行病毒伤人，则更易侵入人体而致感冒，甚则引起时行感冒。

风邪入侵的途径为肺系卫表，其病变部位也常局限于肺卫。风性轻扬，多犯上焦。肺处胸中，位于上焦，主呼吸，气道为出入升降的通路，喉为其系，开窍于鼻，外合皮毛，职司卫外。故外邪从口鼻、皮毛入侵，肺卫首当其冲，若肺卫被遏，营卫失和，邪正相争，则出现恶寒、发热等卫表之证；若外邪犯肺，则气道受阻，肺失宣肃，则具咳嗽、鼻塞的肺系之证；而时行感冒，因感受时邪较重，故全身症状较明显。

（二）正气不足，腠理不固

外邪侵袭程度与人体御邪能力的强弱有密切关系。若体质羸弱，正气不足，或将息失宜，过度疲劳，致腠理疏松，卫气不固，稍有不慎，极易为外邪所客，内外相互为因而发病。另外，由于体质的差异，可引起对感受外邪之不同。如素体阳虚者易感受风寒；阴虚者易感受风热、燥热；痰湿偏盛者，则易感受外湿等。

二、临床表现

根据病因不同，临床表现可有不同类型。

（一）普通感冒

俗称"伤风"，又称急性鼻炎或上呼吸道卡他，以鼻咽部卡他症状为主要表现。成人大多数由鼻病毒引起，其次由副流感病毒、呼吸道合胞病毒、埃可病毒、柯萨奇病毒等引起。常见于秋、冬、春季。起病较急，初期咽部干痒或有灼热感，打喷嚏，鼻塞，流鼻涕，鼻涕2～3天变稠，可伴有咽痛，低热，头痛不适。检查可见鼻黏膜充血、水肿，有较多的分泌物，咽部轻度充血，如无并发症，一般经5～7天痊愈。

（二）病毒性咽炎和喉炎

急性病毒性咽炎由腺病毒、副流感病毒、呼吸道合胞病毒等引起。常发生于冬春季。主要症状有咽痛，声嘶，轻度干咳，发热（39℃），全身酸痛不适。病程1周左右。检查可见咽部充血，有灰白色点状渗出物，咽后壁淋巴滤泡增生，颌下淋巴结肿大，肺部无异常体征。此外，柯萨奇病毒和埃可病毒亦可引起急性呼吸道疾病，但症状较轻。常发生在夏季，称为"夏季流感"，多见于儿童。

（三）疱疹性咽峡炎

疱疹性咽峡炎常由柯萨奇病毒A引起，多见于儿童，多于夏季发生，表现为明显咽痛、发热，病程约1周。检查可见咽部充血，软腭、悬雍垂、咽部及扁桃体表面有灰白色丘疱疹及浅表溃疡，周围有红晕。

（四）咽结膜热

咽结膜热主要由腺病毒、柯萨奇病毒、流感病毒等引起。多见于儿童。有发热、咽痛、流泪、畏光、咽部及结膜明显充血等症状，病程4～6天。常发生于夏季。游泳池是常见的传播场所。

（五）细菌性咽—扁桃体炎

细菌性咽—扁桃体炎多由溶血性链球菌、肺炎链球菌、葡萄球菌等引起。起病急，有明显咽痛、畏寒、发热，体温39℃以上。检查可见咽部明显充血，扁桃体肿大、充血，表面有黄色点状渗出物，颌下淋巴结肿大、压痛，肺部无异常体征。

三、诊断要点

1）多有起居不当，寒温失调，劳累汗出当风、受凉遇冷的病史。尤其是季节转换、寒暑交接期间，有众多类似症状的患者发病。

2）主要证候表现为鼻塞流涕，打喷嚏，咳嗽，头痛，全身不适，发热恶寒等。

3）一般3～7天可痊愈。

四、鉴别诊断

本病应注意与温病相鉴别。一般感冒发热多不高或不发热，温病必有发热甚至高热；感冒服解表药后，多能汗出、身凉、脉静，温病汗出后热虽暂降，但脉数不静，身热旋即复起，且见传变入里的证候。

五、治疗

（一）中医治疗

1. 辨证论治

1）风寒型

恶寒重，发热轻，无汗，头痛，肢节酸痛，鼻塞，流清涕。舌苔薄白而润，脉浮和浮紧。

治法：辛温解表。

方药：荆防败毒散。

荆芥4.5 g，防风4.5 g，前胡4.5 g，柴胡4.5 g，川芎4.5 g，桔梗4.5 g，枳壳4.5 g，茯苓4.5 g，甘草1.5 g，羌活4.5 g，独活4.5 g。

2）风热型

发热重，恶寒轻，汗出不畅，口渴，咽痛，咳嗽，痰黏或黄，流浊涕。舌苔薄白微黄、边尖红，脉浮数。

治法：辛凉解表。

方药：银翘散。

金银花30 g，连翘30 g，豆豉15 g，牛蒡子18 g，薄荷18 g，荆芥穗12 g，桔梗18 g，甘草15 g，竹叶12 g，鲜芦根15 g。

3）暑湿型

发热，微恶风，汗少，肢节酸重或疼痛，头重胀痛。咳嗽痰黏，鼻流浊涕，心烦热，口渴不欲饮，泛恶，小便短赤。舌苔薄黄腻，脉濡数。

治法：清暑祛湿解毒。

方药：香薷饮加减。

香薷12 g，鲜扁豆花6 g，厚朴6 g，金银花15 g，连翘15 g。

4）气虚上感型

恶寒较甚，发热无汗，乏力倦怠，咳痰无力。苔薄白，脉浮无力。因卫表不固，气虚而不能驱邪外出。

治法：益气解表。

方药：参苏饮加减。

党参6 g，茯苓6 g，苏叶6 g，葛根6 g，枳壳4 g，木香4 g，陈皮4 g，前胡6 g，清半夏6 g，桔梗4 g，甘草4 g。

若平时气虚卫表不固，经常容易感冒者，用玉屏风散茶：黄芪150 g，白术150 g，防风75 g。3药混合，每次用15 g，冲茶饮用，饮用完后即很少出现感冒。尤其是老年人在春冬风寒当令之季服用玉屏风散茶，有很好的预防作用。

5）阴虚上感型

阴津素亏，外感风热，驱邪无力，症见身热，微恶风寒，汗少，头昏而痛，口干心烦，干咳少痰。舌红少苔，脉细数或弦数。

治法：滋阴解表。

方药：加减葳蕤汤。

玉竹 9 g，沙参 10 g，麦冬 10 g，白薇 3 g，豆豉 9 g，薄荷 5 g，葱白 6 g，桔梗 5 g，大枣 2 枚，甘草 1.5 g。

2. 中成药

1）银翘解毒丸、羚翘解毒丸：适用于风热型，热盛者用羚翘解毒丸。每次 1 丸，每日 3 次，温开水冲服，多饮温开水，同时加入维生素 C 效果更佳。

2）清热解毒口服液：适用于风热型咽喉肿痛明显者。每次 10 ml，每日 3 次。

3）藿香正气丸：适用于暑湿型腹胀，腹泻明显者。每次 1 丸，每日 3 次口服。

3. 单方、验方

1）治风寒感冒方：羌活、防风、紫苏各 10 g，生姜 2 片，苍耳子 10 g，水煎服，每日 1 剂。

2）治风热感冒方

（1）野菊花、大青叶、鱼腥草、淡竹叶各 10 g，水煎服，每日 1 剂。

（2）大青叶 20 g，鸭跖草 15 g，桔梗 6 g，生甘草 6 g，水煎服，每日 1 剂。

4. 饮食治疗

1）荆芥 10 g，苏叶 10 g，茶叶 6 g，生姜 3 片，红糖 20 g。先将荆芥、苏叶用清水冲洗，过滤，与茶叶、生姜一并放入大盅内，置文火上煎沸。另将红糖加水适量，置另一盅中煮沸，令其溶解，然后将药冲与红糖合并，当茶饮用。每日 1 剂，适用于风寒型。

2）生姜 3 片切丝，红糖适量。以沸水浸泡，加盖焗 5 分钟，趁热饮用，服后盖被取汗。适用于风寒型。

3）大蒜 20 g，葱白 5 根，生姜 3 片，均切碎，加水煎沸后热饮，盖被取汗。适用于风寒型。

4）银花 20 g，绿茶 5 g，白糖 20 g。先将前两味煎去渣，再加入白糖，当茶频饮。适用于风热型。

5）白菜根芯 150 g，白萝卜 60 g。水煎加红糖适量，当茶饮用，数次可愈。

6）切白萝卜数片，葱白数根，煮水带渣服下，盖被出少许汗，立见功效。

5. 针灸和拔罐治疗

1）风寒证者，选列缺、风门、风池、合谷穴，或取大椎、肺俞等穴拔火罐，或毫针浅刺用泻法。体虚者，平补平泻，并可灸。鼻塞加迎香穴，咳嗽加太渊穴，痰多加丰隆穴。

2）风热证者，取大椎、曲池、合谷、鱼际、外关等穴，毫针用泻法，咽痛可刺少商穴出血。

6. 刮痧治疗

用边缘平滑的瓷汤匙蘸润滑油（花生油或麻油）刮颈背，颈自风池穴向下，骨从背脊两旁由上向下。刮时用力要均匀，不要太重，防止刮破皮肤，刮到出现紫色出血点为止。

（二）西医治疗

目前尚无特殊抗病毒药物，上呼吸道病毒感染以对症处理、休息、戒烟、多饮水、保持室内空气流通和防治继发细菌感染为主。

可选用含有解热镇痛及减少鼻咽部充血和分泌物的抗感冒复合剂或中成药，如对乙酰氨基酚（扑热息痛）、双酚伪麻片等。

如有细菌感染，可根据病原菌选用敏感的抗感染药物。经验用药，常选青霉素类、大环内酯类或喹诺酮类等。

早期应用抗病毒药有一定疗效。抗病毒中成药也可选用。

六、护理与健康教育

（一）护理

1）全身症状较重者，应适当卧床休息，注意保暖。室内应安静，空气新鲜，阳光充足。

2）进食清淡易消化食物。鼓励患者多饮水。高热患者，每日进水量应保持在2 500～3 000 ml。

3）注意皮肤卫生，高热患者出汗过多时，除勤换洗内衣、内裤外，还应经常用温水擦洗。

4）急性上呼吸道感染易于传染，应进行呼吸道隔离，避免交叉感染。

5）密切观察病情变化，有发热及其他伴随症状时，应按时测量体温。如体温过高伴有全身不适、头痛等，按发热护理给予物理降温或酌情药物降温。应用退热药物时，老年人应注意适当减量，以免体温骤降或因出汗过多而引起脱水或虚脱。服用该类药物时，应嘱患者多饮水。

6）发现患者鼻涕为黄色脓样，鼻塞，前额或两面颊部疼痛，发热等，则应考虑为鼻窦炎，应及时报告医生，按医嘱应用抗生素治疗。

7）发现患者退热后又复升，呈不规则热、咳嗽、气急，全身乏力，脉搏快而弱或不规则，检查有心律不规则，第一心音降低，应注意心肌炎的发生。应及时报告医生并协助进行详细检查，给予相应处理。护士应嘱患者卧床休息，及时测量血压、脉搏、呼吸及心电图变化等。

（二）健康教育

1）平时应加强体育锻炼，增强体质，提高抗病能力。

2）避免受凉、淋雨及与感冒患者接触。感冒流行期间，外出要戴口罩，少去公共场所，防止交叉感染。室内应经常开窗通风及进行空气消毒。

3）室内用食醋5～10 ml/m³加等量水稀释，关闭门窗加热熏蒸以消毒，每日1次，连用3次。

4）可用贯众、板蓝根、野菊花、桑叶等中草药熬汤饮用。

5）恢复期若出现眼睑水肿、心悸、关节痛等症状，应及时诊治。

本病经治疗后症状消失，预后良好，不留后遗症。若并发鼻窦炎，常成为慢性呼吸道炎症的病灶。溶血性链球菌感染可并发心内膜炎、心肌炎或肾小球肾炎，预后较差。

（王昕）

第二节 急性支气管炎

急性支气管炎是一种常见的呼吸系统疾病，多由感染、物理化学刺激或过敏引起，是气管、支气管黏膜的急性炎症。常见于寒冷季节或气候突变之时，且常为某些传染病如麻疹、百日咳、伤寒等的早期表现。临床主要症状有咳嗽和咳痰。可发展为细支气管炎或支气管肺炎，或使原有的呼吸系统疾病加重。本病相当于中医的"咳嗽""喘证"范畴。

一、病因

急性支气管炎多由病毒和细菌引起，常见病毒有呼吸道合胞病毒、副流感病毒、流感病毒和腺病毒，在病毒感染基础上可继发细菌感染，通常感染的病原菌有肺炎链球菌、流感嗜血杆菌、化脓性葡萄球菌和链球菌等。此外，物理和化学刺激，如冷空气、粉尘及某些刺激性气体等亦可引起发病。患病后可有气管、支气管黏膜充血、水肿、黏液腺肥大、分泌物增加，并有淋巴细胞和中性粒细胞浸润，病愈后气管、支气管黏膜可以完全恢复正常。

中医学认为，本病的病位虽在呼吸道，但其病变实质却在肺、脾、肾三脏。急性发作期，多由外邪犯肺，肺失清肃而引起咳嗽。

二、临床表现

急性起病，常有急性上呼吸道感染、物理化学刺激及过敏史等。

起病往往有上呼吸道感染的症状，如鼻塞、喷嚏、咽痛等，1周内相继出现咳嗽、咳痰和发热。轻的仅为刺激性咳嗽，较重的为阵发性咳嗽，有时终日咳嗽，甚至引起恶心、呕吐以及胸骨后、全胸或腹部疼痛。病毒性炎症常表现为黏液性痰，有细菌感染时可有黏液脓性痰，偶有痰中带血。体温常在38℃左右，3~5天降至正常。全身畏寒、发热，头痛，四肢酸痛。如伴有支气管痉挛，可有哮喘和气急。体检发现两肺呼吸音增粗，有散在干湿啰音，啰音的部位常不定，咳痰后可减少或消失。如迁延不愈，日久可演变为慢性支气管炎。

三、诊断要点

1）凡既往无慢性气管炎史，出现咳嗽、咳痰或喘等症状，病程在1个月以下者，可诊断为急性支气管炎。

2）体征多不明显，肺部听诊有时可闻及干啰音或大、中水泡音。

3）部分患者可有末梢血白细胞升高或中性粒细胞增高。

4）X线检查大多正常，或仅见肺纹理增粗。

四、鉴别诊断

诊断主要依据上述临床表现和胸部 X 线特点。其他疾病如肺结核、肺脓肿、麻疹、百日咳、急性扁桃体炎、肺癌等在发病时常伴有急性气管支气管炎症状，应注意鉴别。

五、治疗

（一）中医治疗

1. 辨证论治

1）风寒束肺

咳嗽，痰白稀，恶寒发热，头痛，全身酸楚。舌苔薄白，脉浮。

治法：祛风散寒，宣肺化痰。

方药：三拗汤加味。

麻黄、桔梗、甘草各 6 g，杏仁、荆芥、前胡、苏子各 10 g。

2）风热袭肺

咳嗽，痰黄，或有口干咽痛，发热微恶风。舌苔薄黄或薄白，脉浮数。

治法：疏风清热，宣肺化痰。

方药：桑菊饮合银翘散加减。

桑叶、杏仁、前胡、牛蒡子、黄芩各 10 g，银花、连翘各 15 g，薄荷 5 g，桔梗 6 g，鲜芦根、地丁草各 30 g。

3）燥热伤肺

干咳无痰，或痰少不易咯出，鼻燥咽干，咳甚则胸痛。舌尖红，苔薄黄，脉数。

治法：辛凉清肺，润燥化痰。

方药：桑杏汤加减。

桑叶、杏仁、沙参、象贝母、豆豉、瓜蒌皮、山栀子、黄芩各 10 g，梨皮 6 g，鲜芦根、地丁草各 30 g。

2. 中成药

1）止嗽青果丸：口服，每次 2 丸，每日 2～3 次。

2）蛇胆川贝液：口服，每次 1 支，每日 2～3 次。

3）桑菊感冒片：口服，每次 4～8 片，每日 2～3 次，温开水送下；7 岁以下服成人 1/2 量，3～7 岁服成人 1/3 量。用治急性支气管炎初起见轻微发热，微恶风寒，头痛，咳嗽，口干，咽痛等。

4）银翘散：口服，每次 1 袋，每日 3 次，水煎或开水泡。用治急性支气管炎见但寒不热而渴者。

5）解热清肺糖浆：口服，每次 15 ml，每日 3 次，小儿酌减。用治急性支气管炎见发热，咳嗽，头痛，咽喉肿痛等症。

6）千里光片：口服，每次 4 片，每日 3 次，小儿用量酌减，温开水送服。用治急性支气管炎等炎症性疾病。

7）通宣理肺丸：口服，每次 2 丸，每日 2～3 次。用治急性支气管炎见发热恶寒，恶寒较甚，头痛鼻塞，咳嗽痰白，无汗而喘，身痛、骨节痛，舌苔薄白，脉象浮紧。

3. 单方、验方

1）桑叶、黄芩各 10 g，银花 20 g。水煎服。

2）苏叶、杏仁、枇杷叶各 10 g。水煎服。

3）蒲公英、满山红各 15 g。水煎服，每日 1 剂。

4）石韦 60 g。水煎服，每日 1 剂。

5）千年红、佛耳草、四季青、平地木各 15 g。水煎服，每日 1 剂。

6）丝瓜花 10～20 g，蜂蜜 10 g。洗净丝瓜花，放入茶杯内，用沸水冲泡，密闭浸泡 10 分钟后，溶入蜂蜜，趁热顿服，每日 3 次。主治咳嗽痰黄，黏滞不爽，口干。

7）鸡蛋 14 个，五味子 250 g。五味子水煎后浸鸡蛋密封，7 天后取出，用沸水煮 10 分钟，每日早晚各吃 1 个（食前应检查鸡蛋有无变质）。

8）猪心 1 个，白萝卜 1 根，杏仁 6 g，葱盐适量。洗净，加水煮烂，然后分成 5 份，每日吃 1 份。

9）白糖、发酵面粉各 100 g，瓜蒌瓤 250 g。以发酵面粉为皮，瓜蒌瓤（去子）拌白糖为馅，加热制成烙饼或包子，空腹食用，每日 1～2 次。主治咳嗽，痰多，痰稠难咯，或有胸中痞闷。

4. 针灸治疗

取肺俞、天突、定喘、合谷穴，咳重者加列缺，痰多加丰隆。

5. 物理治疗

紫外线照射胸背部支气管分布区，也可做穴位照射。

（二）西医治疗

1. 一般治疗

有发热及全身不适时应适当休息，注意保暖，多饮水。

2. 对症治疗

高热者可肌内注射阿尼利定（安痛定）注射液 2 ml，每日 2 次。咳嗽有痰者可选用复方甘草片 3 片，每日 3 次，或棕色合剂 10 ml，每日 3 次。无痰咳甚者可用喷托维林（咳必清）25 mg，每日 3 次，或可待因 15～30 mg，每日 3 次；痰稠、咯吐不利者可用氯化铵 0.3～0.6 g，每日 3 次，或溴己新（必嗽平）8～16 mg，每日 3 次。有哮鸣音者可用氨茶碱 0.1 g，每日 3 次。

3. 抗生素治疗

根据感染严重程度，可选用适当抗生素治疗，如青霉素、链霉素、红霉素、头孢拉啶、交沙霉素、阿米卡星（丁胺卡那霉素）、环丙沙星等抗生素治疗。

4. 其他

去除诱发因素，病毒感染时试用利巴韦林（病毒唑）、抗病毒口服液等。

六、护理与健康教育

（一）护理

1) 发热、咳嗽期间应注意休息，多饮开水。老年人、幼儿及体弱的患者应延长休息时间。

2) 饮食宜清淡，忌食辛辣、香燥、炙烤、肥腻的食物。

3) 保持病室内合适的温度及湿度，避免干燥，空气要新鲜，防止受凉。有吸烟习惯者应劝其戒烟。

4) 观察痰的颜色、性状、量、气味，有变化时及时与医生联系。对于咳嗽剧烈、胸闷憋气者给予雾化吸入，使咽喉部湿润以减轻症状。干咳时口服棕色合剂等，痰多时给予远志合剂。声音嘶哑时注意休息，减少交谈。辅助叩背排痰，痰液黏稠不易咳出时，除给予 α－糜蛋白酶和庆大霉素、糖皮质激素、超声雾化吸入湿化痰液外，每日应补给适量液体（不应少于 3 000 ml），以利咳出。

5) 观察体温、脉搏、呼吸变化，及时、准确地按医嘱予以抗生素、祛痰药及平喘药物，注意观察患者出现药物不良反应。

（二）健康教育

1) 指导患者发热期间注意休息，多饮水，进食清淡、富有营养的饮食。

2) 保持室内空气流通、温度和湿度适宜，嘱患者注意保暖、避免受寒。清除鼻、咽、喉等部位的病灶。

3) 改善劳动卫生环境，防止空气污染，避免烟雾等有害因素的刺激。增强体质，防止感冒。

本病经过对因、对症治疗，临床症状、体征消失，各项辅助检查结果正常为痊愈，预后良好。

（徐西芩）

第三节　慢性支气管炎

慢性支气管炎（简称慢支）是指气管、支气管黏膜及其周围组织的慢性非特异性炎症。临床上以长期反复发作的咳嗽、咳痰或伴有喘息的慢性过程为特征。病情若缓慢进展，常并发阻塞性肺气肿，甚至肺动脉高压、肺源性心脏病。本病为多发病、常见病，国内患病率约为3.82%，多见于中、老年人，寒冷地区患病率较高。本病属中医"咳嗽""喘证""肺胀"等范畴。

一、病因和病理

（一）病因

慢性支气管炎的病因尚不完全清楚，但与下列因素有关。

1. 大气污染

大气中的刺激性烟雾、有害气体如二氧化硫、二氧化氮、氯气、臭氧等对支气管黏膜的慢性刺激，常为慢性支气管炎发病的诱发因素之一。

2. 吸烟

国内外大量科学研究证明，吸烟是慢性支气管炎的主要病因。吸烟能使气道纤毛运动功能降低，肺泡巨噬细胞功能异常，分泌黏液的腺体增生，蛋白酶—抗蛋白酶失衡，刺激支气管平滑肌收缩等。

3. 感染

急性呼吸道感染治疗不当或延误治疗，常是形成慢性支气管炎的重要原因。主要病因多为病毒和细菌感染，病毒中流感病毒及鼻病毒是主要的致病原。常见细菌有肺炎链球菌、流感嗜血杆菌等。

4. 过敏因素

喘息性慢性支气管炎患者往往有过敏史，对多种抗原激发的皮肤试验阳性率较高，在患者痰液中嗜酸性粒细胞数量与组胺含量都有增高。过敏反应可使支气管收缩或痉挛、组织损害和发生炎症反应，继而发生慢性支气管炎。

5. 其他

除上述主要因素外，尚有机体内在因素参与慢性支气管炎的发生。①自主神经功能失调，气道反应性比正常人高；②老年人由于呼吸道防御功能下降，慢性支气管炎的发病率增加；③营养因素与慢性支气管炎的发病也有一定关系；④遗传因素也可能是慢性支气管炎的易患因素。

（二）病理

1. 早期

早期上皮细胞的纤毛发生粘连、倒伏、脱失，上皮细胞空泡变性、坏死、增生、鳞状上皮化生；杯状细胞和黏液腺肥大和增生，分泌旺盛；浆细胞发生黏液性变；黏液和黏液下层充血，浆细胞、淋巴细胞浸润及轻度纤维增生。病情较重和病程较久者，炎症由支气管壁向其周围组织扩散，黏膜下层平滑肌束增生、肥大，管腔狭窄，有时管壁软骨可发生退行性变、纤维化、钙化或骨化。病变发展至晚期，黏膜有萎缩性改变，支气管周围纤维组织增生，造成管腔的僵硬或塌陷。病变蔓延至细支气管和肺泡壁，造成肺组织结构的破坏和纤维组织增生，进而发生阻塞性肺气肿和肺间质纤维化。

2. 中期

中期呼吸功能无明显影响。

3. 晚期

晚期支气管管腔变狭窄，细小支气管闭塞、塌陷或有痰液积聚堵塞，影响通气功能时，则可发生程度不等的气道阻力增加，引起阻塞性通气功能障碍。

慢性支气管炎在早期，一般反映大气道功能的检查如第一秒用力呼气量（FEV_1）、最大通气量、最大呼气中期流速多为正常。有些患者小气道（直径小于 2 mm 的气道）功能已发生异常。随着病情加重，气道狭窄，阻力增加，常规通气功能检查可有不同程度异常。缓解期大多恢复正常。疾病发展，气道阻力增加成为不可逆性气道阻塞。

中医认为，咳嗽的病因有外感、内伤两大类。外感咳嗽是六淫侵袭肺系所致；内伤咳嗽是因为脏腑功能失调，内邪犯肺所致。咳者，不论何因所致，总因肺气上逆，肺失宣肃也。

外感：张景岳曾说，"六气皆令人咳，风寒为主"，认为风邪夹寒者居多。《河间六书·咳嗽论》认为："寒、暑、燥、湿、风、火六气，皆令人咳嗽。"总之，外感咳嗽，常以风邪为先导，因风邪轻扬，易侵犯人之高位；肺居高位，口、鼻是其门户，皮毛由其所主，肺在卫外功能减弱时，病邪外侵，引起咳嗽。

内伤：是因脏腑功能失调，内邪犯肺所致。内伤咳嗽可分成其他脏腑病变涉及肺和肺脏自身病变。他脏及肺的咳嗽可因：①情志不畅，使肝失条达，气郁化火，气火循经上逆犯肺所致；②饮食不当，嗜烟好酒，熏灼肺胃；③过食肥厚辛辣，使脾失健运，痰浊内生，上干于肺致咳，即所谓"脾为生痰之源，肺为贮痰之器"。因肺脏自身病变常由肺系多种疾病迁延不愈，肺脏虚弱，阴伤气耗，肺的主气功能失常，肃降无数，而致上气而咳。

二、临床表现

（一）症状

起病缓慢，病程较长，反复急性发作而逐渐加重。主要症状有咳嗽、咳痰或伴喘息。

1. 咳嗽

特点是长期、反复、逐渐加重的咳嗽，一般清晨起床后咳嗽较重，白天较轻，临睡前有阵咳或咳痰。冬季或寒冷季节咳嗽较重，夏季缓解或减轻，重者咳嗽频繁，一年四季都可出现咳嗽。

2. 咳痰

痰量以清晨较多，咳嗽后即排痰，一般为白色黏液或白色泡沫样痰，偶有痰中带血。急性发作伴有细菌感染时，痰可变为黏液脓性或黄色脓痰。

3. 喘息

部分慢性支气管炎患者有过敏因素参与，支气管平滑肌痉挛时可引起喘息，常伴有哮鸣音。反复发作数年，并发阻塞性肺气肿时可伴有活动后气短。

（二）体征

早期可无异常体征，急性发作期在背部、肺底部可闻及散在的干湿啰音，啰音多少和部位不固定，咳嗽后可减少或消失。伴有喘息时可听到哮鸣音和呼气音延长，伴发肺气肿时则有肺气肿体征。

三、诊断

本病发病多缓慢，病程较长。主要表现可概括为"咳""痰""喘"，但以长期反复咳嗽最突出，并逐渐加重。冬季或气候骤变时加剧，气温转暖和夏季缓解。早期常无异常肺部体征。有时可在背下部听到鼾音、湿啰音和哮鸣音。后期常有肺气肿体征。

伴有急性感染时白细胞计数及中性粒细胞增多，喘息型嗜酸性粒细胞增多。

痰液涂片检查或培养可查到致病菌。

X 线检查可见肺纹理增多、增粗、紊乱，呈网状或条索状、斑点状阴影，以下肺野较明显。

肺通气功能检查可有阻塞性通气功能障碍。

根据病情轻重、病程长短进行支气管镜检查，可见支气管黏膜呈不同程度的充血、发红、肥厚、分泌物增多。

四、鉴别诊断

本病需与肺结核、尘肺、肺脓肿、哮喘、支气管扩张、肺癌、心源性哮喘等相鉴别。

五、治疗

（一）中医治疗

1. 辨证论治

1）风寒袭肺型

咳嗽声重，痰色白，量多，或呈泡沫状，气急、喉痒。伴有鼻塞，流清涕，头痛，肢节酸楚。恶寒，发热。苔白腻，脉浮紧。

治法：疏风散寒，宣肺化痰止咳。

方药：三拗汤和止嗽散加减。

生麻黄 12 g，杏仁 12 g，甘草 10 g，紫菀 10 g，款冬花 10 g，百部 15 g，桔梗 12 g，白芍 10 g，前胡 10 g，清半夏 10 g，陈皮 10 g，荆芥 10 g，防风 10 g。

2）风热犯肺型

咳嗽剧烈，气急声嘶，咽痛，痰多，黏稠而黄。伴有鼻流黄涕，口渴，头痛，恶风身热。舌红苔深黄，脉浮数或浮滑。

治法：疏风清热，化痰宣肺。

方药：桑菊饮加减。

桑叶 15 g，菊花 15 g，薄荷 10 g，连翘 12 g，桔梗 12 g，杏仁 10 g，生甘草 10 g，芦根 30 g，浙贝母 12 g，瓜蒌皮 15 g，鱼腥草 30 g。

以上两型见于慢性支气管炎伴有急性感染时，可参照以上方法治疗。

3）痰湿蕴肺型

咳嗽反复发作，咳声重浊，痰多，因痰而嗽，痰出咳平，痰黏腻或稠厚或块，色白或带灰色，痰多，每于晨起及食后咳痰量甚多，进甜及油腻食物则加重。胸闷，脘痞、呕恶，食少，体倦，大便时溏。舌苔白腻，脉濡滑。

治法：健脾燥湿，化痰止咳。

方药：二陈汤和三子养亲汤加味。

清半夏 12 g，陈皮 10 g，茯苓 15 g，甘草 10 g，白芥子 10 g，紫苏子 10 g，炒莱菔子 15 g，川朴 12 g，苍术 15 g，白术 15 g。

4）寒痰蕴肺型

咳嗽反复发作，痰量多而清稀，晨起尤甚。肢节酸楚，微恶风寒，脘闷呕恶，纳食减少，大便可有溏泻。苔薄白而腻，脉紧弦或浮滑。

治法：温化寒痰。

方药：小青龙汤加味。

麻黄 12 g，桂枝 8 g，白芍 10 g，甘草 10 g，干姜 10 g，细辛 3 g，清半夏 12 g，桔梗 12 g，杏仁 12 g，前胡 10 g，白芍 12 g，紫苏子 10 g。

5）痰热郁肺型

咳嗽气粗而促，痰多而稠厚，不易咳出，痰有腥味，或有痰中带血，胸胁胀满，咳时引痛，面赤舌红，小便黄短，脉滑数。

治法：清热化痰肃肺。

方药：清金化痰汤加减。

桑白皮 15 g，黄芩 12 g，知母 12 g，山栀 10 g，鱼腥草 30 g，蒲公英 15 g，浙贝母 12 g，瓜蒌皮 20 g，桔梗 12 g，麦冬 12 g，茯苓 15 g，薏苡仁 20 g，冬瓜子 15 g，沙参 15 g。

6）肝火犯肺型

上气咳逆阵作，咳时面赤，咽干，常觉痰滞咽喉，咯之难出，量少而黏，胸胁胀痛，口干苦。情绪不佳时加重。舌薄黄少津，脉弦数。

治法：清肺平肝，顺气降火。

方药：加减泻白散和合黛蛤散加减。

桑白皮 12 g，地骨皮 12 g，知母 10 g，黄芩 12 g，甘草 10 g，桔梗 10 g，青皮 10 g，陈皮 12 g，青黛 10 g，蛤壳 30 g，枇杷叶 10 g，瓜蒌皮 20 g，竹茹 10 g，元参 12 g，沙参 15 g。

2. 中成药

1）施金墨咳嗽痰喘丸：适用于慢性支气管炎痰湿型，或偏寒痰型。每次 30 粒（4～5 g），每日 3 次，连续服用，可使发作减轻，渐渐病愈。

2）止咳枇杷露：适用于痰热咳嗽，每次 20 ml，每日 3 次口服。可清化热痰。

3）橘红丸：适用于痰热型，每次 1 丸，每日 2 次，可清化痰热。

4）金匮肾气丸：补肾纳气，对长期慢性咳嗽，不论有无肾不纳气症状，只要属偏寒型均可长期应用，对大多数慢性支气管炎患者有较好疗效。亦可和咳嗽痰喘丸结合应用。每次 1 丸，每日 2 次。可长期应用。

3. 单方、验方

1）补骨脂 10 g，核桃仁 60 g。水煎服，每日 1 剂。对慢性支气管炎属肾虚者有一定疗效。

2）紫河车 10 g，仙灵脾 15 g，紫石英 15 g，沉香 4 g（后下），党参 10 g，白术 10 g，茯苓 15 g，炙甘草 6 g，清半夏 6 g，陈皮 6 g，炒白芥子 10 g，炒莱菔子 10 g，炒紫苏子9 g。每日1剂，水煎分2次服。一般性慢性支气管炎均可应用。

3）麻黄15 g，炒莱菔子15 g，干姜15 g，桂枝15 g，细辛15 g，杏仁15 g，白芍15 g，前胡15 g，紫苏子30 g，磁石30 g，款冬花30 g，厚朴20 g，陈皮20 g，半夏20 g。共研细末，将药末铺在棉衣中间，做成棉背心，穿在身上。

4）党参15 g，黄芪15 g，白术15 g，杏仁15 g，白芍12 g，前胡12 g，紫河车30 g，山药30 g，清半夏15 g，陈皮12 g，桔梗15 g，防风12 g。研粉，做蜜丸，每丸10 g重，每日2次，长期服用。

4. 饮食治疗

1）黑木耳、冰糖各10 g。共煮熟食用。

2）鲜南瓜（去皮）500 g，红枣（去核）15~20枚，红糖适量。加水煮服。对支气管哮喘有治疗作用。

3）核桃仁，每日吃25 g左右。可以补肾平喘。

4）柿饼2个，川贝母10 g，将柿饼切开去核，纳入川贝母，在锅内炖熟服用。日服2次，连服数日。

5. 针灸治疗

1）外感咳嗽

选穴：肺俞、列缺、合谷。

方法：毫针浅刺用泻法，风热可强刺，风寒留针或加灸。

2）内伤咳嗽

选穴：肺俞、太渊、章门。肝火犯肺者选肺俞、尺泽、阳陵泉、太冲。

方法：毫针刺用平补平泻法，或加灸。肝火犯肺者不加灸。

6. 耳针治疗

选穴：支气管、肺、神门、枕、脾、肾。

方法：隔日1次，留针1小时，10次为1个疗程，适用于内伤咳嗽。

（二）西医治疗

针对慢性支气管炎的不同病因、病期分型和反复发作特点，采取防治结合的综合措施，目的在于消除症状，防止呼吸功能进一步恶化，促进康复。教育患者自觉戒烟，避免或减少各种诱发因素，提高与慢性疾病作斗争的信心。

应以控制感染和祛痰、镇咳为主。伴发喘息时加用解痉、平喘药物。

1. 控制感染

控制感染是慢性支气管炎急性发作期治疗的关键，应根据致病菌的性质及药物敏感程度选择抗菌药物。在未确定病原菌之前，则需按经验用药，病情较轻患者，多选择口服及肌内注射抗菌药；而对于病情较重患者，多选用静脉注射抗菌谱较广的抗菌药物。常用的药物包括青霉素类、头孢菌素类、大环内酯类、氨基糖苷类和喹诺酮类。

2. 祛痰、镇咳

常用的药物有复方氯化铵合剂、溴己新、乙酰半胱氨酸（痰易净）等，也可使用中药化痰、止咳。对老人、体弱及痰多者，不应使用强镇咳剂，如可卡因等。

3. 解痉、平喘

茶碱类如氨茶碱；β 受体兴奋剂如沙丁胺醇（舒喘灵）；抗胆碱能药物如异丙托溴铵（溴化异丙托品）等，可缓解支气管痉挛。必要时可应用糖皮质激素。

4. 雾化吸入

对痰液黏稠者可采用生理盐水气雾湿化吸入，并可在湿化液中加入抗生素及痰液稀释剂，有利于排痰。

5. 缓解期治疗

缓解期主要是加强体质锻炼，提高自身抗病能力。也可试用免疫调节剂如百令（冬虫夏草）胶囊 2 粒，每日 3 次；刺五加黄芪片，4 片，每日 3 次；气管炎疫苗，每周皮下注射 1 次，0.1 ml，逐渐增至 0.5～1 ml，以后维持在 0.5～1 ml，可坚持使用 1～2 年；唯尔本或斯奇康注射液 1 mg，肌内注射，每周 2～3 次，连用 3 个月。

六、护理与健康教育

（一）护理

1. 一般护理

1）病情重、病程长或年老体弱者，应鼓励患者动静结合，避免长期卧床，以利痰的排出。由于慢性支气管炎病程长，常影响食欲、睡眠等，而使患者产生忧虑、焦急等心理，护士应热情、耐心安慰患者，向患者及其家属介绍慢性支气管炎的防治知识，并给予患者心理支持，以增加其治疗信心。

2）饮食上给予营养丰富、高蛋白、多种维生素、易消化而清淡食物，食物应多样化。

3）室内应注意卫生，阳光充足，空气新鲜。天冷时，应注意按时开窗通风。室内温度应适宜。一般室内温度保持在 18～20℃，湿度在 50%～60%，并定时用 0.05% 苯扎溴铵或 0.01%～0.05% 过氧乙酸溶液进行空气消毒，每周一次。

4）慢性支气管炎急性发作患者常有通气功能损伤，因此，要注意保持呼吸道通畅。痰多咳嗽者，应鼓励患者将痰咳出，有助于疾病的好转。痰多者，可让患者取健侧卧位，经常更换体位，使痰易于咳出。痰液黏稠者可给予雾化吸入，使痰液稀释，利于排出。呼吸困难者，让患者取半坐位，必要时给氧。痰多、咳嗽无力者，要注意防止呼吸道堵塞而发生窒息，随时准备好吸痰器，以备急用。

5）缓解期的患者应加强体质锻炼，增强呼吸肌的代偿能力，指导患者行腹式呼吸。因腹式呼吸可使膈肌的活动度增加，肺的舒缩力增强，肺组织可以得到充分松弛，肺泡的膨胀度也可以恢复，使气体交换量增加，残气量减少，同时也可促进心脏的血液循环，从而改善心肺功能。

2. 病情观察与护理

1）观察咳嗽、咳痰量及性质变化：频繁咳嗽可影响休息与睡眠，剧烈咳嗽对人体有害，当发现患者剧烈咳嗽，咳痰量不多，痰黏稠时，可按医嘱给服祛痰剂，如效果不佳，可根据医嘱给予超声雾化吸入治疗。如发现患者咳痰量增多，呈黄色脓性，伴发热，则应考虑有继发感染。应及时报告医生进行处理。同时，护理人员应详细准确记录痰量和颜色变化，以判断治疗效果并及时留取痰液做培养。

2）观察是否有呼吸困难：包括呼吸频率、节律、深度和用力情况，若发现患者突然一侧剧烈胸痛，出现呼吸困难、刺激性咳嗽，不敢呼吸，不能平卧，患侧有气胸体征，要警惕自发性气胸的发生，应立即报告医生，并协助医生进行抢救治疗。若呼吸浅慢，伴神志不清，常提示肺性脑病，应及时处理。

3）观察神志情况：本病尤其是重症伴有呼吸衰竭的患者，观察神志情况极为重要，早期表现为睡眠形态紊乱，白天嗜睡，夜间兴奋，谵妄，神志恍惚，后期表现为嗜睡、昏迷。呼吸衰竭的早期兴奋与血中氧浓度降低、二氧化碳浓度增高有关，易与普通的睡眠障碍相混淆，应注意观察。

4）观察发绀情况：重症患者由于缺氧致血中还原血红蛋白增多，使皮肤、黏膜呈现弥漫性青紫色，口唇、甲床、鼻尖、耳垂、颊部等处的发绀易观察。但应注意，贫血患者由于血红蛋白过低，可使还原血红蛋白达不到产生发绀的浓度而不出现发绀。

3. 控制性氧疗的护理

1）吸氧装置：为防止医源性感染，湿化瓶每天应进行消毒，更换无菌蒸馏水。吸氧导管采用一次性的，专人专用。

2）氧浓度：氧流量应调节为 1～2 L/min，必须坚持 24 小时持续吸入，氧浓度必须小于 35%，氧疗疗程不少于 3 周。应注意向患者及其家属解释低流量吸氧的意义及高浓度吸氧的危害，嘱其切勿自行调节流量。

3）氧疗撤离：当患者神志、精神好转，呼吸平稳，发绀消失，动脉血氧分压（PaO_2）>60 mmHg[①]，二氧化碳分压（$PaCO_2$）<50 mmHg，即可考虑撤氧。撤氧前应间断吸氧 7～8 天，每日吸氧 12～18 小时，并注意观察血气变化。

（二）健康教育

1）向患者宣传慢性支气管炎治疗是一个长期过程，要让患者树立治疗信心，主动配合，坚持治疗，并督促患者按医嘱服药。

2）指导患者适当休息，避免过度疲劳，注意营养的摄入，与患者及家属共同制订休息和营养摄入计划。

3）鼓励患者，特别是缓解期患者坚持锻炼以加强耐寒能力与机体抵抗力，注意保暖，避免受凉，预防感冒。

4）向吸烟者宣传吸烟易引起支气管黏膜纤毛上皮鳞状化生，纤毛运动减弱，局部抵抗力下降，易于感染和发病，应积极戒烟。同时注意改善环境卫生，做好个人劳动保护，消除及避免烟雾、粉尘和刺激性气体等诱发因素对呼吸道的影响。

去除慢性鼻窦炎、扁桃体炎等原发病灶，重视急性支气管炎的及时有效的彻底治疗，对预防慢性支气管炎具有积极意义。慢性支气管炎如无并发症，预后良好。如病因持续存在，迁延不愈或反复发作，易并发阻塞性肺气肿，甚至肺心病而危及生命。

（徐西苓）

---

① 1 mmHg≈0.133 kPa。

第四节 支气管哮喘

支气管哮喘是一种常见的肺部过敏反应性疾病，以中小支气管痉挛，管壁黏膜水肿和管腔内黏膜分泌物增多，使通气不畅为主要病变。其临床特征是反复发作的，伴有哮鸣音的，以呼气性为主的呼吸困难。严重患者若抢救不及时或抢救措施采取不当，可危及生命。本病可发生于任何年龄，但以 12 岁前开始发病者居多，大多数好发于秋冬季，春季次之，夏季最少。本病相当于中医学的"哮病"，由于哮必兼喘，所以哮病又称作"哮喘"。

一、病因

支气管哮喘的病因目前尚不完全清楚，大量事实说明，大多数患者支气管哮喘发作与过敏因素有关。如吸入花粉、螨虫、真菌孢子、工业粉尘、动物毛屑等；进食鱼虾、蟹等；或接触油漆、染料等，均可致敏。发病者多为儿童及青年。往往有荨麻疹、湿疹、过敏性鼻炎等过敏病史。外源性过敏原进入体内，可产生多量的特异性抗体——免疫球蛋白 E（IgE）。IgE 与支气管黏膜下的肥大细胞相结合，当再次接触过敏原时，则发生过敏反应，使肥大细胞被破坏，释放过敏慢性反应物质（SRS－A）、5－羟色胺（5－HT）等生物活性物质，导致支气管黏膜充血水肿，平滑肌痉挛与腺体分泌增加而发生所谓外源性哮喘，属第 I 型变态反应。此外，反复上呼吸道或肺部感染，使 B 淋巴细胞产生抗体——免疫球蛋白 M（IgM），组成抗原—抗体复合物，沉积于支气管黏膜下微血管，在补体参与下也可发生过敏反应，产生内源性哮喘。

本病病理变化，早期有支气管黏膜嗜酸性粒细胞浸润，支气管平滑肌肥厚，黏膜充血水肿，腺体分泌增加，肺泡膨胀。哮喘缓解后即可恢复。严重病变可见阻塞性肺气肿，大小支气管壁增厚，管腔内常含有多量稠痰。最终可导致慢性肺源性心脏病的形成。

中医学认为，本病为宿痰内伏于肺，复感受外邪，饮食不当，情志失常，过度劳累等，引发其痰，以致痰气交阻，肺气上逆而发病。

二、临床表现

有反复发作的病史，常因呼吸道感染、寒冷空气刺激、吸入刺激性气体等生物、物理、化学和精神因素诱发。起病突然，每次发作历时数分钟或数天，常见胸部憋闷，呼吸困难，不能平卧，喉中痰鸣，咳吐泡沫痰。发作时端坐呼吸，严重者有发绀、出汗、烦躁，甚至意识障碍，肺部叩诊呈过清音，听诊两肺布满哮鸣者，合并有呼吸道感染时，可闻及湿啰音，病史长者有桶状胸。

三、诊断要点

1）哮喘阵发与某些过敏原或刺激有关。

2）发作时呈呼气相带哮鸣音的呼气性呼吸困难，体检时可听到与呼气相一致的弥漫性干啰音和哮鸣音。

3）过敏原皮内试验阳性。

4）经1%异丙肾上腺素或0.2%沙丁胺醇（舒喘灵）雾化吸入后1秒钟用力呼气容积（FEV_1）增加15%以上。

5）排除可造成气喘或呼吸困难的其他疾病，如心源性哮喘、喘息性慢性支气管炎、气管或支气管癌、肺嗜酸粒细胞浸润症和外源性过敏性肺泡炎等。

四、鉴别诊断

（一）喘息性慢性支气管炎

其特点多为中老年发病；先有慢性咳嗽、咳痰史，以后随病情进展，反复感染后出现哮喘；哮喘几乎都是合并感染出现、加重，又随感染控制而减轻、缓解；两肺听诊除有哮鸣音外，还有湿性啰音；支气管扩张剂对改善呼吸功能效果不佳。根据这些特点可以明确诊断。

（二）气管或支气管癌

病史一般不长，无过敏史，经常咳嗽，痰量少，常带血，不易咯出，时有低热，肺部哮鸣音不如支气管哮喘广泛，且常随癌瘤的部位而不同，治喘药物对其无明显效果，经肺部X线、痰脱落细胞、纤维支气管镜及活组织检查可确诊。

（三）心源性哮喘

心源性哮喘以老年人多见，多因高血压、冠状动脉硬化、二尖瓣狭窄等引起左心衰竭所致，发作以晚间阵发性气急、胸闷、哮鸣音等为多见。咳嗽可伴血性泡沫痰、脉搏细弱频数、心界向左扩大、可有杂音、心律不齐以及其他左心衰竭症状，双侧肺底有湿啰音。心源性哮喘禁用肾上腺素，但用吗啡有特效，此与哮喘的治疗相反。

（四）肺嗜酸粒细胞浸润症

本症有蠕虫、原虫感染史，或有花粉、药品等过敏原接触史。症状主要为咳嗽、低热或有夜间阵发性呼吸困难；肺部体征轻微或无异常；血中嗜酸性粒细胞显著增高，可为20%~80%；X线检查示肺部有多发性、易变性斑片状淡薄阴影，并在短期内消失、再现。根据这些表现可明确诊断。

（五）其他

如气道阻塞、外源性过敏性肺泡炎、肺栓塞、小儿急性呼吸道感染、上声门炎、喉炎、气管炎、喉或气管异物等，应注意鉴别。

五、治疗

（一）中医治疗

1. 辨证论治

1）发作期

（1）寒哮

喉中哮鸣有声，胸膈满闷如窒，痰白清稀多泡沫，面色晦滞，口淡不渴。舌苔白滑，脉浮紧。

治法：温肺散寒，化痰平喘。

方药：麻黄、甘草各 10 g，北杏仁、乌梢蛇各 18 g，地龙、僵蚕各 15 g，蜈蚣 3 条，干姜、法半夏各 12 g，细辛 6 g，紫花杜鹃 30 g。水煎服，每日 1 剂。

（2）热哮

哮证发作症状加痰黄或白而黏浊稠厚，面赤汗出，口苦，口渴喜饮。舌质红，苔黄腻，脉弦滑或滑数。

治法：清热宣肺，化痰定喘。

方药：麻黄、甘草各 10 g，生石膏、鱼腥草各 30 g，北杏仁、乌梢蛇各 18 g，地龙、僵蚕各 15 g，瓜蒌仁 12 g，蜈蚣 3 条。水煎服，每日 1 剂。

（3）阳气暴脱

哮喘发作严重，面色青紫，汗出如油，神气祛倦，肉瞤筋惕，二便失禁，四肢厥冷。舌色青黯，苔白滑，脉微欲绝。

治法：回阳救脱。

方药：四逆汤加人参。

对顽固性哮喘造成激素依赖者，可用中药补肾法。

方药：菟丝子、巴戟天、杜仲、枸杞子、山萸肉、鹿角胶各 15~20 g，熟地、山药各 20 g，附片 10 g，紫苏子、炙麻黄、款冬花各 10~15 g。结合寒热性质随证加减，每日 1 剂。

2）缓解期

（1）肺气虚

易感冒，时咳，自汗，畏风。舌质淡红，苔薄白，脉细弱。

治法：补肺益气。

方药：玉屏风散加味。

黄芪 20 g，白术 10 g，防风 6 g，党参、百合各 15 g，甘草 3 g。

（2）脾肺气虚

咳嗽气短，痰液清稀，面色㿠白，自汗畏风，食少，纳呆，便溏，水肿。舌质淡，有齿痕，苔白，脉濡溺。

治法：健脾益气。

方药：六君子汤加味。

黄芪 20 g，党参、黄精、扁豆各 15 g，白术、陈皮、半夏各 10 g，茯苓 12 g，桂枝

6 g，甘草 3 g。

（3）肺肾两虚

咳嗽短气，自汗畏风，动则气促，腰膝酸软，脑转耳鸣，盗汗，遗精。舌质淡，尺脉弱。

治法：肺肾双补。

方药：温阳片加减。

黄芪 20 g，党参、生地、熟地、淮山药、仙灵脾、菟丝子、核桃肉各 15 g，熟附子 6 g，补骨脂、陈皮各 10 g，甘草 3 g。也可用紫河车（烘干研末装胶囊），日服 1.2 g。

2. 中成药

1）定喘丸：每次 3~6 g，每日 2 次。用治咳嗽哮喘、胸满气逆、喉中痰鸣等症。

2）定喘膏：外用，每次 1 张，敷贴肺俞。用治寒喘为病，表现咳嗽痰多，色白而稀、胸闷膈痞、气喘痰鸣等症。

3）芸香草油气雾剂：哮喘发作时吸入。用治支气管哮喘、慢性支气管炎及喘息性支气管炎等。

4）鲜竹沥：每次 15~30 ml，小儿 5~10 ml，每日 1~3 次。用治肺热咳嗽痰多，气喘胸闷，中风舌强，痰涎壅盛，小儿痰热惊风等症。

5）橘红丸：每次 1 丸，重者每次 2 丸，每日 2 次。用治肺热咳嗽，哮喘，咯痰黏黄量多，心中烦闷急躁等症。

6）热参片：每次 1~2 片，每日 2 次。用治脾肾阳虚，肺寒留饮所致之咳嗽，胸满喘逆，痰质稀有泡沫等症。

7）哮喘丸：每次 1 丸，每日 1~2 次。用治哮喘，老人久咳，喘卧不宁等症。

3. 单方、验方

1）皂刺、半夏各 12 g，麻黄 6 g。共研细末，每服 3 g，每日 1 次。适于发作期寒哮者。

2）桑白皮 15 g，北杏仁 6 g，桔梗 9 g。水煎服，每日 1 剂。适于发作期热哮者。

3）将活壁虎捣烂，打入鸡蛋搅匀，用香油煎饼，每日 1 次。

4）白芥子（研末）、延胡索各 30 g，甘遂、细辛各 15 g，入麝香 1.5 g，研末杵匀，姜汁调涂肺俞、膏肓、百劳等穴。10 天一换，最好在夏日三伏天涂治。用于缓解期。

5）鲜生姜 9 g，切为姜末，大枣 2 枚，糯米 150 g。同煮为粥食用。适于老年人冷哮者。

6）米醋适量煮鸡蛋，蛋熟后去壳再煮 5 分钟，只食鸡蛋，每服 1 枚，每日 2 次。可治季节性哮喘。

7）紫皮蒜 60 g，红糖 90 g，蒜捣烂如泥，放入红糖调匀。在砂锅内加水适量熬成膏。每日早晚各服 1 汤匙。可治哮喘。

4. 针灸治疗

1）针法

主穴：肺俞、列缺、天突、丰隆、少商。

配穴：风门、尺泽、膻中。

每次选 2～3 穴，均用泻法。主治热喘。

2）灸法

主穴：肺俞、中脘、列缺、膻中、膏肓、足三里。

配穴：肾俞、关元、气海。

主治虚喘，寒喘。

3）穴位注射

取喘息穴（第 7 颈椎旁开 1 寸①），气喘穴（第 7 颈椎旁开 2 寸）、合谷，各注射山莨菪碱，10 mg，每日 1 次。

（二）西医治疗

1. 氧疗

出现哮喘持续状态应立即进行氧疗，可用鼻导管或面罩给氧，输氧时应做湿化。重症患者必须用呼吸器。

2. 精神安慰及镇静

哮喘持续状态患者大多呈精神紧张状态，应给予镇静及精神安慰。可适当选用氯氮（利眠宁）、地西泮、异丙嗪等，体质差或老年患者，以及意识障碍或哮鸣音微弱的严重患者，严格慎用镇静药物，更忌用哌替啶等对呼吸有抑制的药物。治疗需提供安静、温暖的环境。

3. 应用解痉平喘药物

用氨茶碱 0.25 g 加入 10% 葡萄糖液 40 ml 中缓慢静脉注射，不得少于 10 分钟。为保持治疗浓度，在静脉注射上述剂量后，再以每小时 1～2 mg/kg 氨茶碱加入补液内静脉滴注，每日总量不超过 1.5 g。在紧急情况下，可同时用 1∶1 000 肾上腺素 0.1～0.3 ml 皮下注射，每 20 分钟 1 次，可重复 3 次，或将 1∶1 000 肾上腺素 0.5～1 ml 加入 5% 葡萄糖液 500 ml 中静脉滴注。

4. 肾上腺皮质激素

肾上腺皮质激素对支气管哮喘有多方面作用，如抑制 IgE 生成；抑制体液介质生成、贮存、释放；抑制介质所引起的支气管收缩，通过增加 β 受体数量以增加交感神经药物的效果，以及直接对支气管平滑肌作用，非特异性抗炎作用等。由于肾上腺皮质激素对支气管哮喘有较好的治疗作用，因此，哮喘持续患者入院后立即用肾上腺皮质激素，这样使治疗更有把握，也可能使疗程缩短。首剂可予以氢化可的松 200～400 mg，继以每 4 小时 4 mg/kg，至临床或客观指标表明已奏效。一般在 48～72 小时肾上腺皮质激素即可改为口服，可给予泼尼松每日 60 mg，如进一步好转，则每 3～4 天减量 5 mg，争取在 1～2 天停用。

5. 纠正水、电解质及酸碱平衡紊乱

为哮喘持续状态患者补液是一条重要措施，补液不仅可以提供液体和能量，纠正脱水和电解质紊乱，而且可加入解痉止喘及消炎药物，对祛痰平喘很重要。如无心力衰竭

---

① 此处指中医的同身寸。

（简称心衰）现象，每日的补液量不应少于 2 500 ml，一般每分钟 40～60 滴。治疗过程中应注意监测血气情况，如患者合并有酸中毒时可降低 β 肾上腺素能受体对内源性及外源性儿茶酚胺的反应性，影响支气管解痉剂的作用。pH 值≤7.20 为严重酸中毒。一般二氧化碳结合力（CO_2CP）低于正常值或碱剩余（BE）小于 -3 mmol/L 时，即为补碱指征，在紧急应用或无化验的情况下首剂可用 5% 碳酸氢钠 2～4 ml/kg 静脉滴注，以后根据生化及血气指标决定补给量。应注意补碱需留余地，避免发生医源性中毒。

6. 抗生素的应用

当支气管哮喘合并细菌感染或可疑细菌感染时，应立即使用抗生素。引起感染的病菌种类往往较复杂，抗生素的选用可根据痰细菌学培养与药敏试验结果，也可先根据临床估计给予广谱抗生素。

7. 呼吸器治疗

哮喘持续状态患者如出现极度呼吸肌疲劳、低血压、心律失常、神志异常，应建立人工气道，应用呼吸器。

8. 综合治疗

经过一般疗法 12 小时以上未能控制症状者，可在常规治疗下同时选用下列药物，多巴胺 10 mg，或山莨菪碱 10～20 mg，或西咪替丁 600～1 200 mg，或将 10% 硫酸镁 5～10 ml 加入 5%～10% 葡萄糖液 250 ml 中，静脉滴注，每分钟 20～30 滴，每日 1 次。

六、护理与健康教育

（一）护理

1）哮喘发作时，患者常表现出情绪激动、紧张不安、怨怒等，而精神因素又可导致哮喘加重，难以控制。护士除做好心理护理之外，应协助患者采取舒适的半卧位或坐位，绝对卧床休息，减少谈话，当发作严重时应陪伴着患者，以消除患者精神上的恐惧感和孤独感。护理人员协助做好患者的生活护理。

2）患者对气体的温度和气味很敏感，室内应整齐、清洁，安静。保持室内适宜的温度与湿度，保持室内空气流通，室内布置应简单，避免接触过敏原，如花草、毛毯、喷洒杀虫剂及花露水等，以防引起哮喘发作。晨间护理应防止尘土飞扬，以免患者吸入而诱发或加重哮喘。

3）照顾好患者的饮食和起居，哮喘发作严重时，应暂停进食。发作后应给予富含营养、高维生素的流质或半流质食物，避免进食诱发哮喘的食物，如鱼虾、禽蛋、乳类等，并鼓励患者多饮水。防止失水造成痰液黏稠不易咳出。一次进食量不宜太多，最好少量多餐，多食用新鲜蔬菜、水果等，保持大便通畅。

4）哮喘发作时，应协助患者的生活起居和卫生处置。患者由于出汗过多，应及时用温水擦浴，更换内衣，但要注意防止受凉。危重期患者生活不能自理，应加强皮肤、口腔护理，防止压疮及口腔炎的发生。同时做好会阴部的清洁护理，防止泌尿道感染。

5）加强精神护理，哮喘患者神志清楚时，往往精神高度紧张、焦虑、烦躁不安，有死亡的恐怖感，这些可加重支气管痉挛，给治疗带来困难。因此，医护人员对患者要特别关心体贴，随时了解患者的心理活动，当其情绪激动或精神紧张时，做好劝导工作。当患者出现呼吸困难、喘憋严重，甚至有窒息感时，此时不能用抑制呼吸的镇静剂，要安慰患者，减轻其紧张情绪。

6）哮喘发作期患者一般神志是清楚的，重度、危重度发作常伴有呼吸衰竭，患者可出现嗜睡、意识模糊，甚至浅、深昏迷，神志情况是判断哮喘发作程度的指标之一。

7）应密切观察患者呼吸频率、节律、深浅度和用力情况。哮喘患者由于小气道广泛痉挛、狭窄，表现为呼气性呼吸困难、呼气时间延长，并伴有喘鸣音，危重度发作患者喘鸣音反而减弱乃至消失、呼吸变浅、神志改变，常提示病情危笃，应及时处理。

8）由于低氧血症致血中还原血红蛋白增多，使皮肤、黏膜呈现青紫色，称为发绀。应在皮肤薄、色素少而血流丰富的部位如口唇、齿龈、甲床、耳垂等处观察。并发贫血的患者因血红蛋白过低，致使还原血红蛋白达不到发绀的浓度而不出现发绀，病情观察时应予以注意。

9）注意观察药物反应及疗效，加强心脏的监护，如患者出现心悸、心动过速、心律失常、血压下降、震颤、恶心、呕吐等反应，要及时报告医生给予相应处理。

10）给氧时要根据患者缺氧情况调整氧流量，一般吸入 $3 \sim 5$ L/min。输氧方式的选择最好是不增加患者的焦虑，应选择鼻导管或鼻塞吸氧。输氧时应做湿化，勿给患者未经湿化的氧气，以免气道黏膜干裂，痰液黏稠不易咳出。当哮喘得到控制，患者神志、精神好转，呼吸平稳，发绀消失，PaO_2 大于 60 mmHg，$PaCO_2$ 小于 50 mmHg，即可考虑撤氧观察血气变化。氧疗对于患者的病情控制、存活期的延长和生活质量的提高有着重要的意义，因此，近年来越来越多的患者氧疗由医院转入家庭。进行家庭氧疗时应注意氧流量的调节，严禁烟火，防止火灾。

11）哮喘持续状态的护理

（1）给氧：患者有缺氧情况，应及时给氧，以纠正缺氧，改善通气和防止肺性脑病的发生，一般用低流量 $1 \sim 3$ L/min 鼻导管给氧。吸氧时注意呼吸道的湿化、保温和通畅。

（2）迅速建立静脉通道，并保持通畅，以保证解痉及抗感染药物等的有效治疗。遵医嘱准确及时地给予药物，常用氨茶碱及糖皮质激素静脉点滴。应适当补充液体纠正失水。在无心功能不全的情况下补液量每天可达 4 000 ml，滴速 $40 \sim 50$ 滴/分。静脉滴注氨茶碱时要保持恒速，以 $0.2 \sim 0.8$ mg/（kg·h）维持，注意观察有无恶心、呕吐、心动过速等不良反应，发现异常及时与医生联系。

（3）促进排痰，保持呼吸道通畅：痰液易使气道阻塞，使气体分布不均，引起肺泡通气血流比例失调，影响通气和换气功能。因此，要定时协助患者更换体位、拍背，鼓励患者用力咳嗽，将痰咳出，也可采用雾化吸入，必要时吸痰。对痰液稠厚排出不畅或出现呼吸衰竭的患者，要做好气管插管、气管切开的准备。

（4）做好生活护理：鼓励患者多饮水，患者大量出汗时要及时擦拭，并更换内衣，以保证其舒适。

（5）做好心理护理：对情绪过度紧张的患者，给予支持与关心，耐心解释，以解除其心理压力。

（二）健康教育

1）已知诱发哮喘的尘埃有大豆类粉尘、花粉尘等，哮喘患者应避免接触，如花粉散发的季节尽量避开户外活动，积极寻找致敏花粉的种类。哮喘患者居住的室内环境应定期净化，及时吸净尘埃，彻底清洗地毯、毛毯和一切床上用品，及时更换床垫，用防尘枕头，保持室内清洁干燥。

2）哮喘患者日常饮食以营养丰富的清淡饮食为宜，除避免诱发哮喘的食物外，对于一些碳酸饮料、含色素或防腐剂的熟食以及刺激性的食物也应尽量避免，同时注意勿暴饮暴食。

3）部分哮喘属患者对毛屑过敏，家庭中的宠物如猫、狗身上的病毒、细菌、灰尘均有可能成为过敏原，应注意防范。

4）病毒感染可诱发或加重哮喘症状，因此，患者要注意防寒受凉，不宜剧烈运动，有发热、咳嗽及时医治。

5）某些药物如阿司匹林、布洛芬等非激素抗炎类药物有可能诱发哮喘发作，应注意慎用，并密切观察。

6）加强出院指导

（1）保持情绪稳定，多参加文娱活动，调整紧张情绪。

（2）在冬季或气候多变期，预防感冒，以减少发病的次数。

（3）坚持医生、护士建议的合理化饮食。

（4）生活规律化，保证充足的睡眠和休息。

（5）参加力所能及的体育锻炼，如练太极拳、医疗气功等。增强机体抗病能力。

（6）正确使用药物，教会患者气雾剂的吸入方法，以免过度使用而发生反弹性支气管痉挛。

（7）在医生指导下，坚持进行脱敏疗法。

（王昕）

第五节　大叶性肺炎

大叶性肺炎是多见于寒冬和早春时节的一种呼吸系统疾病。以寒战、高热、咳嗽、胸痛、肺部啰音与肺实变体征为临床特征。从本病的多发季节和主要临床表现看，与中医学文献中的"风温"颇近似，不过"风温"所包括的疾病不止本病一病。

一、病因

本病90%以上由肺炎链球菌感染引起，这种菌为上呼吸道的正常菌群，只有当免疫力降低时方致病。少数情况下可发生感染中毒性休克，甚至危及生命。

发病多在冬季和初春，青壮年多见。多数患者先有上呼吸道感染、受寒、醉酒、全身麻醉等诱因，使呼吸道防御功能减弱。细菌侵入下呼吸道，在肺泡内繁殖。其致病力是细菌荚膜多糖体对组织的侵袭作用。病理变化主要为肺部呈现渗出性炎变或实变，常常波及肺的大叶。

中医学认为，本病病因多为感受风毒病邪和本身正气虚弱。外邪犯肺，肺失肃降，清肃不行，以致疫毒留滞肺络；或因温热之邪，直接灼肺伤津，炼液成痰，痰热交阻于气道；或因感受寒邪，郁而化热，热蕴于肺而致本病。但人体是否发病，还取决于机体抵抗病邪的能力。"正气存内，邪不可干""邪之所凑，其气必虚"。当人体生活起居不当，过度劳倦，正气虚弱，以致肺卫卫外功能下降，不能抗御外邪发为本病。中医还认为，如痰热炽盛，热毒化火，可致痰热闭肺；或腑气秘结；或热入心营；阴液枯竭和阳气虚衰。

二、临床表现

发病急骤，起病前常有受寒、淋雨、疲劳等诱因。主要临床症状为突然寒战，高热（可达或超过40℃）呈稽留热型。伴头痛、全身肌肉酸痛、衰弱等中毒症状，颜面潮红、出汗、心率增快、呼吸急促、鼻翼扇动或发绀。病变早期炎症可累及胸膜而出现剧烈的针刺样胸痛，随呼吸而加重，如膈面胸膜受累则疼痛可放射到上腹部或肩部。咳嗽频繁、气促、咯痰，多为黏液脓性痰，或呈铁锈色，并可伴有口唇及鼻周疱疹、恶心、呕吐、腹胀、腹泻、发绀等症状，严重者可发生周围循环衰竭，称为休克型肺炎。本病早期肺部可有呼吸音低和胸膜摩擦音，实变期则叩诊浊音、语颤增强和支气管呼吸音，消散期可听到湿啰音。

三、诊断

1）本病以青壮年为多见，起病急骤，突然寒战、高热，常呈稽留热，伴有头痛、全身肌肉酸痛、食欲下降等。

2）初期有刺激性干咳，继之咳出白色泡沫痰，渐转稠厚，且含少量血丝，2天后咳痰黄稠或呈铁锈色。

3）多见胸痛，与病变部位相同，咳嗽和呼吸时加剧。早期体征颇不明显，待大面积变实时，患侧病变部位语颤增强，即呈浊音，可闻及支气管呼吸音和湿啰音。

4）部分患者有恶心、呕吐、腹痛、腹泻等胃肠道症状，严重时有黄疸，也有的可见头痛、昏迷、抽搐等神经系统症状，严重时可见休克。

5）中毒性或休克型肺炎，除上述体征外，以末梢循环衰竭（四肢厥冷，遍体冷汗，口唇指甲发绀，血压低于76/40 mmHg，甚至不能测出）为突出表现。

6）白细胞计数升高，中性粒细胞多在0.80以上，伴有核左移或中毒性颗粒。痰液涂片或培养可见病菌，血培养亦有助于诊断。X线检查早期仅见肺纹理增多的充血征象，或局限于一肺段的淡薄、均匀阴影；肺实变时可见按叶或段分布的大片均匀致密阴影。

四、鉴别诊断

（一）肺结核

肺段性肺炎易与急性结核性肺炎（干酪性肺炎）相混淆，但结核性肺炎可先有慢性中毒症状如低热、乏力、盗汗等，胸部 X 线示肺实变区内常有透亮区或沿支气管播散的病灶，痰液中找到结核分枝杆菌可以确诊。

（二）支气管肺癌

支气管肺癌引起的阻塞性肺炎常呈叶、段分布，如果患者年龄较大，没有或仅有轻度的中毒症状，常有刺激性咳嗽或反复少量咯血，经抗生素治疗后炎症消散较慢，则支气管肺癌的可能性更大。X 线体层摄片、痰脱落细胞和纤维支气管镜检查可确定诊断。

（三）肺梗死

肺梗死症状与肺炎链球菌肺炎相似，但肺梗死多发生于心瓣膜病或血栓静脉炎患者。因此通过病史和突发剧烈胸痛、咯血和中等度发热和血白细胞计数增多，不难鉴别。

（四）腹部疾病

有消化道症状或下叶肺炎引起腹痛时应注意与急性胆囊炎、膈下脓肿、急性阑尾炎等相鉴别。

五、治疗

（一）中医治疗

1. 辨证论治

1）邪犯肺卫

恶寒，发热，全身酸痛，咳嗽，痰白或微黄，胸闷或隐痛，口渴。舌边红，苔薄白或黄，脉浮数。

治法：辛凉解表，清热化痰。

方药：银翘散加减。

银花、连翘各 15 g，竹叶、荆芥、薄荷各 6 g，芦根、蒲公英各 30 g，前胡、桑白皮、瓜蒌皮、黄芩各 10 g，甘草 5 g。

2）痰热壅肺

但热不寒，或有寒战，口渴，咳嗽胸痛，咯黄稠痰或铁锈色痰或痰中带血丝，鼻扇气粗，小便黄赤。舌干苔黄，脉洪大或滑数。

治法：清肺解毒，宣肺化痰。

方药：用麻杏石甘汤合千金苇茎汤加味。

麻黄 6 g，杏仁、桃仁、天竺黄各 10 g，生石膏、苇茎、蒲公英、紫花地丁、鱼腥草各 30 g，冬瓜仁、生薏苡仁各 15 g，甘草 5 g。

胸痛加赤芍、瓜蒌、郁金各 10 g；痰中带血加侧柏叶、白茅根各 15 g；大便秘结加生大黄（后下）10 g；神昏谵语加安宫牛黄丸 1 粒。

3）气阴两亏，痰热未清

咳嗽，低热，自汗出，手足心热，神疲纳呆。舌红苔薄，脉细数。

治法：益气养阴，润肺化痰。

方药：竹叶石膏汤加减。

太子参、沙参各15 g，竹叶、茯苓、党参、杏仁各10 g，生石膏、紫花地丁、鱼腥草、蒲公英各30 g，麦冬、天花粉、丹参各12 g，甘草5 g。

4）阳气虚脱

面色苍白，汗出淋漓，四肢厥冷，气短。脉微细欲绝。

治法：回阳固脱。

方药：参附汤合生脉散加味。

人参15～30 g，熟附子10 g，麦冬15 g，生龙骨、生牡蛎各30 g，五味子、炙甘草各9 g。

阳回后再参照以上3个证型施治。

2. 中成药

1）安宫牛黄丸或至宝丹：每次1丸，适用于血热炽盛，气血两燔者。

2）生脉注射液：10～20 ml加入25％葡萄糖液20 ml中，静脉注射，然后持续静脉滴注10～20 ml，依病情调节剂量。

3）枳实注射液：5～10 ml静脉注射，再将10～20 ml加入输液中，静脉滴注。有升压作用。

4）复方黄芩片：每次3～5片，每3次。清热解毒消炎。

5）白虎合剂：每次10 ml，每日3次。用于肺炎高热症，有退热作用。

6）鲜竹沥：每次20 ml，每日3次。止咳化痰。

7）清气解毒注射液：每次400～500 ml加入5％葡萄糖液500 ml中，静脉滴注，每日1次。

8）三黄注射液：用30～60 ml加入10％葡萄糖盐水500 ml中，静脉滴注，每日1次。

9）参附注射液：每次40～100 ml加入10％葡萄糖液250～500 ml中，静脉滴注，每日2次，维持用药一般1～7天，有很好的抗休克作用。

3. 单方、验方

1）鱼腥草、蒲公英、虎杖、败酱草各20 g。水煎服。

2）鱼腥草、半枝莲、虎杖各30 g。水煎服。

3）银花、蒲公英各15 g，紫花地丁、野菊花、大青叶、金钱草、连翘、栀子各10 g，杏仁、僵蚕、浙贝母各9 g。水煎服。

4）鱼腥草12 g，板蓝根、野菊花、百子菜、甘草各6 g。水煎服。用于小儿肺炎，重者可每日2剂。

5）鲜冬瓜带皮50 g，北粳米50 g，同煮成粥。或用冬瓜子30 g，煎水去渣，与粳米煮粥。痰多者可用薏苡仁。冬瓜粥可清热化痰，适用于痰热阻肺者。

6）菊花5 g，鲜橘皮1具，沏水代茶饮，可化痰止咳。痰黄者可多用菊花，痰浊者宜多加橘皮。

4. 针灸治疗

常用针刺穴位：合谷、肺俞、风门、足三里、商丘、曲池、外关、大杼、膏肓等穴。

5. 刮痧治疗

刮痧治疗有退热和醒神救厥之功。

1）刮痧：取胸背部脊柱两侧和肩胛区，用姜或硬币蘸上植物油或白酒，刮至皮肤充血发红，出现斑点，用于发热神昏。

2）抓痧：取鼻梁、两颈侧或颈后窝，用五指抓撮至局部发红，用于热在肺卫者。

（二）西医治疗

1. 一般治疗

重症患者应密切观察呼吸、血压、心率、尿量及神志。高热患者应卧床休息，进食容易消化的高蛋白、富含维生素饮食，鼓励患者多饮开水，对于进食困难的患者可通过静脉输入葡萄糖和生理盐水等，以补充机体消耗并保证生理需要。

2. 抗菌治疗

首选青霉素 G，轻症患者 80 万 U，肌内注射，2 ~ 3 次/天；重症患者 240 万 ~ 480 万 U，静脉滴注，1 次/小时，疗程为 1 周，或热退后 72 小时；用前应注意询问有无过敏史。对青霉素过敏者一般不宜再选用头孢类抗生素，可选用红霉素、喹诺酮类如环丙沙星、氧氟沙星等进行治疗。轻症患者可选用磺胺类如增效联磺，2 次/天，2 片/次，首剂加倍。磺胺类药物长时间服用会在肾脏形成结晶，因此，若服用时间超过 1 周，最好同时加服同等剂量的碳酸氢钠以碱化尿液，从而避免磺胺类药物对肾脏的损害。

3. 对症治疗

高热患者应及时退热，采用物理降温，必要时药物降温，但应避免大量出汗导致脱水。咳嗽有痰时，服用溴己新 8 ~ 16 mg，3 次/天。伴有胸痛的患者可服用吲哚美辛（消炎痛）25 mg，3 次/天。呼吸困难者可临时吸氧。

4. 感染性休克的抢救

1）补充血容量：根据休克程度以及临床情况决定补液量及成分。一般先给中分子或低分子右旋糖酐或 706 代血浆 500 ~ 1 000 ml，继以补充其他液体如林格液、生理盐水及葡萄糖液等。特殊情况也可给予血浆或白蛋白，必要时需做中心静脉压测定以估计有效血容量。

2）纠正酸中毒：5% 碳酸氢钠 200 ~ 250 ml 静脉滴注。

3）血管活性药物：经补充血容量仍不能纠正休克者，需加用血管活性药物，如血管无明显痉挛时，可选用间羟胺（每 100 ml 液体中加 10 ~ 40 mg），多巴胺（每 100 ml 液体中加 10 ~ 20 mg），调整滴速，使收缩压维持在 100 mmHg 左右，如血管痉挛明显，出现皮肤苍白，潮冷，脉压小及眼底血管痉挛，可应用血管扩张剂如阿托品、山莨菪碱或异丙肾上腺素，必要时以血管扩张药和血管收缩药联合应用，多巴胺和间羟胺联合静脉滴注，一般都能取得满意效果。

4）控制感染：采用有效、足量、联用及静脉给药的治疗原则。一般先用青霉素 G

每日 400 万 ~ 800 万 U 静脉滴注，合用链霉素 0.5 g，每日 2 次肌内注射，同时根据感染细菌的种类及药敏试验选择有效的抗生素联合应用。

5）激素：当收缩压低于 60 mmHg 时，可用肾上腺皮质激素，一般用氢化可的松 150 ~ 300 mg，或地塞米松 10 ~ 20 mg，加入液体中静脉滴注 2 ~ 3 天。

6）纠正水、电解质和酸碱平衡紊乱：补液不宜过快，以免引起肺水肿。输血可改善血的氧含量，增加抗体和中和毒性，纠正血中钾、钠、氯的含量。必要时可予以呼吸兴奋剂。

7）加强支持疗法：食物以高糖、高维生素、高蛋白为主。不能口服者可鼻饲，予以大量维生素 C 3 ~ 5 g，每日 1 次静脉滴注。

8）并发症的处理

（1）弥散性血管内凝血（DIC）：一般如休克纠正，不需特殊处理，但有明显出血并有足以诊断 DIC 的化验指标时，应按 DIC 常规处理。

（2）急性左心衰竭：多为并发中毒性心肌炎所致，输液过快也是不可忽视的原因。应注意控制输液量，特别是单位时间输入液量，同时给予小剂量强心剂如毛花苷 C 或毒毛旋花子苷 K。

（3）急性肾功能不全：当血容量不足及休克时间长（尤其 > 2 小时）时，可引起肾血流量明显减少，出现肾前性肾功能衰竭。如血容量已补足，休克纠正，而尿量仍很少时，应及时用甘露醇、呋塞米、低分子右旋糖酐等静脉注射以促进利尿。根据临床经验，如在不用或少用缩血管药物情况下，血压得到满意控制，肾功能不全可自然得到纠正。因此，及时纠正休克是防治急性肾衰竭的关键。

（4）急性呼吸窘迫综合征（ARDS）：在综合治疗基础上，提高吸氧浓度，必要时使用呼气末正压呼吸机治疗。

六、护理与健康教育

（一）护理

1）重症肺炎患者均应卧床休息。有胸痛时可取患侧卧位，有呼吸困难时取半坐位。病情好转后可进行活动。

2）室内应整齐清洁，环境安静，阳光充足，空气流通，病室内应保持适宜的温度、湿度，一般室温应维持在 16 ~ 18℃，湿度维持在 60%。

3）给患者以高蛋白、高热量、多种维生素易消化的饮食。高热患者给予流质或半流质食物，鼓励患者多饮水，以促进毒素排泄，不能进食、进水的患者，应经静脉补充液体。

4）注意口腔卫生，饭前、饭后协助患者漱口，高热、口干及口唇周围有疱疹时，要注意保持口腔清洁、湿润，口唇疱疹处涂以消炎膏。重症者可用生理盐水棉球擦拭口腔黏膜、牙龈、牙齿，做好口腔护理，防止口腔炎，去除口臭，以增进食欲。

5）出汗后及时擦干汗液，更换潮湿衣服及被褥。协助患者满足生活需要。

6）向患者讲解胸痛的病因，鼓励患者讲述疼痛的部位、程度、性质等。

7）严密观察患者体温、脉搏、呼吸、血压等变化。尤其对老年体弱患者，应定时进行检查，这具有重要的临床意义。高热时给予物理降温，在头部、腋下与腹股沟等大血管处放置冰袋，或采用32～36℃的温水擦浴，也可采用30%～50%乙醇擦浴，降温后半小时测体温，注意降温效果并将其记录于体温单上。寒战时可增加盖被或用热水袋使全身保暖，并饮用较热的水。气急、发绀时应予以氧气吸入，同时给予半坐位。如发现患者面色苍白、烦躁不安、四肢厥冷、末梢发绀、脉搏细速、血压下降等，应考虑为休克型肺炎，应及时通知医生，按休克型肺炎进行处理。若发现患者体温下降后又复升，则应考虑是否有并发症出现，应立即通知医生，并协助做必要的处理。

8）观察患者的咳嗽，咳痰，痰的颜色、性状、量、气味，并及时向医生汇报异常改变。患者入院后应迅速留取痰标本送检痰涂片或进行细菌培养。鼓励患者进行有效的咳痰，如无力咳嗽或痰液黏稠时，应协助患者排痰，采取更换体位、叩背等方式。按医嘱服用祛痰止咳剂、痰液黏稠给予蒸汽吸入或超声雾化吸入等，以稀释痰液，利于咳出。

9）观察患者是否有胸痛、腹胀、烦躁不安、谵妄、失眠等症状。胸痛时可让患者向患侧卧位，疼痛剧烈时可用胶布固定，以减少胸廓活动，减轻疼痛，必要时应按医嘱服用止痛片。腹胀时可给予腹部热敷或肛管排气。烦躁不安、失眠时，可按医嘱给予水合氯醛口服或保留灌肠。

10）休克型肺炎的护理

（1）首先将患者安置在安静的抢救室内，由专人护理。患者取休克卧位，注意保暖，禁用热水袋，室内温、湿度应适宜。休克患者病情危急，应注意做好保护性医疗。

（2）迅速建立两条静脉通路，一条快速滴注扩充血容量液体，可加入糖皮质激素及抗生素；另一条先滴注碳酸氢钠液，后再加入平衡液及血管活性药物。按输液顺序输入所需液体。在快速扩容过程中应注意观察脉率、呼吸次数、肺底啰音及出入量等，避免发生肺水肿。

（3）氧气吸入。一般采用鼻导管法给氧，氧流量2～4 L/min。如患者发绀明显或发生抽搐时需加大吸氧浓度，4～6 L/min。给氧前应注意清除呼吸道分泌物，保证呼吸道通畅，以达到有效吸氧。

（4）按医嘱给予血管活性药物时，应根据血压调整滴数，切勿使药液漏出血管，以免发生局部组织坏死。

（5）密切观察病情变化，持续心电及生命体征监测。

①神志状态：早期表现为精神紧张、烦躁不安等交感神经兴奋症状。当休克加重时，脑血流减少，患者表情淡漠、意识模糊，甚至昏迷。神志、意识反映感染性休克时体内血液重新分配，脑部血液灌注情况及脑组织缺氧程度。

②血压：早期血压下降，脉压小，提示严重感染引起毛细血管通透性增加，周围循环阻力增加，心排血量减少，有效血容量不足，病情严重。

③脉搏的强度和频率：这是观察休克症状的重要依据。脉搏快而弱随后出现血压下降，脉搏细弱不规则或不易触及，表示血容量不足或心衰。

④呼吸：早期呼吸浅促，后期出现呼吸不规则，呼吸衰竭，因肺微循环灌注不足，肺表面活性物质减少，发生肺萎缩或肺不张而造成。

⑤体温：可为高热、过高热或体温不升，若高热骤降至常温以下示休克先兆。

⑥皮肤黏膜及温、湿度：反映皮肤血液灌流情况，如面、唇、甲床苍白和四肢厥冷，表示血液灌注不足。

⑦出血倾向：皮肤黏膜出现出血点、紫癜或输血针头极易发生阻塞，表示有 DIC 之可能。

⑧尿量：常出现少尿或无尿，常见为肾缺血或肾小管坏死所致。必要时留置尿管导尿，准确测量。

（6）注意观察用药后的反应，观察用药后血压、脉搏、呼吸、尿量等变化，如发现血压上升、四肢温暖、尿量增多、面色红润，说明疗效好。

（二）健康教育

1）针对患者缺乏知识情况予以疾病知识的宣传教育。

2）嘱患者加强耐寒锻炼，预防上呼吸道感染，避免酗酒、受寒、过度疲劳等诱发因素。

3）向患者解释呼吸系统疾病应避免反复急性感染的重要性。一旦有感染发生，应及早治疗、及时控制。

4）向患者讲解加强营养、提高身体抵抗力的重要性，提供营养知识，并具体指导如何安排每天的饮食。

5）教授并指导患者一些治疗和训练的方法，如高热患者多饮水，进食清淡、易消化的流质或半流质饮食，体位引流，呼吸运动再训练等。

6）向患者提供卫生指导。嘱患者注意口腔卫生，防止交叉感染。平日尽量少到公共场所，特别在流行性感冒（简称流感）流行时。养成良好的卫生习惯，如不随地吐痰、妥善处理痰液等。

7）指导患者急性期卧床休息，恢复期可逐渐增加活动量，有利于肺功能恢复，提高机体的活动耐力。

8）解释每日睡眠时间不少于 7 小时，指导患者促进入睡的方法，如睡前沐浴、温水泡脚、喝热饮料、精神放松等。

9）指导患者、家属正确选择富有纤维素的食物，出汗多时注意补充含盐饮料。养成定时排便的习惯，预防便秘。

10）嘱患者出院后注意休息，避免过度劳累。

11）教会患者识别本病的诱发因素，增加患者的预防知识。

12）体质衰弱或免疫功能减退者，如糖尿病、慢性肺部疾病、肝病等，有条件时继续按医生的建议注射流感疫苗或肺炎疫苗。

13）教会患者门诊随访知识。

（王昕）

第六节　肺性脑病

肺性脑病是肺源性心脏病并发症之一，亦是呼吸衰竭发展到严重阶段，导致机体组织的细胞严重缺氧和二氧化碳潴留，引起以中枢神经系统功能障碍为主要表现的一种临床综合征，其病死率高，是肺源性心脏病患者死亡的主要原因。因此，必须重视对肺性脑病的早期诊治。肺性脑病属中医"肺胀""昏谵"的范畴。

一、病因

肺性脑病常由于急性呼吸道感染、严重的支气管痉挛、呼吸道痰液阻塞等，使肺通气与换气功能明显降低，或由于治疗不当，特别是使用镇静剂不当，使用吗啡或苯巴比妥钠引起呼吸中枢抑制，或供氧不当，如高浓度氧吸入，降低了颈动脉对缺氧的敏感性，导致呼吸抑制，或由于心衰，诱发肺性脑病的发生。临床观察，患者 $PaCO_2$ 已达相当高水平时，并不发生肺性脑病，但脑脊液（CSF）的 pH 值一旦降低则很快发生精神神经症状。国外文献 Posner 报道，根据脑脊液的 pH 值（正常值 7.31 ± 0.026）；提出，当脑脊液 pH 值 <7.259 为酸中毒，同时也观察到当血 pH 值很低时而脑脊液 pH 值并不低则患者清醒；若血 pH 值不低而脑脊液 pH 值很低则使患者意识障碍甚至昏迷。因此，肺性脑病的发生与脑脊液 $PaCO_2$ 急剧上升及脑脊液的 pH 值迅速下降呈正相关。此外，肺性脑病时因严重缺氧导致肝、肾功能障碍和脑内氨基酸代谢失衡有关，所以当芳香族氨基酸增多，支链氨基酸降低时，则因脑组织的芳香族氨基酸增多而导致假神经递质的合成，便影响脑的正常功能。

中医学认为，本病多因久病肺虚痰浊潴留，血瘀阻滞而致。由于肺虚卫外不固，外邪六淫每易反复乘袭，诱发本病发作，病情日益加重，病初由肺气郁滞，脾失健运，津液不归正化而成，渐因肺气不能化津，肺虚不能传输，肾虚不能蒸化，痰浊愈益潴留，喘咳持续难已。久则痰从寒化成饮，若病程中复感风寒，则可成为寒内饮之证。感受风热或痰郁化热可表现为痰热证。如痰浊壅盛阻塞气道或肺虚不能吸清呼浊，清气不足而浊气有余，浊邪害清，痰蒙神窍，则可发生烦躁、嗜睡、昏迷等变证。

二、临床表现

早期有头痛、烦躁、恶心、呕吐，视力、记忆力和判断力减退，有时白天嗜睡，夜间失眠；后期可见神志恍惚、谵语，无意识动作和抽搐；严重患者可有扑翼样震颤，眼底视乳头水肿，有时还并发脑疝。除意识障碍进一步加深及呼吸节律异常外，尚可出现锥体系损害征，瞳孔及眼球变化。小脑幕切迹疝时，一侧瞳孔缩小，对光反射迟钝，后期散大，眼球常凝视固定，提示损及脑干；枕骨大孔疝时，呼吸循环中枢受压，患者可突然死亡。

三、诊断要点

1）有严重的慢性肺部疾病伴肺功能不全的表现。

2）有意识障碍、精神症状、运动功能障碍或伴有神经功能系统病理体征。

3）实验室检查有缺氧及二氧化碳潴留的依据。

四、治疗

（一）中医治疗

1. 辨证论治

1）痰浊闭窍

意识朦胧，神昏谵语，呼吸急促，或伴痰鸣。舌质紫绛，脉滑数。

治法：涤痰开窍。

方药：涤痰汤加减。

法半夏 2.5 g，胆南星 2.5 g，枳实 6 g，茯苓 6 g，石菖蒲 3 g，竹茹 2.1 g，郁金 10 g，丹参 3 g，黄芩 10 g，甘草 1.5 g。

2）肝风内动

神昏谵语，躁动不安，四肢抽搐。舌紫绛少苔或无苔，脉虚数。

治法：育阴潜阳，平肝息风。

方药：羚角钩藤汤加减。

羚羊角 4.5 g，桑叶 6 g，生地 15 g，白芍 9 g，竹茹 15 g，茯苓 9 g，石决明 3 g，龟板 5 g，钩藤 9 g，甘草 3 g。

3）痰盛气衰

面色、唇、甲淡黯，倦卧或昏不知人，呼之睁眼而反应差，呼吸微弱、浅促，喉中痰鸣但无力咳痰，小便失禁，四肢厥冷。舌淡或紫苔白，脉沉弱或细数无力。

治法：益气养阴，涤痰开窍。

方药：生脉散、醒神散。

人参或西洋参 9 g，麦冬 9 g，五味子 6 g，黄芪 10 g，胆南星 4 g，石菖蒲 6 g，天竺黄 6 g，郁金 10 g 等。

2. 中成药

1）安宫牛黄丸：0.5 ~ 1 丸，每日 2 ~ 3 次，口服或鼻饲。

2）醒脑静：10 ~ 20 ml 加于 5% 葡萄糖液 500 ml 内静脉滴注，每日 1 ~ 2 次。

3）菖蒲注射液：2 ml 肌内注射，每 4 ~ 6 小时 1 次，或用 10 ml 加于 10% 葡萄糖液 500 ml 中静脉滴注，每日 1 次。

3. 针灸治疗

1）可取十宣穴三棱针放血，或取人中、承浆、合谷穴泻法针刺。用于痰浊闭窍。

2）可选用耳穴神门、皮质下或体穴人中、涌泉、大椎、合谷、曲池、内关等，分别施以中强刺激针刺。用于肝风内动。

（二）西医治疗

肺性脑病时可因"二氧化碳麻醉"而发生呼吸骤停，或因高钾血症而出现心搏骤停，也可因脑水肿而引起脑疝等，故应争取早期诊断，及时处理。

治疗原则：积极改善通气功能，纠正缺氧及二氧化碳潴留；保持呼吸道通畅；防治呼吸衰竭；有效地控制感染；积极治疗原发病；处理酸碱平衡失调和电解质紊乱；改善微循环，降低颅内压和促进脑细胞代谢。

1. 改善通气功能、纠正缺氧和二氧化碳潴留

给氧原则为持续、低浓度、低流量。最有效的方法是机械通气，可根据患者实际情况选择不同的通气模式。

1）氧疗：有低氧血症症状应给予氧疗，以纠正缺氧和解除二氧化碳潴留。给氧原则仍以持续、低浓度、低流量（每分钟 0.8~3 L）为准。中度缺氧氧流量常采用每分钟 1~2 L。重度缺氧患者意识清楚时，同中度缺氧的处理，并可适当提高吸氧浓度（大流量吸氧时需加呼吸兴奋剂），争取在 2~4 小时 $PaO_2 > 40$ mmHg，1~3 天在 50 mmHg，1~2 周到 60 mmHg。撤除给氧指标为 $PaO_2 > 60$ mmHg，$PaCO_2 < 50$ mmHg，神志清楚、心率变慢。给氧者定期做血气分析，以调节吸氧浓度。必要时给予呼吸兴奋剂或辅助呼吸，肺性脑病不宜用面罩吸氧，以防加剧二氧化碳潴留。呼吸兴奋剂可选用盐酸山梗菜碱（常与尼可刹米交替肌内注射）或尼可刹米 5~10 支加入 10% 葡萄糖液 500 ml 中静脉滴注，每日 1~2 次，或间断滴注。用此药前需用氨茶碱每日 0.75~1.25 g，持续静脉滴注，以增强膈肌收缩，扩张支气管。也可与沙丁胺醇或糖皮质激素并用。在用呼吸兴奋剂治疗时，应适当增加吸入氧浓度。经治疗 2~6 小时病情无好转而又神志不清者，则应考虑辅助呼吸。

2）机械辅助通气：适应证为中、重型肺性脑病，经氧疗和呼吸兴奋剂治疗无改善者，急性呼吸衰竭，患者自主呼吸消失，或微弱。吸氧浓度 > 40%，PaO_2 仍在 60 mmHg以下，$PaCO_2 > 45$ mmHg，呼吸频率 > 40 次/分或 < 5 次/分。慢性呼吸衰竭患者，吸氧浓度 > 30%，PaO_2 低于 50 mmHg，或 $PaCO_2 > 80$ mmHg，应给予机械呼吸。呼吸频率成人为 12~18 次/分，吸氧浓度以 25%~30% 为宜，随时排除呼吸器故障，撤除呼吸器不宜过早。

2. 应用呼吸兴奋剂

肺性脑病患者由于长时间缺氧和二氧化碳潴留，呼吸中枢兴奋性低下，给予呼吸兴奋剂后可直接或间接地刺激或兴奋呼吸中枢，对于改善通气是必要的。常用尼可刹米 3.75 g 加入 250 ml 液体中静脉滴注，滴速 10~20 滴/分。近年选用多沙普仑和阿米三嗪更能增加通气量，能有效地提高 PaO_2，降低 $PaCO_2$，且不良反应较小。

3. 积极控制感染

由于呼吸道感染、气道阻塞、痰液引流不畅等是肺性脑病的主要原因，因此，恰当使用大量抗生素是非常必要的。首选青霉素 240 万~1 000 万 U 或氨苄西林 4.0~6.0 g，静脉滴注；肌内注射青霉素、链霉素，如对青霉素过敏者可选用红霉素、氯霉素、先锋霉素等。

4. 肾上腺皮质激素的应用

肾上腺皮质激素有助于纠正缺氧及二氧化碳潴留，降低毛细血管通透性，减少渗出，增加肾血流量和肾小球的滤过率，减少醛固酮和抗利尿激素的分泌，促进利尿作用。常用的方法有：①地塞米松每日 20 ~ 60 mg，稀释后分 2 ~ 4 次，静脉滴注；②氢化可的松每日 200 ~ 400 mg，加入 5% ~ 10% 葡萄糖液 500 ml 中，静脉滴注。

5. 控制脑水肿

常用的有：①20% 甘露醇 250 ml 静脉滴注与 50% 葡萄糖液 40 ~ 60 ml 静脉注射交替使用，可 6 小时 1 次，也可 12 小时 1 次或 4 小时 1 次交替使用；②50% 葡萄糖液 60 ml，静脉注射，每 6 小时 1 次；③呋塞米 20 ~ 40 ml 加入 5% 葡萄糖液 40 ml 中，静脉注射，每日 2 次。

6. 保持呼吸道通畅

①解痉平喘：常用黄嘌呤类和 β_2 受体兴奋剂，必要时可加用肾上腺皮质激素。②消除痰液：如果患者神志清醒，则鼓励其咳嗽排痰。如痰液黏稠而难以咳出者，可适当补充等渗液体，并注意气道湿化。可选用糜蛋白酶 5 mg 或沙丁胺醇溶液 5 mg，以生理盐水稀释至 20 ~ 30 ml 后做超声雾化吸入，每日 2 ~ 3 次。也可选用生理盐水 50 ml 加地塞米松 2 mg 加氨茶碱 0.08 g；生理盐水 50 ml 加庆大霉素 2 万 U；生理盐水 50 ml 加卡那霉素 0.25 g；生理盐水 50 ml 加肝素 12.5 mg 等。因在超声雾化治疗时，其吸入汽中的水分浓度增加，导致氧浓度的相应降低，故应适当增大氧流量。对于痰量多而黏稠，又无力咳出或神志不清者，因呼吸道分泌物积滞，通气严重不足，经一般治疗无效，应予以气管切开或经鼻腔气管插管，便于吸痰、氧疗和辅助呼吸。如病情许可，可在给氧条件下，经纤维支气管镜吸痰。

7. 纠正水、电解质和酸碱平衡紊乱

肺性脑病患者均有不同程度的水、电解质和酸碱平衡紊乱，大多数为复合性，如呼吸性酸中毒合并代谢性酸中毒、呼吸性酸中毒合并代谢性碱中毒等。应根据实验室有关检查结果，结合临床和经验，正确判断其类型，积极予以纠正，但须防止矫枉过正。

8. 血管扩张剂的应用

血管扩张剂可降低肺动脉高压，减轻心脏前后负荷，增加尿量，减轻水肿，缓解心衰。①酚妥拉明 20 mg，利血平 1 mg 静脉滴注，每日 1 次；②10% 葡萄糖液 500 ml + 多巴胺 20 ~ 40 mg，利血平 1 mg 静脉滴注，每日 1 次。

9. 抗凝剂的应用

低分子右旋糖酐可扩张血容量，解除红细胞聚集，降低血液黏稠度，改善脑部微循环，并具有利尿脱水、减轻脑水肿、降低颅内压的作用。每次用量为 500 ~ 1 000 ml，静脉滴注，每日 1 ~ 2 次。也可用肝素 50 mg 加入 5% 葡萄糖液 250 ~ 500 ml 中，静脉滴注，每分钟 30 ~ 40 滴。7 天为 1 个疗程，以改善微循环。也可用双嘧达莫（潘生丁）25 ~ 50 mg，每日 3 次，口服。此外，也有用精制蝮蛇抗栓酶治疗肺性脑病获较好疗效的报道。

10. 促进脑细胞功能恢复的药物

有人主张用细胞色素 C 15 ~ 30 mg、三磷酸腺苷 20 ~ 40 mg、辅酶 A 50 ~ 100 U、维

生素 B₆ 100 mg 加入 10% 葡萄糖液 500 ml 中，静脉滴注，亦可用乙胺硫脲（克脑迷）1.0 g 加入 10% 葡萄糖液 500 ml 中，静脉滴注，每日 1 次。

11. 镇静剂的应用

患者如出现兴奋、烦躁不安、抽搐时，可在密切观察下或在加强吸氧的情况下酌情少量给予镇静剂，但原则上一般不用。如患者经吸氧等处理后不见好转时，可配用 10% 水合氯醛 10～20 ml，保留灌肠；或东莨菪碱 0.3 mg 皮下注射。禁用吗啡、氯丙嗪、异丙嗪等。

12. 氨基酸和血浆蛋白的应用

当肝功能不全及呼吸肌无力时，支链氨基酸血中含量降低，可补充支链氨基酸 250 ml 静脉滴注，以使肝功能和呼吸肌功能得以改善。当肾功能不全则氨基酸血中含量降低，可补充肾用氨基酸 250 ml 静脉滴注，以有效地改善肾功能，使 BUN、肌酐明显降低。当肝肾功能好转之后，可静脉滴注复方氨基酸 200 ml，使机体负氮平衡得以改善，增强机体抗病能力。当低蛋白血症全身水肿时，可给予冻干血浆 200 ml 和白蛋白 20 g 静脉滴注（用药时须注意心功能）。

五、护理与健康教育

（一）护理

1）患者应绝对卧床休息，呼吸困难取半卧位，对精神失常、嗜睡、极度烦躁不安或出现昏迷者应注意其安全，由专人护理。

2）给高热量、高蛋白、高维生素且易消化的饮食，并发心衰者给低盐饮食，昏迷或精神失常拒食的患者，应置胃管以鼻饲流食。

3）对昏迷患者应做好口腔护理，防止压疮。气管切开患者，应严格无菌操作，注意吸痰，做好局部及套管的消毒，防止感染。

4）病情监测

（1）密切观察病情变化，慎重使用镇静剂。肺性脑病急性期患者，必须加强护理，密切观察病情变化，帮助患者翻身、拍胸以利排痰。由于镇静药使用不当可诱发肺性脑病而导致死亡，因此，应禁用吗啡、哌替啶，不用异丙嗪、氯丙嗪、异戊巴比妥、苯巴比妥、太尔登、甲丙氨酯，慎用地西泮（如病情需要，用药后要严密观察呼吸频率、节律、深度等），病情需要时，可选用 10% 水合氯醛 10～15 ml 保留灌肠，且用药后严密观察呼吸节律、深度等。

（2）加强监护，密切注意血压、心率、神志变化和血气分析等，严格记录出入量，注意观察水、电解质平衡，发现异常及时报告医生并协助处理。

（3）当发现患者注意力不集中、好言多动、烦躁不安、神志恍惚或睡眠颠倒时，此为肺性脑病先兆，应及时报告医生，同时迅速给予氧气吸入，给氧时以鼻塞法持续低流量吸氧为宜，不宜采用间歇或间断吸氧（因二氧化碳比氧的弥散能力大 20 倍）。持续低流量吸氧同时可并用呼吸兴奋剂，以利有效通气。

（4）注意观察呼吸节律、频率改变，保持呼吸道通畅，神志清醒者，应鼓励其咳嗽或协助患者经常变换体位或拍胸以利排痰，痰液黏稠而难以咳出者，可适当补充等渗液体及雾化吸入。对昏迷患者应及时吸痰，必要时及时行气管切开或经鼻腔气管插管，便于吸痰、氧疗及辅助呼吸。

（二）健康教育

主要是防治足以引起本病的支气管、肺和肺血管等疾病。积极提倡戒烟，加强卫生宣教，增强抗病能力。防治原发病的诱因，如呼吸道感染、各种过敏原、有害气体的吸入、呼吸道痰液阻塞、粉尘作业等。

（王昕）

第七节　自发性气胸

自发性气胸是指肺或胸膜疾病使肺组织及脏层胸膜破裂，空气进入胸腔而言。但有不少临床上找不到明显发病原因的所谓特发性气胸，亦可归入自发性气胸。气胸可致胸腔内压力增加，引起肺脏萎缩，造成不同程度的呼吸功能障碍。本病为极常见的呼吸系统急症，要求迅速做出诊断和正确处理。抢救不及时可导致死亡。本病属中医学的"胸痹""喘证"范畴。

一、病因

自发性气胸按有无原发疾病，分为特发性及继发性两类。

（一）特发性气胸

即患者经各种检查，包括 X 线胸透、胸片检查，均不能发现原发病变，为健康者发生的气胸。多发生于青年人，以男性为多见。其原因推测为：

1）胸膜下肺泡和肺大疱破裂。

2）细支气管非特异性炎症，形成间质性或肺泡性肺气肿、肺大疱破裂。

3）血液供应差，与肺尖部距肺门大血管远有关，因抵抗力弱易形成肺大疱。

4）原发综合征后原发病灶纤维遗留下的胸膜下气肿疱破裂。

5）先天性弹力纤维发育不良，如弹力纤维发育不良、萎陷而弹力性低下、肺泡壁扩张、形成肺大疱，在用力情况下肺大疱破裂成为气胸。

6）自发性气胸患者存在 HLA－A_2B_4 抗原的频率高于正常人群，这表明自发性气胸发病与遗传有关，另有家族性同时发生特发性气胸的报告。

（二）继发性气胸

指有明显肺部疾病患者发生的气胸，如肺结核、慢性支气管炎并肺气肿者最多见，其他如支气管扩张、支气管哮喘、间质纤维化、尘肺、肺脓肿、肺炎、胆汁性肝硬化、马方综合征、特发性肺含铁血黄色沉着症、结节病、肺癌、膈下脓肿、肺包虫病等也可引起继发性气胸。其发病机制是在肺部疾病基础上形成的肺气肿、肺大疱破裂或直接损伤胸膜所致。

（三）特殊类型的气胸

由肺组织以外或其他组织累及肺胸膜引起的气胸，或其他疾患合并肺部病变产生自发性气胸。

1. 月经性气胸

与月经周期有关的反复发作性的气胸，常在月经48小时内发生，气胸多发生在右侧，以30岁以上女性多见。其发生的机制可能是：子宫、膈肌、胸膜及罕见肺内有子宫内膜异位症，使肺大疱自发性破裂；前列腺素使细支气管收缩，管腔部分阻塞使远端肺泡充气过度后破裂；膈肌中心腱有一缺损孔，子宫和输卵管空气，经此孔进入胸腔。

2. 妊娠合并气胸

年轻女性，每次妊娠可反复发作。发病机制不明。

3. 正压机械呼吸引起的气胸

临床表现为突然呼吸加速，与呼吸机对抗，最大吸气压突然升高，肺顺应性下降，很容易产生张力性气胸。其原因是受感染的肺实质或肺气肿、肺大疱因过度充气而破裂所致。

中医学认为，禀赋薄弱，素体虚损之人，或因感受外邪，或因屏气用力，而致气滞血瘀，肺络受损；或因痰热壅肺，腑气不通而成胸痛、气促，甚至喘逆等症。

二、临床表现

发病前有慢性肺部疾患、用力过度、剧烈咳嗽病史。

突然发病，突感患侧胸痛、气急、咳嗽，但痰少。少数患者起病缓，可无明显症状。张力性气胸可有呼吸、循环障碍，患者胸闷、烦躁不安、发绀、冷汗甚至昏迷、休克。

体征：患侧胸廓饱满，肋间隙增宽，呼吸音减弱或消失。气管、纵隔可向健侧移位。

三、诊断要点

（一）胸痛

大部分患者在发病时突然发生患侧胸痛，胸痛可放射至肩部、背部、腋部或前臂，因咳嗽和呼吸而加剧。

（二）呼吸困难

少量气胸无明显症状，大量气胸感胸闷、气短。原有严重肺气肿或其他广泛性肺疾病，肺功能业已减退者，并发气胸时往往气急显著，伴有发绀。

（三）咳嗽

多为干咳，由胸膜反射性刺激引起。

（四）休克

多发生在张力性气胸而未及时抢救的患者。患者除呼吸困难加重外，可有发绀、大汗、四肢厥冷、脉搏快而弱、血压下降。

（五）体格检查

小量气胸可仅有呼吸音减弱。胸腔积气多时，气管和心脏向健侧移位，患侧胸廓饱满，呼吸运动减弱，叩诊呈鼓音，语颤、呼吸音减弱或消失。

（六）实验室及其他检查

1. X 线检查

胸部 X 线检查是诊断气胸的重要方法，可以显示肺被压缩的程度、肺内病变及有无胸膜粘连、胸腔积液和纵隔移位等。

2. 诊断性穿刺

在病情紧急而不能做 X 线检查时，可用 5 ml 注射器做诊断性穿刺，若刺入胸腔有气体外逸，表示有气胸存在。

四、鉴别诊断

气胸应与下列疾病相鉴别：

（一）巨型肺大疱

支气管部分阻塞，导致通气障碍，气体积聚在肺泡内，引起肺泡胀大、破裂，多个肺泡融合成大疱。起病缓慢，气急不如自发性气胸急剧。肺部 X 线上肺大疱虽也呈透亮度增加，但内部仍能见到血管纹理，而见不到以发线阴影为界的肺脏收缩。

（二）急性渗出性胸膜炎

急性渗出性胸膜炎发病时的胸痛，继以气急，可与自发性气胸相混淆。但胸膜炎多伴有发热等毒性症状，结合体征和 X 线检查，容易鉴别。

（三）心绞痛

左侧气胸的胸痛可与心绞痛相混淆。心绞痛患者多有高血压、动脉硬化史，年龄较大者，常发生在兴奋、饱食和受寒之后。疼痛位于胸骨上段后面或心前区，伴压榨感或窒息感，放射到左臂，发作短暂，休息数分钟或含硝酸甘油即能缓解。胸部 X 线检查可资鉴别。

（四）急性心肌梗死

急性心肌梗死（AMI）疼痛与心绞痛相似，但更剧烈而持久，常伴气急、面色苍白、发绀、出汗、脉搏细速、心律不齐、血压下降等休克症状。心电图对诊断极为重要。

（五）肺栓塞

突发的胸痛、呼吸困难、发绀等酷似自发性气胸。肺栓塞患者常有咯血和低热，并常有下肢或盆腔栓塞性静脉炎、骨折、严重心脏病、心房纤颤等病史，或发生在长期卧床的老年患者。详细体格检查和 X 线检查可做出鉴别。

（六）阻塞性肺气肿

阻塞性肺气肿有呼吸道感染时，可引起呼吸困难突然加重；胸部叩诊过清音或鼓音，呼吸音减弱甚至消失，可与自发性气胸混淆。如有严重肺气肿合并气胸时确诊亦有困难，但阻塞性肺气肿的呼吸困难往往是缓慢进行的，如有突发的胸痛和严重的呼吸困难，单侧的气胸体征，则确诊无困难，胸部 X 线检查或胸腔试验性穿刺可做出鉴别。

五、治疗

（一）中医治疗

1. 辨证论治

1）气滞血瘀，络脉失和

气血不畅，络脉失和，寒热象均不明显。舌质暗或有瘀斑，脉象弦而不畅。

治法：行气活血，通络止痛。

方药：血府逐瘀汤加减。

当归、枳壳、柴胡、川牛膝、桃仁各10 g，赤芍、白芍各15 g，川芎、炙甘草、红花各6 g，鸡血藤30 g。

2）湿热蕴郁，络脉阻滞

素有湿热内蕴，阻滞气机，或损伤血络。舌苔腻黄，脉象滑且数。气胸伴发胸腔积液甚或血气胸者属本证者尤多见。

治法：清化湿热，理气活血。

方药：龙胆泻肝汤加减。

龙胆草、元胡各6 g，栀子、柴胡、香附、佩兰、枳壳、郁金各10 g，泽泻、全瓜蒌、赤芍各15 g。

3）气血两虚，络脉失养

素有肺疾，气血两伤，络脉失养，胸痛缠绵不愈。舌质淡，苔薄白，脉沉细无力。

治法：益气养血，活血止痛。

方药：八珍汤加减。

太子参、炒白术、当归、川芎、片姜黄、僵蚕各10 g。土茯苓、赤白芍各15 g，炙甘草6 g，生地、熟地各20 g。

2. 单方、验方

1）人工牛黄粉3 g，每日3次，口服。

2）鲜竹沥30 ml，每日3次，口服。

3）胸痛剧烈者，给三七粉1.5～3 g，每日3次，口服；或云南白药0.5 g，每日3～4次，口服。

3. 针灸治疗

可针刺合谷、内关、丰隆、鱼际等穴，以止咳、平喘、安神。

（二）西医治疗

1. 一般治疗

1）患者应保持安静，卧床休息，尽量避免不必要的搬动，注意止痛镇咳。

2）呼吸困难及有发绀者应给予氧气吸入。慢性阻塞性肺疾病并发气胸患者，如有Ⅱ型呼吸衰竭应控制吸入氧浓度（FiO_2）<30%。

3）支气管哮喘、慢性喘息性支气管炎患者引起气胸时，常因支气管痉挛而加重呼吸困难且影响气胸吸收。应积极给予支气管扩张剂，如氨茶碱、沙丁胺醇等。

4）有呼吸道感染者（尤其是已行肋间插管引流者），应给予抗生素控制感染。

5）慢性呼吸功能不全患者并发气胸导致急性呼吸衰竭，常规间歇正压呼吸治疗不利于胸膜裂口的愈合，可利用高频呼吸器进行治疗。

2. 观察

少量气胸（肺压缩＜20％），且肺部无明显慢性病变，病程在3日以内者，通过卧床休息，胸膜腔内气体可自行吸收，不需特殊处理。Kircher等曾做试验，一侧气胸的空气每24小时可吸收1.25％，如给氧可加速其吸收。

3. 排气治疗

气胸量小，症状轻微或无症状，不需排气，气体可自行吸收，但须严密观察呼吸循环情况。气胸量大，有呼吸困难，特别是张力性气胸，必须尽快排气。

1）紧急简易排气法：病情危重，无专用设备，可用50 ml或100 ml注射器，在患侧锁骨中线第2肋间或腋前线第4～5肋间穿刺排气，至患者呼吸困难缓解，再进行其他处理。

2）人工气胸器抽气：用于交通性和张力性气胸，一般抽气至胸内压力保持负压，患者呼吸困难缓解。常须反复多次抽气。

3）闭式引流排气：交通性或张力性气胸经反复抽气不能使患者呼吸困难缓解，或胸内压力不能下降至负压时，应做胸腔插管水封瓶引流。

4）胸膜粘连术：对于反复发生气胸的患者，可根据患者的实际病情选择下列药物之一注入胸膜腔内：50％葡萄糖液40～60 ml，自身血液20 ml，20％灭菌滑石粉悬液或喷入滑石粉，四环素20 mg/kg，支气管炎菌苗（BB）1～2 ml混入生理盐水20～100 ml，OK－432（系一种免疫赋活剂）2～5 kE溶于40～100 ml生理盐水中，另外还有米帕林、纤维蛋白原加凝血酶、高岭土硝酸银溶液等。胸膜腔内注入以上硬化粘连剂的目的是造成无菌性胸膜炎，促使胸膜粘连，避免气胸复发。但需待气体大部分吸收，脏层及壁层胸膜接近时注药，注药后多转动体位，使药液分布均匀，这样才能取得良好效果。采用导管闭式引流者产生胸膜反应及胸膜粘连较多，故以后气胸复发者也较少。

4. 外科治疗

长期不能复张的慢性气胸或因支气管胸膜瘘持续存在，或由于胸膜粘连使胸膜破口持续开放，或气胸反复发作及局限性肺大疱，可考虑手术治疗。手术方式为肺大疱切除术、折叠缝合术、肺段切除术和胸膜固定术、烙断粘连带术、胸膜摩擦术（即用纱布摩擦壁层胸膜）等。术前应进行全面检查，包括肺功能检查。

六、护理与健康教育

（一）护理

1）患者应卧床休息，避免用力和屏气。血压平稳者取半坐位，以减轻气急和胸痛症状。抽气后患者应绝对卧床休息，直至呼吸困难好转，X线检查显示肺已复张者，可让患者开始轻微活动，如散步等，但应避免大声谈笑和用力咳嗽，以防再次发生气胸。病室应安静，空气新鲜。

2）嘱患者不挑食、不偏食，给予高蛋白、高热量、高维生素、含粗纤维多的饮食。保持大便通畅，防止因大便秘结用力排便而诱发气胸。呼吸极度困难的患者，应暂禁饮食，可静脉补充液体和营养。

3）加强心理护理，由于患者对气胸往往感到恐惧，护士应多与患者交谈，使其了解气胸的一般知识，消除患者对疾病及治疗紧张、担心的心理，加强与患者沟通，以解除患者的思想顾虑。

4）严密观察生命体征及面色、咳嗽及咳痰等情况。胸痛是否与呼吸困难同时发生，并注意疼痛是否放射至肩、背、腋侧或前臂，咳嗽及深吸气时胸痛是否加重。如咳嗽剧烈，应按医嘱给予止咳剂，以免咳嗽加重，再次诱发气胸。若经测压抽气后，短时间内患者又觉胸闷、气促，提示有张力性气胸存在，应立即通知医生并准备插管引流。咳嗽、咳脓痰，伴发热，提示胸膜继发感染或支气管胸膜瘘，应留痰标本送验，并同时按医嘱进行处理。

5）应用插管闭式负压引流者，若出现呼吸困难加剧、咳嗽，咳粉红色泡沫样痰，则提示因负压过大肺复张太快而引起肺水肿，应立即报告医生并做好相应的紧急处理。

6）当观察患者有胸闷，气急，发绀，脉搏细速而弱，面色苍白，头颈部、胸前部皮下有气肿或捻发感，提示为纵隔气肿，表示气胸已较严重，应立即报告医生，迅速予以氧气吸入，并协助医生做相应的紧急处理。

7）发现患者呼吸不规则，表现浅而慢，脉搏快而弱，神志恍惚或烦躁不安、发绀等，提示为急性呼吸衰竭，应立即报告医生进行抢救，并及时予以氧气吸入。

8）熟练掌握负压闭式引流机的操作技术，配合医生做排气治疗时，应严格无菌操作，注意速度不宜过快，一般隔日1次，每次抽气不超过1L。如系血气胸，病情严重危及生命时，需尽快排气。抽气时患者避免过度用力和剧咳，可给予镇静、止痛、镇咳药物，以免咳嗽用力而促使自发性气胸复发。引流瓶每日更换消毒。

9）应用闭式引流应经常巡视病房，及时听取患者主诉，观察气体引流情况。若无气泡溢出，令患者咳嗽，如仍无气泡溢出，可协助医生再用人工气胸箱测压，以决定是否停止引流。

10）胸腔闭式引流的观察与护理

（1）一般状态观察护理

①术前心理护理：进行插管闭式引流前向患者做好思想解释工作，说明手术的意义和过程，消除患者思想顾虑和紧张情绪，使其积极配合治疗。

②器械准备：引流瓶、橡皮管等必须严格消毒，连接前要调节好压力，标记好最初液面，确保水密封。

③插管后如局部疼痛剧烈，呼吸困难未能减轻，应考虑插入的胶管在胸腔内扭曲或顶住脏层胸膜，可轻轻转动胶管，如无效则应通知医生进行处理。

（2）保持引流管通畅

①引流管应放置低于胸腔水平面60~100 cm，太短影响引流，太长则易扭曲增大无效腔，影响通气。检查水封瓶是否密闭，然后连续开放引流夹。

②观察排气情况，水封瓶水柱波动是否正常，正常水柱波动4~6 cm，如出现气胸和张力性气胸的早期表现，先检查管道是否通畅，有无阻塞、扭曲、脱落等现象。

（3）保持患者处于舒适的体位，一般取卧位或半坐卧位，鼓励患者经常轻轻翻身活动，定时做深呼吸，适当咳嗽，以加强胸腔内气体排出，清除气道分泌物，促进肺尽早复张。

（4）维持引流系统的密封性，更换引流瓶时要注意用夹血管钳夹闭引流管，再连接，检查无误后方可松开。

（5）注意观察引液的量、性状、水柱波动范围，并准确记录。如果术后每小时引流量持续在 200 ml 以上，连续 3 次应做好标记，瓶上贴上记录时间的胶布条，并报告医生及时处理。正常引流量为每 24 小时内 500 ml。

（6）一般术后积气，引流比较顺利，如术后患者肺膨胀良好，又能很好地咳嗽，48 小时后，不应再有气泡引出，如还有气泡且伴有呼吸快、心率加速等，应考虑是否有瘘发生。

（7）应注意无菌操作，防止院内感染，注意操作前洗手，更换负压瓶内液体，注意开瓶日期，要以无菌纱布包裹瓶口。

（8）胸腔闭式引流后肺膨胀良好，水封瓶内水柱不波动，24 小时引流液少于 50 ml，且呈淡黄色，夹闭引流管 24～36 小时，无胸闷气急；X 线检查显示胸腔内无积气、积液，应通知医生，拔除导管。

（二）健康教育

1）遵医嘱积极治疗原发病。

2）嘱患者避免各种诱因，防止气胸复发：

（1）保持心情愉快，情绪稳定。

（2）注意劳逸结合，多休息；气胸痊愈后 1 个月内避免剧烈运动，如跑步、打球、骑自行车；避免抬提重物；避免屏气等用力过度增加胸腔内压，使气胸复发。

（3）预防感冒，以免引起剧烈咳嗽而造成肺泡破裂。

（4）养成良好的饮食、排便习惯，保持大便通畅，2 天以上未解大便应采取有效的措施。平时多食粗纤维食物；戒烟、不挑食，多食蔬菜和水果。

3）一旦感到胸闷、突发性胸痛或气急则提示气胸复发的可能，应及时就医。气胸预后取决于原发病、肺功能情况、气胸类型、有无并发症等，大部分气胸可治愈，但复发率较高，为 5%～30%。

（王昕）

第二章　循环系统疾病

第一节　风湿热

风湿热是一种急性全身性结缔组织病变，主要侵犯心脏、关节，亦可累及皮肤、脑组织、血管和浆膜。以青少年发病较多。本病以心脏炎症状为主者属中医"怔忡""心悸"等病证，以关节炎症状为主者归属于"痹症"中的"热痹"。

一、病因

风湿热病因迄今未明。一般认为与反复 A 组乙型溶血性链球菌感染有关。多数新发风湿热患者可用血清学方法及咽培养，证实近期有 A 组乙型溶血性链球菌感染。合适的抗链球菌感染措施，可使风湿热发病率下降达 90%；抗链球菌治疗失败病例中，有 10% 的病例发生风湿热；应用抗生素可以防止风湿热的复发。彻底治疗链球菌感染，可以大大减少风湿热的发病。近年来，在集体儿童中应用青霉素及时彻底治疗链球菌感染，对风湿热的预防起到一定的作用。虽然风湿热与 A 组乙型溶血性链球菌感染有密切关系，但并非链球菌的直接感染所引起。因为风湿热的发病，并不在链球菌感染的当时，而是在感染后 2 ~ 3 周发病。在风湿热患者的血液培养与心脏组织中从未找到链球菌，而在链球菌感染后，亦仅 1% ~ 3% 的患者发生风湿热。因此认为，风湿热与链球菌的关系是一种变态或过敏反应。此外，目前也注意到病毒感染与风湿热的关系。如将柯萨奇 B$_4$ 病毒经静脉注射给狒狒后，可产生类似风湿性心瓣膜病变；如将链球菌和柯萨奇病毒同时注射并感染小白鼠，可使小白鼠的心肌炎发病率提高，病变加重。因而也提出病毒感染在发病中的可能性。但从大量人群防治中显示青霉素确实对预防风湿热复发有显著疗效，这一点很难以病毒学说解释。另外，风湿热在家族中有流行倾向，单卵双胎风湿热共同发生率较双卵双胎为高。认为可能与遗传因素有关。

中医学认为，本病发生与外邪侵袭和正气虚弱有关。在急性期，多以风寒湿入里化热或阳盛之体又为外邪所郁而为热盛或湿热蕴蒸之证。如邪热久留不去，耗气伤阴，则转入气阴两虚的慢性阶段。病邪入体，往往是由表入里，由浅及深，由经络到脏腑。邪在肌肉筋脉，则为皮下结节；侵至经络关节，则是关节肿痛，不能屈伸；热入营后，出现皮下红斑，累及心脏，便成心痹之证。

二、临床表现

起病前 1 ~ 3 周常有急性扁桃体炎、咽喉炎、猩红热等。

（一）全身症状

起病急骤，有发热、乏力、多汗、食欲减退等症状。

（二）心脏炎

为临床上最重要的临床表现，包括心肌炎、心包炎及心内膜炎。

1. 心肌炎

心动过速，心脏增大。第一心音减弱形成胎心样心音，呈钟摆律。心前区出现舒张期奔马律，往往是心衰的征象。

2. 心包炎

患者自觉有心前区疼痛，听诊常有心包摩擦音。

3. 心内膜炎

可无症状或闻及心脏杂音。

（三）关节炎

急性期有多发性、游走性关节疼痛，多发生在大关节，可有红、肿、热、痛。

（四）皮肤表现

1/3 以上患者有各种皮疹。渗出型为环形红斑、结节性红斑、多型红斑。增生型为皮下小结，以环形红斑和皮下小结具有诊断意义。

（五）舞蹈症

极少数儿童患者可出现舞蹈症，即不自主、不协调动作。

（六）其他

有少数患者可出现胸痛、腹痛、鼻出血、甲状腺炎、淋巴结肿大等。

三、诊断

风湿热的诊断要点主要依靠临床表现，症状典型者诊断不难。常用的经多次修订的 Jones 标准为：主要表现有心脏炎、多发性关节炎、舞蹈症、环形红斑及皮下结节。次要表现在临床上有关节痛、发热，在实验室检查有红细胞沉降率（简称血沉）增快、C 反应蛋白阳性均表示急性期反应及心电图 PR 间期延长。此外，有先前 A 组乙型溶血性链球菌感染依据，包括咽拭子培养或快速链球菌抗原试验阳性，链球菌抗体滴度增高或上升。诊断时必须具备两个主要表现，或一个主要表现及两个次要表现，则表示高度可能为急性风湿热。如仅根据多发性关节炎、发热及血沉增快 3 项做出诊断，则因不少其他关节或结缔组织疾病都可具有这 3 项表现而常不可靠。对可疑病例，可在密切观察下试予水杨酸类药物，在 48 小时内如症状明显减轻，可供诊断参考。

四、治疗

（一）中医治疗

1. 辨证论治

1）热邪偏盛

关节疼痛，局部灼热红肿，活动不便，发热，恶风，口渴，思冷饮，烦闷不安，汗多，尿黄赤。舌苔黄燥，脉数。

治法：清热为主，佐以疏风除湿。

方药：白虎汤加桂枝。

石膏 30 ~ 60 g，甘草、桂枝各 5 g，黄柏、知母、黄芩、栀子各 10 g，桑枝 24 g，秦艽、粳米各 12 g。口渴甚，加麦冬、沙参各 12 g。

2）湿热蕴蒸

身热不扬，关节红肿，疼痛，头胀痛如裹，口渴不欲饮，多汗。舌苔黄腻，脉濡数。

治法：以祛湿清热为主。

方药：宣痹汤加减。

防己、连翘各15 g，薏苡仁、桑枝各30 g，蚕沙（包煎）、黄柏各12 g，知母10 g，生甘草9 g。

3）寒湿偏盛

低热或不热，关节不红肿或肿胀，关节疼痛，遇寒则加剧，病久不愈，面色不华或皮肤粗糙等。舌质淡，苔白薄或腻，脉濡迟。

治法：散寒祛湿，佐以祛风养血。

方药：蠲痹汤加减。

羌活、独活、桂枝、秦艽、当归、川芎各10 g，海风藤、桑枝、鸡血藤各30 g。疼痛剧烈，局部不红，加制附片6 g；关节肿胀，肤色薄白，加防己15 g，木瓜10 g。

4）气阴两虚

心悸，气短，胸痛，不寐，关节疼痛、微肿，自汗。舌体胖，舌质红，苔薄白，脉濡数或细数。

治法：以益气养阴，利湿活络为主。

方药：生脉散加味。

麦冬、秦艽、五味子、木瓜、当归、白术各10 g，薏苡仁、党参、防己、丹参各15 g，生甘草5 g。

2. 中成药

1）丁公藤注射液2 ml，肌内注射，每日1～2次。可祛风除湿，消肿止痛。

2）野木瓜注射液2～4 ml，肌内注射，每日2～3次。止痛有效。

3）清开灵注射液20 ml加入5%葡萄糖液500 ml中，静脉滴注。对消灭链球菌感染病灶有效。

3. 单方、验方

1）连翘20 g，银花、防己、木瓜、知母、粳米各25 g，生石膏100 g，甘草10 g。湿重加苍术25 g，薏苡仁40 g，厚朴30 g。

热重加栀子、黄柏各15 g，黄连5 g；心前区闷痛加全栝蒌、薤白各25 g，桃仁、丹参各15 g；心悸加茯神、杏仁、远志各15 g，柏子仁25 g。配青霉素80万U肌内注射，每日2次。据报道治疗风湿热心脏炎12例，服药3周症状消失；服药4周6例血沉正常，4例抗"O"降到正常，随访6～12个月，未复发。

2）干地黄90 g。每日水煎口服。疗程为12～24天，治疗风湿痹症。

3）食盐500 g，小茴香120 g。同炒热后用布包，熨关节痛处，每日1～2次。适于风寒湿关节痛。

4）老鹳草15～30 g，或鸡血藤90～120 g。煎服。

5）白虎汤加桂枝加减，对活动性关节炎有良效。

6）甘草附子汤，对久病、虚证、寒证者有疗效，对早期活动性关节炎，伴有心肌损害者，见效更速。

4. 针灸治疗

用针灸治疗风湿病有较好的效果。上肢关节痛，取穴为肩髃透臂臑、曲池透少海；下肢关节痛，取穴为环跳、足三里、绝骨。

耳针：取穴相应压痛点、交感、神门。

方法：每日或隔日1次，10次为1个疗程。

穴位注射法：采用复方当归液、威灵仙注射液等注射肩、肘、髋、膝部穴位，每穴0.5~1 ml，每隔1~3日注射1次，10次为1个疗程。

灸法：用药饼间接灸背部或局部穴，取2~8穴，灸3~5壮。每隔1~2日1次。

（二）西医治疗

1. 一般治疗

急性期要休息，当有心脏炎或严重的关节痛要绝对卧床休息。女性患者不宜怀孕，以免增加心脏负担。饮食方面应给予高热量、高维生素、易消化食品。注意水、电解质平衡。此外，患者应避免久居潮湿寒冷的场所，天气转冷时要注意关节部位的保暖，冬天可经常晒太阳。积极治疗扁桃体炎、丹毒等链球菌感染的疾病，预防上呼吸道感染可防止风湿活动。

2. 清除链球菌感染病灶

首选青霉素，疗程2~3周，以后每日用1次长效青霉素120万U，肌内注射，无心脏炎者，坚持3~5年，有心脏炎存在者，坚持使用10~15年，或有心瓣膜病变者最好终生做预防注射。亦可用红霉素、磺胺嘧啶等。要及时消灭残余病灶。

3. 抗风湿治疗

1）水杨酸制剂：有退热止痛、抑制炎症的作用，但对防止心瓣膜病变形成无作用。最常选用阿司匹林，每日3~5 g，分3~4次口服，于症状控制后再维持治疗6~12周。其次选用水杨酸钠，每日6~8 g，分4次口服。胃肠道反应严重时可加氢氧化铝凝胶口服，但不能用碳酸氢钠。有消化道溃疡或出血者禁用。若对上述药不能耐受时改用氯芬那酸，每日0.2~0.4 g，分3次服用，或贝诺酯，每日1.5~4.5 g，分次服。卡巴匹林钙，每日50~100 mg/kg，分4~6次服（系乙酰水杨酸钙盐与脲的复合物），胃及十二指肠溃疡、有水杨酸过敏史、有先天性或后天性出血性疾病及有出血危险的患者禁用。

2）激素制剂：适用于心脏炎较重或伴心衰，严重心律失常，二度以上房室传导阻滞患者。可选用泼尼松或甲泼尼龙，每日30~40 mg，症状缓解后递减剂量，以5~10 mg为维持量，总疗程8~12周，病情严重者可用氢化可的松每日200~300 mg静脉滴注或地塞米松5~10 mg，每日3~4次肌内注射，症状控制后改泼尼松递减，维持治疗。

4. 其他治疗

对风湿性舞蹈症在抗风湿治疗的同时加用苯巴比妥15~30 mg，每6小时1次，每日可增加10~25 mg直至症状消失。尽量避免刺激。对激素及水杨酸制剂无效，或使用激素及卧床仍不能控制的心衰患者，首先加用利尿剂，如需要再加用洋地黄制剂，但需小心使用，因心脏炎患者的治疗量安全范围减少。出现呼吸困难应及时吸氧。

五、护理与健康教育

反复多次侵犯心脏并发心衰者预后不良，如能早期诊断，给予彻底治疗，并进行合理预防措施者，则预后较好。

（一）护理

1. 一般护理

1）卧床休息，呼吸困难时取半卧位，室内保持阳光充足，空气流通。

2）食高蛋白、高维生素、易消化饮食，多食新鲜蔬菜和水果，限制脂肪摄入，有心衰者应限制钠盐和水的摄入。

3）有心衰者，应根据病情给予氧气吸入，或间断吸氧。并按心衰护理常规护理。

4）高热患者按发热护理常规护理。

5）做好患者的生活护理，对绝对卧床患者应随时满足其生活上的护理需要，关心和开导患者，消除其悲观情绪，鼓励其树立战胜疾病的信心，积极配合治疗。

2. 病情观察与护理

1）严密观察体温、心率、心律、血压、呼吸、咳嗽及咳血痰，注意有无并发症出现。服用洋地黄或奎尼丁时，密切观察疗效及不良反应。

2）根据病情需要配合医生做血流动力学监测。应用洋地黄时禁用钙剂，以免发生协同作用，导致洋地黄中毒。一旦有风湿活动，如发热、红斑、血沉快，应按医嘱给予抗风湿治疗及协助患者休息。单纯二尖瓣狭窄需行二尖瓣球囊扩张的患者，应做好术前准备及术后护理。

（二）健康教育

1）鼓励患者进高蛋白、多维生素、低脂肪、易消化饮食，有心衰者应限制钠盐摄入。

2）育龄女性做好节育。

3）日常生活中适当锻炼，加强营养，提高机体抵抗力。注意防寒保暖，避免感冒和呼吸道感染，避免与上呼吸道感染、咽炎患者接触，一旦发生感染应立即用药治疗。

4）在拔牙、内镜检查、导尿术、分娩、人工流产等手术操作前应告诉医生自己有风湿性心脏病史，以便于预防性使用抗生素，劝告扁桃体反复发炎者在风湿活动控制后2~4个月手术摘除扁桃体。

5）告诉患者坚持按医嘱服药的重要性，提供有关药物使用的书面材料，建议患者定期门诊复查，防止病情进展。

（宋钰）

第二节 急性心力衰竭

急性心力衰竭（简称急性心衰）系指在短时间内发生心肌收缩力明显减少，或心室负荷加重导致急性心排血量减低的临床情况。最常见的是急性左心衰竭所引起的急性肺水肿，也可发生心源性休克或心搏骤停。急性右心衰竭比较少见。本病属于中医的"心悸""怔忡""水肿""喘证"等范畴。

一、病因

急性心衰较常见的病因有：

（一）急性弥漫性心肌损害

如急性广泛性心肌梗死、急性重症心肌炎等。

（二）心脏机械性障碍

左房黏液瘤可引起急性二尖瓣口狭窄，严重阻碍血流通过二尖瓣口，致左心房压急剧升高。常见的风湿性二尖瓣狭窄患者，在出现某些诱因时，如情绪激动、劳累、感染（尤其是肺部感染）、妊娠、分娩、输液量过多、心律失常、心率过快或过慢等，右心排血量突然增加，而因二尖瓣狭窄使入左心室的血量增加受限，致左心房压急剧升高，促进肺水肿的形成。限制型心肌病、缩窄性心包炎、大量心包渗液或心包液体不多但积聚迅速致心脏压塞时，均可使心室顺应性减少，心脏舒张功能障碍，严重妨碍心脏舒张期血液充盈，心脏排血量降低，心肌氧耗量增加。此外，左心室心内膜心肌纤维化，左心室舒张终末压升高，二尖瓣反流，这些疾患亦常引起严重的肺动脉高压，出现急性左心衰竭。

（三）急性容量负荷过重

如 AMI、感染性心内膜炎或外伤所致乳头肌功能不全、腱索断裂、瓣膜穿孔、室间隔穿孔和主动脉瘤破裂等可导致急性心衰。静脉输血或输入含钠液体过快或过多时也可导致急性心衰。

中医学认为，外邪反复感染、过度劳倦或久咳伤肺、忧思过度、饮食不节、痰浊内盛为诱发及加重病情、促进病变发展的重要原因。

二、临床表现

患者突然出现严重的呼吸困难，端坐呼吸，伴有恐惧、窒息感，面色青灰，口唇发绀，大汗淋漓，烦躁不安，咳嗽，咯白色或粉红色泡沫样痰。查体双肺广泛水泡音和（或）哮鸣音，心界向左下扩大，心率增快，心尖区奔马律及收缩期杂音，可有心律失常和交替脉。不同的心脏病有相应的症状及体征。

三、诊断要点

（一）左心衰竭

有累及左心的心脏病基础，出现肺循环瘀血的表现。

1）呼吸困难、咳嗽、咯血、咯粉红色泡沫痰。

2）发绀、端坐呼吸、左心室扩大、心率增快、第一心音减弱、心尖区收缩期杂音、肺动脉瓣区第二心音亢进、舒张期奔马律、闻及肺底部或广泛性湿啰音等。

3）X线检查示有肺门阴影增大及肺纹理增粗等肺瘀血及左心室增大征象。

4）肺毛细血管楔压大于18 mmHg。

具备第1、2项或兼有第3项即可诊断，兼有第4项可确诊。

（二）右心衰竭

有引起急性右心衰竭的病因，出现体循环瘀血征象。

1）腹胀、上腹疼痛、恶心等肝及胃肠道瘀血症状。

2）水肿、发绀、颈静脉怒张、三尖瓣区可听到收缩期杂音、肝大且有压痛、肝颈静脉反流征阳性。

3）X线检查示右心室增大，上腔静脉增宽。心电图示右心室肥厚。

4）心导管检查示右心室充盈压（RVFP）明显增高，而左心室充盈压（LVFP）正常或偏低，或两者增高不成比例（RVFP/LVFP >0.65）。

具备1、2或有3项即可诊断，兼有第4项可确诊。

四、鉴别诊断

心衰的某些症状如呼吸困难、水肿、肝大、肺底啰音等并非心衰所特有的表现，应与有类似症状的疾病鉴别。左心衰竭所致的劳力性呼吸困难，应与阻塞性肺气肿、肥胖、神经性呼吸困难、身体虚弱鉴别；夜间呼吸困难心源性哮喘应与支气管哮喘相鉴别；肺底湿啰音应与慢性支气管炎、支气管扩张鉴别；右心衰竭，应与心包积液或缩窄性心包炎相鉴别。

五、治疗

（一）中医治疗

1. 辨证论治

1）心肾阳虚

心悸气喘，畏寒肢冷，腰酸尿少，面色㿠白，全身水肿。舌淡苔白，脉沉细。

治法：温阳利水。

方药：真武汤合四逆汤加减。

附子、肉桂、生姜各6 g，茯苓15 g，白术、泽泻各12 g，芍药10 g。

2）气阴两虚

心悸气喘，活动加剧，大汗淋漓，颧红唇绀，神疲眩晕。舌红苔少，脉微细数。

治法：益气养阴。

方药：生脉散加减。

人参 12 g，附子 9 g，麦冬 10 g，五味子 6 g，煅龙骨、煅牡蛎各 30 g。

2. 中成药

1）强心灵注射液：0.125~0.25 mg 加入 5% 或 10% 葡萄糖液 20 ml 中，于 5~10 分钟内静脉注射，每日 1~2 次。

2）羊角拗注射液：0.25 mg 加入 25% 葡萄糖液 20 ml 中，缓慢静脉注射，每日 1~2 次。

3）参附针：10~20 ml，加入 50% 葡萄糖 30~40 ml 中，静脉推注。

3. 单方、验方

1）葶苈子粉 2 g，每日 3 次，饭后冲服，可强心利尿。

2）心宝：每丸 60 mg，每次服 120~300 mg，每日 2~3 次。

3）心衰合剂（北京中医院方）：葶苈子 30~60 g，桑白皮 30 g，车前子（包煎）30 g，泽泻 15 g，生黄芪 30 g，太子参 30 g，五味子 10 g，麦冬 15 g，丹参 30 g，当归 10 g。每剂浓煎 200 ml，每日 1~2 剂，分 2~4 次服用。对心气虚衰、血脉瘀阻、水饮停聚、肺气壅塞者有效，加服利尿合剂疗效更佳。

4. 针灸治疗

可针刺人中、内关、天突、肺俞穴，强刺激后留针 15 分钟，每日 2~3 次。

（二）西医治疗

急性心衰来势凶猛，必须果断采取有效治疗措施以挽救患者生命。

1. 体位

将患者安置于心衰体位，即半卧位，两腿下垂，以立即减少静脉回心血量。必要时可轮流结扎四肢，以进一步减少静脉回流。

2. 供氧

高流量连续面罩加压供氧，流量为每分钟 4~6 L，可减少肺泡内液体的渗出和减少静脉回流。湿化瓶中可加入 50% 乙醇或二甲硅油。

3. 镇静剂

首选吗啡，每次 5~10 mg，皮下或肌内注射；必要时 15~30 分钟后重复。对老年、神志不清、休克和已有呼吸抑制者慎用。次选哌替啶，每次 50~100 mg，皮下或肌内注射，可用于有慢性阻塞性肺疾病或休克的肺水肿患者，以及有颅内病变者。一般镇静药和安定药疗效不如吗啡和哌替啶。

4. 快速利尿

呋塞米 20~40 mg 或依他尼酸钠 25~50 mg 静脉注射，可大量快速利尿，减少血容量。呋塞米在利尿发生前即有扩张血管作用，更能迅速见效。并发于 AMI 的左心衰竭，由于血容量增多不明显，应慎用，以免引起低血压。氨茶碱 0.25 g 加入 50% 葡萄糖液 20~40 ml 中，缓慢静脉注射，可解除支气管痉挛，减轻呼吸困难，此外，尚可增强心肌收缩力和扩张周围血管。

5. 血管扩张剂的应用

上述治疗后若心衰未控制，可静脉滴注酚妥拉明、硝酸甘油、硝普钠等（详见本章第三节慢性心力衰竭)。

6. 氨茶碱

氨茶碱 0.25 g 加入 50% 葡萄糖液 20 ~ 40 ml 中缓慢静脉注射,以减轻呼吸困难。

7. 强心药

如发病 2 周内未用过洋地黄或洋地黄毒苷,1 周内未用过地高辛,可予以速效洋地黄制剂,以加强心肌收缩力和减慢心率。此对伴有房性快速性心律失常的急性肺水肿特别有效,但对重度二尖瓣狭窄而伴有窦性心律的急性肺水肿忌用。如发病两周内曾用过洋地黄,则强心药的应用需根据病情,小剂量追加。用法同慢性心衰。

8. 糖皮质激素

地塞米松 10 ~ 20 mg 加入 5% 葡萄糖液 500 ml 中,静脉滴注。糖皮质激素可扩张外周血管,增加心排血量,解除支气管痉挛,改善通气,促进利尿,降低毛细血管通透性,减少渗出。对急性肺水肿和改善全身情况有一定价值。

9. 氯丙嗪

国外报告氯丙嗪治疗急性左心衰竭有迅速改善临床症状的作用,国内亦有人用小剂量氯丙嗪治疗急性左心衰竭见效的报道。用法:5 ~ 10 mg,肌内注射,仅有左心衰竭者用 5 mg,伴有急性肺水肿者用 10 mg。肌内注射后 5 ~ 10 分钟见效,15 ~ 30 分钟疗效显著,作用持续 4 ~ 6 小时。氯丙嗪扩张静脉作用大于扩张动脉,因此更适合以前负荷增高为主的急性左心衰竭;其镇静作用能很好地解除患者的焦虑,抑制交感神经兴奋,减少心肌氧耗。

10. 机械辅助循环

机械辅助循环多用于药物治疗效果不好者,也可与药物治疗联合应用。

1) 主动脉内气囊反搏术:经股动脉将气囊导管送至胸主动脉上部,在心脏舒张期将气囊充胀,提高主动脉舒张压,增加冠状动脉血流;收缩期气囊排空,以降低主动脉压,减轻心脏后负荷。

2) 体外反搏术:是将患者肢体置于封闭的水囊内,治疗原理同上。

11. 解除病因

只有尽力了解急性心衰的病因,如药物治疗甲状腺功能亢进、重度贫血、重度高血压等,其他措施才有可能取得较好的疗效。

12. 消除诱因

积极有效地清除诱因是治疗心衰成功的关键,如呼吸道感染、感染性心内膜炎、心律失常、风湿活动、肺栓塞、妊娠与分娩等常见诱因的消除。

六、护理与健康教育

(一) 护理

1) 安置患者于重症监护病室,并协助患者取坐位或半坐位,两腿下垂。注意给患者提供合适的支撑物,并保护患者的安全,防止坠床。迅速建立静脉通路,并保持通畅。注意监护呼吸、血压、脉搏及心电变化。

2) 宜用低钠、低脂肪、低盐、富含维生素、富于营养、易消化的低热量饮食。采用低热量（每日 5 000～6 200 kJ）饮食可降低基础代谢率，减轻心脏负荷，但时间不宜过长。低盐饮食可控制水、钠潴留，从而减轻心脏负荷，根据水肿程度忌用或少用含钠量高的食物，如发酵面食、点心、咸肉、咸菜、海鱼（虾）、含钠饮料、调味品和含盐的罐头等。进食量少或利尿明显者可适当放宽钠盐的限制。心衰时因胃肠道瘀血、呼吸困难、疲乏、焦虑而影响食欲和消化功能，应给予易消化食物，少食多餐，可减少胃肠消化食物所需的血液供应，使心脏负荷减轻。

3）严重呼吸困难时可给氧。对四肢厥冷、发绀的患者，要注意保温。保持大便通畅。

4）抢救时护理人员应表情镇静，神态自若，操作熟练，使患者产生信任感和安全感。尽可能守护在患者身旁，安慰患者，告诉患者医护人员正在积极采取有效措施，病情会逐渐得到控制。对患者做简要解释，消除患者的紧张、恐惧心理。注意语言简练，以免增加患者负担。

5）协助患者翻身，使用气垫或气圈，进行按摩。患者穿着宜柔软和宽松，以防皮肤破损，并随时保持皮肤清洁。心衰患者因肺瘀血而易致呼吸道感染，需定时给患者叩背。病房空气新鲜、暖和，避免患者受凉，避免呼吸道感染加重心衰。应鼓励患者下肢活动，协助患者被动肢体锻炼，早晚用温水浸足，以预防和减少下肢静脉血栓形成。需密切观察患者有无疲倦、乏力、情感淡漠、食欲减退、尿量减少等症状，并监测液体出入量和电解质，以防低钾血症和低钠血症等水、电解质平衡失调。

6）观察体温、脉搏、呼吸、血压的变化。注意心衰的早期表现，夜间阵发性呼吸困难是左心衰竭的早期症状，应予警惕。当患者出现血压下降、脉率增快时，应警惕心源性休克的发生，并及时报告医生处理。

7）观察神志变化。由于心排血量减少，脑供血不足，缺氧及二氧化碳增高，可导致头晕、烦躁、迟钝、嗜睡、昏厥等症状，及时观察及汇报，以利于医生综合判断及治疗。

8）观察心率和心律，注意心率快慢、节律规则与否、心音强弱等。有条件时最好能做心电监护并及时记录，以利及时处理。

出现以下情况应及时报告医生：①心率低于40次/分或高于130次/分；②心律不规则；③心率突然加倍或减半；④患者有心悸或心前区痛的病史而突然心率加快。

9）注意判断治疗有效的指标，如自觉气急、心悸等症状改善，情绪安定，发绀减轻，尿量增加，水肿消退，心率减慢，原有的期前收缩减少或消失，血压稳定。

10）注意观察药物治疗的效果及不良反应，如使用洋地黄类药物时，应注意观察患者心率、心律的变化，观察药物的毒性反应，并协助医生处理药物的毒性反应。此外，迅速建立良好的静脉通道，以保证药物的顺利应用，严格控制静脉输液速度。做好各种记录，发现异常及时报告医生，配合处理。备好一切抢救药品、器械。

洋地黄制剂毒性反应的处理：

（1）立即停用洋地黄类药物。轻度毒性反应如胃肠道、神经系统和视觉症状，一度房室传导阻滞，窦性心动过缓及偶发室性期前收缩等心律失常表现者，停药后可自行缓解。中毒症状消失的时间，地高辛为24小时内，洋地黄毒苷需7～10天。

（2）酌情补钾。钾盐对治疗由洋地黄毒性反应引起的各种房性快速心律失常和室性期前收缩有效，肾衰竭和高血钾患者忌用。

（3）苯妥英钠是治疗洋地黄中毒引起的各种期前收缩和快速心律失常的常用药物，但有抑制呼吸和引起短暂低血压等不良反应，应注意观察。

（二）健康教育

1）向患者及家属介绍急性心衰的诱因，积极治疗原有心脏疾病。急性肺水肿发作后，若原发病因得以去除，患者可完全恢复；若原发病因继续存在，患者可有一段稳定时间，待有诱因时又可再发心功能不全症状。

2）嘱患者在静脉输液前主动告诉护士自己有心脏病史，便于护士在输液时控制输液量及速度。

（宋钰）

第三节　慢性心力衰竭

慢性心力衰竭（简称慢性心衰）又称充血性心力衰竭，是指原有心脏病发展到一定严重程度或心脏负荷过重，心肌收缩力减弱，心脏排出血量减少，以致不能满足机体组织细胞代谢的需要，同时静脉回流受阻，静脉系统瘀血，而产生的一系列症状和体征。本病属中医"心悸""怔忡""水肿""喘证""痰饮""心痹"等范畴。

一、病因

慢性心衰多有器质性心血管疾病的基础，从病理生理角度分3类：

（一）心肌收缩力降低

如冠状动脉硬化性心脏病（简称冠心病）、扩张型心肌病和心肌炎、长期机械负荷过重、全身性疾病（如甲状腺功能低下）、医源性心肌损害（如阿霉素、丙吡胺及纵隔放射治疗）。

（二）机械性负荷过重

如高血压、主动脉口狭窄、肺动脉高压或肺动脉口狭窄、瓣膜反流性病变、先天性心脏病、甲状腺功能亢进、贫血、动静脉瘘等。

（三）心室充盈受限

如冠心病心肌缺血、高血压心室肥厚、肥厚型心肌病、限制型心肌病、心包缩窄或填塞等。常见诱因如感染、过度劳累、情绪激动、心律失常、妊娠或分娩、水及电解质失调、洋地黄过量或不足等。

中医学认为，本病是多种心脏病证的后期转归，多因反复感邪，又加劳倦、思虑过度，以致心、脾、肺、肾俱伤，产生水湿、血瘀诸邪而发病。

二、临床表现

临床上根据病变的心腔和临床表现，可分为左心、右心和全心衰竭。

（一）左心衰竭

主要为肺循环瘀血的症状和体征。

1. 症状

有呼吸困难（劳力性呼吸困难、阵发性夜间呼吸困难、端坐呼吸及肺水肿）、咳嗽、咯血、咳白色或粉红色泡沫样痰等症状。

2. 体征

检查发现左心室增大（AMI、单纯二尖瓣狭窄时可不增大）、心率增快、心尖区有舒张期奔马律、交替脉等。肺底部可闻及细湿啰音，有时有哮鸣音。

（二）右心衰竭

主要表现为体循环静脉系统瘀血的症状和体征。

1. 症状

主要为多脏器慢性充血所致。如胃肠道或肝脏瘀血所致的食欲缺乏、恶心、呕吐、上腹饱胀等。肾脏瘀血可有夜尿、少尿。

2. 体征

检查可见发绀、颈静脉怒张、肝大、肝颈静脉回流征阳性、下肢水肿，重者可有胸水、腹水、全身水肿。除原有心脏病体征外，心脏增大，心前区搏动增强或剑突下见搏动、三尖瓣区可有舒张期奔马律及相对性三尖瓣关闭不全杂音。

（三）全心衰竭

由左心衰竭或右心衰竭发展而来。临床表现为左、右心衰竭的共同表现，但往往以右心衰竭表现更明显。

三、诊断

1）气急、呼吸次数增加。

2）心率加快、奔马律、交替脉。

3）肺部啰音、咳嗽、痰中带血或血性泡沫痰。

4）血流动力学监护，肺部压力 2.4 ~ 3.3 kPa，心脏排血指数 < 2.2 L/（min·m²）。

四、治疗

（一）中医治疗

1. 辨证论治

1）气血两亏

除心衰表现外，还表现出心悸，头晕眼花，乏力，少气懒言，唇淡，面色无华。舌淡苔薄，脉细无力。

治法：气血双补，养心安神。

方药：归脾汤加减。

党参、白术、龙眼肉各15 g，黄芪、当归各20 g，茯神、酸枣仁、远志各10 g，木香6 g，炙甘草5 g。

2）心肾阴虚

呼吸困难，动即发作，心悸不宁，悸则心烦少寐，口渴，咽干，两颧潮红，耳鸣腰酸。舌红，脉细数。

治法：滋阴清火，养心安神。

方药：天王补心丹加减。

党参、丹参各15 g，生地、玄参、玉竹、柏子仁各12 g，麦冬、天冬、酸枣仁、当归各10 g，五味子5 g。

3）心脉瘀阻

心悸怔忡，气喘不得平卧，指末青紫，纳差腹胀。舌暗或紫斑，脉细或结、代。

治法：活血化瘀，通阳镇神。

方药：桃仁红花煎加减。

桃仁、红花、当归、龙骨、牡蛎各15 g，丹参20 g，川芎、延胡索、郁金、桂枝各10 g，甘草5 g。

4）脾肾两虚

腰以下肿甚，按之没指，尿少，腰酸膝冷，怯寒神倦或伴腹水，腹胀纳差。脉沉弱或结代，舌淡暗或紫，苔白。

治法：温阳利水，益气活血。

方药：真武汤加减。

附子6 g，茯苓20 g，白术、白芍、泽泻、车前子各15 g，生姜5片，桂枝、桑白皮各10 g。

2. 中成药

1）参麦注射液：每次2~4 ml，肌内注射，每日1次；或5~20 ml加入5%葡萄糖液250 ml中，静脉滴注，每日1次。

2）活心丹：用治慢性心功能不全，并有缓解心绞痛作用。每次1~2丸，每日3次。妇女经期及孕妇慎用。

3）附片注射液：本品具有强心利水之功。每次2~4 ml，肌内注射，每日1~2次或4~8 ml，加入葡萄糖液中静脉滴注，每日1次。

4）八珍丸：1丸，每日3次。用治气血两亏。

5）天王补心丸：1丸，每日2次。用治心阴血虚。

6）生脉饮口服液：1支，每日2次。用治心阴血虚。

7）通脉养心丸：40粒，每日2次。用于阴阳两虚。

3. 单方、验方

1）车前草20 g，茯苓15 g，大腹皮12 g。水煎服，每日1剂。用于心衰轻度水肿。

2）赤芍、川芎、丹参、鸡血藤、泽兰各15 g，党参、益母草、麦冬各25 g，附子、五加皮各10~15 g。水煎服，每日1剂。用于治疗右心衰竭。

3）玉米须 30 g。水煎服，每日 1 剂。用于心衰轻度水肿。

4）罗布麻根，含有多种强心苷，9～15 g，水煎服。有强心、利尿、消肿作用。

（二）西医治疗

1. 病因治疗

有效地根治或控制病因，积极防治心衰的各种诱因如感染、心律失常、避免过重体力劳动。

2. 减轻心脏负荷

1）休息：根据心功能不全的等级制订休息原则。

（1）心功能代偿期：可以照常工作，但需避免重体力劳动。

（2）心功能不全一度，不应参加体力劳动，宜适当休息。

（3）心功能不全二度，不宜工作，应限制活动，但不需绝对卧床。

（4）心功能不全三度，应绝对卧床休息或取半坐体位，待症状控制后，逐渐增加活动，不宜长期卧床，以防下肢静脉血栓形成。此外，尚需保证充足的睡眠，必要时可应用催眠剂。

2）吸氧：可提高血氧浓度、减轻心脏负荷，尤其对发绀和呼吸困难明显者更适用，可用鼻导管吸氧。

3）调节饮食及控制钠盐摄入：心衰者，应少量多餐，宜给予易消化的食物，尤其是晚餐宜清淡，适当限制钠盐摄入，每日食盐量重者不宜超过 2 g，轻者可食 5 g。

4）袢利尿剂的应用：加强利尿，以减少血容量，减轻心脏负担，消除器官瘀血及水肿。

（1）噻嗪类利尿剂：常用氢氯噻嗪 12.5～50 mg，每日 2～3 次，其利尿作用明显。

（2）袢利尿剂：常用呋塞米 20～40 mg 静脉注射或肌内注射。利尿作用强。在单剂量未达极限前，剂量愈大，利尿效果愈强。

（3）保钾利尿剂：常用螺内酯、氨苯蝶啶，利尿作用弱。大多与上述利尿剂联用，以加强利尿效果并预防低血钾症，不宜与卡托普利或氯化钾联用。

5）血管扩张剂的应用：应用血管扩张剂降低心脏的前后负荷，改善心功能是多年来治疗心衰的有效措施。常用的有三类：以扩张静脉为主；以扩张小动脉为主；同时扩张动静脉。

（1）硝酸酯类：以扩张静脉、减轻前负荷为主，多用于肺瘀血、肺水肿。硝酸甘油：舌下含化，0.6 mg，每 5～10 分钟 1 次，连服 2～3 次。静脉滴注宜从小量如每分钟 5 μg 开始，渐加量，可每分钟 20～50 μg 维持，病情稳定后改用硝酸异山梨酯口服维持。

（2）酚妥拉明：以扩张小动脉为主，且具有正性肌力作用。用量为每分钟 0.1～0.5 mg，从小量开始，逐渐加量。

（3）硝普钠：同时扩张动、静脉，减轻心脏前后负荷，作用迅速，疗效可靠，为急性心衰首选药。从小剂量开始（每分钟 5～15 μg），每 5～20 分钟增加 5～10 μg，维持量每分钟 25～150 μg。

（4）血管转换酶抑制剂：同时扩张动、静脉，作用较硝普钠缓和，用于慢性心衰患者，可使临床症状与运动耐力明显改善，长期应用可使肥厚的心肌恢复正常。用法：12.5～50 mg，每日2～3次。

（5）钙拮抗剂：以扩张小动脉为主。多应用于高血压病并心衰。用法：硝苯地平舌下或吞服10～20 mg，每日3～4次。

应用血管扩张剂要注意：慎用于合并低血压的心衰患者；用药中注意血压、心率的监测；停药时逐渐减量，避免突然终止治疗引起反跳。

3. 加强心肌收缩力

应用正性肌力药物。

1）洋地黄类：通过抑制细胞膜上的 $Na^+/K^+ - ATP$ 酶，使钙离子内流增加而直接加强心肌收缩力。适应证：以收缩功能不全伴心脏明显扩大的心衰，伴有室性奔马律，呈窦性或室上性快速心律失常的严重慢性心衰。禁忌证：预激综合征伴心房颤动或心房扑动；不伴心房颤动或其他房性快速心律失常的肥厚梗阻型心肌病；二度、三度房室传导阻滞；非心衰引起的室性期前收缩、室性心动过速。临床常用地高辛、毛花苷 C、毒毛旋花子苷 K。

给药方法：由于洋地黄的强心作用与体力蓄积量呈正相关，给药方法可根据心衰的轻重程度及缓急而定。目前有两种方法：负荷量加维持量法，即在1～3天给予负荷量以取得最好的疗效，以后每日用维持量补充排泄的药量以维持疗效。适用于心衰急、重而需要尽快控制的患者。地高辛负荷量1.5 mg，2天内分次服，继以0.25 mg，每日1次维持。毛花苷 C 负荷量0.8 mg（0.4 mg 加入5% 葡萄糖液20 ml 中，缓慢静脉注射，2～4 小时再注射0.2～0.4 mg），症状缓解后服地高辛0.25 mg 每日1次维持。毒毛旋花子苷 K：负荷量0.25～0.5 mg（0.25 mg 加入5% 葡萄糖液20 ml 中缓慢静脉注射，必要时在2 小时后再静脉注射0.125 mg），再以地高辛口服维持。单剂维持法（不用负荷量），即一般选地高辛0.25～0.5 mg，每日1次口服，6～8天血浆地高辛量可达有效治疗浓度，以后继以维持量0.25 mg 口服。适应于病情不急，允许逐渐控制的患者。

洋地黄的应用应个体化。因其中毒量与治疗量接近，易出现中毒反应，故用药中要注意观察中毒征象，一旦发生，立即停药治疗中毒。

2）拟交感胺类：主要兴奋心肌细胞上的 β 受体，催化 cAMP 合成增加，发挥其正性肌力作用。常用多巴胺、多巴酚丁胺。二者均静脉给药：常用量每分钟2.5～10 μg/kg。如二药联用可减少药量，强心作用相加，并能扩张肾、肠系膜、冠状动脉和脑动脉。

3）非洋地黄非拟交感胺类强心药：磷酸二酯酶抑制剂，可抑制 cAMP 的降解，而增加心肌收缩力。常用氨联吡啶酮：1.5～2 mg/kg，加入200 ml 液体，每分钟0.2 mg。一般不作为慢性心衰的长期治疗药物。

4. 其他药物

1）硫酸镁：充血性心衰患者由于进食少，长期使用洋地黄可使尿镁排出增多，导致失镁。由于体内缺镁，可使心衰难以纠正，且易引起难治性心衰的发生，近年也认识到低镁血症是难治性心衰的常见原因之一。镁除具有改善心肌代谢、增强心肌收缩力外，还有扩张血管、增强利尿的作用，从而减轻心脏的前后负荷。因此，除血管扩张剂的使用外，并用镁剂治疗，有助于心衰的纠正。用法：25% 硫酸镁 10～30 ml 溶于 5%～10% 葡萄糖 500 ml 中静脉滴注，每日 1 次，一般连用 3～7 天，心衰基本控制后改用每日 5～10 ml 肌内注射。

2）辅酶 Q10：本品可减轻右心负荷，改善心脏功能。一项双盲交叉试验，对 12 例标准分级为 Ⅲ～Ⅳ 级充血性心衰患者进行研究，连续给予辅酶 Q10 12 周，心脏每搏输出量和射血分数明显增加。

3）肝素：肝素静脉滴注治疗各种原因引起的顽固性心衰有较好的疗效，一般连用 5 天后，多数病例即呼吸平稳，两肺啰音减少或消失，心率减慢，尿量增加，能平卧，水肿减轻或消失，肝脏回缩。

4）胰高血糖素：本品能激活心肌的腺苷酸环化酶系统，增加心肌收缩力，扩张外周血管，增加心排出量和尿量。首剂 3～5 mg 加入 5% 葡萄糖液 20 ml 中静脉注射，如无不良反应，以后可给予每小时 2.5～10 mg 静脉滴注。糖尿病者禁用。

5）能量合剂：ATP、辅酶 A、细胞色素 C、肌苷可增加能量，促进代谢，改善心功能，起辅助治疗作用。

6）前列腺素 E_1（PGE_1）：可扩张周围静脉，适用于冠心病、高血压心脏病合并心衰。常用量：600 μg 加入 5% 葡萄糖液 250 ml 中，以每分钟 15～20 滴的速度静脉滴注，每日 1 次，共用 3 天。

7）莨菪碱类药物：是神经节后胆碱能受体阻滞剂，能解除全身血管平滑肌痉挛，使阻力血管和容量血管扩张，减轻心脏前、后负荷，改善心脏功能，增加心排血量。用法：东莨菪碱 0.3～0.6 mg 加入 5% 葡萄糖生理盐水 150 ml 中静脉滴注，每日 1 次，用 3～4 天，有效后改 0.3～0.6 mg，每日 3～4 次用 10 天。或山莨菪碱 20 mg 加入 25% 葡萄糖液 20 ml 中，静脉注射，每日 2 次，有效后改口服，以 10 mg，每日 3 次维持，可与地高辛联用。

5. 其他治疗

纠正水、电解质紊乱及酸碱失衡。主动脉内囊反搏术治疗心肌梗死后的低排综合征有一定效果。

五、护理与健康教育

（一）护理

1）休息与体位：为患者提供安静、舒适的环境，保持空气新鲜，定时通风换气，减少探视；协助患者取有利于呼吸的卧位，如高枕卧位、半卧位、坐位，减少回心血量，减少肺瘀血，还可增加膈肌活动幅度，增加肺活量。

2）饮食护理：给予患者低盐易消化饮食，少食多餐，避免过饱，禁食刺激性食物。按病情限盐限水，重度水肿摄入盐 <2 g/d，轻度水肿摄入盐 <5 g/d，每周称体重 2 次。

3）呼吸系统护理：指导患者进行呼吸训练；根据患者缺氧程度给予合适的氧气吸入，一般患者 1～2 L/min，中度缺氧者 3～4 L/min，严重缺氧及有肺水肿者 4～6 L/min，肺水肿患者采用 20%～30% 乙醇湿化氧气吸入；协助患者翻身、拍背，有利于痰液排除，保持呼吸道通畅，教会患者正确的咳嗽与排痰方法。病情许可时，鼓励患者尽早下床活动，增加肺活量，改善心肺功能。向患者及家属介绍预防肺部感染的方法，如禁烟酒、避免受凉等。

4）肢体运动康复：定时更换患者体位，协助肢体被动运动，预防静脉血栓和肺部感染。鼓励患者参与康复训练计划，根据心功能决定活动量；逐渐增加活动量，避免劳累，活动时注意监测患者心率、心律、呼吸、面色，避免使心脏负荷突然增加的因素，活动以不出现心悸、气促为度，发现异常立即停止活动，报告医生。

5）用药护理：按医嘱严格控制输液量，速度不超过 30 滴/分，并限患者水钠摄入；准确记录患者 24 小时出入量，维持水、电解质平衡；观察药物疗效与不良反应，如应用洋地黄类制剂时，要注意患者有无食欲减退、恶心、呕吐、腹泻、黄视、心律失常等；使用利尿剂期间，监测水、电解质水平，及时补钾；对呼吸困难者或精神紧张者，遵医嘱适当给予镇静、安眠药。

6）心理护理：心理行为因素是心血管病的重要原因，其评定和矫正是心衰康复的重要组成部分。慢性充血性心衰患者抑郁、焦虑症状的发生率很高，而且抑郁是慢性充血性心衰患者独立的预后指标。伴有抑郁的心衰患者，再住院率、心脏事件发生率及死亡率明显增加。抑郁和焦虑通过增加交感神经系统的兴奋性，提高血液内肾上腺素、去甲肾上腺素的浓度，提高血管紧张素 II、白细胞介素－6、肿瘤坏死因子的水平，损害心功能，降低慢性心衰患者的生存质量，从而影响预后，增加死亡率。研究表明心理干预在有效缓解抑郁情绪，降低交感神经系统兴奋的同时，有助于慢性心衰患者心脏功能的改善，以改善预后。心理护理采用以下心理干预：

（1）通过具体分析和解释，提高患者对疾病的认识，消除顾虑和不必要的悲观失望，提高自信心，克服自卑感。

（2）耐心倾听患者诉说各种症状，对症状改善者及时给予鼓励，对症状较重者给予抗抑郁、焦虑药治疗。

（3）耐心回答患者提出的问题，给予健康指导，提供相关治疗信息，介绍成功病例，引导正面效果，树立信心。

（4）尽量减少外界压力刺激，创造轻松和谐的气氛，必要时寻找合适的支持系统，如单位领导和家属对患者的安慰和关心。

（二）健康教育

1）讲解慢性心衰的原因及诱因、治疗、病程。

2）讲解慢性心衰的常见症状；如何预防感冒，减少发作次数。

3）给予运动注意事项教育，嘱患者在运动中应注意以下几点：

（1）循序渐进从低强度运动开始，切忌在初次活动时即达到负荷量。

（2）患者应根据自己的年龄、病情、体力情况、个人爱好及锻炼基础来选择运动种类及强度；每次活动中可交替进行各种运动，如散步与慢跑交替。

（3）严格按运动处方运动，患病或外伤后应暂停运动，运动中适当延长准备及整理时间。

4）指导常用药物的名称、剂量、用法、作用和不良反应。

（宋钰）

第四节 心绞痛

心绞痛是指因冠状动脉供血不足，使心肌暂时缺血、缺氧而引起胸痛短暂发作的一种临床表现。其特征表现为阵发性胸前压榨或疼痛感觉，可向左上肢及心前区放射，持续数分钟，经休息或用亚硝酸盐制剂后缓解。心绞痛在中医属于"胸痹""厥心痛"范畴。

一、病因

心绞痛最常见的原因是冠状动脉粥样硬化，占 90%～95%，也可见于严重主动脉瓣狭窄及关闭不全、梅毒性主动脉炎所致的冠状动脉口狭窄或闭塞、心肌病、肺动脉高压、二尖瓣狭窄、左冠状动脉畸形、严重贫血、快速型心律失常及其他罕见情况等。但一般所讲的心绞痛基本上是指冠心病所致的心绞痛。

有关冠心病的病因尚未完全了解，经过多年的流行病学研究，提示冠心病形成的主要因素为高血压、吸烟、高胆固醇血症及糖尿病等。冠心病的病理变化可见冠状动脉粥样硬化病变，使管腔狭窄，病变可 1 支或 2～3 支。一旦心脏负荷突然增加（如劳累、激动等），心肌对血液的需求增加，而病变的冠状动脉不能相应扩张，增加所需的血流量，则心肌血液供给不足。当冠状动脉发生痉挛时，其血流量进一步减少，心肌血液供给不足，遂发生心绞痛。

中医学认为，本病是由于寒邪犯心，情绪郁怒，饮食失节，体质虚弱，年老肝肾亏损所引发。

二、临床表现

本病多发生在 40 岁以上中老年人，男性多于女性，常有家族史，可有冠心病、高血压与糖尿病史，或有交感神经过度兴奋、儿茶酚胺分泌过多、心肌代谢异常等因素。常因劳累、情绪激动、寒冷、饱餐、吸烟、心动过速、休克等诱发。典型发作的特点为突然胸骨上中段后部或其邻近压榨性或窒息性疼痛，亦可波及大部分心前区、可向左肩、左上肢放射，部分患者向颈部、咽、下颌、牙齿或向后放射至左肩胛、向下放射至上腹部。不敢活动、出汗，有时患者有濒死感或紧缩感，可历时 1～5 分钟，一般不超过 15 分钟，经休息或舌下含化硝酸甘油后缓解。也有的患者心肌缺血时无任何疼痛感觉，称为无痛性心肌缺血。检查发作时多无阳性体征，偶有血压升高或降低，心律失常或心音低钝等。

三、临床类型

根据世界卫生组织（WHO）《缺血性心脏病的命名及诊断标准》，将心绞痛分为劳累性和自发性两大类。结合近年对心绞痛患者深入观察提出的一些类型，目前将心绞痛归纳为如下的三大类：

（一）劳累性心绞痛

劳累性心绞痛是指普通常见的体力劳动或其他增加心肌需氧量的因素（如情绪激动）所诱发的心绞痛。

1. 稳定型劳累性心绞痛

稳定型劳累性心绞痛简称稳定型心绞痛，亦称普通型心绞痛，是最常见的心绞痛。心绞痛性质一般在 1~3 个月无改变，即每日或每周疼痛发作次数大致相同，诱发疼痛的劳力和情绪激动程度相同，疼痛时间相仿。

2. 初发型劳累性心绞痛

初发型劳累性心绞痛简称初发型心绞痛。指患者过去未发生过心绞痛或心肌梗死，而现在发生由心肌缺血缺氧引起的心绞痛，时间尚在 2 个月内。有过稳定型心绞痛但已数月不发生心绞痛的患者再发生心绞痛时，有人也将其归入本型。

3. 恶化劳累型心绞痛

恶化劳累型心绞痛是指患者原有劳累型心绞痛，在短期内发作更为频繁，每次发作时间延长，程度加重，当轻微活动，如起床、穿衣、洗漱、进餐、大小便等都可引起发作。心绞痛阈值明显降低，安静休息时也可发作。心绞痛发作时 ST 段明显降低，但血清酶学不增高，无 AMI 现象。患者通常都有多支冠状动脉严重固定性阻塞病变，使粥样硬化病变急剧进展，斑块可有破裂出血、血小板聚集或血栓形成，使管腔狭窄、堵塞加重，但因心绞痛阈值可变，表明可能有短暂冠状动脉收缩动力性阻塞，粥样硬化偏心性严重病变，病变对侧管壁平滑肌仍能收缩，因此使已狭窄管腔更为狭窄或闭塞。

（二）自发性心绞痛

其特点为疼痛发生与心肌需氧量增加无明显关系，疼痛的程度较重、时限较长，休息及含用硝酸甘油不易缓解。包括：

1. 卧位型心绞痛

卧位型心绞痛指休息时或熟睡时发生的心绞痛。常在半夜、偶在午睡或休息时发作。可能与睡眠时血压偏低或发生未被察觉的左心衰竭，使狭窄的冠状动脉远端心肌供血不足，或平卧位时静脉回流增加，心肌工作量和心肌耗氧量增加等有关。本型可发展为心肌梗死或猝死。

2. 变异型心绞痛

变异型心绞痛为一较大的冠状动脉分支狭窄所引起的片状心肌缺血。心绞痛发作极不典型，与劳累、情绪激动无关，症状重，持续时间也较长，可呈周期性发作，疼痛发作时间与缓解时间有时呈"对称性"改变，每日定时发作，常于夜间发病，休息和硝酸盐类不能奏效，即刻心电图检查多伴以 ST 段抬高，而对应的导联则为 ST 段压低，类似心肌梗死急性损伤型，疼痛终止时，ST 段即降至基线，多见室性心律失常及心房颤动。此外，可伴有 R 波增高或增宽，S 波减小，T 波增高，U 波倒置，但持续时间短。运动试验很少出现阳性，需长期观察才能识别，如有血脂偏高、眼底动脉硬化时，结合症状应考虑本病。

3. 中间综合征（冠状动脉功能不全）

中间综合征疼痛在休息或睡眠时发生，时限可在 30 分钟以上，但无心肌梗死的客观证据。常为心肌梗死的前奏。

4. 心肌梗死后心绞痛

心肌梗死后心绞痛常在心肌梗死后 1 个月内出现，是一部分尚未坏死心肌处于严重缺血状态而发生的疼痛，常有再发心肌梗死可能。

5. 混合型心绞痛

混合型心绞痛为在心肌耗氧量增加及休息睡眠状态时均会发生的心绞痛。

四、诊断

1）典型的发作性心绞痛症状，结合发病年龄、有关病史和体征，特别是发作后用硝酸甘油可迅速缓解者，易于确立诊断。

2）对不典型的发作，即疼痛出现在上肢、颈、咽、下颌及背部，并伴有恶心、呕吐等消化道症状者，应提高警惕。

3）平时心电图大多正常。发作时或发作后短暂出现的急性缺血型 ST – T 改变，或见 T 波由倒置转为直立，或短暂出现小 Q 波、倒置 U 波、各种室内传导异常等，有助于本病的诊断。此外，运动、饱餐等负荷试验后出现缺血性心电图及心律失常，亦有助于诊断。

4）耳垂折裂痕出现并加深，对本病诊断有参考价值。

五、鉴别诊断

心绞痛发作应与下列疾病鉴别：

（一）神经循环衰弱和血管调节衰弱

患者的症状常易与心绞痛混淆。疼痛为最常见症状，疼痛较剧烈，呈针刺样、撕裂样，常位于左前胸，呈点线状分布，持续时间可长可短，有些患者可持续数小时或整天不适。心电图可有非特异性的改变，运动试验可出现假阳性。但神经循环衰弱的症状与运动无关，持续时间和疼痛性质与心绞痛不符，硝酸甘油无效或超过 10 分钟才见效，普萘洛尔可改善部分患者心电图或使运动试验正常。血管调节衰弱与神经循环衰弱相似，多见于中青年女性。

（二）反流性食管炎及食管痉挛

反流性食管炎是由于胃液反流，引起食管炎症、痉挛，其表现有时与心绞痛相似，但本病常于饭后平卧时发生，抑酸剂有效。

食管痉挛症状为胸骨后痛，放射至背部、上肢及下颌，持续数分钟或几小时，服硝酸甘油有效。与心绞痛不同点是：常于进食尤其是喝冷饮时发作，伴吞咽困难，与劳力无关。食管镜、食管造影、食管压力计监测可明确诊断。

（三）胆绞痛

突然发病，疼痛剧烈，一般位于右上腹。如有胆囊炎，可有右上腹压痛、发热、白细胞增高、巩膜黄染，腹部 B 超可明确诊断。

（四）急性心肌梗死

AMI 的疼痛特点与心绞痛十分相似，但有如下区别：①AMI 的疼痛更严重、持续时间更长、硝酸甘油不能使之缓解；②胸痛的发作通常与劳力无关；③患者辗转不安，而典型心绞痛发作时，患者大都被迫停止活动；④AMI 时常伴有不同程度的左心功能不全、低血压，甚至心律失常、休克等。

（五）主动脉瓣疾病

较明显的主动脉瓣狭窄或关闭不全可引起心绞痛，根据体检不难做出鉴别。若年龄在 40 岁以上，主动脉瓣病变较轻但有心绞痛者则应考虑伴有冠心病。此类患者如考虑施行主动脉瓣手术，应常规进行冠状动脉造影。尚应指出，这类患者进行运动负荷试验时有可能诱发晕厥或严重心律失常，所以应严格禁止。

（六）二尖瓣脱垂

本病可能有胸痛症状，但往往缺乏典型心绞痛的特点，常规导联心电图检查时有 1/3 患者显示下侧壁心肌缺血性 ST – T 改变，25% 的患者踏车试验阳性；冠状动脉造影除少数患者可见冠状动脉痉挛外，无狭窄表现，超声心动图对本病的诊断有重要价值。

（七）肥厚性心肌病

由于心肌肥厚而增加对氧的需求，在供不应求的情况下即可诱发心绞痛。超声心动图可对本病做出明确诊断。

（八）肺血栓栓塞

系肺血管因血栓栓塞，使所支配肺组织供血阻断的病理和临床状态。创伤、长期卧床、静脉插管所致下肢深静脉血栓脱落，各类心脏病合并心房颤动、亚急性细菌性心内膜炎为常见原因。患者可有胸骨后疼痛，酷似心肌梗死，临床常有呼吸困难及咯血，应用硝酸甘油无效。X 线摄片及肺动脉造影可助确诊。

（九）肋间神经炎

疼痛沿肋间神经分布，常伴有带状疱疹。

（十）泰齐综合征

为肋软骨与肋骨连接处的炎症或扭伤，局部有突起。压迫局部可使疼痛再现。

（十一）剑突综合征

系剑突受压迫所致，压迫剑突可使疼痛再现。

（十二）颈椎、胸椎疾病

包括椎间盘、关节及软组织的扭伤、劳损或炎症等。侵犯神经根可发生剧烈胸痛，疼痛与患者的运动姿势有关。放射痛一般在前壁外侧、背侧及手的桡侧。

（十三）前斜角肌综合征

为前斜角肌、颈肋或正常第 1 肋骨压迫臂丛或锁骨下动脉所致，疼痛因肩、臂运动而产生或加重，臂部常有感觉异常，前斜角肌明显触痛。

（十四）急性非特异性心包炎

可有显著胸痛，心电图 ST 段抬高和 T 波倒置，与心绞痛相似，但心包炎除疼痛外，尚有发热、白细胞增高、心包摩擦音，多数导联 ST 段上抬，除 aVR 外，其他导联均无 ST 段压低等，可以鉴别。

六、治疗

（一）中医治疗

1. 辨证论治

1）心血瘀阻

胸部刺痛，固定不移，入夜更甚，时或心悸不宁。舌质紫暗，脉象沉涩。

治法：活血化瘀，通络止痛。

方药：血府逐瘀汤加减。

当归 12 g，赤芍 12 g，川芎 15 g，桃仁 10 g，红花 10 g，柴胡 12 g，枳壳 12 g，丹参 15 g，水蛭 15 g，元胡 10 g。

2）痰浊阻络

胸闷如窒而痛，或痛引肩背，气短喘促，肢体沉重，形体肥胖，痰多。苔浊腻，脉滑。

治法：通阳泄浊，豁痰通络。

方药：瓜蒌薤白半夏汤加味。

瓜蒌 30 g，清半夏 15 g，薤白头 10 g，陈皮 10 g，苍术 10 g，白术 10 g，茯苓 12 g，丹参 15 g，水蛭 12 g，当归 10 g。

3）阴寒凝滞

胸痛彻背，感寒痛甚，胸闷气短，心悸，重则喘息，不能平卧，面色苍白，四肢厥冷。苔薄白，脉沉细。

治法：辛温散寒，通阳开痹。

方药：瓜蒌薤白白酒汤加味。

瓜蒌 30 g，薤白头 10 g，熟附子 12 g，桂枝 10 g，丹参 15 g，枳实 15 g，茯苓 12 g，川贝母 10 g。苏合香丸 1 丸吞服。

4）心肾阴虚

胸闷而痛，心悸气短，盗汗，心烦不寐，腰膝酸软，头晕耳鸣。舌红少津，或有瘀斑，脉细涩或细数。

治法：滋阴补肾，养心安神。

方药：左归饮加减。

熟地 15 g，山药 12 g，山萸肉 12 g，枸杞子 10 g，茯苓 12 g，甘草 6 g，酸枣仁 10 g，丹参 15 g，水蛭 10 g，何首乌 12 g。

5）气阴两虚

胸痛隐隐，时作时止，心悸短气，倦怠乏力，面色不华，头晕目眩，遇劳则甚。舌红有齿印，脉细无力或结代。

治法：益气养阴，活血通络。

方药：生脉散和人参养荣汤加减。

人参 10 g，黄芪 15 g，白术 12 g，茯苓 10 g，甘草 10 g，麦冬 10 g，地黄 10 g，当归 10 g，丹参 15 g，川芎 10 g，五味子 10 g，炙甘草 12 g。

6）阳气虚衰

胸闷心悸，气短懒言，甚则胸痛彻背，汗出畏寒，肢冷腰酸，面色苍白，唇甲淡白或青紫。舌淡白或青紫，脉沉细或沉细欲绝。

治法：温阳益气，活血通络。

方药：参附汤和右归饮加减。

人参12 g，熟附子15 g，桂枝10 g，熟地12 g，山萸肉10 g，枸杞子10 g，丹参12 g，当归10 g。

若见面色唇甲青紫，大汗淋漓，四肢厥冷，脉微欲绝者，为心阳欲脱，重用红参（或别直参）、附子，加龙骨、牡蛎，以回阳救逆固脱。若阳损及阴，阴阳两虚，可加麦冬、五味子；若肾阳虚衰，不能制水，水气凌心，见喘促心悸，不能平卧，小便少，肢体浮肿者，用真武汤加防己、猪苓等，温阳利水。

2. 中成药

1）速效救心丸：具有活血化瘀，通络止痛之功。每次15粒，于心绞痛发作时含化。

2）苏冰滴丸：具有芳香开窍，通脉止痛之功。每次2丸，于心绞痛发作时含服，或每次2~4丸，每日1~3次服。

3）冠心苏合丸：具有开窍宽胸，理气止痛之功。嚼碎口服，每次1丸，每日1~3次。

4）冠心通脉灵：具有活血化瘀之功。每次5片，每日3次。

5）川芎嗪：具有抗血小板凝集，扩张小动脉，改善微循环作用。每次40~80 mg加入5%葡萄糖液中，具有缓解心绞痛、提高心功能的作用。每次1~2丸，每日1~3次。孕妇、妇女经期慎用。

6）山海丹：具有益气养血之功。每次4~5粒，每日3次，饭后半小时服用，连续服用3个月为1个疗程。

7）黄杨宁片：具有降低心肌耗氧量，缩小心肌梗死面积，轻度增加冠状动脉血流量，增加心肌收缩力及防治心律失常作用。用治冠心病、心绞痛、室性期前收缩等。每次2片，每日3次，4周1个疗程。

8）毛冬青注射液：每次肌内注射一支，每日1~2次。

9）瓜蒌片：每次服4片，每日3次。

10）麝香保心丸：每晚1~2丸，痛时服用。

11）保心包：长期佩戴。

3. 单方、验方

1）三七粉，每次3 g，每日3次。

2）丹参、降香各15 g，木通、王不留行各12 g，三七6 g，通草3 g。水煎服。

3）党参、生龙骨、生牡蛎各24 g，黄芪18 g，当归、丹参各15 g，熟地6 g，麦冬9 g，川楝子、龙眼肉、远志各10 g，焦三仙27 g。浓煎取300 ml，每日3次，白开水送下，用于冠心病、心绞痛者。

4）丹参、黄芪、党参各15 g，赤芍、葛根、川芎各9 g，山楂30 g，菖蒲4.5 g，决明子 30 g，降香 3 g，三七粉、血竭粉各 1.5 g（和匀分两次冲服）。水煎服。每日 1 剂。本方能迅速缓解胸闷、心绞痛等症状，并能防止心肌梗死的发生。

5）虻虫 6~12 g，陈皮 15 g。气虚者加党参 30 g；阳虚者加仙灵脾 12 g；阴虚者加玉竹 15 g；血虚者加生地 20 g。水煎服，每日 1 剂，对缓解心绞痛有较好疗效。

6）黑木耳 15 g，红枣 10 g，生芪 30 g（另包），红糖适量。煮成羹食用。

4. 针灸治疗

取穴为心俞、内关、神堂、通里、少海、间使、阴陵泉，每次 2~3 穴，交替使用，隔日针灸 1 次。

5. 耳针

取穴心、神门、皮质下、内分泌，交替针刺。

（二）西医治疗

1. 一般治疗

心绞痛发作时立刻休息，一般患者在停止活动后症状可消除。缓解期宜尽量避免各种诱发因素，如禁烟酒、减轻精神负担、进行适当的体力劳动（以不诱发心绞痛为度）。对于不稳定型心绞痛，应予休息一段时间。饮食上宜清淡、多食易消化的食物，尤其要有足够的蔬菜和水果。同时饮食要少食多餐，每次以不感觉饱胀为度。忌进食后即睡觉。肥胖患者还应控制摄食量，晚餐量要少。晨起宜喝一杯水并服药，减少房事，保持大便通畅。

2. 药物治疗

1）发作期治疗

（1）硝酸甘油：发作时可取本品 0.3~0.6 mg 置于舌下含化，1~2 分钟起作用，约半小时作用消失。症状重者可用硝酸甘油 10~20 mg 溶于 5% 葡萄糖液 250~500 ml 内静脉滴注，开始滴速为每分钟 20~40 μg，可逐渐加至每分钟 100~200 μg。不良作用有头昏、头痛、头部跳痛、心悸，偶有血压下降，用药时宜平卧位。

（2）异山梨酯：5~10 mg，舌下含化，2~5 分钟见效，作用维持 2~3 小时，或用喷雾剂喷入口腔，每次 1.25 mg，1 分钟见效。

（3）亚硝酸异戊酯：为易气化的液体，每安瓿 0.2 ml。用时用手帕包裹捏碎，立即盖于鼻部吸入，10~15 秒见效，几分钟作用消失。

（4）冠心苏合丸：发作时可用 1 粒嚼碎含服，或每次 1 粒，每日 3 次。也可在发作时服用苏冰滴丸。多数患者用药后 5 分钟左右即可缓解。

（5）吗多明：舌下吸收迅速，可于 2~4 分钟见效，能维持 6~7 小时。

2）缓解期治疗

（1）硝酸酯制剂：异山梨酯 5~10 mg，每日 3 次口服；戊四硝酯制剂每 8 小时服 20 mg，服后半小时起作用，持续 8~12 小时。

（2）β 受体阻滞剂：可减慢心率，降低血压，减弱心肌收缩力，从而降低心肌耗氧量，缓解心绞痛。但因 β 受体阻滞剂不能对抗 α 受体活性，反可加重冠状动脉痉挛，故此类药对变异型心绞痛应十分慎重。心功能不全、心率低于每分钟 60 次、支气管哮喘、慢性肺部疾患及低血压应列为禁忌。常用者有普萘洛尔：非选择性 β 受体阻滞，

10 mg，每日 3 ~ 4 次，可渐加至每日 100 ~ 200 mg。氧烯洛尔：非选择性 β 受体阻滞，20 ~ 40 mg，每日 3 ~ 4 次，可渐加至每日 240 mg。阿替洛尔：心脏选择性 β 受体阻滞，适于慢性肺部疾患、哮喘、长期吸烟、周围血管病变和胰岛素依赖型糖尿病患者，25 mg，每日 2 次。美托洛尔：心脏选择性 β 受体阻滞，25 ~ 50 mg，每日 3 次。

（3）钙拮抗剂：是抗冠状动脉痉挛的有效药。常用的有硝苯地平：10 ~ 20 mg，每日 3 次口服，亦可舌下含化，可迅速降压及缓解心绞痛。维拉帕米：40 ~ 80 mg，每日 3 次。硫氮䓬酮：30 ~ 90 mg，每日 3 次。β 受体阻滞剂与硝酸酯类合用有协同作用，但易引起低血压，宜从小量开始。钙拮抗剂可与 β 受体阻滞剂使用，但与维拉帕米和硫氮䓬酮合用时则有过度抑制心脏的危险。β 受体阻滞剂、钙拮抗剂停药时宜逐渐减量然后停药。

（4）曲美他嗪（心康宁）：双盲试验证明，本品对心绞痛有较好疗效；能减少发作次数，减轻发作程度，减少硝酸甘油用量，改善心电图缺血性变化，但各家报道的有效率颇不一致。主要用于预防心绞痛发作，亦可用于陈旧性心肌梗死。2 ~ 6 mg，每日 3 次，饭后服。维持量为每日 1 ~ 3 mg。

（5）盐酸奥昔非君（安蒙痛）：是一种治疗冠心病的新型药物。文献报道对 25 例冠心病心绞痛患者应用本品治疗，WK1 给安慰剂，WK2 ~ 3 口服本品 8 mg，每日 3 次，WK4 ~ 5 给安慰剂。结果，症状疗效总有效率为 88%，安慰剂组有效率为 36%，心电图总有效率为 80%。说明本药有一定的抗心绞痛作用，且不良反应小、有效。

（6）东莨菪碱：能扩张冠状动脉，增加冠状动脉流量，改善心肌缺血、缺氧状态和降低心肌耗氧量。有人用东莨菪碱等药治疗冠心病、心绞痛 30 例，总有效率为 83.2%。

（7）精制蝮蛇抗栓酶：文献报道对不稳定型心绞痛有较好疗效。方法：第 1 天给本品 2.5 U（10 支）加入 25% 葡萄糖液 20 ml 中，静脉注射 10 分钟，然后 2.0 U 加入 5% 葡萄糖液 250 ml 中，静脉滴注，3 小时内滴完。第 2 天开始 2.0 U 加 5% 葡萄糖液 250 ml 中，静脉滴注，每日 1 次，连用 1 周，第 2 ~ 3 周改用 1.5U 加 5% 葡萄糖液 250 ml 中，静脉滴注，每日 1 次，整个疗程为 3 周。可配伍异山梨酯、硝酸甘油等药。

（8）克冠卓（扩冠嗪）：用药期间特别是用药早期如有心绞痛发作，应加用硝酸甘油。用法：30 mg，每日 3 次口服，1 ~ 2 个月为 1 个疗程。静脉注射每次 0.2 mg/kg。

（9）卡托普利：适用于高血压患者有心绞痛发作者，对一般心绞痛不宜作为首选药。应用时可以和其他抗心绞痛药合用，推荐剂量为 6.25 ~ 25 mg，每日 3 次口服，效果不佳时，可以在观察下逐渐加大剂量。

（10）地奥心血康：100 mg，每日 3 次。临床观察地奥心血康起效比异山梨酯迅速。

文献报道培他司汀、辅酶 Q10、胺碘酮、福康乐、粉防己碱、乙氧黄酮、川芎嗪、灯盏细辛注射液、黄杨宁片、羟乙基淀粉或低分子右旋糖酐等对冠心病心绞痛均有一定疗效。临床可酌情选用。

3. 手术治疗

近年来对于严重心绞痛、冠状动脉造影后有冠状动脉明显狭窄者行冠状动脉成形术或斑块旋切术、经皮冠状动脉成形术、冠状动脉旁路移植术等取得了较好的效果。

4. 其他

体外反搏可增加冠状动脉血流量；高压氧治疗可改善全身及冠状动脉氧供。

七、护理与健康教育

（一）护理

1. 一般护理

发作时应立即休息，同时舌下含服硝酸甘油。缓解期可适当活动，避免剧烈运动，保持情绪稳定。秋、冬季外出应注意保暖。对吸烟患者应鼓励戒烟，以免加重心肌缺氧。

2. 病情观察

了解患者发生心绞痛的诱因，发作时疼痛的部位、性质、持续时间、缓解方式、伴随症状等。发作时应尽可能描记心电图，以明确心肌供血情况。如症状变化应警惕 AMI 的发生。

3. 用药护理

应用硝酸甘油时，嘱患者舌下含服，或嚼碎后含服，应在舌下保留一些唾液，以利于药物迅速溶解而被吸收。含药后应平卧，以防低血压的发生。服用硝酸酯类药物后常有头胀、面红、头晕、心悸等血管扩张的表现，一般持续用药数天后可自行好转。对心绞痛发作频繁或含服硝酸甘油效果不好的患者，可静脉滴注硝酸甘油，但应注意滴速，需监测血压、心率变化，以免造成血压降低。青光眼、低血压者禁用硝酸甘油。

（二）健康教育

1. 饮食指导

告诉患者宜摄入低热量、低动物脂肪、低胆固醇、少糖、少盐、适量蛋白质食物，饮食中应有适量的纤维素和丰富的维生素，宜少食多餐，不宜过饱，不饮浓茶、咖啡，避免辛辣刺激性食物。肥胖者应控制体重。

2. 预防疼痛

寒冷可使冠状动脉收缩，加重心肌缺血，故冬季外出应注意保暖。告诉患者洗澡不要在饱餐或饥饿时进行，水温不要过冷或过热，时间不宜过长，不要锁门，以防意外。有吸烟习惯的患者应戒烟，因为吸烟产生的一氧化碳影响氧合，加重心肌缺氧，引发心绞痛。

3. 活动与休息

合理安排活动和休息，缓解期可适当活动，但应避免剧烈运动（如快速登楼、追赶汽车），保持情绪稳定，避免过劳。

4. 定期复查

定期检查心电图、血脂、血糖情况，积极治疗高血压、控制血糖和血脂。如患者出现不适，疼痛加重，用药效果不好，应到医院就诊。

5. 按医嘱服药

平时要随身携带保健药盒（内有保存在深色瓶中的硝酸甘油等药物）以备急用，

并注意定期更换。学会自我监测药物的不良反应，自测脉率、血压，密切观察心率、血压变化，如发现心动过缓应到医院调整药物。

（宋钰）

第五节　急性心肌梗死

AMI 是由于冠状动脉急性闭塞，使部分心肌严重持久缺血而发生局部坏死。临床上有剧烈而较持久的胸骨后疼痛、休克、发热、白细胞增多、血沉加快、血清酶活性增高及进行性心电图变化等。相当于中医学中的"真心痛"。

一、病因

冠状动脉粥样硬化、持续的冠状动脉痉挛及冠状动脉内血栓形成是导致该支动脉所供应的心肌坏死的原因。如在粥样硬化、冠状动脉狭窄的基础上发生心排血量骤降（出血、休克或严重的心律失常）或在左心室负荷剧增（重度体力活动、情绪激动、血压剧升），也可使心肌严重持久缺血引起心肌坏死。因此，多种因素促发下冠状动脉持续痉挛是心肌梗死的原因之一。AMI 发病机制的现代观点认为，多种因素能够引起冠状动脉痉挛（CAS），反复而持久的 CAS 进而引起冠状动脉血流停滞，血管阻断，损伤冠状动脉内膜引起破裂、出血，使血栓素 A_2（TXA_2）在体内含量相对增多，引起血小板聚集（PA），促进血栓形成，这些又加重了 CAS，形成恶性循环。总之，内膜损伤引起的粥样斑块、PA 增强、CAS 三者互相作用，互为因果，最后导致 AMI。

中医学认为，本病属本虚标实之证，多由七情内伤、寒邪犯心、劳倦内伤、饮食不节、气血不足、肝肾亏虚所致。

二、临床表现

（一）症状

1/2～2/3 的患者在病前几小时至两周或更长时间有先兆症状，其中常见的是原有稳定型心绞痛变为不稳定型心绞痛，或无心绞痛者骤然发病，剧烈胸痛，疼痛多在胸骨后或心前区呈难以忍受的压榨、窒息或烧灼样剧痛，持续时间常超过 30 分钟，休息及含硝酸甘油不能缓解。但也有 5%～15% 的患者疼痛缺如，而代之以肺水肿、休克、昏厥及心律失常等。更有部分患者表现极不典型，如疼痛部位、性质不典型，出现一些疼痛的替代症状，如咽异物感、吞咽困难、左上肢发作性酸软无力等。或由 AMI 而反射性引起腹腔内脏器功能紊乱的表现，应注意警惕。

（二）体征

1. 一般情况

患者常呈焦虑不安或恐惧，手抚胸部，面色苍白，皮肤潮湿，呼吸增快；如左心功能不全时呼吸困难，常采半卧位或咯粉红色泡沫痰；发生休克时四肢厥冷，皮肤有蓝色斑纹。多数患者于发病第 2 天体温升高，一般在 38℃左右，1 周内退至正常。

2. 心脏

心脏浊音界可轻至中度增大；心率增快或减慢；可有各种心律失常；心尖部第一心音常减弱，可出现第三或第四心音奔马律；一般听不到心脏杂音，二尖瓣乳头肌功能不全或腱索断裂时心尖部可听到明显的收缩期杂音；室间隔穿孔时，胸骨左缘可闻及响亮的全收缩期杂音；发生严重的左心衰竭时，心尖部也可闻及收缩期杂音；有 1%～20% 的患者可在发病 1～3 天出现心包摩擦音，持续数天，少数可持续 1 周以上。

3. 肺部

发病早期肺底可闻及少数湿啰音，常在 1～2 天消失，啰音持续存在或增多常提示左心衰竭。

心电图检查：可起到定性、定位、定期的作用。透壁性心肌梗死的典型改变是：出现异常、持久的 Q 波或 QS 波。损伤型 ST 段的抬高，弓背向上与 T 波融合形成单向曲线，起病数小时之后出现，数日至数周回到基线。T 波改变：起病数小时内异常增高，数日至 2 周变为平坦，继而倒置。但有 5%～15% 的患者心电图表现不典型，其原因为小灶梗死，多处或对应性梗死，再发梗死，心内膜下梗死以及伴室内传导阻滞，心室肥厚或预激综合征等。以上情况可不出现坏死性 Q 波，只表现为 QRS 波群高度、ST 段、T 波的动态改变。另外，右心梗死，后壁和局限性高侧壁心肌梗死，常规导联中不显示梗死图形，应加做特殊导联以明确诊断。

三、诊断

诊断主要依靠典型临床表现、特征性心电图改变及血清心肌酶谱检查。上述三项中具备二项即可确诊。临床表现可不典型，故凡年龄在 40 岁以上，发生原因不明的胸闷伴恶心、呕吐、出汗、心功能不全、心律失常等，或原有高血压突然显著下降者，应考虑有 AMI 的可能。

四、鉴别诊断

注意与心绞痛、主动脉夹层动脉瘤破裂、急性肺栓塞、急性心包炎（尤其是急性非特异性心包炎）、早期复极综合征以及上腹部疾病如溃疡病穿孔、急性胰腺炎、急性胆囊炎、胆石症、胆道蛔虫病、急性胸膜炎等相鉴别。此外，AMI 可有栓塞、室壁瘤、心脏破裂、乳头肌功能失调或断裂、心肌梗死后综合征等并发症。应注意检查，及时发现。

五、治疗

（一）中医治疗

1. 辨证论治

1）气虚血瘀

多见于 AMI 的初期，即发病后 3 天之内。心前区剧痛，自汗，气短，倦怠，语言低微，胸闷。舌暗或见瘀点，苔薄白，或见舌体胖嫩，脉细或结、代。

治法：益气活血。

方药：抗心梗合剂加减。

黄芪 20 g，丹参、黄精各 30 g，党参、赤芍、郁金各 15 g，川芎 10 g。

2）痰浊内阻

多见于 AMI 的中期，即发病后第 3～4 天至第 3～4 周。此时病渐平稳，气虚或阳虚的症状有所减轻，而痰湿痹阻较为突出。胸闷如窒而痛，痰白黏、量多，倦怠身重，纳呆脘闷。苔浊腻，脉滑。

治法：温化痰饮，健脾利湿，宣痹通阳。

方药：瓜蒌薤白半夏汤合冠心Ⅱ号方加减。

瓜蒌、薤白、丹参各 30 g，党参、郁金各 15 g，半夏、桂枝、厚朴、赤芍、生大黄各 10 g。

3）气阴两虚

以恢复期多见，即发病后第 3～4 周，湿浊或痰热痹阻之象渐退，舌苔由厚转薄，病情稳定转入恢复期阶段。心悸气短，倦怠乏力，心烦易怒，自汗盗汗，头昏脚软，夜寐不安。舌质黯红或淡黯，苔少或剥脱，脉细数。

治法：益气养阴，兼以活血化瘀。

方药：生脉散合冠心Ⅱ号方加减。

丹参 30 g，党参、郁金各 15 g，麦冬、赤芍、川芎各 10 g，五味子 6 g，降香 3 g。

2. 中成药

1）冠心苏合丸：1 丸，每日 2 次。用于镇痛。

2）心痛丸：1 丸，每日 2 次。

3）三七末：3 g 冲服，对止痛有效。

4）参附针：10～30 ml 加入 5% 或 10% 葡萄糖液 500 ml 中，静脉滴注，每日 2 次。用于治疗休克。

5）速效救心丸：心绞痛发作时，每次 10～15 粒，舌下含服；预防用量 3～5 粒，每日 3 次，口服或舌下含服，4 周为 1 个疗程。

6）七叶莲注射液：2 ml，肌内注射，每日 1～3 次，有一定的止痛疗效。

7）复方丹参或丹参注射液：均可用 2 ml 肌内注射，每日 2 次；或 8～16 ml 加入 10% 葡萄糖液 200 ml 中，静脉滴注。有扩张血管，增加心血流量，活血祛瘀止痛之效。

8）醒脑静：可肌内注射或静脉注射，每次 2～4 ml，每日 1～2 次。对神志欠佳者有效。

3. 单方、验方

1）太子参 30 g，麦冬 15 g，五味子 10 g。水煎，每日 1 剂，复煎，分 2 次服，连服 5～7 天。亦可加丹参 20 g。适用于气阴两虚者。

2）西洋参、三七各 30 g，灵芝 60 g，丹参 50 g。上药共研极细末，储瓶备用。每次服 3 g，每日 2 次，温开水送下。适用于气阴两虚者。

3）白木耳、黑木耳各 10 g，冰糖少量。先将木耳用温水泡发洗净，与冰糖一起放入碗中，加水适量，加盖，隔水炖 1 小时。1 次或分次服用。适用于气阴两虚者。

4）鲜山楂 30 g 打碎，加水适量，少量白糖调味，每日服 1 剂，疗程不限。

5）黑木耳 30 g，加葱、蒜适量，烹调做菜佐膳，要经常服用，可减慢血小板的凝聚，避免血栓的形成。

4. 针灸治疗

1）体针

主穴：心俞、厥阴俞。

配穴：内关、足三里、间使。

每次取主穴 1 对，配穴 1 对或 1 侧，不留针。每日 1 次，2 周为 1 个疗程。

2）穴位注射

主穴：心俞、厥阴俞。

配穴：内关、间使。

每日取两穴交替，每穴注射复方活血注射液 0.5 ml，15～20 次为 1 个疗程。

5. 医疗气功治疗

每日 2～4 次内养功（坐功或卧功）。

6. 推拿治疗

上脘、中脘、下脘、神阙、关元等穴。

（二）西医治疗

治疗原则是保护和维持心脏功能，挽救濒死和缺血的心肌，防止梗死面积扩大，及时处理严重心律失常、心功能不全、休克和各种并发症，防止猝死，并及早发现，加强院前的抢救。

1. 入院前的紧急救治措施

有 1/3～1/2 的患者在到达医院以前已经死亡，因此，患者的自救及他人的现场抢救和迅速而又稳妥的转送，与入院后抢救具有同等重要的意义。

冠心病患者应了解有关卫生知识，尽量不单独外出，随身携带必要的抢救药物，特别在活动中感到胸痛时应立即坐下休息。有冠心病史者，应立即含服 1 片硝酸甘油，5～10 分钟不缓解时可含服第 2 片，如仍无缓解，即应疑有 AMI 可能，争取向周围的人说明情况以求得帮助。如患者发生心搏骤停，应给予紧急处理，待病情稳定后再护送到医院治疗。切不可在心脏骤停时只消极等待医护人员或盲目转送。若医务人员在场，可予以肌内注射利多卡因 100～200 mg 及采取止痛措施。

2. 入院后的抢救措施

1）一般治疗

（1）监护：应立即送患者入冠心病监护病房（CCU），实施心电监护 2～3 天，病情平稳后转入次一级监护室。

（2）休息：心肌梗死第 1 周应绝对卧床休息，第 2 周患者可在床上做四肢活动，第 3 周至第 4 周帮助患者在床上起坐，然后逐步离床在床旁站立和在室内缓步行走，活动量必须循序渐进，切忌突然加大活动量，活动中如发生胸痛应立即卧床休息。

（3）饮食：以易消化的低脂、低热量半流质为宜；少量多餐，适当限盐，用利尿剂者宜多进含钾食物；食物中应用足量纤维素以防便秘；如有便秘予以大便软化剂或缓泻剂。

（4）吸氧：入院的最初 3 ~ 4 天常规予以间断或持续氧气吸入，病情重时酌情延长吸氧时间。

（5）维持静脉通道：维持静脉通道以保证静脉注入急救药品。头 3 天须持续静脉补液，输液量视病情而定，保持水、电解质和酸碱平衡。

（6）镇静剂：精神过度紧张与恐惧对患者极为不利，酌予镇静剂如地西泮每日 2.5 mg，3 ~ 4 次口服，必要时 5 ~ 10 mg，肌内注射，不仅可镇静，也可协助止痛药物的作用，减少体内儿茶酚胺及游离脂肪酸释放，降低心室充盈压及动脉压从而减轻心脏负荷。夜间必须保证患者足够的睡眠。

（7）止痛剂：剧烈胸痛引起冠状动脉痉挛，增加儿茶酚胺释放，从而能导致梗死面积扩大，增加心律失常、心衰及心源性休克的发生机会，因此，镇痛往往是首要的治疗方法。目前多主张首选吗啡 2 ~ 8 mg（生理盐水 3 ~ 5 ml 稀释）静脉注射，速度小于每分钟 1 mg，若疼痛未缓解，间隔 5 ~ 10 分钟重复给药，呼吸在每分钟 12 次以下时切勿使用。哌替啶的作用与不良反应与吗啡相似，但止痛作用较弱，不作常规用药。芬太尼的药理作用与吗啡相似，止痛效力比吗啡大 100 ~ 200 倍，肌内注射 15 分钟起效，维持作用 1 ~ 2 小时，本药有轻微的拟胆碱作用，肌内注射时呼吸抑制不明显。常用芬太尼 0.05 ~ 0.1 mg 皮下注射。对于疼痛不止，明显躁动不安的患者，可试用冬眠疗法，于 500 ml 液体内加哌替啶 50 ~ 100 mg、异丙嗪 25 ~ 50 mg、双氢麦角碱 0.6 mg 静脉滴注，密切观察血压与心率变化。

此外，应用 β 受体阻滞剂，如普萘洛尔、阿替洛尔、噻吗洛尔、美托洛尔，不仅对血压较高、心率较快的前壁梗死的患者有显著止痛效果，且能改善预后。用药过程中应严密监测血压和心功能。

3. 心肌再灌注

1）溶栓疗法：有静脉和冠状动脉两种给药途径。静脉溶栓简便易行，可争取抢救时机，但若盲目用药、剂量偏大，易导致出血并发症增多。因此有人主张先自静脉内给予半量，再在闭塞的冠状动脉内补充给药。

适应证：心电图上 2 个或多个导联有进行性心肌损伤表现（ST 段抬高）、年龄小于 75 岁、无禁忌证。

禁忌证：对溶栓药物过敏者；2 周内有外科手术、脑出血或蛛网膜下腔出血者；凝血功能有缺陷者；新近内脏出血或有活动性溃疡者。

（1）链激酶和尿激酶：均为纤维蛋白溶酶的激活剂。国内以静脉内给药者为多。方法：链激酶 50 万 ~ 100 万 U 加入 5% 葡萄糖液 100 ml 内，30 ~ 60 分钟滴完，后每小时给予 10 万 U，静脉滴注 24 小时。用前需做皮肤过敏试验，治疗前半小时肌内注射异丙嗪 25 mg，加少量地塞米松同时滴注可减少过敏反应的发生。用药前后进行凝血方面的化验检查，用量大时尤应注意出血倾向。冠状动脉内注射时先做冠状动脉造影，经导管向闭塞的冠状动脉内注入硝酸甘油 0.2 ~ 0.5 mg，后注入链激酶 2 万 U，继之每分钟 2 000 ~ 4 000 U，共 30 ~ 90 分钟，至再通后继用每分钟 2 000 U，30 ~ 60 分钟。患者胸痛突然消失，ST 段恢复正常，心肌酶峰值提前出现为再通征象，可每 15 分钟注入 1 次造影剂观察是否再通。尿激酶无抗原性，作用较链激酶弱。50 万 ~ 100 万 U 静脉滴注，60 分钟滴完。冠状动脉内应用时每分钟 6 000 U 持续 1 小时以上至溶栓后再维持 30 ~ 60 分钟。

（2）组织型重组纤维蛋白溶酶原激活剂：本品对血凝块有选择性，故疗效高于链激酶。冠状动脉内滴注 0. 375 mg/kg，持续 45 分钟。静脉滴注用量为 0. 75 mg/kg，持续 90 分钟。

（3）其他：国内有去纤酶、链激酶、蝮蛇抗栓酶等蛇毒制剂，其疗效尚未明确。

单纯溶栓疗法再灌注率为 50% ~ 75%，不能纠正造成冠状动脉残余狭窄的粥样斑块，溶栓成功后有 15% ~ 35% 的患者会再次阻塞，在治疗后应使用肝素抗凝治疗 1 周及抗血小板凝集药物或继用经皮冠状动脉腔内成形术（PTCA）。

2）PTCA：通过使病变内膜和粥样斑块破裂以及中膜过度伸展而使动脉腔内径增宽，达到冠状动脉再通。AMI 时可以紧急进行 PTCA，其成功的标准是直径增加 20% 以上，成功率为 62% ~ 90%，复发率在 30% 左右，且大部分在治疗后 6 个月以内。第 2 次 PTCA 较首次成功率高，且并发症少，1 年后复发率 30%，若与溶栓相结合其疗效更佳。

4. 缩小梗死面积

治疗原则是减少心肌耗氧量，增加心肌的供能，增加心肌供氧，保护缺氧心肌。

1）硝酸酯类：此类药物能扩张冠状动脉，增加心肌供血。急性期静脉给药，缓解后改为口服。其剂量因人、依病情决定。常用首选药为硝酸甘油，其剂量为 25 mg 溶于 10% 葡萄糖液 500 ml 中，静脉滴注，初滴速为每分钟 12. 5 μg，每 5 ~ 10 分钟按心律、血压及临床效应调整滴速，一般为每分钟 25 ~ 50 μg，给药时间一般持续 72 小时，少数泵衰竭者为 7 ~ 10 天。如收缩压 < 80 mmHg，可将本品加入多巴胺 10 ~ 20 mg 滴注。

2）β 受体阻滞剂：实践证明，早期应用 β 受体阻滞剂可缩小梗死面积，增加存活率。心衰、支气管哮喘、低血压、心率慢时禁用。常用药物为普萘洛尔 5 ~ 10 mg 加入 10% 葡萄糖液内，静脉滴注 2 ~ 3 小时，或 20 ~ 30 mg，每日 3 次口服；也可选用噻吗洛尔 5 ~ 10 mg，每日 2 次口服；或美托洛尔 50 ~ 100 mg，每日 2 次口服。近年来有人提出，无 β 受体阻滞剂禁忌证的心肌梗死患者，在病后 5 ~ 7 天可长期服用 β 受体阻滞剂，以预防再梗死和猝死。

3）钙离子拮抗剂：通常用硝苯地平 10 ~ 20 mg，每日 2 ~ 3 次口服。有高血压者更适合应用，与硝酸酯类及 β 受体阻滞剂有协同作用，可以联合用药。

4）低分子右旋糖酐及复方丹参等活血化瘀药物：一般可选用低分子右旋糖酐每日静脉滴注 250 ~ 500 ml，7 ~ 14 天为 1 个疗程。在低分子右旋糖酐内加入活血化瘀药物如血栓通 4 ~ 6 ml、川芎嗪 80 ~ 160 mg 或复方丹参注射液 12 ~ 30 ml，疗效更佳。心功能不全者应慎用低分子右旋糖酐。

5）含镁极化液（GIKM）：AMI 患者常有血清镁浓度降低及心肌组织缺镁。缺镁可引起冠状动脉痉挛、心肌缺血及心律失常和猝死。因此，在普通极化液中加入镁有利于纠正心肌梗死后低镁血症，缓解冠状动脉痉挛，改善心肌缺血，预防心律失常和猝死。

具体用法为 10% 氯化钾 10~15 ml，25% 硫酸镁 10~20 ml，普通胰岛素 12 U 加入 10% 葡萄糖液 500 ml 中，静脉滴注，每日 1 次，2 周为 1 个疗程。

6）透明质酸酶：此酶能够增加细胞间隙，促进营养物质的转运，具有改善心肌缺血和减少心肌梗死面积的作用。应在发病早期应用，超过 9 小时常难以奏效。用法：先用 150 U 做皮试，如阴性，则按 500 U/kg 静脉注射，每 6 小时 1 次，共用 48~72 小时。此疗法为现代试验性治疗之一。

7）前列环素：有扩张血管、抗血小板凝集及减少溶酶体酶释放防止梗死灶扩大等作用，可用每分钟 6 mg/kg 静脉滴注。

5. 严密观察，及时处理并发症

1）抗休克：目前对 AMI 时休克的治疗尚不满意，须尽早发现，及时处理。

（1）补充血容量：中心静脉压和肺动脉楔压低者，估计有血容量不足，可用低分子右旋糖酐或 5%~10% 葡萄糖液静脉滴入。待中心静脉压或肺动脉楔压恢复后停止。输液速度不宜过快。

（2）应用升压药：补充血容量后血压仍不升而肺动脉楔压和心排出量正常时，提示周围血管张力不足，可用升压药如：①多巴胺 10~30 mg 加入 5%~10% 葡萄糖液 100 ml 中，静脉滴入。②间羟胺 10~30 mg，静脉滴入。③去甲肾上腺素 0.5~1 mg 静脉滴入。④多巴酚丁胺 250 mg 加入 5% 葡萄糖液 250~500 ml 中，静脉慢滴。

（3）应用血管扩张剂：经上述处理仍不升压，而肺动脉楔压升高，心排血量下降，周围血管收缩，出现四肢厥冷、发绀时，可用血管扩张药。在 5% 葡萄糖液 100 ml 中加硝普钠 5~10 mg、硝酸甘油 1 mg 或酚妥拉明 10~20 mg，静脉滴入。

（4）其他：①纠正酸中毒可用 5% 碳酸氢钠；②氧气吸入；③注意尿量，保护肾功能；④应用肾上腺皮质激素，如静脉滴入氢化可的松。

2）抗心律失常：AMI 有 90% 以上出现心律失常，绝大多数发生在心肌梗死后 72 小时内，不论是快速性或缓慢性心律失常，对 AMI 患者均可引起严重后果。因此，应及早发现心律失常，特别是严重的心律失常前驱症状，并给予积极的治疗。

（1）对出现室性期前收缩的 AMI 患者，均应严密心电监护及处理。频发的室性期前收缩或室速，应以利多卡因 50~100 mg 静脉注射，无效时 5~10 分钟可重复，控制后以每分钟 1~3 mg 静脉滴注维持，情况稳定后可改为药物口服；美西律 150~200 mg，普鲁卡因胺 250~500 mg，溴苄胺 100~200 mg 等，6 小时 1 次维持。

（2）对已发生心室颤动者，应立即行心肺复苏术，在进行心脏按压和人工呼吸的同时争取尽快实行电除颤，一般首次即采取较大能量（200~300 J）争取 1 次成功。

（3）对窦性心动过缓如心率小于每分钟 50 次，或心率在每分钟 50~60 次但合并低血压或室性心律失常，可以使用阿托品，每次 0.3~0.5 mg 静脉注射，无效时 5~10 分钟重复，但总量不超过 2 mg。也可以使用氨茶碱 0.25 g 或异丙肾上腺素 1 mg 分别加入 300~500 ml 液体中静脉滴注，但这些药物有可能增加心肌氧耗或诱发室性心律失常，故均应慎用。以上治疗无效、症状严重时可采用临时起搏措施。

（4）对房室传导阻滞一度和二度Ⅱ型者，可应用肾上腺皮质激素、阿托品、异丙肾上腺素治疗，但应注意其不良反应。对三度及二度Ⅱ型者宜行临时心脏起搏。

（5）对室上性快速心律失常可选用β受体阻滞剂、洋地黄类（24小时内尽量不用）、维拉帕米、胺碘酮、奎尼丁、普鲁卡因酰胺等治疗，对阵发性室上性、心房颤动及心房扑动药物治疗无效可考虑直流同步电转复或人工心脏起搏器复律。

3）心衰的治疗：主要是治疗急性左心衰竭，以应用吗啡（或哌替啶）和利尿剂为主，也可选用血管扩张剂以减轻左心室后负荷，或用多巴酚丁按250 mg加入5%葡萄糖液250～500 ml内静脉滴注，每分钟10 μg/kg治疗。在梗死发生后24小时内宜尽量避免使用洋地黄类药，以免引起室性心律失常。

4）其他并发症的治疗

（1）心肌梗死后综合征：患者表现为发热、胸痛、心包积液或肺炎，多出现在AMI 2～10周。抗生素一般无效，可口服阿司匹林、吲哚美辛。心包或胸腔积液时可用糖皮质激素，如泼尼松40～60 mg，每日1次，晨服，常需用6～8周，停药过早可再发。

（2）肩手综合征：肩手综合征为AMI后发生的肩、腕、手部的肿胀、疼痛、僵硬感及运动障碍，其原因可能是肩部肌肉反射性痉挛或心肌梗死早期活动过少肌肉废用所致，治疗可采用理疗或局部封闭。

（3）前胸壁综合征：前胸壁综合征是AMI后1～2月出现的前胸壁疼痛，与心肌病变无关，可因局部活动（如抬高上肢）而诱发，不伴心电图及心肌酶学改变。可予止痛、镇静药物，理疗或酌用糖皮质激素。

（4）心室壁瘤：心室壁瘤发生率为10%～30%，心电图除有心肌梗死的异常Q波外，约2/3患者有ST段持续抬高1月以上。X线检查、记波摄影、左室造影、超声心动图和放射性核素心血池扫描均有助于诊断。并发心室壁瘤易发生心衰、心律失常或栓塞，必要时可考虑手术切除。

（5）心脏破裂：心脏破裂是AMI的严重并发症，一般在心肌梗死后1周内发生，24小时内发生者尤多。该症一旦发生，手术治疗是唯一方法，但患者常因病情来势凶猛而死亡。对室间隔的破裂穿孔，如有机会可紧急手术修补穿孔。

（6）栓塞：AMI后动脉栓塞的发生率为2%～10%，以脑栓塞及肺栓塞最为常见，其次是四肢动脉栓塞，多发生于发病1～2周。治疗原则为抗凝、溶栓、手术。

（7）心脑卒中：可能因同一机制造成心、脑急性血运障碍，治疗重点在心肌梗死。

6. 康复期处理

无严重并发症而病情稳定者，平均住院4～5周即可出院。经2～4个月逐渐增加体力活动锻炼后，如对运动负荷反应良好，逐渐恢复轻工作。即使完全康复后也不宜从事重体力劳动，亦应避免精神过度紧张，吸烟者应严格戒烟。

六、护理与健康教育

（一）护理

1. 急性期的护理

1）患者入院后遵医嘱给氧，氧流量为3～5 L/min，可减轻气短、疼痛或焦虑症状，有利于心肌氧合。

2）心肌梗死早期患者易发生心律失常、心率和血压的波动，立即给予心电监护，同时注意观察患者神志、呼吸、出入量、末梢循环情况等。

3）立即进行12导联心电图检查，初步判断梗死位置并采取相应护理措施：前壁心肌梗死患者应警惕发生心功能不全，注意补液速度，观察患者有无呼吸困难、咳嗽、咳痰等症状。如前壁梗死面积较大影响传导系统血供者，也会发生心动过缓，应注意心率变化；下壁、右室心肌梗死患者易发生低血压、心动过缓、呕吐等，密切观察心率、血压变化，遵医嘱调整用药，指导患者发生恶心时将头偏向一侧，防止误吸。

4）遵医嘱立即建立静脉通路，及时给予药物治疗并注意用药后反应。

5）遵医嘱采血，做床旁心肌损伤标志物检查，一般先做肌红蛋白和肌钙蛋白检测。

6）遵医嘱给予患者药物负荷剂量，观察用药后反应，如有呕吐，观察呕吐物性质、颜色，观察呕吐物内有无之前已服药物，并通知医生。

7）如患者疼痛剧烈，遵医嘱给予镇痛药物，如吗啡、硝酸酯类药物，同时观察患者血压变化及有无呼吸抑制的发生。

8）拟行冠状动脉介入治疗的患者给予双侧腕部及腹股沟区备皮准备，备皮范围为双上肢腕关节上10 cm、从脐下到大腿中上1/3、两侧至腋中线，包括会阴部。

9）在患者病情允许的情况下简明扼要地向患者说明手术目的、穿刺麻醉方法、术中出现不适如何告知医生等，避免患者因手术引起紧张、焦虑。

10）接到导管室通知后，立即将患者转运至导管室，应使用医用过床将患者移至检查床上，避免患者自行挪动而加重心肌氧耗。

11）介入治疗后如患者使用血小板糖蛋白GPⅡb/Ⅲa受体阻滞剂（如替罗非班）药物治疗，注射低分子肝素者应注意用量减半，同时应观察患者的皮肤、牙龈、鼻腔黏膜等是否有出血、瘀斑，穿刺点是否不易止血等，必要时通知医生，遵医嘱处理。

12）遵医嘱根据发病时间定期复查心电图及心肌酶，观察动态变化。

2. 一般护理

1）休息：发病12小时内患者绝对卧床休息、避免活动，并保持环境安静。告知患者及家属，休息可以降低心肌氧耗量，有利于缓解疼痛，以取得合作。

2）给氧：遵医嘱给予鼻导管给氧，氧流量为2～5 L/min，以增加心肌氧供。吸氧过程中避免患者自行摘除吸氧管。

3）饮食：患者起病后4～12小时给予流食，以减轻胃扩张。随后遵医嘱过渡到低脂、低胆固醇、高维生素、清淡、易消化的治疗饮食，少量多餐，患者病情允许时告知其食用治疗饮食的目的和作用。

4）准备好急救用物。

5）排泄的护理：及时增加富含纤维素的水果、蔬菜的摄入，按摩患者腹部以促进肠蠕动；必要时遵医嘱使用缓泻剂；告知患者不要用力排便。

3. 病情观察

1）遵医嘱每日检查心电图，标记胸前导联位置，观察心电图的动态变化。患者出现症状时随时行心电图检查。

2）给予持续心电监护，密切观察患者心率、心律、血压、氧饱和度的情况。24 小时更换一次电极片及粘贴位置，避免影响监护效果，减少粘胶过敏发生。按照护理级别要求定时记录各项指标数值，如有变化及时通知医生。

3）保证输液通路通畅，观察输液速度，定时观察输液泵工作状态，确保药液准确输注，观察穿刺部位，预防静脉炎及药物渗出。

4）严格记录患者出入量，防止患者体液过多增加心脏负荷。

4. 用药护理

1）应用硝酸甘油时，应注意用法是否正确、患者胸痛症状是否改善；使用静脉制剂时，遵医嘱严格控制输液速度，观察患者用药后的反应，同时告知患者由于药物扩张血管会导致面部潮红、头部胀痛、心悸等不适，以解除患者顾虑。

2）应用他汀类药物时，定期监测血清氨基转移酶及肌酸激酶等生化指标。

3）应用阿司匹林时，建议饭后服用，以减轻恶心、呕吐、上腹部不适或疼痛等胃肠道症状。观察患者是否出现皮疹、皮肤黏膜出血等不良反应，如发生及时通知医生。

4）应用 β 受体阻滞剂时，监测患者心率、心律、血压变化，同时嘱患者在改变体位时动作应缓慢。

5）应用低分子肝素等抗凝药物时，注意观察口腔黏膜、皮肤、消化道等部位出血情况。

6）应用吗啡的患者，应观察患者有无呼吸抑制，以及使用后疼痛程度改善的情况。

5. 并发症护理

1）猝死急性期：严密进行心电监护，以便及时发现心率及心律变化。发现频发室性期前收缩、室性心动过速、多源性或 RonT 现象的室性期前收缩及严重的房室传导阻滞时，应警惕发生室颤或心脏骤停、心源性猝死，需立即通知医生并协助处理，同时遵医嘱监测患者电解质及酸碱平衡状况，备好急救药物及抢救设备。

2）心衰：AMI 患者在急性期由于心肌梗死对心功能的影响可发生心衰，特别是急性左心衰竭。应严密观察患者有无呼吸困难、咳嗽、咳痰、少尿、低血压、心率加快等，严格记录出入量。嘱患者避免情绪激动、饱餐、用力排便。发生心衰时，需立即通知医生并协助处理。

3）心律失常：心肌梗死后室性异位搏动较常见，一般不需要做特殊处理。应密切观察心电监护变化，如患者有心衰、低血压、胸痛伴有多形性室速、持续性单形室速，应及时通知医生，并监测电解质变化。如发生室颤，应立即协助医生除颤。

4）心源性休克：密切观察患者心电监护及血流动力学（如中心静脉压、动脉压）监测指标，定时记录数值，遵医嘱给予补液治疗及血管活性药物，并观察给药后效果、尿量、血气指标等变化。

6. 心理护理

AMI 患者胸痛程度异常剧烈，有时可有濒死感，患者常表现出紧张不安、焦虑、惊恐心理，应耐心倾听患者主诉，向患者解释各种仪器、监测设备的使用及治疗方法、需要患者配合的注意事项等，以减轻患者的心理压力。

（二）健康教育

发生心肌梗死后必须做好二级预防，以预防心肌梗死再发。嘱患者食用合理的膳食，戒烟，限酒，适度运动，保持心态平和，坚持服用抗血小板药物、β 受体阻滞剂、他汀类调脂药及 ACEI，控制高血压及糖尿病等危险因素，并定期复查。

除上述二级预防所述各项内容外，患者在日常生活中还要注意以下几点：

1）避免过度劳累，逐步恢复日常活动，生活规律。

2）放松精神，愉快生活，对任何事情要能泰然处之。

3）不要在饱餐或饥饿的情况下洗澡。洗澡时水温最好与体温相当，时间不宜过长。冠心病较严重的患者洗澡时，应在他人帮助下进行。

4）在严寒或强冷空气影响下，冠状动脉可发生痉挛而诱发 AMI。所以每遇气候恶劣时，冠心病患者要注意保暖或适当防护。

5）AMI 患者在排便时，因屏气用力可使心肌耗氧量增加、加重心脏负担，易诱发心搏骤停或室颤甚至死亡，因此要保持大便通畅，防止便秘。

6）要学会识别心肌梗死的先兆症状并能正确处理。约 70% 心肌梗死患者有先兆症状，主要表现为：

（1）既往无心绞痛的患者突然发生心绞痛，或原有心绞痛的患者无诱因性发作、发作后症状突然明显加重。

（2）心绞痛性质较以往发生改变、时间延长，使用硝酸甘油不易缓解。

（3）疼痛伴有恶心、呕吐、大汗或明显心动过缓或过速。

（4）心绞痛发作时伴气短、呼吸困难。

（5）冠心病患者或老年人突然出现不明原因的心律失常、心衰、休克或晕厥等。出现以上情况时都应想到心肌梗死的可能性。一旦发生，必须认真对待，患者首先应原地休息，保持安静，避免精神过度紧张，同时舌下含服硝酸甘油或吸入硝酸甘油喷雾剂，若 20 分钟内胸痛不缓解或出现严重胸痛伴恶心、呕吐、呼吸困难、晕厥时，应拨打"120"。

（贾香先）

第六节　慢性肺源性心脏病

慢性肺源性心脏病（简称肺心病）系慢性肺、胸疾病或肺血管病变引起肺循环阻力增加，使右心负荷增加、右心室肥大，最后导致右心衰竭的一种心脏病。属中医"咳喘""肺胀"的范畴。

一、病因

本病以慢性支气管炎并发阻塞性肺气肿最多，占 80% ～90%，其次为支气管哮喘症、支气管扩张症、肺结核、尘肺以及弥漫性间质纤维化等，还有胸廓、脊椎畸形及胸膜广泛粘连等。

慢性支气管炎、阻塞性肺气肿和肺心病是病理演变的3个基本阶段。在长期慢性支气管炎过程中，由于支气管黏膜充血、水肿，管腔内炎症渗出物的不完全阻塞，使吸入空气多于呼出，在相应部位的肺组织发生肺气肿，肺泡内压增加，使肺血管床受压和减少，从而肺血流阻力增高，导致肺动脉高压。阻塞性肺气肿发展过程中，常伴有反复发作的支气管周围炎及肺炎，进一步使肺通气和弥散功能下降，氧气与二氧化碳的交换受到障碍，出现低氧血症和高碳酸血症，红细胞增多，血液黏稠度增加，同时促使支气管痉挛，肺血管收缩，产生肺动脉高压。由于肺动脉高压，右心室为之代偿而肥厚，随着持续性肺动脉高压，再遇急性肺部感染时，右心室即不能代偿，而进入失代偿期，即右心衰竭。此时右心室排血量下降，收缩末期未排出的血液增多，舒张末压力增高，右心室扩大，全身静脉系统血液回流受阻，全身静脉压升高，出现全身水肿。病程后期，特别是合并呼吸道感染时，支气管阻塞加重，引起二氧化碳潴留，产生呼吸性酸中毒、呼吸衰竭，以至出现肺性脑病及其他严重合并症。

中医学认为，本病多由机体正气不足，寒热诸邪乘虚侵入于肺所致。病变部位主要在肺，与脾、肾、心关系密切，病情复杂。

二、临床表现

有慢性肺、胸廓及肺动脉的原发病。

（一）症状

本病发展缓慢。早期肺、心功能代偿，晚期则进入失代偿状态。

1. 代偿期症状

活动后心悸，呼吸困难，乏力和劳动时耐力下降。

2. 失代偿期症状

主要表现为呼吸衰竭和心衰。心衰以右心衰竭为主。

（二）体征

代偿期有明显肺气肿征，呼吸音减弱，感染时可听到干、湿性啰音。肺动脉瓣区第二音亢进，三尖瓣区出现收缩期杂音和剑突下的心脏收缩期搏动，部分患者可见颈静脉充盈。

失代偿期呼吸衰竭的体征有鼻翼扇动、发绀、三凹征等。心衰可见颈静脉怒张，肝大伴有压痛，肝颈静脉回流征阳性。下肢水肿明显，并可出现腹水。胸骨左缘第4～5肋间可听到收缩期杂音。

三、诊断

1）慢性肺胸疾病、肺血管病变或呼吸中枢的通气调节功能障碍。

2）体检表现右心功能不全。

3）X线检查或心电图、心向量图呈现右心室增大或肥厚。

4）X线检查或心电图、超声心动图提示肺动脉高压症。

5）动脉血气分析呈现氧分压（PaO_2）降低和二氧化碳分压（$PaCO_2$）增高。

6）除外其他心脏病引起的右心室增大。

判定：具备第1）、6）项或第2）~4）项中任何一项即可诊断，兼有第5）项可确诊。

四、鉴别诊断

本病须与冠心病、风湿性心脏病、原发性充血型心肌病、高血压性心脏病等相鉴别。

五、治疗

（一）中医治疗

1. 辨证论治

1）风寒外束，水射心肺

咳嗽气促，倚息不得卧，心悸，痰多白沫，胸痞干呕，身体痛重，肢体水肿，面部尤甚，发热恶寒。苔白腻，脉弦紧。

治法：解表解寒，温里化饮。

方药：小青龙汤加减。

生麻黄 12 g，桂枝 10 g，白芍 10 g，干姜 10 g，细辛 3 g，清半夏 12 g，五味子 10 g，白术 15 g，茯苓 12 g，葶苈子 15 g，白茅根 30 g，黄芪 15 g，花椒 10 g。

2）痰浊壅肺

咳嗽痰多，痰色白黏腻或呈泡沫状，短气喘息，稍劳即著，怕风易汗，脘痞纳少，倦怠乏力。舌质偏淡，苔白腻或浊腻，脉小滑。

治法：化痰降气，健脾益肺。

方药：苏子降气汤、三子养亲汤合六君子汤加减。

清半夏 12 g，陈皮 10 g，茯苓 12 g，肉豆蔻 12 g，厚朴 10 g，前胡 10 g，干姜 8 g，苏子10 g，莱菔子 12 g，葶苈子 15 g，当归 10 g，麻黄 12 g，白芍 10 g，五味子 10 g，黄芪 12 g，白术 15 g。

3）痰热郁肺

咳逆喘息气粗，烦躁，胸满，痰黄或白，黏稠难咯。或气喘不得卧，心悸发热微恶寒，有汗不多，溲黄，便干，口渴。舌红，舌苔黄或黄腻，舌边光红，脉数或滑数。

治法：清肺化痰，降逆平喘。

方药：越婢加半夏汤合桑白皮汤加减。

麻黄 10 g，生石膏30 g，清半夏 12 g，杏仁 10 g，黄芩 15 g，黄连 10 g，山栀 10 g，川贝母 10 g，苏子 10 g，甘草 6 g，鱼腥草 20 g，瓜蒌皮 15 g。

痰鸣喘息，不得平卧加射干、葶苈子；痰热伤津，口干舌燥加天花粉、知母、芦根；阴伤而痰少者加沙参、麦冬。

4）痰蒙神窍

神志恍惚，谵妄，烦躁不安，撮空理线，表情淡漠，嗜睡，昏迷，或肢体𥆨动，抽搐，咳逆喘促，咯痰不爽，苔白腻或淡黄腻。舌质暗红或淡紫，脉细滑数。

治法：涤痰、开窍、息风。

方药：涤痰汤加减。

清半夏 15 g，茯苓 12 g，橘红 10 g，胆南星 10 g，竹茹 10 g，枳实 10 g，石菖蒲 12 g，陈皮 10 g，僵蚕 10 g，蝉蜕 15 g，全虫 10 g。

另服至宝丹或安宫牛黄丸以清心开窍。

若痰热内盛，身热，烦躁，谵语，神昏，苔黄舌红者加葶苈子、天竺黄、竹沥；肝风内动，抽搐加钩藤、羚羊角粉；血瘀明显，唇甲发绀加丹参、红花、桃仁；有皮肤黏膜出血、咯血、便血色鲜者加水牛角、生地、丹皮、紫珠草等。

5）肺肾气虚

呼吸浅短而难继，声低气怯，甚则张口抬肩，倚息不能平卧，咳嗽，痰白如沫，咯吐不利，胸闷心慌，形寒汗出。舌淡或暗紫，脉沉细无力或结代。

治法：补肺益肾，纳气平喘。

方药：平喘固本汤合补肺汤加减。

党参 15 g，黄芪 15 g，炙甘草 10 g，冬虫夏草 3 g，熟地 10 g，胡桃肉 10 g，五味子 10 g，沉香 10 g，款冬花 10 g，苏子 10 g，清半夏 10 g。

肺虚有寒，怕冷，舌淡加肉桂、干姜；有阴虚低热，舌红少苔加沙参、麦冬、生地、玉竹；气虚瘀阻，颈脉动甚，面唇青紫加丹参、当归、苏木；有喘脱危象者加参附汤，送服蛤蚧粉或黑锡丹。

6）阳虚水泛

面目虚浮，甚至目如脱状，下肢水肿，甚则一身浮肿，腹部胀满有水，心悸，喘咳，咯痰稀清，脘痞纳差，尿少，怕冷，面唇青紫。苔白滑，舌胖质暗，脉沉细。

治法：温肾健脾，化饮利水。

方药：真武汤合五苓散加减。

熟附子 12 g，桂枝 10 g，茯苓 15 g，白术 15 g，猪苓 15 g，泽泻 10 g，生姜 3 片，赤芍 15 g，白茅根 30 g，花椒 10 g。

2. 中成药

1）栀子金花丸：每丸 9 g，每次 1 丸，每日 1～2 次，开水送服。用于外感，邪在卫气分。

2）痰咳净：每次 0.2 g，每日 3 次，开水送服。用于化痰止咳。

3）鲜竹沥：每次 10～30 ml，每日 3 次，开水送服。用于化痰止咳。

4）橘红丸：每次 1 丸，每日 2 次，开水送服。用于化痰止咳。

5）通宣理肺丸：每次 1～2 丸，每日 3 次，开水送服。用于化痰止咳。

6）六神丸：每次 10 粒，每日 3～4 次，开水送服。用于肺性脑病。

7）清气解毒注射液：由鱼腥草、败酱草、虎杖、肿节风制成。每次 100～300 ml 稀释后静脉滴注，每日 1 次。用于感染，邪在卫气分。

3. 单方、验方

1）菌灵芝（先熬）、核桃仁、黄芪、党参各 30 g，五味子、麦冬各 20 g。水煎常服，可减少肺心病急性发作。

2）葶苈子 30 g，大黄（后下）、枳实、防己各 10 g，桑白皮、红枣各 15 g。轻症患者，每日 1 剂，1 次煎取药液 300 ml，每隔 4～6 小时服 1 次，每次 100 ml。危重患者，每日服 2 剂，1 剂煎取药液 600 ml，每隔 1～2 小时服 1 次，每次 60～150 ml。

3）人参（另煎兑服）3～9 g，熟附子 6 g，熟地、紫石英（先煎）、磁石（先煎）各 15 g，胡桃肉（连衣）3 个，山萸肉 12 g，生山药 30 g，五味子、冬虫夏草、紫河车粉（分 2 次用药汁送服）各 9 g，沉香（冲服）1.5～3 g。水煎服，每日 1 剂。用于证属肾不纳气者。

4）党参、黄芪各 200 g，白术 150 g，防风 30 g，蛤蚧 5 对。共为蜜丸，每丸 6 g。每次 1 丸，每日服 2 次，于缓解期连服或间断服 3 个月。本方对肺肾气虚而易感冒者较适宜。

4. 食疗验方

1）紫河车粉，每次 2 g，每日 2 次，气候偏凉时经常间断服之。

2）山药 150 g。切片加水，煮取汁，代茶饮用。用于肺心病伴咳喘、心悸等症的辅助治疗。

3）鲜白萝卜、西瓜各 250 g。将鲜白萝卜、西瓜洗净切小块，用干净纱布包好榨取汁液，代茶饮服。有清热化痰之功。

4）鲜豆浆 250 g，烧沸，放入少许冰糖。趁热饮之，每日 1 次。用于发热，胸胁胀满，喘咳出汗，咳黏黄痰等。

5. 穴位注射

选用呼吸兴奋剂穴位注射较单纯肌内注射效果显著。常用药物及穴位如：洛贝林 3 mg，注射于曲池穴，可根据病情，两侧交替注射；二甲弗林（回苏灵）8 mg，注射于足三里或三阴交穴，两侧可多次交替注射；醒脑静 1～2 ml，注射于膻中、曲池、中府、肺俞、足三里等穴，可每 20～30 分钟交替注射；氨茶碱 0.5～1 ml，注射于列缺、中府、合谷等穴，可重复使用；洛贝林 3 mg 注射于膈俞穴（针尖向横膈面，进针约 1.5 cm，捻转），于左右膈俞穴交替使用。

6. 耳针治疗

取耳穴脑、交感、肺、皮质下、肾等。先可用毫针捻转数分针，待病情缓解后再行单耳或双耳埋针 24～48 小时，隔日更换。

（二）西医治疗

应在控制感染的前提下积极治疗呼吸衰竭与心衰。

1. 控制呼吸道感染

抗生素应用原则是足量、静脉、联合。根据痰细菌培养和药敏试验调整抗生素。临床常用的抗菌药物，包括 β 内酰胺类（青霉素类、头孢菌素类）、大环内酯类、氨基糖苷类、氟喹诺酮类等。如在未能确定感染菌的情况下，经验用药时应根据常见的感染病原菌以及病情的轻重程度来选择，有厌氧菌感染时，应辅以甲硝唑静脉滴注。

2. 改善呼吸功能

抢救呼吸衰竭，采取综合措施，包括清除痰液，缓解支气管痉挛，畅通呼吸道，持续低流量吸氧，应用呼吸兴奋剂等。必要时施行气管插管，气管切开和机械呼吸器治疗。

3. 控制心衰

肺心病心衰时，只要积极控制感染，辅以利尿剂的应用，多数病例可得到满意的控制。利尿剂的使用强调缓慢、间歇、小剂量交替作用的原则，仅在个别情况下方可快速利尿，快速大量利尿弊多利少，因此要尽量避免应用。当抗感染、利尿治疗效果不佳时应考虑使用强心苷，使用强心苷的原则是选择速效制剂，小剂量应用。近年来，不少医院应用血管扩张剂治疗肺心病心衰效果良好。应用酚妥拉明、酚苄明、多巴胺、异山梨酯及硝普钠等药治疗后可使尿量增加，心率减慢，水肿消退，有效率在80%～90%。

4. 控制心律失常

心律失常的原因与缺氧、酸中毒、电解质紊乱、感染、药物使用等因素有关。去除这些诱因可使心律失常好转。此外，对于房性心动过速、心房颤动、心房扑动等情况，可用洋地黄、奎尼丁、维拉帕米、硫氮䓬酮等药物控制。对于室性心律失常，可用奎尼丁、利多卡因、美西律、胺碘酮等药物治疗。对于药物不能控制的快速性心律失常，根据指征，必要时电击复律。多源性房性心动过速不宜用洋地黄或抗心律失常药物治疗，应治疗基础病因，调整全身情况。由于β受体阻滞剂对呼吸道的作用，不适宜于肺心病患者。

5. 并发症的处理

1）肺性脑病：参见有关书籍。

2）水、电解质紊乱及酸碱失衡：详见有关书籍。

3）其他：消化道出血、休克、DIC的治疗参见有关书籍。

六、护理与健康教育

（一）护理

1. 急性呼吸衰竭

急性呼吸衰竭应绝对卧床休息。慢性呼吸衰竭代偿期，可适当下床活动。

2. 给予富有营养、高蛋白质、易消化食品

原则上少食多餐，不能自食者，给予鼻饲，以保证足够的热量及水的摄入。

3. 病情观察

除定时测体温、脉搏、呼吸、血压以及观察瞳孔变化、唇和指（趾）甲发绀外，应特别注意以下几项指标。

1）神志：对缺氧伴 CO_2 潴留患者，在吸氧过程中应密切观察神志的细微变化，注意有无呼吸抑制。

2）呼吸：注意呼吸的节律，观察快慢深浅变化。如发现异常，应及时通知医生。

3）痰液：观察痰量及性状，痰量多、黄稠，表示感染加重，应及时通知医生，留标本送检。

4. 氧气疗法

依病情及病理生理特点，采用不同给氧方式，争取短时间内使 PaO_2 高于 50 mmHg，

氧饱和度在80%以上。

5. 保持呼吸道通畅

神志清楚患者，鼓励患者咳痰，被动变换体位，翻身叩背，促使痰液引流。不能自行排痰者，及时吸痰，每次吸痰时间不超过15秒，防止缺氧窒息。

6. 观察呼吸兴奋剂使用效果

如给药过快、过多，可出现呼吸过快、面色潮红、出汗、呕吐、烦躁不安、肌肉颤动、抽搐和呼吸中枢强烈兴奋后转入抑制，此时应减药或停药。

7. 纠正酸中毒

使用5%碳酸氢钠时，注意患者有无CO_2潴留表现。

8. 纠正肺水肿

应用脱水剂、利尿剂时，注意观察疗效。心衰时，静脉滴注不宜过快、过多。

9. 做好各种护理

病情危重、长期卧床者应做好皮肤护理、生活护理，做好护理记录，准确记录出入量。

10. 备好抢救物品

备好抢救物品如气管插管用品、气管切开包、人工呼吸器、吸痰器、氧气、强心剂、呼吸兴奋剂等。

11. 应用呼吸器患者的护理

1）熟悉呼吸器性能，在呼吸器发生故障或患者病情发生变化时，能采取有效的应急措施。

2）严密观察

（1）观察患者自主呼吸的恢复和均匀程度，以便适当调节呼吸频率、潮气量、呼吸比。

（2）观察患者有无自主呼吸，与呼吸器是否同步。是否因通气不足、呼吸道阻塞引起烦躁不安，注意管道衔接处是否漏气。

（3）观察体温、脉搏、呼吸、血压、神志、瞳孔的变化。正压吸气时使心排血量减少，血压下降。如心功能改善，心率平稳，四肢转暖，皮肤红润、无汗，说明呼吸器使用得当。

3）保持呼吸道通畅，掌握适宜的吸氧浓度，一般在40%以下。及时吸痰，防止痰栓形成，注意防止套囊脱落。

4）预防并发症：①注意呼吸道湿化，防止异物阻塞而窒息；②监测血气及电解质变化，注意缺氧、低血压、休克的发生。

（二）健康教育

1）注意休息，生活规律，戒烟、酒，少去人多的场所。

2）进行适当的体育锻炼，避免剧烈运动。

3）加强营养，进食高蛋白、高热量、低脂肪的食物。

4）坚持呼吸锻炼，改善肺功能。

（贾香先）

第七节　急性病毒性心肌炎

急性病毒性心肌炎是由于多种病毒感染所引起的心肌局限性或弥漫性炎症。它可以原发于心肌，也可在全身性疾病的同时或先后侵犯心肌而引起。本病好发于青少年和壮年，临床上以心悸、气短、心脏扩大和心律失常为主要特征。本病属于中医"心悸""怔忡""胸痹"等范畴。

一、病因

引起本病的病因主要为病毒感染，最常见的有柯萨奇病毒 B 或 A、埃可病毒、腺病毒、流感病毒、风疹病毒、脊髓灰质炎病毒等，亦称嗜心性病毒。此外，腮腺炎病毒、麻疹病毒、副流感病毒、肝炎病毒、水痘病毒、带状疱疹病毒、艾滋病病毒等亦可引起急性心肌炎。其发病机制尚未完全阐明，一般认为细胞免疫起主要作用，而病毒本身所致的溶细胞作用是导致心肌炎发病的主要因素。病毒通过血液循环到达心脏，直接侵犯心肌，或同时侵犯心包膜与心内膜，并在细胞内生长繁殖，引起心肌细胞代谢障碍而损伤心脏。其病毒感染机体后所致病变，可能与机体细胞膜上有该病毒受体及翻译该病毒信息的能力有关。细胞免疫反应则是病毒感染后，通过 T 细胞主要是 T 辅助细胞，连同抑制 T 细胞等介导免疫而致心肌损害，病毒并不直接侵害心脏，而是在心脏表面形成新抗原及特异性抗体，在补体的参与下，抗原抗体相互作用而致心肌细胞变性、坏死、产生炎症改变。

中医学认为，本病多因禀赋不足，或后天失养，病久体弱，或外邪内侵，正气不足，伤及脏腑，使机体阴阳气血亏损所致。

二、临床表现

起病前 1~2 周可有上呼吸道或肠道等感染史。各年龄组均可发病。轻者可无症状，重者可突然发生心悸、气急、乏力、心前区隐痛、胸痛（常由于伴发心包炎或胸膜炎所致）及各种类型心律失常，另外，出现恶心、呕吐、头晕、发热、食欲减退、冷汗不止等。危重者常在短期内迅速发生心衰、心源性休克或出现严重的心律失常、昏厥，甚至猝死。体征：心脏可出现不同程度扩大，心率增快或减慢，心尖区第一心音降低或分裂，时有舒张期奔马律和第三、四心音，心尖区轻微收缩期吹风样杂音或舒张期杂音。心律失常常见的是期前收缩、房室传导阻滞，严重时出现病态窦房结综合征，室上性心动过速、心房颤动、室性心动过速，甚至室颤，是造成猝死的原因之一。个别患者可出现红色小点状皮疹。小儿及老年病毒性心肌炎表现较为复杂，应注意提高诊断。

三、诊断

1）多数患病前 1~3 周有上呼吸道或消化道感染病史，以及营养不良、剧烈运动、妊娠缺氧等诱因。

2）轻者无症状，重者可突然发生心悸、气急、乏力、发热、厌食、恶心、呕吐、心前区疼痛、冷汗不止、心律失常等。危重者常在短期内迅速发生心衰或心源性休克，或出现严重心律失常、昏厥，甚至猝死。

3）心脏扩大；心率增快或减慢；心尖区第一心音降低或分裂，时有舒张期奔马律和第三、四心音；心尖区轻微收缩期吹风样杂音或舒张期杂音；心律失常，以期前收缩、房室传导阻滞多见，心房颤动、病态窦房结综合征均可出现，心律失常是造成猝死的原因之一；心衰、休克；皮疹，个别患者可出现红色小点状皮疹。

4）血白细胞计数正常或增高，血沉多增速。

5）血清酶（包括门冬氨酸氨基转移酶、丙氨酸氨基转移酶、肌酸磷酸肌酶、乳酸脱氢酶）增高。

6）血清抗体测定（包括补体结合试验、中和试验、血凝抑制试验）效价增高。

7）心电图 ST 段、T 波改变和心律失常较常见，ST 段移位和 T 波平坦、双相或倒置见于病变较广泛患者，慢性患者可有心房或心室肥大的表现。

8）X 线检查病变较广泛者可有心脏扩大。

9）病毒学检查咽、肛拭病毒分离，心肌活检组织病毒分离，或用免疫荧光法找到特异抗原，或电镜下找到病毒颗粒。

10）核素检查：放射性核素心室显影检测左心室功能受损，左心室喷血分数减低。

11）超声心动图：左室收缩功能异常，室壁运动弥漫性减低，短轴缩短分数（SF）减小（26%~28%），射血分数（EF）降低（50%）。左心舒张功能减退。

四、鉴别诊断

本病应与风湿热心肌炎、二尖瓣脱垂综合征、心肌病、心包疾病、冠心病、肺心病等相鉴别。

五、治疗

（一）中医治疗

1. 辨证论治

1）急性期

（1）风热外感

咳嗽胸闷，心悸烦躁，发热，溲黄便干。舌边尖红，舌苔厚腻，脉结代。

治法：祛风清热解毒。

方药：银花、连翘、板蓝根各 15 g，竹叶、桔梗、生甘草各 6 g，豆豉、荆芥、牛蒡子各 9 g，薄荷 4.5 g。

热毒症重者加贯众 30 g，生山栀子 9 g；咽痛者加玄参 9 g，马勃 3 g；关节疼痛者加威灵仙 12 g，独活 9 g。水煎服，每日 1 剂。

（2）湿热内侵

低热，口苦黏腻，胸闷心悸，纳呆腹胀，口渴不欲饮，尿赤。苔黄腻，脉濡数。

治法：清热化湿。

方药：大青叶、滑石、板蓝根各 30 g，连翘、射干、黄芩各 10 g，藿香、薄荷、白蔻仁各 6 g，木通 3 g。

每日 1 剂，水煎服。并随证加减。

2）恢复期及迁延期

（1）气阴两虚

心悸怔忡，气短乏力，低热不退，午后尤甚，胸闷憋气，心烦失眠。脉细数或结代。

治法：益气养阴宁心。

方药：党参、生地黄、麦冬、天冬、炙甘草各 9 g，夜交藤 15 g，麻子仁 12 g，桂枝 4.5 g，五味子 3 g，大枣 7 枚。

随证加减。水煎服，每日 1 剂。另用西洋参 10 g 炖服。

（2）瘀血阻滞

病程较长，胸闷心悸，心前区时有刺痛。舌暗，边有瘀色，脉细涩或涩紧。

治法：理气活血止痛，佐以宁心。

方药：当归、川芎、赤芍、白芍、益母草各 12 g，延胡、紫河车各 9 g，丹参 15 g，三七粉（冲）3 g。

随证加减。水煎服，每日 1 剂。另用西洋参 10 g 炖服。

（3）痰湿内阻

素体肥胖，胸闷憋气，头晕且胀，心悸，纳差，腹胀。苔白腻，脉濡滑或结代。

治法：健脾化湿，温通心阳。

方药：陈皮、白术、茯苓各 12 g，瓜蒌、薤白、制半夏各 9 g，桂枝 3 g，炙甘草 6 g。

随证加减。水煎服，每日 1 剂。

3）慢性期

辨证以阴阳两虚为主。心悸气短，肢冷畏寒，自汗乏力，水肿，面色晦暗或发绀。舌暗淡，苔薄白，脉结代。

治法：扶阳益气，养阴安神。

方药：黄芪、附子、人参（另炖）、沙参、麦冬各 9 g，枸杞子 12 g，龙骨、牡蛎、珍珠母各 20 g，桂枝、甘草、五味子各 6 g。

水煎服，每日 1 剂。

2. 中成药

1）丹参注射液：丹参能够降低氧自由基的产生，消除脂质过氧化引起的膜损害，因而具有抗氧化作用。临床可与维生素 C 等药配伍使用。

2）金莲花片：每日 3 次，每次 3~5 片。

3）柴胡注射液：每次 2 ml，肌内注射，每日 2～3 次。用于急性期发热。

4）玉屏风散：每次 12 g，每日 2 次。

5）金银花露：每次 10～15 ml，每日 3 次。用于预防及急性期治疗。

6）板蓝根注射液：2 ml，每日 1～2 次，肌内注射。急性期使用。

7）大蒜注射液：2 ml，每日 1～2 次，肌内注射。急性期使用。

8）苦参碱注射液：2～3 ml，每日 2～3 次，肌内注射。急性期使用。

3. 单方、验方

1）板蓝根、贯众各 30 g。水煎代茶饮。用于邪热炽盛者。

2）苦参 20 g。水煎服。适用于心悸而脉数或促的患者。

3）苦参、益母草各 20 g，炙甘草 15 g。水煎服。适用于心悸而脉数或促的患者。

4）黄连、五味子各 3 g，黄柏 6 g，黄芩、当归、炙甘草各 9 g，炙黄芪、党参、麦冬各 12 g，生地 20 g，琥珀粉 1.5 g。水煎服，每日 1 剂。

5）穿心莲 9～15 g。水煎服，每日 1 剂，分 3 次服用。

6）鲜梨、荸荠，煮水代茶饮。适用于气阴两虚者。

7）牛肝或羊肝 250 g，大枣 15 枚。将牛肝或羊肝切片与大枣共煮服食。适用于心悸乏力者。

4. 针灸治疗

可选内关、神门、足三里、膻中等穴位。

（二）西医治疗

1. 休息

卧床休息至体温正常后 3～4 周，待症状消失，心电图及 X 线恢复正常后渐起床活动。

2. 肾上腺皮质激素的应用

由于肾上腺皮质激素抑制干扰素的合成，促进病毒繁殖和炎症扩散，故多数学者主张急性病毒性心肌炎病情并非危重者不用。若短期内心脏急剧扩大、高热不退、急性心衰、休克和并发二、三度房室传导阻滞者可应用地塞米松每日 10～20 mg，静脉滴注 3～7 天，待病情好转后改为口服并迅速减量至停药。

3. 抗病毒药物

若属流感病毒所致心肌炎者可试用吗啉胍 100～200 mg，每日 3 次；金刚烷胺 100 mg，每日 2 次。疱疹病毒性心肌炎可试用阿糖胞苷和利巴韦林，前者剂量为每日 50～100 mg，静脉滴注，连用 1 周，后者为 100 mg，每日 3 次，根据病情连用数日至 1 周，必要时亦可静脉滴注，剂量为每日 300 mg。晚近尚有人提出用干扰素或干扰素诱导剂治疗病毒性心肌炎，其疗效尚待考核，常用制剂有：聚肌胞，每次 1～2 mg，每 2～3 天 1 次肌内注射。聚腺尿苷酸，每次 1～2 mg，每 2～3 天 1 次，肌内注射 2～3 个月为 1 个疗程。

4. 促进心肌细胞代谢

1）ATP 20 mg 口服，每日 3 次。

2）辅酶 A 50～100 U 肌内注射，每日 2 次。

3）肌苷 0.2 g 口服，每日 3 次。

4）胰岛素 8 U、10% 氯化钾 10 ml、ATP 40 mg、辅酶 A 100 U、维生素 C 2 g 加入 10% 葡萄糖液 500 ml 中，静脉滴注，每日 1 次，10 天为 1 个疗程。

5. 抗生素应用

为预防细菌感染，病毒性心肌炎患者可使用广谱抗生素，如氨苄西林、头孢菌素等。

6. 抗心律失常的治疗（非洋地黄中毒所致）

1）室早或室性心动过速：可选用美西律、利多卡因、胺碘酮、普鲁卡因胺等。

2）心房颤动：可用洋地黄，控制心率静息情况维持在 70 ~ 90 次/分，如心房颤动持续存在且有复律指征可用胺碘酮或奎尼丁复律。

3）房室传导阻滞：可给予糖皮质激素、阿托品、异丙肾上腺素等治疗，对完全性房室传导阻滞并发阿—斯综合征发作者，须立即安置临时人工心脏起搏器抢救治疗。

7. 治疗心功能不全

心衰者用洋地黄、利尿剂、血管扩张剂，心肌炎时心肌对洋地黄耐受性差，易中毒，应从小剂量应用。

8. 对症治疗

如退热、止痛、镇静、解除焦虑等。注意补液速度，以免引起或加重心衰。伴有严重心律失常时，应进行心电监护，防止恶性心律失常的发生。必要时吸氧。

六、护理与健康教育

（一）护理

1）应主动热情地与患者沟通，明确阐述病情演变过程与后期结果，避免患者过于焦急。安排亲友探视，调整患者心态，更加积极乐观地进行治疗。

2）严格遵医嘱使用抗生素进行治疗，并观察感染控制的效果及不良反应。

3）如果患者有发热现象，应进行积极地降温处理，例如温水擦浴等物理降温方法。当患者体温过高时，应遵医嘱对其进行药物降温处理，并实时关注患者基本情况，防止因降温过快而引发虚脱。

4）患者应进食营养丰富、清淡、易消化的食物，增加机体抵抗力，并执行少食多餐的原则，避免暴饮暴食。忌食辛辣、油炸、腌制、熏烤等食物，不饮咖啡、浓茶等刺激性饮料。心衰患者需要进食低盐、低脂食物。加大纤维素食物摄取量，多食用水果、绿色蔬菜补充足够维生素 C，以促进心肌代谢与修复，防止便秘。

5）密切监测患者脉搏、心率、体温、呼吸、血压等变化，对于出现呼吸困难、脉搏异常、面色苍白、烦躁不安等症状的患者，应立即联系医生处理。

（二）健康教育

1）叮嘱患者出院后持续休息 3 个月以上，避免过度劳累，适当进行户外运动，增强免疫力。

2）遵医嘱坚持服药，并定期复查。

3）戒烟、戒酒。

4）若有胸痛、胸闷、心悸等不适反应出现，要及时复诊。

（贾香先）

第八节　急性心包炎

急性心包炎是指心包脏层和壁层的急性炎症，多继发于全身疾病或局部病变。本病属中医学"心病""胸痹""喘咳""心悸""痰饮"等范畴。

一、病因

急性心包炎常是其他疾病的一种表现或并发症。多由感染所致，以结核性、化脓性（以葡萄球菌、肺炎球菌多见）及病毒性为主；非感染性心包炎以风湿性、结缔组织疾患、心肌梗死、尿毒症、肿瘤、放射损伤、过敏等多见。分为纤维蛋白性和渗出性两个阶段。

中医学认为，其发病原因有以下几种。①外邪入侵：气候突变，冷暖失常，起居不慎致腠理疏懈，卫气不固，外邪乘虚而入。②肺气不足：邪之所凑，其气必虚，人体肺气不足，外邪入侵时，首先犯肺，使肺气失宣。③内伤发热：素体阴虚，或外感发热经久不愈，而致阴血亏损，阴阳平衡失调，阳虚生内热。④心血瘀阻：心气不足，气虚血瘀，复感外邪，则有胸痹心痛之症。

二、临床表现

有原发疾病病史，如结核病史、风湿病史以及肿瘤及尿毒症等病史。急性心包炎常有发热和心悸，其主要症状为心前区疼痛或闷痛，呼吸困难，心包填塞之表现及全身症状。

（一）疼痛

疼痛常随着发热而突然出现，为剧烈的心前区锐痛，可放射至颈部、左肩或左臂等，吸气及咳嗽时加重。

（二）呼吸困难

呼吸困难为心包积液时最突出的症状，患者呼吸表浅而急促，严重者常为端坐呼吸，面色苍白、发绀。

（三）大量心包积液

大量心包积液可压迫气管、食管，出现干咳、声音嘶哑、吞咽困难、烦躁不安等。

（四）体征

1. 心包摩擦音

心包摩擦音是纤维蛋白性心包炎的典型体征。一般在心脏的收缩期和舒张期可听到抓刮样的声音，常位于胸骨左缘第三、四肋间，只存在数小时或数日。由结核、尿毒症或肿瘤引起的可持续数周。一旦心包积液增多，将两层心包隔开，则摩擦音消失。

2. 渗液性心包炎体征

心尖冲动微弱或不能触及，常在心实音界内有一段距离，听诊时心音遥远。叩诊时心实音界向左、右两侧扩大，并随体位而变动。

3. 心包填塞征

有颈静脉怒张，静脉压升高、肝大、胸水、面部及下肢水肿。患者发生急性心包填塞时，静脉压不断上升，动脉压持续降低，心排血量显著下降，血压低下，可发生休克。

三、诊断

（一）主要依据

1）出现心包摩擦音。

2）心包穿刺证实有心包积液。

（二）次要依据

1）有心前区疼痛、呼吸困难、发热等症状。

2）出现呼吸困难、心动过速、颈静脉怒张、奇脉、心尖冲动消失、心音低远、肝大等急性心包填塞症状。

3）X 线检查示心影大呈烧瓶状、心尖冲动减弱或消失。

4）心电图出现 ST 段普遍抬高，T 波低平、倒置。

5）超声心动图显示心包腔有液性暗区。

判定：凡具有主要依据中 1 项或次要依据中 3 项者均确诊为急性心包炎。

四、鉴别诊断

本病应与充血性心肌病鉴别。

五、治疗

（一）中医治疗

1. 辨证论治

1）心血瘀阻

心悸怔忡，胸闷憋气，心前区刺痛，痛有定处，乏力气短。舌质紫暗有瘀斑，苔薄，脉沉弦或细弦结代。

治法：益气活血，养心安神。

方药：桃红四物汤加减。

桃仁、赤芍各 12 g，红花、川芎、枳壳各 9 g，当归、生地、黄芪各 15 g，牛膝 10 g。

2）外邪犯肺

发热汗出，咳嗽气短，身痛乏力。苔白腻或黄，脉滑数或结代。

治法：扶正祛邪。

方药：银翘散加减。

银花、桑叶、防风、荆芥、黄芩各9 g，连翘12 g，桔梗6 g，芦根、鱼腥草各12 g。

3）气阴两虚

低热汗出或盗汗，手足心热，舌干口燥，咳嗽气短，身倦懒言。舌质淡红，脉细弱或细数。

治法：益气养阴。

方药：三才汤加减。

人参或西洋参、黄连各6～10 g，沙参、生地、百合各10～15 g，天冬6～12 g，麦冬、杏仁、知母各10～12 g，百部12～15 g。

4）痰饮伏肺

心悸气短，胸闷喘促，不能平卧，咳嗽痰多，烦躁不安。苔白腻，脉沉滑或滑数。

治法：清化痰饮。

方药：二陈汤或导痰汤合小青龙汤加减。

陈皮、茯苓、半夏各10～12 g，甘草、干姜、五味子各6～10 g，细辛、麻黄各3～6 g，桔梗、芍药各6～12 g。

2. 中成药

1）以胸痛为主要临床表现时，可用七叶莲注射液2 ml，肌内注射，每日2次；或复方丹参注射液30～40 ml加入5%～10%葡萄糖液500 ml中，静脉滴注。

2）发热者可用清开灵注射液或双黄连注射液加入5%～10%葡萄糖液250～500 ml中，静脉滴注。

3）如患者表现呼吸急促、心跳加快，四肢厥逆、汗出、血压下降可选用参麦注射液、丽参注射液或生脉注射液静脉注射或静脉滴注。

3. 单方、验方

1）黄芪、党参、茯苓各12 g，白术、柴胡、地骨皮、陈皮各10 g，当归、甘草各6 g，据报道心包炎合并心包积液病例用上方3剂退热，14剂后症状消失，随访1年未复发。

2）麦冬、沙参、百合、当归、怀山药各12 g，生地15 g，玉竹、百部、党参、白术、白芍各9 g。适于气阴两虚。

4. 针灸治疗

体针：退热用大椎、曲池穴；胸痛用膻中、内关、外关、合谷、心俞、后溪、太冲、神门、通里穴。每次选用3～5穴，采用平补平泻法，得气后留针10～15分钟，每日1次。

耳针：常用穴位为心、内分泌、皮质下、肾、神门、交感等，或取压痛敏感点。

（二）西医治疗

急性心包炎的治疗原则包括对症治疗、病因治疗和解除心包填塞。

1. 对症治疗

1）体位：呼吸困难者采取半卧位或端坐体位。

2）吸氧：呼吸困难者可给予吸氧。

3）水肿者可予低盐饮食和利尿剂。

4）发热者可给予解热止痛剂或物理方法降温。

5）胸痛剧烈者可给予镇痛剂，如磷酸可待因 0.03 g，每日 2～3 次，必要时可予哌替啶 50 mg 肌内注射。

2. 病因治疗

1）风湿性心包炎：与急性风湿热治疗相同，可用糖皮质激素、阿司匹林，因其出现填塞症状少见，故一般不做心包穿刺。

2）结核性心包炎：需同时并用两种以上抗结核药物，疗程 6 个月至 1 年。有渗液者在服用抗结核病药物基础上可同时服小剂量泼尼松 5 mg，每日 3 次，或于心包穿刺抽液时向心包腔内注入地塞米松 2～5 mg。以促进渗液吸收。

3）化脓性心包炎：应联合应用大剂量抗生素，本病的致病菌大多为葡萄球菌、链球菌、肺炎链球菌，近年来革兰阴性杆菌及厌氧菌性心包炎时有报道。可根据脓液特点大致区分，并经细菌学、药敏试验等指导用药。

青霉素类：青霉素对敏感的葡萄球菌、链球菌及厌氧菌有杀灭作用，每日 1 000 万～2 000 万 U，分 4～6 次使用，异噁唑青霉素（邻氯青霉素、苯唑青霉素、氟氯青霉素）对产生青霉素酶的菌株首选，每日 10～18 g，分 4～6 次使用；氨苄西林、氧哌嗪青霉素、呋苄青霉素、羧苄西林对革兰阴性杆菌疗效好，每日 8～12 g，分次均匀使用。禁用于青霉素过敏者。

头孢类：对青霉素过敏及使用青霉素类不佳的患者可选用。对革兰阳性菌选用头孢力新、头孢唑啉，每日 6～10 g，革兰阴性菌用头孢噻肟、头孢曲松，每日 150～200 mg/kg，用药应分 3 次以上使用。

氨基糖苷类：如庆大霉素对革兰阴性杆菌有效，阿米卡星、核糖霉素对耐药金黄色葡萄球菌有效。

此外，厌氧菌感染可选用甲硝唑每日 1.5 g，静脉点滴，对青霉素及头孢类均过敏者可试用万古霉素、红霉素、氯霉素。

也可心包腔内注药。常用青霉素 80 万～160 万 U，异噁唑青霉素 0.5 g；氨苄西林 0.5～1.0 g；庆大霉素 4 万～8 万 U 注入等。注意注入的药液浓度不宜太高，温度适宜，注入速度要慢。

4）急性非特异性心包炎：需镇静、止痛。采用肾上腺皮质激素控制急性病变，并给予抗病毒类药物。有继发感染时加用抗生素。对反复发作心包炎渗液而肾上腺皮质激素治疗无效者，可考虑心包部分切除术。

5）肿瘤性心包炎：应抗肿瘤治疗，对症处理，心包穿刺抽液减压，向心包腔内注入抗肿瘤药物。

3. 解除心脏填塞

进行心包穿刺排液不但可以解除心脏填塞，且可了解积液性质，做出病因诊断及向心包腔内注入药物，起到局部治疗作用。常用的穿刺部位有：

1）左侧第 5 肋间心浊音界内侧 1～2 cm，针尖向内、向后，指向脊柱方向。操作简便，穿刺容易成功，不易撕裂左心室壁，但有损伤冠状动脉及增加胸腔感染机会的缺点。

2）胸骨剑突与左侧肋缘相交的尖角处，患者取半卧位，针尖紧贴胸骨后推进，此穿刺点对少量渗液者也易成功，且由于不通过胸腔避免了胸腔感染的机会，尤其适用于化脓性心包炎，缺点为有撕裂右心房或右心室的危险，每次抽液数百至 1 000 ml，如有必要，抽液完毕可向心包腔内注入药物，如抗生素等。心包穿刺时，穿刺针可与心电图胸导联电极连接，在心电图监测下进行，以防意外。

4. 手术治疗

对化脓性心包炎做心包穿刺仍排脓不畅或已形成包裹性积脓时，须及早做切开引流，对缩窄性心包炎早期手术疗法是治疗的关键。对有心功能不全者，术前、术中可选用毒毛旋花子苷 K。

六、护理与健康教育

（一）护理

1. 一般护理

1）休息：患者应充分卧床休息，保持内心宁静。向患者反复讲明心静休养的重要性，尽可能地减轻心脏负担，缓解症状。嘱患者避免受凉，防止呼吸道感染，以免加重呼吸困难。

2）卧位：患者出现气短、呼吸困难时应取坐位或将上身前倾，并给予氧气吸入。协助满足生活自理需要。

3）饮食护理：全身营养差、进食少的患者，给予低盐高蛋白饮食，以改善全身症状。

4）其他：加强皮肤护理，防止压疮及感染。

2. 病情观察与护理

1）非特异性心包炎患者，应注意评估心前区疼痛的部位、性质及其变化情况，是否可闻及心包摩擦音，注意观察其胸痛程度。如疼痛剧烈，应给予镇痛药。并嘱勿用力咳嗽或突然改变体位，以免使疼痛加重。

2）当病情发展有心包积液时，胸痛往往减轻，而呼吸困难可加重，故应密切观察患者的面色、呼吸、脉搏和血压情况，以及时发现患者是否出现急性心脏填塞征象。此时应取半卧位，给予吸氧，同时报告医生，备好心包穿刺包，配合进行心包穿刺术。

3）观察患者的体温变化，热型可协助心包炎的病因诊断。有高热时按高热患者进行护理。

4）慢性缩窄性心包炎患者有大量腹腔积液及下肢水肿时，应给予低盐高蛋白饮食，记录24小时出入量；水肿明显用利尿剂治疗者，应准确记录液体出入量，并观察水肿部位的变化及有无乏力、恶心、呕吐、腹胀、心律不齐等低血钾表现。定期复查血清钾，一旦出现低血钾症状应及时补充氯化钾。

3. 心包穿刺术的护理

1）护理人员应向患者说明此项手术的必要性和临床意义，取得患者的理解和协助，解除思想顾虑。

2）嘱患者在术中勿剧咳或深呼吸，必要时于术前应用少量镇静剂。

3）抽液过程中注意随时夹闭胶管，防止空气进入心包腔，首次抽液量以100 ml为宜。此时心包腔内压力便可明显下降，填塞症状可显著减轻和缓解。还应注意观察患者的表现，注意脉搏、心率、心电和血压，如有异常及时报告医生。为防止穿刺中因迷走神经反射所致的低血压，可于术前注射0.5~1.0 mg阿托品。重症患者穿刺前可采用一些应急措施，如静脉补液以提高静脉压，增加心脏充盈，或静脉滴注异丙肾上腺素，以增加心肌收缩力，使心室排空更为完全，增加心室充盈。并发休克时应使用去甲肾上腺素、美索克新明等。在上述情况下，护理人员应注意维持静脉通畅，并准备好抢救的器械和药物。

4）心理护理：出现明显的胸痛者，应向患者做好解释工作，避免焦虑及恐惧心理的产生。对于一部分患者从急性心包炎可逐渐发展至心包积液，甚至发生心包缩窄，病程迁延日久，护理人员要细致工作，体贴关怀患者，通过交谈做好劝导工作，使患者树立信心。对于需要做心包切开患者，护理人员要了解患者对手术的顾虑和疑虑，既要向患者说明手术的必要性，又要解释手术的可靠性和采取的各项预防措施，使患者和家属增加心理适应性和对医护人员的信任感。还有的患者，心包疾病系恶性肿瘤所致，此时尤其需要消除患者的不良心理反应，如抑郁悲观的心绪，培养积极乐观的态度。要和患者家属一起做好思想疏导，鼓励患者以良好的精神状态来正确对待各项治疗措施。

（二）健康教育

1）加强心理指导，鼓励患者表达焦虑的感觉，使患者情绪稳定，在良好的心理状态下接受治疗和护理。

2）有胸痛和发热时应卧床休息，因活动会使症状加重，应指导患者采取坐位前倾的姿势以减轻胸痛。

3）指导患者了解疾病的知识，按时服药，发现异常立即就诊。

（贾香先）

第三章　消化系统疾病

第一节 胃食管反流病

胃食管反流病（GERD）是指胃、十二指肠内容物反流入食管引起临床症状或并发症的一种疾病。反流物主要是胃酸、胃蛋白酶，亦可为胆汁等。本节主要介绍胃酸相关性胃食管反流病。GERD 在欧美国家十分常见，我国对 GERD 的认识及研究起步较晚，近几年发现本病在我国并不少见，据同济医科大学附属协和医院近三年专科门诊初步统计，GERD 约占专科就诊人数的 6.2%，任何年龄均可发病，男女发病情况相近。中医无食管炎病名，根据其临床症状属中医"吞酸""吐酸""胸痹""噎食""哮喘"等范畴。

一、病因

本病与饮食不节，偏冷或偏热，饮食偏嗜，如好饮醇醪，喜食煎炸，致痰湿内壅或七情气郁，日久化火，脉络瘀阻，损伤食管黏膜，或感受风寒外邪，邪气隔阳，阳热聚中，阳气内遏不得泄越，而致血肉腐坏。

二、临床表现

GERD 的临床表现多样，轻重不一，部分有较典型的如胃灼热、反胃等反流症状，有些则酷似心绞痛或以哮喘等为主要表现。

（一）胃灼热

系指胸骨后或剑突下烧灼感，是 GERD 最常见的症状，出现于 50% 以上的患者。是由于反流的胃酸或胆汁对食管黏膜刺激所致，多在餐后 1 小时出现，卧位、前屈位及腹压增高时加重。

（二）反胃

系指无恶心和不用力状态下，胃内容物上溢，涌入口腔。反流物多呈酸性，此时称为反酸。也可有胆汁等十二指肠液。

（三）吞咽困难和吞咽痛

部分患者有吞咽困难，多由食管痉挛或功能紊乱引起，呈间歇性，进固体或液体食物均可发生；少数由食管狭窄引起，症状进行性加重。严重的食管炎或食管溃疡可出现吞咽痛。

（四）胸骨后痛

指发生于胸骨后或剑突下的疼痛，严重时可放射到背部、胸部、肩部、颈部、耳后，此时酷似心绞痛。

（五）其他

部分患者有咽部不适、异物感或堵塞感，而无真正的吞咽困难，称为癔球症，可能与酸反流所致食管上段括约肌压力升高有关。部分患者则因反流物刺激咽喉部而致咽喉炎、声嘶。亦有因反流物吸入气管和肺而反复发生肺炎，甚至肺间质纤维化。某些非季节性哮喘也可能与反流有关。

（六）并发症

1. 食管狭窄

重度反流性食管炎可引起炎症反复导致纤维组织增生，最终出现管腔狭窄，8%～20%严重的反流性食管炎发展成食管狭窄。

2. 出血、穿孔

反流性食管炎患者可因食管黏膜炎症、糜烂、溃疡导致急性或慢性出血，可表现为呕血和（或）黑便，出血的发生率在5%以下。偶见食管穿孔。

3. Barrett 食管

指食管黏膜在修复过程中，鳞状上皮被柱状上皮替代。Barrett 食管是癌前病变，其腺癌的发生率较正常人高 30～50 倍。Barrett 食管可发生消化性溃疡，亦称 Barrett 溃疡。

三、实验室及其他检查

（一）内镜检查

内镜检查是诊断反流性食管炎最准确的方法，并能判断反流性食管炎的严重程度和有无并发症，结合活检可与其他原因引起的食管炎和其他食管病变（如食管癌等）作鉴别。内镜下无反流性食管炎不能排除 GERD。根据内镜下所见食管黏膜的损害程度进行反流性食管炎分级，有利于病情判断及指导治疗。目前国外采用洛杉矶分级法：正常，食管黏膜没有破损；A 级，一个或一个以上食管黏膜破损，长径小于 5 mm；B 级，一个或一个以上黏膜破损，长径大于 5 mm，但没有融合性病变；C 级，黏膜破损有融合，但小于 75% 的食管周径。D 级，黏膜破损融合，至少达到 75% 的食管周径。

（二）24 小时食管 pH 值监测

目前已被公认为诊断 GERD 的重要诊断方法。应用便携式 pH 值记录仪在生理状态下对患者进行 24 小时食管 pH 值连续监测，可提供食管是否存在过度酸反流的客观证据，有助于鉴别胸痛与反流的关系。常用的观察指标：24 小时内 pH 值 <4 的总百分比时间、pH 值 <4 的次数，持续 5 分钟以上的反流次数以及最长反流时间等指标。但要注意在行该项检查前 3 日应停用抑酸药与促胃肠动力的药物。

（三）X 线检查

平卧或头低脚高位进行吞钡 X 线透视是了解有无胃食管反流的简易方法，但诊断敏感性不高，在轻型患者常无阳性发现。在反流性食管炎可见下段食管黏膜皱襞粗乱、食管蠕动减弱，运动不协调或不规则收缩。该项检查还可发现是否合并食管裂孔疝、贲门失弛缓症及食管肿瘤等病变。

（四）食管滴酸试验

食管滴酸试验又称 Bernstein 试验。患者在单盲情况下坐位导入鼻导管，固定在距鼻孔 30 cm 处，滴注生理盐水 10～12 ml/min，历 15 分钟，再以同样速度滴注 0.1 g 盐酸。食管炎活动期患者一般在 15 分钟内出现胸肌后烧灼样不适或疼痛，经换用生理盐水滴注，症状渐见缓解。本试验有利于胸骨后疼痛的鉴别诊断。

（五）食管内压测定

正常人静息时食管下端括约肌压力大于 2.0 kPa，低于 1.3 kPa 表示食管下端括约肌张力降低，胃液易反流。

（六）食管闪烁扫描

^{99m}Tc 标记的固体或液体吞服后在胃和食管做 γ 闪烁照相，并配合诱发试验，做核素计数和反流指数测定，诊断阳性率为 90%。

四、诊断

由于部分 GERD 患者反流症状明显，但 X 线检查、内镜检查食管无异常发现，或者内镜检查显示有食管炎、但不一定是由于反流引起；有的临床表现酷似心绞痛，或以哮喘、咽喉炎为主要表现，造成诊断上困难。诊断标准如下：

1）饭后发生反酸、胃灼热，卧位时加重；胸骨下不适感或疼痛。

2）内镜检查食管黏膜充血、渗出、糜烂或浅溃疡；严重者有食管瘢痕狭窄。

判定：具备第 1）项即可诊断，兼有第 2）项即可确诊。

五、鉴别诊断

本病应与溃疡病、心绞痛、食管癌等相鉴别。

六、治疗

（一）中医治疗

1. 辨证论治

1）痰气交阻证

吞咽梗阻，间歇发作，胸膈痞闷，呕吐吞酸。苔薄腻，脉弦滑。

治法：理气化痰。

方药：启膈散加减。

北沙参、丹参、茯苓各 12 g，川贝母、浙贝母各 6 g，郁金 9 g，半夏 10 g。

2）痰热互结证

胸膈痞闷，灼热疼痛，反酸，口苦口干，吞咽不下。苔薄黄腻，脉细弦滑。

治法：清热化痰。

方药：小陷胸汤加减。

全瓜蒌 12 g，半夏、郁金、山栀、枳壳各 10 g，川连 3 g，川贝母 6 g。

3）痰瘀盘踞证

胸膈疼痛，固定不移，或经检查确定食管有瘢痕狭窄者。苔薄舌暗，脉细涩。

治法：软坚散结，活血化瘀。

方药：膈下逐瘀汤加减。

当归、川芎、桃仁、丹皮、赤芍、五灵脂、延胡索、半夏各 10 g，瓦楞子 30 g。

2. 单方、验方

1）乌贼骨、白及各 30 g，浙贝母 12 g。共研细末，每服 6 g，每日 4 次。

2）半夏、黄芩、旋覆花各 9 g，黄连 3 g，全瓜蒌 12 g，干姜 2 g，瓦楞子（先煎）30 g，代赭石（先煎）15 g，可随证加减。每日 1 剂，煎服 2 次。

3）取纯藕粉 2 匙，加温水少许，和匀后再加冷水适量，充分调匀。用小火加热，边热边搅，待呈薄糊状已熟，加入云南白药 1 g，白糖少许，拌匀。用法：患者卧床（低枕）含一口，仰卧咽下；再含一口，左侧卧咽；再含一口，右侧卧咽；再含一口，俯卧咽下；剩余者仰卧咽毕，漱口后仰卧床勿起，1 小时内勿饮水进食。每日 2 次，以午餐后及晚睡前服为好，使药物充分作用于患处。

（二）西医治疗

GERD 的治疗目的是控制症状、治愈食管炎、减少复发和防止并发症。

1. 一般治疗

1）睡眠时抬高床头，这是简而有效的方法，因食管体部在夜间很少有推进性蠕动，反流液易在食管内潴留，故主张抬高床头，一般抬高 15~20 cm。

2）注意进食的方法和选用的食品。

（1）避免过冷、过热及刺激性食物，以免诱发胸骨后疼痛。睡前 2 小时停止进食，以减少夜间反流。

（2）避免进食致胃酸增高的食物，如咖啡、浓茶、醋酸及酸性饮料等，胃酸增高不仅增加酸反流量，而且酸增高反馈抑制胃泌素的释放，从而降低食管下括约肌（LES）的张力。

（3）避免食用降低 LES 张力的食物，如巧克力、脂肪等；应戒酒，乙醇可降低 LES，减弱食管全部蠕动，影响食管对酸性反流物的清除能力。

此外，吸烟可降低 LES，同时可使幽门括约肌松弛，致十二指肠胃反流，应戒除。

3）告知患者避免应用降低 LES 的药物，包括抗胆碱能药、异丙肾上腺素、多巴胺、左旋多巴、酚妥拉明、钙离子通道阻滞剂、前列腺素 E_1、地西泮、氨茶碱、喘定、烟酸、吗啡、黄体酮、雌激素、生长抑素、胰高糖素等。

4）避免增加腹压有关因素，如减肥、不穿紧身衣裤、不紧束腰带、尽量避免举重物、弯腰等增加腹压的动作和姿势。防治咳嗽、便秘、呕吐、腹胀、腹水等病症。

5）告知患者积极治疗某些可促进胃食管反流的疾病，如食管裂孔疝、十二指肠球部溃疡、胆石症等。

2. 药物治疗

药物治疗的目的是增强抗反流屏障的作用，提高食管的清除能力，改善胃排空和幽门括约肌的功能，防止十二指肠反流，抑制酸分泌，减少反流物中酸或胆汁等含量，降低反流物的损害性，保护食管黏膜，促进修复。通过治疗达到解除症状治疗反流性食管炎，预防并发症和防止复发等目的。

1）中和和抑制胃酸药物：中和胃酸的药物沿用已久的有氢氧化铝、碳酸钙等，近来较常用的有铝碳酸镁，常用方法为 2 片/次，每日 3 次。饭后 1~2 小时嚼碎服下。抑制胃酸的药物主要是 H_2 受体拮抗剂（H_2RA）和质子泵抑制剂（PPI），PPI 能抑制刺激后的胃酸分泌，是治疗 GERD 最有效的药物，目前临床应用的有奥美拉唑、兰索拉唑、潘托拉唑、雷贝拉唑等，药物用量以逐步递减为妥。经治愈的患者停药后，90% 可在 6 个月内复发，因此，需要做长期维持治疗。

2）促动力药物：促进食管、胃的排空，增加 LES 张力，抑制胃食管反流。此类药物宜于餐前半小时左右服用。常见的促动力药物分类有：

（1）多巴胺受体拮抗药：主要有甲氧氯普胺、多潘立酮和伊托比利。作用：与食管、胃、肠道的多巴胺受体结合，使胆碱能受体相对亢进，可促进食管、胃平滑肌张力，增进食管蠕动，增加 LES 张力及收缩幅度，促进食管的清除功能，阻止胃内容物反流。加快胃排空，还能增进十二指肠、空肠、回肠的蠕动，减少十二指肠反流。但单独用药效果欠佳，应与抑酸药合并使用。

甲氧氯普胺（灭吐灵）主要作用于中枢神经系统的多巴胺受体，具有促进食管清除和加快胃排空，增加 LES 张力的作用。在临床治疗反流性食管炎疗效有限，一般需与抗酸药同时使用。能通过血—脑屏障，可产生神经精神方面的副作用，如倦怠、焦虑、锥体外系反应等。目前，在临床上已经较少使用。常用剂量为：甲氧氯普胺，5 ~ 10 mg，3 次/天，饭前服用。

多潘立酮（吗丁啉）主要可以加快胃排空，对食管清除的作用相对较弱，在临床上用于反流性食管炎治疗以及疗效评价的报道较少。有报道称，长期使用可引起血中催乳素水平增高，临床上非哺乳期患者出现泌乳现象。常用剂量为：多潘立酮，10 ~ 20 mg，3 次/天，饭前服用。

伊托比利是近年来研制的新型胃动力药，具有水溶性多巴胺 D_2 – 受体拮抗作用和乙酰胆碱酯酶活性。通过拮抗突触后胆碱能神经元上的多巴胺受体，刺激神经末梢释放内源性乙酰胆碱，进而促进胃肠道运动。临床上常用于缓解功能性消化不良。本品作用是多潘立酮的 10 倍左右。常用剂量为：伊托比利，50 mg，3 次/天，饭前服用。

莫沙比利是近年来研制的新型胃动力药，具有对胆碱运转神经的活化，使神经末梢释放内源性乙酰胆碱，进而促进胃肠道运动。临床上常用于缓解功能性消化不良。本品作用是多潘立酮的 10 ~ 12 倍。常用剂量为：莫沙比利，5 mg，3 次/天，饭前服用。

（2）西沙必利（普瑞博思）：是甲苯酰胺的衍生物，为 5 – HT 受体激动药，主要作用于消化道的胆碱能中间神经元及肌间神经丛运动神经元的 5 – HT 受体，增加乙酰胆碱的释放，从而改善食管、胃、小肠和大肠的推动性运动，为全胃肠道动力药，不仅对食管清除的作用较强，而且还能加快胃排空，减少十二指肠内容物—胃反流，曾一度认为是临床上最好的胃肠道的促动力药物，受到医生和患者的青睐。常用剂量为：西沙必利，5 ~ 10 mg，3 ~ 4 次/天。联合应用 H_2RA 与促动力药物对反流性食管炎的治愈率高于单用 H_2RA。西沙必利还可用于 GERD 维持治疗，在维持治疗中，西沙必利和雷尼替丁合用效果优于单用雷尼替丁，但较奥美拉唑疗效差。不良反应有：腹痛、腹泻等，但一般症状较轻，停药后常消失。近年来，应用西沙必利后，有报道出现患者心电图异常，有大量文献陆续报道了患者因服用西沙必利而导致严重的心血管不良反应，如 Q 波延长、QT 间期延长、严重的心律失常，尤其是室性心律失常，包括尖端扭转型室速等，导致患者猝死。自 1993 年在美国上市以来，已经有 38 例患者死亡，美国食品药品监督管理局（FDA）已将本药品从美国市场上撤销。在欧洲等国也已禁用。同时西沙必利与抗心律失常、抗抑郁药（包括应用广泛的阿米替林）、抗精神病药、抗组胺药（阿司咪唑）、抗生素司氟沙星和尿失禁治疗药物特罗地林均有严重的相互作用。以上不良因素使西沙必利的临床需求量大幅度降低。目前，在中国本药尚可用于反流性食管炎治疗，但也做出了严格的限制，要求剂量在 15 mg/d 左右，并定期复查心电图。对年龄较大，有冠心病、心血管疾病病史的患者慎用。

3）黏膜保护剂：主要包括硫糖铝和枸橼酸铋钾，此类药能在受损黏膜表面形成保护膜以隔绝有害物质的侵蚀，从而有利于受损黏膜的愈合。硫糖铝的常用剂量为 1 g，每日 4 次。饭前 1 小时和睡前服用；枸橼酸铋钾 240 mg，每日 2 次，早饭和晚饭前 30 分钟服用。铝碳酸镁对黏膜也有保护作用，它能吸附胆酸等碱性物质，使黏膜免受损伤。

4）拟胆碱能药：氯贝胆碱能增加 LES 的张力，促进食管收缩，加快食管内酸性食物的排空以改善症状。每次 25 mg，每日 3～4 次。本品能刺激胃酸分泌，长期服用要慎重。

5）联合用药：促进食管、胃排空药和制酸剂联合应用有协同作用，能促进食管炎的愈合。亦可用多巴胺拮抗剂（如甲氧氯普胺、多潘立酮）或西沙比利与组胺 H_2RA 或 PPI 联合应用。

3. 维持治疗

GERD 具有慢性复发倾向，据西方国家报道，停药后半年复发率高达 80%。为减少症状复发，防止食管炎反复复发引起的并发症，需考虑给予维持治疗，停药后很快复发且症状持续者，往往需要长期维持治疗；有食管炎并发症如食管溃疡、食管狭窄、Barrett 食管者，肯定需要长期维持治疗。H_2RA、西沙必利、PPI 均可用于维持治疗，其中以 PPI 效果最好。维持治疗的剂量因患者而异，以调整至患者无症状之最低剂量为最适剂量。

4. 抗反流手术治疗

抗反流手术是不同术式的胃底折叠术，如同时合并食管裂孔疝，可进行裂孔修补及抗反流术。目的是阻止胃内容物反流入食管。抗反流手术指征为：①严格内科治疗无效；②虽经内科治疗有效，但患者不能忍受长期服药；③经反复扩张治疗后仍反复发作的食管狭窄患者，特别是年轻人；④确证由反流引起的严重呼吸道疾病。除第 4 项为绝对指征外，近年来，由于 PPI 的使用，其余均已成为相对指征。

5. 新的治疗方法

GERD 内镜下治疗在近年来获得较大进展，Stretta 法和生物聚合物注入法是两种新的治疗方法。

1）Stretta 法：该设备由一根带有探针的导管、球篮和带有 4 根镍钛合金电极的球囊组成。该方法的作用机制可能是由于能量刺激导致食管胶原分子缩短、巨噬细胞和成纤维细胞激活、胶原结构重建，最终导致胃食管交界处缩窄变紧。

Triadfilopoudos 等完成的一项多中心非随机临床研究。对所有入选的 116 例具有内镜治疗适应证的 GERD 患者，行 Stretta 方法治疗后进行了 12 个月的跟踪观察。结果显示，该方法可显著改善 GERD 症状，减少酸反流并减少或停止 PPI 的使用。其并发症多发生于治疗后的 6 个月内，主要包括食管穿孔、出血、黏膜损伤、吸入性肺炎和胸膜渗液，并发症总发生率低于 0.6%，认为该方法是一种安全有效的治疗手段。

2）生物聚合物注入法：该方法是通过内镜将生物聚合物注入 LES。根据注入的聚合物不同，该类方法可分为 Enteryx 法、Rolfs 法和 Endotonics 法，是通过胃镜分别将生物聚合物、脂质微球或硫化氢置入 LES 附近。Enteryx 本身是黏度较低的液体，可通过 23～25 号针管注射，而当与组织接触时可迅速变成海绵状团块。近年来的资料表明，该聚合物无抗原性，在体内不会被生物降解，不通过血管或淋巴管移行，注射后形成的团块亦无皱缩现象，因此，逐渐开始用于 GERD 治疗。Rolfs 法和 Endotonics 法与 Enteryx 法的操作基本相似，仅注入的物质不同。该类方法的作用机制尚不明确。

部分研究表明，Enteryx 法可能通过升高患者的 LESP 或使 LES 压力带增长，而导致酸反流时间和次数显著减少。

六、护理与健康教育

（一）护理

1. 饮食调护

①饮食有节，避免暴饮暴食，少食多餐；②避免酸辣、烟酒和浓茶等有刺激性食物，甜食、咖啡、巧克力、高脂肪尽可能减少摄入；③慎用对食管不利的药物如：硝酸甘油、钙离子通道阻滞剂等。

2. 生活调护

改变不良生活习惯，避免导致食管下端括约肌功能减弱的有关因素。具体如下：①肥胖者应减轻体重；②减少增加腹内压的活动，如不穿太紧的内衣裤等；③睡眠时床头垫高 15～20 cm，避免餐后立即卧床、睡前饮水或进食，晚餐与入睡的间隔应拉长，不得少于 3 小时，以减少反流，每餐后让患者处于直立位或餐后散步，借助重力促进食物排空，避免剧烈运动；④劳逸结合，加强体育锻炼。

3. 情志调护

GERD 患者往往存在一定程度的肝气郁结之象，所以保持心情舒畅尤为重要，疏导自我，修养身心很重要，保持积极乐观的心态，及时调节好心情，可以减少复发，缓解症状。

4. 防止复发

应用强力抑酸剂，短期控制症状快，对胃排空及胆囊动力有抑制作用，对于顽固的重度 GERD 患者，长期予口服 PPI，不是好的康复治疗方法。目前最理想的治疗是通过中医辨证施治来改善胃食管的功能，中医针对病因病机为气机升降失调，胃气上逆，采用疏肝解郁、健脾化痰、和胃降逆、清肝利胆等治法，具有优越性。

5. 专科随访

GERD 的治疗一般需要治疗 8 周以上，在脾胃病专科医生指导下有助于专业性地应用中西医结合的最佳治疗方案，顺利地控制症状和进一步的康复。

（二）健康教育

1）首先应改变生活方式和饮食习惯。避免餐后平卧和睡前2小时内进食。睡眠时抬高床头，这是简而有效的方法，因食管体部在夜间很少有推进性蠕动，反流液易在食管内潴留，故主张抬高床头，一般抬高15～20 cm。

2）避免进食过冷、过热及刺激性食物，以免诱发胸骨后疼痛。睡前2小时停止进食，以减少夜间反流。

3）避免进食致胃酸增高的食物，如咖啡、浓茶、醋及酸性饮料等，胃酸增高不仅增加酸反流量，而且酸增高反馈抑制胃泌素的释放，从而降低食管下括约肌压力的张力。

4）避免食用降低LES张力的食物，如巧克力、脂肪等；应戒酒，乙醇可降低食管下括约肌压力，减弱食管蠕动，影响食管对酸性反流物的清除能力。此外，吸烟可降低食管下括约肌压力，同时可使幽门括约肌松弛，致十二指肠胃反流，应戒除。

5）避免增加腹压有关因素，如减肥、不穿紧身衣裤、不紧束腰带、尽量避免举重物、弯腰等增加腹压的动作和姿势。防治咳嗽、便秘、呕吐、腹胀、腹水等病症。

6）治疗某些可导致胃食管反流的疾病，如食管裂孔疝、十二指肠球部溃疡、胆石症等。

（贾香先）

第二节　急性胃炎

急性胃炎是由各种不同因素引起的胃黏膜甚至胃壁的急性炎症，因常伴有肠炎，故后者又称胃肠炎。临床以急性单纯性胃炎常见，属中医"呕吐""脘痛""霍乱""胃痛"等范畴。

一、病因

急性胃炎临床可分为急性单纯性胃炎、急性感染性胃炎、急性腐蚀性胃炎、急性出血糜烂性胃炎、急性化脓性胃炎。单纯性胃炎可由化学刺激（烈酒、咖啡等）、物理刺激（过烫或粗糙食物）、微生物或细菌毒素（被污染食物）所引起，以沙门菌属及嗜盐菌多见。感染性胃炎是患全身性感染性疾病引起。腐蚀性胃炎是吞服强酸、强碱等腐蚀剂引起。急性出血糜烂性胃炎，常表现为消化道出血等。急性化脓性胃炎系严重血源性细菌感染引起的胃壁全层化脓性病变。

中医学认为，急性胃炎多因感受风、寒、暑、湿之邪或秽浊之气，侵犯胃腑，致胃失和降，谷随气逆，或饮食不节、不洁，伤胃滞脾，食停不化，浊气上逆所致。

二、临床表现

起病急，病程短，呕吐，上腹部疼痛。轻则恶心，中上腹部不适，胀满；重则发热，腹部剧痛，水样大便，日行数十次，常伴有失水、酸中毒、休克等。

急性单纯性胃炎常有不洁食物摄入史，潜伏期 2～24 小时不等，伴有腹泻是其突出症状，或有暴食暴饮、酗酒等，临床上可出现上腹部疼痛、呕吐等。

急性感染性胃炎，常有全身感染性疾病的症状体征。

急性腐蚀性胃炎，有吞食强酸或强碱等病史。或其他腐蚀剂而造成黏膜的损伤。黏膜表现为充血、水肿、黏液增多，严重者可出现糜烂、坏死、溃疡，甚至穿孔。

急性感染性胃炎，常有全身感染或感染性疾病的症状和体征。

急性出血糜烂性胃炎，其特点是胃黏膜急性多发性糜烂和出血，或同时伴有潜在性溃疡；病变可为局灶性，也可累及整个胃黏膜。出血和糜烂可反复发生，是上消化道出血的主要原因之一，约占上消化道出血的 20%。起病前一般无明显不适，或仅有消化不良症状，但常为原发的严重疾病所掩盖，往往以上消化道出血为主要表现。有呕血（或便血），但出血量一般不大，常呈间歇性，可自行停止。半数以上患者有上腹部不适、疼痛、食欲缺乏和疲劳无力等症状。

急性化脓性胃炎，一般呕吐频繁伴寒战和高热，可出现中毒性休克。

三、诊断要点

（一）病史

1）有进食被病原微生物或其毒素污染的食物史。

2）误食有毒的动植物或化学毒物史。

3）服用水杨酸类药物或其他药物如洋地黄、抗生素等服药史。

4）饮用过多的乙醇性饮料、暴饮暴食、受凉、环境或饮食习惯改变等可使机体抵抗力降低而诱发本病。

（二）临床表现

1）起病急骤，上腹部剧烈疼痛伴嗳气、恶心、呕吐，少数患者可出现发热、急性上消化道出血以及腹泻。严重呕吐、腹泻者可出现脱水和虚脱。

2）食物中毒所致的急性胃炎常有不洁食物摄入史，潜伏期 2～24 小时不等，腹泻是其突出症状。酗酒、暴饮暴食、饮冷饮等使症状加重。吞服腐蚀剂后，口腔、食管及胃黏膜都有不同程度损害，吞服硫酸者口腔黏膜上见有黑痂，盐酸为灰棕色痂，硝酸为黄痂，而来苏水则先为灰白色，后为棕黄色。临床上可出现上腹部疼痛、吞咽困难和呼吸困难，呕吐物中时有坏死胃黏膜，严重者则发生食管或胃穿孔。

3）化脓性胃炎一般呕吐频繁，伴寒战和高热时可出现中毒性休克。应激性胃糜烂常有明确的应激原，上腹痛轻微，甚至缺如，不论有无消化性溃疡史，突发呕血或黑便是其主要临床表现。

（三）实验室及其他检查

1）若为细菌感染，呕吐物和粪便可培养出致病菌，血白细胞计数正常或增高。如呕吐严重，血液生化检查可有低钠、低氯、低钾，二氧化碳结合力降低。

2）内镜检查，急性胃炎在内镜下的主要变化是胃黏膜充血、水肿，表现有片状渗出物和黏液，黏膜皱裂上有散在细小的出血点、糜烂或小脓肿。

四、治疗

（一）中医治疗

1. 辨证论治

1）痰热气滞

胃脘痞满，按之则痛，呕吐口苦，不喜饮食，小便黄，大便干。舌淡红，苔黄腻，脉弦滑。热结，则腹胀满而痛，大便秘结；热伤脉络，则吐血或黑便；夹食滞，则呕吐酸腐，嗳气厌食。

治法：理气和胃，清热涤痰。

方药：小陷胸汤合四逆散加味。

黄连4.5 g，瓜蒌、白芍各15 g，枳实、半夏各9 g，北柴胡6 g，竹茹12 g，甘草3 g。

热结便秘或络伤血出，加大黄粉3~6 g；夹食滞，加莱菔子10 g，焦山楂、麦芽、谷芽各15 g。

2）痰湿气滞

胃脘痞满，按之则痛，呕吐口淡，不思饮食，小便清，大便溏软。舌淡红，苔白腻，脉弦缓。夹寒，则呕吐清水，肢末冷；夹食滞，则呕吐食物，腐臭。

治法：理气和胃，祛湿化痰。

方药：小半夏加茯苓汤合四七汤加味。

厚朴、半夏、苏梗、藿香各9 g，茯苓、生扁豆各12 g，炙甘草3 g，生姜3片。

夹寒，加吴茱萸6 g，干姜3 g；夹食滞，加神曲10 g，麦芽、谷芽、焦山楂各15 g。

3）寒湿阻脾

呕吐不食，腹痛肠鸣，大便清稀，小便白而少，或寒热头痛，肢体酸痛。舌淡红，苔白腻，脉濡弦。夹食滞，则呕吐腐臭，吐后则舒，大便夹不消化食物。

治法：散寒祛湿，化浊止呕。

方药：藿香正气散加减。

藿香、半夏、白术、苏叶各9 g，白芷、陈皮各6 g，茯苓12 g，厚朴8 g，生扁豆10 g，炙甘草、防风各3 g，砂仁（后入、分煎）4.5 g。

夹食滞，加焦山楂、麦芽、谷芽各15 g。

4）脾胃湿热

呕恶不食，脘腹胀闷，口苦而渴，腹痛即泻，肛门灼热，大便臭秽，小便短赤，或发热，头痛。舌红，苔黄而厚腻，脉濡数或滑数。夹食滞，则呕吐酸臭，大便不畅。

治法：清热利湿，和胃止呕。

方药：葛根芩连汤加味。

葛根、白芍各 10 g，黄芩、半夏各 9 g，黄连、木香各 4.5 g，竹茹 12 g，生薏苡仁 30 g，枳壳 6 g，佩兰 8 g，甘草 3 g。

夹食滞，加大黄 6 g，焦山楂、麦谷芽各 15 g。

2. 中成药

1）理中丸：每次半丸，每日 2 次。用于脾胃虚寒，呕吐泄泻，胸满腹痛，食欲缺乏等。

2）附子理中丸：每次 1 丸，每日 3 次。用于脾胃虚寒，脘腹冷痛，呕吐泄泻，手足不温等。

3）腹痛止泻丸：每次 1~2 丸，每日 2 次。用于脾胃虚寒，腹痛泄泻，恶心呕吐等。

4）香连化滞丸：每次 9 g，每日 2~3 次。用于腹泻，腹痛，肛门灼热等。

5）调脾止泻丸：每次 1~2 丸，每日 2 次。用于呕吐泄泻，腹痛下坠，恶心等。

6）香果健消片：每次 5~8 片，每日 3 次。用于胃脘胀满，食欲减退，呕吐泄泻等。

7）平胃丸：每次 9 g，每日 2~3 次。用于食积，脾胃湿盛，恶心呕吐，腹痛，腹泻等。

8）保和丸：每次 6 g，每日 2 次。用于食积停滞，呕恶腹泻，脘腹胀满等。

9）楂曲合剂：每次 10~15 ml，每日 2~3 次。用于脾胃不和，脘腹胀满，恶心呕吐，大便溏泄，嗳气吞酸等。

10）红灵丹：每次 0.3~0.6 g，每日 2~3 次。化服或吞服。用于胃炎而属于湿热疼痛者。

11）黄连片：每次 3 片，每日 3 次。温开水送服。适用于急性胃炎而有泻利者。

12）左金丸：每次 3 g，每日 2~3 次。温开水送服。适用于发怒后的急性胃炎，胃部灼痛者。

13）藿香正气合剂：每次 20~40 ml，每日 3 次，温开水冲服。适用于本病兼外感、呕吐剧烈者。同类产品有藿香正气冲剂、藿香正气水。

3. 单方、验方

1）紫珠草 30~60 g。煎服。适用于热伤脉络出血者。

2）烧盐探吐法。适用于急性胃炎，恶心重、吐不出，甚至冷汗出、腹中痛者。即用盐一小撮，置刀上用火炙透，再用童便和服，少顷即得吐下而宣通壅滞。亦可服用行军散或红灵丹 0.5~1 g。

3）炒车前子研细末，瓶装备用。饭前服 4.5 g，每日 3 次。服药期间忌食辛辣等刺激性食物。

4）黄连、半夏、生姜各 10 g，水煎服。或用灶心土 100 g，煎约 15 分钟，澄清、去渣，取澄清液煎黄连、半夏、生姜约 20 分钟，温服。作用为止吐、止呕。

5）牛涎、猪胆汁、蜂蜜各 1 盅。制法：将牛涎、猪胆汁和蜂蜜混合均匀，武火炖开。用法：1 次饮下，每日 1~2 次。此方适用于治疗急性胃炎的呕吐，有和胃降逆止呕的功用。

6）鲜姜、红糖各 500 g，共捣烂，每日早晨空腹时用开水冲泡约 50 g，饮服。适用于一般呕吐。

4. 针灸治疗

1）体针：选中脘、内关、足三里、公孙穴。寒者留针加灸。

2）耳针：选胃、肝、交感、皮质下、神门穴，每次取 2~3 穴，强刺激，留针20~30 分钟。

3）埋针：穴位选足三里、中脘、天枢、胃俞、肝俞、阿是穴。手法：用环形柄皮内针刺入，胶布固定。每次选穴 4 个，留针 3 天。

5. 其他疗法

1）注射疗法：穴位选中脘、足三里、建里、内关。方法：用 0.5%~1% 普鲁卡因分别注入上述任意两个穴位中，余下两穴各注入阿托品 0.25 mg。

2）刺血疗法：穴位选膏肓、足三里。手法：用三棱针刺出血，再用梅花针弹刺腰背、胸腹部，以见血珠为宜。

（二）西医治疗

1. 对症治疗

1）对误服被细菌污染的食物或过量药物者可采用催吐、洗胃或导泻的方法。

2）对误服毒物者，应用解毒剂，但要首先搞清所服毒物的种类，如服强酸者可给予口服弱碱溶液，如镁乳 60 ml 和氢氧化铝凝胶 60 ml；服强碱者用弱酸溶液，如醋酸、枸橼酸等。

3）可用阿托品 0.5 mg 或山莨菪碱 10 mg 肌内注射，或口服溴丙胺太林（普鲁本辛）30 mg，元胡止痛片 8 片，每日 3 次。

4）可用甲氧氯普胺 10 mg，口服或肌内注射，也可用溴米那普鲁卡因 2~4 ml 肌内注射止吐。

2. 纠正水、电解质紊乱

重症患者常因呕吐、腹泻导致脱水及电解质紊乱，应鼓励患者多饮水或口服补液。严重呕吐不能口服者，应静脉补液，用生理盐水或平衡盐液与 5% 葡萄糖液按 2:1 或 3:1 的比例配合给予。排尿后适当补钾。酸中毒者给予适量的 5% 碳酸氢钠。伴有血压下降者应快速补液，必要时给予升压药。

3. 抗感染

有全身或局部感染者，给予抗生素治疗。

4. 其他

如有呕血，可给予止血药静脉或肌内注射，亦可静脉滴注西咪替丁等制酸止血，或用冷盐水加去甲肾上腺素洗胃。对急性酸、碱、腐蚀性胃炎应按吞食毒物处理，立即给予鸡蛋清、牛奶、豆腐浆之类，以中和酸碱，保护胃黏膜，绝对不能给予进水进食和洗胃。

5. 外科治疗

如经内科保守治疗仍未能控制出血或反复大量出血者，或胃穿孔等并发症后，可考虑手术治疗。腐蚀性胃炎急性期过后，可根据食管或胃的瘢痕形成情况，做食管扩张或胃造瘘术。必要时做胃部分切除术。

五、护理与健康教育

（一）护理

1）患者应注意休息，减少活动，重者应卧床休息。同时应做好患者的心理疏导，解除其精神紧张，保证身、心两方面得以充分的休息。

2）进食应定时、有规律，不可暴饮暴食，避免辛辣刺激食物。一般进少渣、温凉半流质饮食。如有少量出血可给予牛奶、米汤等流质以中和胃酸，有利于黏膜的修复。

3）病室内应注意保持环境安静、舒适，保证患者睡眠。注意保暖。

4）呕吐后应随时清除呕吐物，并用清水漱口。呕吐厉害的可用温水洗胃，但急性腐蚀性胃炎不宜洗胃，以防穿孔。

5）腹痛者可用热水袋局部保暖，或遵医嘱应用阿托品、山莨菪碱等解痉剂。

6）做好精神护理，对有意吞服腐蚀剂中毒的患者，应主动关心患者，耐心细致地做患者的思想工作，了解其思想动态，有针对性地鼓励教育患者，建立正确的人生观。

7）观察呕吐的次数、性质、呕吐物的颜色、气味和量；腹痛的部位和性质；脱水及酸碱失衡的表现和体温、血压等变化。对于急性腐蚀性胃炎应注意观察呕吐物有否血样黏膜腐片；注意口、唇、咽喉接触腐蚀剂后灼痂的色泽，以辅助病因学的诊断。如硫酸致黑色痂、盐酸致灰棕色痂、硝酸致深黄色痂、醋酸致黑色痂、强碱致透明水肿；同时尚应观察体温、脉搏、呼吸、血压、尿量、瞳孔、意识、皮肤的变化。如出现休克征象及并发症应及时通知医生。

8）对出血量大、呕吐频繁者，应立即建立静脉通道，按医嘱输液，补充电解质，根据病情调整输液速度，必要时配血、输血，以恢复患者的有效循环血量，保持体液平衡。动态观察生命体征，记录 24 小时出入液量，观察皮肤温度、弹性等，以利评估病情。

9）对急性腐蚀性胃炎应遵照医嘱应用腐蚀剂解毒药和抗休克、抗感染治疗时，应及时准确，并观察治疗效果。强酸中毒需用碱性药物时，忌服碳酸氢钠或碳酸钠，以免产生气体，引起胃肠穿孔。患者烦躁和剧痛应用吗啡或哌替啶时，需观察呼吸情况，如有异常应通知医生，并协助处理。

（二）健康教育

向患者及家属讲明该病的病因，如系药物引起，应告诫今后勿用该药，如非用该药不可，必须同时服用制酸剂以防止该药被胃黏膜吸收。嗜酒者劝告其戒酒。应使患者及家属了解本病为急性病，应及时治疗及预防复发，防止发展为慢性胃炎。

（贾香先）

第三节　慢性胃炎

慢性胃炎系由多种病因引起的胃黏膜的慢性炎症性病变。本病十分常见，男性多于女性，其发病率随年龄的增长而增加。我国多数是以胃窦为主的全胃炎，后期可有胃黏膜固有层的腺体萎缩。本病属中医学"胃脘痛""胃痞"范畴。

胃脘痛病名的记载最早见于《黄帝内经》，《素问·五常政大论》说："少阳司天，火气下临……心痛，胃脘痛。"至于其发病原因和发病机制，《素问·至真要大论》指出："厥阴司天，风淫所胜，民病胃脘当心而痛。"说明胃脘痛与木气偏胜、肝胃失和有关。《素问·举痛论》又云："寒气客于胃肠之间，膜原之下，血不得散，小络急引，故病……寒气客于胃肠，厥逆上出，故痛而呕也。"以上论述阐明了寒邪入侵胃脘引起气血壅滞不通而发作胃脘痛的机制。至于本病的病变部位和临床表现及治法，在《黄帝内经》中也有描述，《灵枢·邪气脏腑病形》有："胃病者，腹胀，胃脘当心而痛，上支两胁，膈咽不通，饮食不下，取之三里也。"针刺足三里治疗胃脘痛，一直沿用至今。

一、病因和发病机制

本病多由于长期受到伤害性刺激、长期服用对胃黏膜有刺激的药物或食物（如阿司匹林、保泰松、吲哚美辛、泼尼松、咖啡、浓茶、酒、辛辣食物等）、反复摩擦损伤、饮食无规律、情绪不佳、长期吸烟、自身免疫因素、十二指肠液反流和幽门螺杆菌感染等原因引起。老年人随着年龄的增加，胃黏膜的血流量减少，胃腺细胞分泌功能减弱，使83.3%的老年人呈不同程度萎缩性改变。因此，老年人易患萎缩性胃炎，有人统计，50岁以上发病者在50%以上。

慢性胃炎分为浅表性胃炎和萎缩性胃炎，浅表性胃炎显示黏膜充血、水肿、黏液增多，部分出血或糜烂。组织学上可见黏膜表层细胞变性，但胃的腺体数目正常，固有腺体可以有水肿、淋巴细胞浸润。萎缩性胃炎表现黏膜失去正常橘红色，呈灰色、灰黄色，重度者呈灰白色，色泽深浅不一，病变弥漫性或局限性，黏膜明显红白相间，白相为主，黏膜变薄，皱襞细小，平坦，血管显露；有时可见散在不规则颗粒或结节样增生；黏膜脆性增加，易出血或糜烂，呈局灶性分布，其周围黏膜常有浅表型胃炎改变，组织病理发现黏膜层炎及纤维化，腺体广泛破坏，黏膜层变薄；偶有嗜酸性粒细胞浸润、肠腺化生或假性幽门腺化生；有时黏膜萎缩后可因腺窝增生而致萎缩增生称为"萎缩性胃炎伴过形成"。

胃黏膜上皮的中、重度异型增生，它是萎缩性胃炎的伴随病变。中、重度异型增生中有10%可能变为癌。

慢性胃炎病程迁延。临床表现缺乏特异性症状。部分有消化不良的表现，包括上腹饱胀不适（特别在餐后）、无规律性上腹隐痛、嗳气、反酸、呕吐等。自身免疫性胃炎可出现明显厌食或体重减轻，可伴有贫血。有典型恶性贫血时，可出现舌萎缩和周围神经病变，如四肢感觉异常特别是在两足部。据临床表现、胃镜检查和胃黏膜活检可确诊。

中医认为，本病由下列因素所致：

（一）寒邪客胃

外感寒邪，脘腹受凉，寒邪内客于胃；过服寒凉，寒凉伤中，致使气机凝滞，胃气不和，收引作痛。《素问·举痛论》曰："寒气客于肠胃之间，膜原之下，血不得散，小络急引，故痛。"

（二）饮食伤胃

饮食不节，暴饮暴食，损伤脾胃，内生食滞，致使胃中气机阻滞，胃气失和而疼痛。《素问·痹论》曰："饮食自倍，肠胃乃伤。"或五味过极，辛辣无度，肥甘厚腻，饮酒如浆，则蕴湿生热，伤脾碍胃，气机壅滞，脘闷胀痛。

（三）肝气犯胃

忧思恼怒，情志不遂，肝失疏泄，气机阻滞，横逆犯胃，胃失和降，而发胃痛。肝郁日久，化火生热，邪热犯胃，肝胃郁热，热灼而痛。若肝失疏泄，气机不畅，气滞日久，血行瘀滞，或久痛入络，胃络受阻，均可导致瘀血内停，发生胃脘痛。

（四）脾胃虚弱

素体不足，或劳倦过度，或饮食所伤，或久病脾胃受损，或肾阳不足，失于温煦，均可引起脾胃虚弱，中焦虚寒，致使胃失温养作痛。或热病伤阴，或胃热火郁，灼伤胃阴，或久服香燥理气之品，耗伤胃阴，胃失濡养，亦致胃痛。此外，本证也可因过服寒凉药物，伤及脾胃之阳，而引起疼痛。

胃为阳土，喜润恶燥，为五脏六腑之源，乃多气多血之腑，主受纳腐熟水谷，其气以和降为顺。所以，感受外邪，内伤饮食，情志失调，劳倦过度，皆可伤及胃腑，致胃气失和，气机郁滞，胃脘作痛。脾胃的受纳运化，中焦气机的升降，有赖于肝之疏泄，正如《素问·宝命全形论》曰："土得木而达。"所以病理上会出现木旺克土，或土虚木乘。脾与胃相表里，同居中焦，共奏受纳运化之功，脾气主升，胃气主降，胃之受纳腐熟，赖脾之运化升清，所以胃病常累及脾，脾病常累及胃。但胃为阳土，其病多实，脾属阴土，其病多虚，所以脾气健运与否，在胃痛的发病中也起着重要的作用。胆之通降，有助于脾之运化，胃之和降。胆病失于疏泄，可致肝胃气滞。若胆腑通降失常，胆气不降，逆行入胃，胃气失和，气机不利，则脘腹作痛。《灵枢·四时气》曰："邪在胆，逆在胃。"肾为胃之关，脾胃之运化腐熟，全赖肾阳之温煦，所以肾阳不足，可致脾阳不振，脾肾阳虚。反之脾胃虚寒，日久必损及肾阳。

总之，胃脘痛的病因是多方面的，但其发病机制却有共同之处，即胃气阻滞，胃失和降，胃失濡养，胃之气血阻塞不通，"不通则痛"。

二、临床表现

多数患者无明显临床症状。少数患者表现上腹闷痛、饱胀、食欲缺乏、恶心、嗳气等消化不良症状，病程迁延反复。上腹痛与病变程度不一致，与病变部位或食物性质有一定关系。疼痛多在进食之后，促使胆汁反流对胃黏膜刺激，刺激性食物或不易消化食物也容易引起食后疼痛。饭后饱胀可能是胃舒张功能障碍，虽进食不多亦感过饱。胃窦部胃炎胃肠道症状明显，上腹饱闷胀感，周期发作剧痛，颇似消化性溃疡。胃体胃炎消化道症状不甚明显，时有出现厌食，贫血及体重减轻，被疑为胃癌。也有少数慢性胃炎患者并发急性黏膜糜烂，出现上消化道出血。

三、实验室及其他检查

（一）胃液分泌功能检查

测基础胃酸分泌量（BAO）、最大胃酸分泌量（MAO）和高峰胃酸分泌量（PAO），浅表性胃炎多正常，萎缩性胃炎减少或缺乏。

（二）血清壁细胞抗体测定

多数胃体胃炎血清壁细胞抗体阳性，胃窦胃炎则多为阴性。

（三）血清胃泌素含量测定

胃体胃炎血清胃泌素含量增高，胃窦胃炎则正常或降低，

（四）X线钡餐检查

大多数慢性胃炎钡餐检查无异常发现。如胃黏膜萎缩可见黏膜皱襞相对减少。少数胃窦胃炎可有胃窦区狭窄，黏膜皱襞影粗乱，并可形成充盈缺损，甚至呈息肉样或结节状，酷似胃癌影像。

（五）胃镜检查

胃镜检查是诊断慢性胃炎的主要手段，不但对病变的部位、炎症程度、胃内伴发病等进行直视观察，以及进行某些治疗外，而且可在直视下进行多部位定位活体组织检查，对钳取的组织进行病理确诊和分型，同时还可以进行组织培养及组织化学等研究工作。悉尼分类将胃炎的胃镜诊断定为7种：充血渗出性、平坦糜烂性、隆起糜烂性、萎缩性、出血性、反流性和皱襞增生性胃炎。国内仍将其分为浅表性胃炎（非萎缩性胃炎）和萎缩性胃炎。

1. 浅表性胃炎的胃镜表现

主要是黏膜增多、充血、水肿、黏膜红白相间和糜烂甚至出血等。

2. 萎缩性胃炎的胃镜表现

主要是黏膜色泽灰暗、灰黄或灰绿，血管透见，如伴有腺窝增生或上皮化生病变，则黏膜增厚、粗糙，呈颗粒或结节僵硬感。

（六）胃黏膜活检组织检查

胃黏膜活检组织检查是确诊慢性胃炎，尤其是萎缩性胃炎最可靠的方法。由于胃黏膜病变的程度和性质，在胃镜下与病理组织检查存在着不一致的现象，其符合率为60%~80%。因此，依据胃镜检查临床上可诊断慢性胃炎，而活检组织检查则是确诊慢性胃炎，并作为分型、分度的根据。

（七）幽门螺杆菌检查

自1983年Marshall和Marren首先从人胃黏膜中分离出本菌，口服菌液可致典型的

急性胃炎以来，目前已能用胃黏膜培养、普通切片染色、快呋塞米素酶检验及抗体检测等多种方法进行检查，发现溃疡病和慢性胃炎患者的胃黏膜中普遍存在此菌。慢性胃炎的阳性率在 40%～60%，阳性发现与病变活动有关。几年来幽门螺杆菌检查已作为治疗观察和研究慢性胃炎的重要内容之一。

四、诊断

1）上腹部无规律性疼痛或饱闷感，食欲减退，嗳气或反酸、恶心。部分患者可有消化道出血表现。

2）X线钡餐检查可见胃张力改变，黏膜皱襞增粗、稀少或紊乱。

3）纤维胃镜检查结合黏膜活检、胃液分析等可确定各类慢性胃炎。

五、鉴别诊断

本病应和下列几种疾病鉴别：

（一）消化性溃疡

有慢性、周期性、节律性上腹疼痛，胃液分析胃酸分泌正常或增多，X线钡餐可见良性龛影征象，胃镜检查可见溃疡，活组织检查鉴别良、恶性溃疡。

（二）胃肠神经症（功能性消化不良）

消化道症状无一定节律性，症状受精神因素的影响大，常伴有消化道以外的神经症状。X线及胃镜等消化道的检查阴性，且排除器质性病变。心理治疗、安定、镇静及调节神经药常有明显效果。

（三）慢性胆道疾患

可为慢性、复发性上腹痛，疼痛常因进食不当或进食油腻食物而诱发。多为右上腹不适或典型的胆绞痛发作，可有发热、黄疸及墨菲征阳性，X线胆道造影和超声检查可鉴别。

（四）钩虫病

可有黑便及十二指肠炎症状，通过粪便查找虫卵。胃镜检查鉴别。

六、治疗

（一）中医治疗

1. 肝胃不和

上腹部胀痛，有时牵及胸胁及后背，嗳气，反酸，纳呆，遇精神刺激即发作或加重，大便有时不爽。舌苔薄白，脉弦。

治法：疏肝和胃。

方药：柴胡疏肝散加减。

柴胡 12 g，枳壳 10 g，白芍 12 g，清半夏 12 g，郁金 10 g，元胡 10 g，制香附 12 g，川楝子 12 g，白术 10 g，砂仁 6 g，生麦芽 12 g。

2. 肝胃郁热

胃脘灼痛，痛势急迫，烦躁易怒，嘈杂吞酸，口干苦，大便干结。舌红苔黄，脉弦数。

治法：疏肝泄热和胃。

方药：化肝煎加减。

山栀 10 g，丹皮 12 g，白芍 15 g，甘草 10 g，佛手 10 g，香橼皮 10 g，清半夏 12 g，川连 3 g，吴茱萸 2 g，乌贼骨 15 g，沙参 12 g，生大黄 6 g。

3. 脾胃虚寒

胃脘部隐隐作痛，痛则喜温喜按，空腹痛甚，得食则减，泛吐清水，纳差，神疲乏力，甚则手足不温，大便溏薄。舌淡胖苔白，脉虚弱或迟缓。

治法：温中健脾。

方药：理中汤加味。

党参 12 g，白术 10 g，炙甘草 12 g，白芍 15 g，干姜 12 g，熟附子 10 g，清半夏 10 g，茯苓 10 g，陈皮 10 g，砂仁 6 g，焦三仙各 15 g，乌贼骨 15 g。

4. 寒凝气滞

中脘突然挛急而剧痛，时泛清水，得热则痛减，受寒即发，嗳气。苔白滑，脉沉弦。

治法：温中散寒。

方药：良附丸加味。高良姜 12 g，制香附 12 g，白芍 20 g，炙甘草 12 g，熟附子 12 g。

5. 胃阴不足

胃脘部灼热疼痛，嘈杂似饥，或饥而不欲食，口干，大便干结。舌红或光红无苔，脉弦细或细数。

治法：滋阴养胃。

方药：沙参麦冬汤合芍药甘草汤。

麦冬 12 g，沙参 12 g，石斛 10 g，白芍 15 g，甘草 12 g，玉竹 10 g，天花粉 12 g，白扁豆 10 g，乌贼骨 15 g。

6. 饮食停滞

胃痛，脘腹胀满，嗳腐吞酸，或吐不消化食物，吐食或矢气后痛减，或有大便不爽。苔厚腻，脉滑。

治法：消食导滞。

方药：保和丸加减。

山楂 12 g，神曲 10 g，炒莱菔子 20 g，清半夏 15 g，陈皮 10 g，茯苓 10 g，连翘 12 g，鸡内金 10 g，砂仁 6 g，乌贼骨 15 g。

7. 瘀血停滞

胃脘疼痛，痛有定处而拒按，或痛如针刺，食后痛甚，或见吐血便血。舌质紫暗，脉涩。

治法：活血化瘀。

方药：失笑散和丹参饮加大黄、甘草。

五灵脂 15 g，蒲黄 10 g，丹参 15 g，檀香 10 g，砂仁 6 g，生大黄 15 g，甘草 10 g。

若呕血便血,面色萎黄,四肢不温,舌淡脉弱无力。为脾胃虚寒,脾不统血。治疗应用黄土汤;若失血日久,心悸气短,多梦少寐,体倦纳差,唇白舌淡,脉虚弱者。应健脾养心,益气补血。用归脾汤。

2. 中成药

1)逍遥丸:每次 8 粒,每日 3 次。用于肝胃不和的脘胀纳差者。

2)保和丸:每次 1 丸,每日 2 次。用于食滞中脘见腹胀吞酸,嗳腐食减者。

3)附子理中丸:每次 1 丸,每日 2 次。用于脾胃虚寒,见脘痛隐隐,遇寒加重,得热则减,舌白脉虚者。

4)开胸顺气丸:每次 6 g,每日 2 次。用于食滞中脘,大便不畅者。

5)香砂六君丸:每次 6 g,每日 2 次。用于脾胃虚寒,症见腹胀纳差,舌淡苔白者。

3. 单方、验方

1)百合 20 g,乌药 10 g,白芍 15 g,甘草 10 g,制香附 12 g,木香 10 g,枳实 15 g,白术 15 g,苍术 12 g,清半夏 12 g,陈皮 10 g,干姜 10 g,黄连 6 g,乌贼骨 15 g,焦三仙各 15 g。每日 1 剂,水煎服。

2)乌药、乌梅各 10 g,乌贼骨 20 g,百合、蒲公英各 15 g,川贝母 8 g,沙苑子 12 g,甘草 3 g。每日 1 剂,水煎服。用于慢性胃炎、胃窦胃炎。

3)淮山药 100 g,生鸡内金 100 g,醋制半夏 60 g,浙贝母 40 g,研成细末。每次 3 g,用水吞服,每日 3 次。

4)炒黄芪、蒲公英各 30 g,百合、白芍、丹参各 20 g,乌药、焦三仙各 15 g,甘草 6 g。每日 1 剂,水煎服。用于浅表性胃炎兼有胃部烧灼样感者。

5)枸杞子 20 g,每日分 2 次空腹时嚼服,2 个月为 1 个疗程,疗效较好。

6)党参、茯苓、瓦楞子、代赭石、瓜蒌仁各 30 g,白术 20 g,肉桂、大黄、枳壳、川朴各 9 g,生山楂 45 g,苏子 6 g,甘草 3 g,生姜 3 片,大枣 5 枚。水煎服,每日 1 剂。用于各种慢性胃炎。

3. 饮食疗法

1)每日饭后食苹果 1 个,对消化不良、反胃有效。

2)干橘皮 30 g,炒后研粉,每服 6 g,加白糖适量,空腹温开水冲服。

3)糯米 100 g,大枣 6 枚。同煮粥,天天服用。

4)鸡蛋皮 20 g,晒干,研粉,每服 3 g,白开水送下,每日服 2 次。可治胃痛,吐酸水。

5)党参 20 g,黄芪 15 g,炒薏苡仁 30 g,红枣 5 枚,粳米 100 g。先将前 3 味煎取药汁,然后加入红枣、粳米煮成粥状,即可服用。用于慢性胃炎,有疲倦乏力,纳呆腹胀等。

6)猪肚 200 g,春砂仁 10 g,生姜 4 片。用文火炖至猪肚烂熟,经调味后即可服用。用脾虚湿困的慢性胃炎。

7)党参 20 g,白术 20 g,山药 30 g,生姜少许,粳米 100 g。先将前两味煎取药汁,再加入山药、生姜、粳米等,炖至粥状即可服用。用于慢性胃炎伴有虚寒泄泻者。

8）鲫鱼500 g，山药100 g，生姜4片，大枣6枚。用文火炖1小时服用。用于慢性胃炎见脾胃虚弱，纳差，体倦，消瘦者。

9）鲜百合60 g，山药50 g，粳米50 g。3者混合煮粥食用。用于慢性胃炎属胃阴亏虚，见胃脘隐痛，口干咽燥，大便干结者。

10）石斛30 g，猪瘦肉100 g，麦冬30 g。用文火炖至猪肉烂熟。经调味后吃肉喝汤。用于慢性胃炎之胃阴不足，见有上腹隐痛，口干不欲饮，纳差者。

11）鲜白萝卜500 g，猪瘦肉100 g。用文火炖至猪肉烂熟，经调味后食用。用于慢性胃炎消瘦，腹胀，纳差者。

12）鲜佛手30 g，陈皮10 g，生麦芽20 g。用开水泡茶饮用。有疏肝理气和胃作用。用于慢性胃炎有脘胁胀满，气窜走痛，嗳气反酸等。

（二）西医治疗

1. 饮食治疗

慢性胃炎患者最好戒酒或尽量减少饮酒，尤其是烈性酒。避免刺激性食物及粗糙不易消化的食物，如浓茶、咖啡、辛辣食物，味过重的调味品等。

纠正不良饮食习惯，尤其切忌暴饮暴食。进食时应细嚼慢咽，以使食物与唾液充分混合而利于消化。应尽量做到按时就餐，以防饥饱不等。

禁烟甚为重要。因尼古丁可直接刺激胃黏膜并引起胃酸分泌增加，并能致胃黏膜血管收缩，减少黏膜血流，降低胃黏膜的保护功能。尼古丁还可松弛幽门括约肌，致使胆汁反流。

2. 避免服用对胃黏膜有刺激的药物

如非甾体类抗感染药等。如果因其他病情需要服用此类药物，应与胃黏膜保护剂或抗酸药同时应用。

3. 制酸解痉剂

部分浅表性胃炎和大多数疣状胃炎患者胃酸分泌增加，临床上可出现上腹不适、隐痛、反酸等症状，短期使用H_2受体拮抗剂（如西咪替丁、雷尼替丁）、氢氧化铝凝胶、复方氢氧化铝、溴丙胺太林等药物可收到缓解症状的疗效。胆汁反流性胃炎和某些慢性萎缩性胃炎也常常需要用制酸解痉药物。有报道，用不同药物治疗疣状胃炎，西咪替丁组疣状结节消失率为95/98；呋喃唑酮为14/26；中药组为12/30。说明西咪替丁对此类胃炎的疗效最好。

4. 助消化药

缺乏胃酸而无胃黏膜明显充血水肿或糜烂者，可饭后口服1%稀盐酸2~5 ml，每日3次。胃蛋白酶合剂10 ml，口服，每日3次。近年有研究认为，这种治疗对胃内容物pH值几乎无影响，也不能补充胃酸分泌量，故停止使用。苦味健胃药虽是老药，但因为可以反射性引起唾液、胃液的分泌，增加胃的运动，提高消化能力，增进食欲，故仍可选用，如复方龙胆酊、酵母片、维酶素等也可酌情选用。

5. 抗菌治疗

慢性胃炎胃黏膜活检发现幽门螺杆菌者须加服抗菌药物，目前认为，对该菌敏感的药物主要有胶态次枸橼酸铋、呋喃唑酮、庆大霉素和阿莫西林等。关于幽门螺杆菌相关性慢性胃炎应用胶态次枸橼酸铋治疗可取得明显疗效，不但大多数病例该菌可以转阴，而且多数胃窦胃炎好转、活动性炎症消失。据观察在服用铋剂后 40～100 分钟显示胃黏膜上皮表面幽门螺杆菌死亡；先是该菌周围有铋剂，随后菌体肿胀、溶解。或可能是铋剂使黏膜表面形成铋蛋白质络合物，这种微环境的改变可使该菌难以生存。如果胶态次枸橼酸铋与庆大霉素或羟氨苄西林合用则疗效更佳。

1997 年的马司特里赫特会议上，很多学者建议用质子泵抑制剂为主的三联疗法，即一种质子泵抑制剂和下列三种药物中的任何两种组成：克拉霉素、硝基咪唑类药物（甲硝唑、替硝唑）、羟氨苄西林。其疗效高，不良反应小。例如，用奥美拉唑，1 次/日，20 mg/次；甲硝唑，2 次/日，400 mg/次；克拉霉素，2 次/日，250 mg/次，组成三联方案 1 周疗法。

6. 保护胃黏膜或增强黏膜抵抗力药物

由于慢性浅表性胃炎在发病机制上与消化性溃疡有很多相似之处，如胆汁反流、幽门螺杆菌感染、胃黏膜屏障破坏、迷走神经反射亢进等，因此，保护胃黏膜、抗胆汁反流、杀灭幽门螺杆菌等治疗消化性溃疡的药物均可选择地应用于胃炎的治疗。甘珀酸第 1 周 100 mg，每日 3 次，第 2 周起每日 50 mg，每日 3 次，4～6 周为 1 个疗程，有醛固酮样不良反应。对镜下见黏膜损害轻者，有急性表现者，可考虑用胃膜素 2 g，每日 3～4 次，温水冲服。硫糖铝不仅具有保护胃黏膜的作用，动物实验报告还可能有预防萎缩性胃炎癌变的功效。每日 1 g，每日 3～4 次口服。甲氧氯普胺有促胃排空和抗胆汁反流作用，每次 10 mg，每日 3 次，可有锥体外系不良反应。多潘立酮或西沙必利 10 mg，每日 3 次，餐前 30 分钟服，无不良反应。考来烯胺可结合反流入胃内的胆汁酸，4.0 g，每日 4 次（睡前一次）。

7. 其他药物

三九胃泰、五肽胃泌素、康胃泰、贝那替秦、胃欢、云南白药、胃萎灵、香砂养胃丸等均可酌情选用。

8. 对症治疗

1）反酸：H_2 受体拮抗剂如雷尼替丁 150 mg，或法莫地丁 20 mg，傍晚和清晨各 1 次，口服；丙谷胺 0.4 g，每日 3 次，口服。

2）腹胀：甲氧氯普胺 5～10 mg，每日 3 次，饭前半小时口服；多潘立酮 10～20 mg，每日 3 次，饭前半小时口服；西沙必利 10 mg，每日 3 次，饭前半小时口服。

3）腹痛：溴丙胺太林 15 mg，每日 3 次，口服；山莨菪碱 10 mg，每日 3 次，口服；阿托品 0.5 mg，皮下注射。

4）胆汁反流：甲氧氯普胺 10 mg，每日 3 次，餐前半小时口服；考来烯胺 2 g，每日 3 次，口服。

5）贫血：有缺铁性贫血者，补充铁剂，可予右旋糖酐铁肌内注射；有恶性贫血者给予维生素 B_{12} 肌内注射。

6）胃酸缺乏：10% 稀盐酸 0.5～1 ml，每日 3 次，饭前服；米醋 1～2 匙，每日 3 次，饭前服；可同时给予胃蛋白酶合剂 10 ml，每日 3 次，口服。

7）食欲缺乏：多酶片 0.9～1.5 g，每日 3 次，饭时服。

七、护理与健康教育

（一）护理

注意饮食的规律性。饮食应有规律，不要过饥过饱，少吃或不吃对胃有刺激的食物，多吃新鲜蔬菜水果，尽可能不吃烟熏、腌制食物，减少食盐摄入量。对萎缩性胃炎不宜摄入醋类酸性食物。同时应注意合理营养、易食用消化食物。

（二）健康教育

1）提倡戒烟，特别是伴胆汁反流患者应戒烟。

2）保持乐观情绪，锻炼身体，增强抵抗力。要尽可能避免和防治引起本病的精神因素，因精神抑郁或易怒对本病会造成不利影响。故需要加强心理护理，劝患者树立治愈本病的信心和耐心，即使治愈，也应注意调摄，以减少本病的复发。同时还应进行适当体育活动及锻炼，增强机体免疫力。

（宋丽艳）

第四节　消化性溃疡

消化性溃疡主要发生在胃和十二指肠球部，也可发生于食管下段、胃—空肠吻合口附近及 Meckel 憩室。由于溃疡的形成与发展与胃酸及胃蛋白酶的消化作用有关，故称消化性溃疡。溃疡主要（98%~99%）发生在胃与十二指肠，故称胃、十二指肠溃疡。临床上，十二指肠溃疡较胃溃疡多见，两者之比约为 3∶1。本病是一种世界性常见病，其总发病率可能占人口的 10%~12%。以青壮年多见。根据本病临床上以慢性周期性发作并有节律性的上腹部疼痛为主要表现的特点，属于中医学"胃脘痛""心下痛"等范畴。

一、病因

本病是一种多病因疾病，根据调查与观察，遗传因素、地理环境因素、精神因素、饮食因素、某些药物与化学品、吸烟、酗酒等因素均与消化性溃疡发生有关。胃酸—胃蛋白酶在消化性溃疡的形成中起决定性作用，严重者可有出血、穿孔等并发症。神经内分泌功能紊乱所致胃酸和胃蛋白酶分泌的增加、胃排空过快，则是十二指肠溃疡形成的基础；胃黏膜屏障的破坏，胃幽门运动功能的减弱、十二指肠液的反流乃是胃溃疡形成的条件。上述各种致病因素相互联系或综合，构成了消化性溃疡发病机制中的各个环节。溃疡常呈圆形或椭圆形，由表层向深层可分为坏死的细胞组织碎片和纤维蛋白样物质组成的急性炎症性渗出物，中性粒细胞为主的细胞，肉芽组织以及纤维样或瘢痕组织等四层。

中医学认为，外感寒邪或过食生冷，寒积于中皆能使胃寒而痛，脾胃虚寒者尤易感受寒邪而致病。忧郁恼怒伤肝，肝气失疏，横逆犯胃，造成肝胃失和，胃气下降则恶心、呕吐或嗳气；肝气郁久化火，火邪伤阴而可致疼痛加重。

二、临床表现

（一）症状

1. 上腹痛

为其主要症状，但10%～15%的患者可无疼痛。典型的溃疡性疼痛常呈节律性和周期性。

1）疼痛的部位和性质：常位于上腹中部，十二指肠溃疡多偏右，胃溃疡则在上腹中部或偏左。典型者呈轻或中等度持续性疼痛，可为隐痛、钝痛、灼痛、胀痛，范围较局限，一般不放射，可被制酸剂或进食缓解。

2）疼痛的节律性：多与进餐有明显关系，常于空腹时疼痛，进餐后消失，即呈现进餐—舒适—疼痛规律，这种节律以十二指肠溃疡最为典型。胃溃疡虽也可有这种节律，但疼痛多出现较早且胃排空时反感舒适，即进餐—疼痛—舒适。

3）疼痛的周期性：疼痛反复周期性发作为其另一特征，十二指肠溃疡比胃溃疡更为明显。疼痛的周期性是指疼痛持续数日、数周或数月后，继以数月乃至数年的缓解，而后又复发，发作有季节性，常发生于秋冬或冬春之交。

2. 其他症状

可有嗳气、反酸、口涎增多、恶心、呕吐、饮食减少、体重减轻或便秘等症状。少数患者还伴有烦躁、失眠、多汗、缓脉等精神神经症状。病情严重者可出现出血、穿孔、幽门梗阻和出血性休克等并发症。

（二）体征

一般溃疡病无明显体征，仅上腹部有轻度压痛感，部分病例于7～12肋椎间两侧有压痛点。

三、诊断要点

1）有慢性、周期性和节律性的上腹部疼痛及上腹压痛。胃溃疡多在餐后1小时内发生，持续1～2小时缓解，表现为进餐—疼痛—缓解。十二指肠溃疡发生在餐后2～4小时，持续2～3小时或至下次餐后才缓解，表现为疼痛—进餐—缓解—疼痛。部分十二指肠溃疡患者，可发生夜间疼痛。

2）伴有恶心、呕吐、反酸、嗳气、消化不良等。

3）出血、穿孔、幽门梗阻、癌变，为本病常见并发症。

4）内镜检查是诊断消化性溃疡的重要方法，内镜窥视结合活检可确定溃疡的部位、形态、大小、数目及判断良恶性。

5）溃疡的X线直接征象为龛影，胃小弯溃疡常可显示腔外龛影，十二指肠溃疡则龛影不易显示，常表现为球部变形、激惹和压痛，但球部炎症及溃疡愈合也可有此征象。应用气钡双重造影，阳性率可达80%。

6）十二指肠球部溃疡患者胃基础胃酸分泌量（BAO）、最大胃酸分泌量（MAO）

多数增加，而胃溃疡则大多正常或偏低。

7）经食3天素食后，如粪便隐血试验阳性，提示溃疡有活动性，经正规治疗后，多在1~2周转阴。

8）胃镜检查时取活检组织以检测幽门螺杆菌之有无。

四、鉴别诊断

本病应与下列诸病鉴别：

（一）慢性胃炎

本病亦有慢性上腹部不适或疼痛，其症状有时酷似消化性溃疡，但慢性胃炎的疼痛常为胀痛，且周期与节律性不明显。萎缩性胃炎则胃液为低酸或缺酸。本病的诊断主要依据胃镜检查，X线钡餐检查阳性率不高，且黏膜的改变也是非特异性的。

（二）慢性十二指肠炎

自纤维胃、十二指肠镜广泛应用于临床后，发现不少被诊断为十二指肠溃疡者，实为慢性十二指肠炎。因其临床表现酷似十二指肠溃疡，X线钡餐检查常有球部变形及激惹等溃疡的间接X线征象，故常造成误诊。本病确诊有赖于胃、十二指肠镜的检查及黏膜活检。

（三）胃癌

胃良性溃疡与恶性溃疡的鉴别十分重要，两者在临床的某些症状虽有所不同，但常非特异性，故对中年以上的胃溃疡患者，经积极的内科治疗，症状未见改善，胃酸低下或缺酸，粪便潜血试验持续阳性者，或诊断为胃溃疡而疼痛节律性消失者即应考虑胃癌。X线钡餐及胃镜检查是主要的鉴别手段。

（四）胃黏膜脱垂症

是由于异常松弛的胃黏膜逆行突入食管或向前通过幽门管脱入十二指肠球部所致。本病亦可表现上腹间歇性痛，但一般无明显的节律性及空腹痛，进食可诱发疼痛发作，亦有上腹饱胀、嗳气、恶心、呕吐等症状，抗酸治疗无效。左侧卧位常可使症状减轻或缓解，而右侧卧位常使症状加剧。此外，尚有少部分患者出现幽门梗阻及上消化道大出血。诊断主要依赖X线钡餐检查。X线表现为幽门管增宽，十二指肠球底部有凹陷缺损，呈"蕈样"或"降落伞样"改变。胃镜检查，有时亦可见增粗及冗长的胃黏膜皱襞通过幽门进入十二指肠球部。

（五）胃神经症

本病可有上腹部不适、恶心、呕吐，或者酷似消化性溃疡，但胃肠道以外的神经症状也甚突出，如健忘、失眠、头眩、心悸及出汗等。本病的诊断必须通过各种检查，包括X线钡餐及胃镜等检查，完全排除了胃部的器质性病变才能成立。即使如此，也应定期追踪观察，以免误诊。

（六）胆囊炎和胆石症

多见于中年女性。可表现为上腹或右上腹的间歇性疼痛而与消化性溃疡混淆。其不同之处是缺乏节律性，且多为绞痛，并常伴恶寒、发热、恶心、呕吐与黄疸。抗酸药不能使疼痛缓解。进油腻食物常可诱发，发作时右上腹壁紧张度增加，胆囊区压痛明显，墨菲征（Murphy）征多阳性。B超检查可以做出诊断。

五、治疗

（一）中医治疗

1. 辨证论治

1）肝气犯胃

胃脘胀闷，脘痛连胁，嗳气频繁，大便不畅，每因情志因素而痛作。苔多薄白，脉沉弦。

治法：疏肝和胃，理气止痛。

方药：柴胡、香附、枳壳、陈皮、川楝子、元胡、苏梗、甘草各10 g，白芍15 g，木香5 g。

2）脾胃虚寒

胃隐隐作痛，喜温喜按，空腹痛甚，得食痛减，泛吐清水，纳差，神疲乏力，甚则手足不温，大便溏薄。舌淡苔白，脉虚弱或迟缓。

治法：温中散寒，健脾和胃。

方药：党参、黄芪、白芍各15 g，茯苓、白术、陈皮、甘草各10 g，木香5 g，炮姜8 g。

对虚寒不甚，气虚偏重者，宜上方合四君子汤加减；虚寒较甚者，在上方基础上加重炮姜用量，并酌加桂枝或肉桂等品；胃脘胀闷、纳呆者，加砂仁、枳壳；吐酸多者酌加海螵蛸、煅瓦楞子；呕吐清涎多者，加生姜、吴茱萸、半夏。

3）胃阴不足

胃脘隐痛或灼痛，午后尤甚，烦渴思饮，口燥咽干，食少便干，手足心热。舌红，苔黄少津，脉弦细。

治法：滋养胃阴，清退虚热。

方药：沙参、麦冬各15 g，石斛、知母、白芍、栀子、竹茹、生地、玉竹、当归各10 g。每日1剂，随证加减。

4）瘀血阻络

胃脘痛如针刺或刀割，痛处固定，拒按，或见吐血、黑便。舌质紫暗或有瘀斑，脉涩。

治法：活血化瘀，理气和胃。

方药：桃仁、当归、赤芍、丹皮、五灵脂、元胡、香附、川楝子各10 g，川芎、红花各5 g。

呕血、便黑者，上方去桃仁、红花，加三七粉、白及、炒蒲黄等。

2. 中成药

1）良附丸：每次3~6 g，每日2次。用于寒凝气滞型。

2）胃疡安丸：每次1~2丸，每日2~3次。用于脾胃虚寒型兼气滞血瘀型胃、十二指肠溃疡。

3）溃疡丸：每次1丸，每日1~2次。用于脾胃虚寒型。

4）黄芪建中丸：每次 1 丸，每日 2 次。具有补气散寒，健胃敛阴之功。用于胃脘隐痛，大便干结等。

5）舒肝理气丸：每次 1 丸，每日 2～3 次。用于肝胃不和型。

6）胃痛宁片：每次 3 片，每日 2～3 次。用于胃、十二指肠之胃脘灼热疼痛，口苦，反酸，嗳气等。

7）左金丸：每次 3 片，每日 2～3 次。用于肝火犯胃，脘胁疼痛，呕吐酸水，口苦嘈杂等。

8）失笑散：每次 6～9 g，每日 1～2 次。用于瘀血阻滞，胸胁脘腹疼痛等。

9）胃康片：每次 4～6 片，每日 3 次。具有和胃止痛，收敛制酸之功。

10）摩罗丹：每次 9～18 g，每日 3 次。具有健脾养胃，消胀止痛之功。用于胃脘隐隐胀痛或隐隐灼痛，绵绵不断，纳食不香等。

3. 单方、验方

1）乌贼骨 30 g，浙贝母 15 g。研细，每日 3 次，每次 5 g。方名"乌贝散"。适于胃溃疡。

2）肉桂、当归各 30 g，吴茱萸 10 g，鸡内金 2 g，陈红曲 30 g。共研细末，炼蜜为丸。每日 2 丸（3 g），早晚服，开水送下。适于十二指肠球部溃疡。

3）荜茇、儿茶各 10 g。研成细粉，每日 3 次，每次 2 g，连服 7 天。对于胃溃疡、胃出血有奇效。

4）香附、元胡、高良姜各 15 g，广木香、九香虫各 9 g，干姜 6 g。或加冰片 1.5 g。共研细末，贮瓶备用，勿泄气。使用时取本散 15 g，撒入脐中，偏寒甚者用白酒调敷脐中，胃痛加敷中脘穴。每日换药 1 次。凡证属中寒、虚寒性和肝气犯胃所致者均可用之。

4. 食疗验方

1）番茄汁、土豆汁各半杯，混合服下。早晚各服 1 次。适于胃溃疡。

2）老姜、红枣、猪板油、面粉各 250 g。把老姜洗净、抹干水分和去核红枣一起，用猪板油炸酥后研为细末，再与面粉调匀加水适量调成小饼，蒸熟后分 2 天食尽。有温中健脾，解痉止痛作用。适用于虚寒型胃与十二指肠溃疡病，常服有效。

3）西瓜可清胃热，故可多饮西瓜汁。

4）每日晨起漱口后，食花生油 2～4 匙，半小时后方可饮食，连服 1 周可见效。

5）马铃薯（新鲜未发芽的）洗净（不去皮）切碎，捣烂，用纱布包好挤汁，每日早晨空腹服 1～2 匙，酌加蜂蜜适量，连服 2～3 周。服药期间禁忌刺激性食物。

5. 针灸治疗

选内关、中脘、足三里穴。适用于各种胃脘痛。暴痛实证用泻法，久痛虚证用补法。也可用耳针，选胃、脾、交感、神门、皮质下穴，每次取 3～5 穴，留针 30 分钟，或用电针、埋针。反酸多，去胃加内分泌穴；十二指肠球部溃疡加十二指肠穴。还可选用艾灸中脘、足三里、神阙。适用于虚寒型。

6. 埋线治疗

选穴：足三里（左）、胃俞透脾俞；或足三里（右）、中脘透上脘；或下脘、灵台、梁门。方法：3 组穴轮流使用，用羊肠线埋植，每次间隔 20～30 天。

7. 医疗气功

配合药物有一定疗效。一般慢性溃疡可选用马山功、太湖桩功等。上消化道出血可选用现代真气运行法、马山功等。

（二）西医治疗

消化性溃疡治疗的目的在于消除症状、促进溃疡愈合，预防复发、避免并发症。

1. 一般治疗

注意适当休息，避免食用刺激性食物，戒烟酒，避免精神过度紧张和情绪波动。

2. 药物治疗

1）制酸药：分可溶性制剂与不可溶性制剂 2 类。可溶性制剂主要为碳酸氢钠，因可致碱中毒、钠潴留等，故多以小量与其他制酸药混合给药。不可溶性制酸药可选用：①氢氧化铝凝胶：每次 10 ml，每日 3～4 次。②三硅酸镁：每次 0.6 g，每日 4 次。③碱式碳酸铋：每次 0.6 g，每日 4 次。④氧化镁：每次 0.6 g，每日 3 次。制酸剂加上抗胆碱能药物以抑制胃液分泌的合剂或药物包括溴甲阿托品（胃疡平）、复方氢氧化铝（胃舒平）、胃舒合剂（氢氧化铝凝胶和镁乳合剂）、复方石菖蒲碱式硝酸铋片（胃得乐）等，各种剂型的疗效以液体状最佳，片剂必须先嚼碎后再吞咽。服法为 3 餐后及临睡前各服 1 次。

2）抗胆碱能药物：主要用于胃酸分泌及胃动力强的有症状的患者，常与抗酸剂配合使用，服法为每日 3 次，剂量应个体化，以饭前 20～30 分钟服用较好。阿托品：每次 0.3～0.6 mg。颠茄合剂：每次 10 ml。颠茄酊：每次 1 ml。溴丙胺太林：每次 15～30 mg。溴甲阿托品：每次 1～2 mg。胃欢：每次 15 mg。格隆溴铵（胃长宁）：每次 1～2 mg。奥芬溴铵（安胃灵）：每次 5～10 mg。胃安：每次 0.5 mg。贝那替秦（胃复康）：每次 1 mg。有焦虑症状者用奥芬溴铵或贝那替秦较好。

3）组胺 H_2 受体阻断药：常用有西咪替丁（每日 800～1 000 mg）和雷尼替丁（每日 300 mg）。近年生产更长效的法莫替丁（每日 40 mg）、罗沙替丁（每日 150 mg）和尼沙替丁（每日 30 mg）等也相继出现。上述几种药物十二指肠球部溃疡治愈率 4 周为 60%～87%，8 周为 90%～96%，胃溃疡稍低。如联合应用抗菌药物，如呋喃唑酮、青霉素或庆大霉素等可增强溃疡愈合率，减少复发。

4）质子泵抑制剂：为目前最强的抑制胃酸分泌的药物，奥美拉唑常用量为 20 mg/d，连用 4～8 周，该药是高分泌状态如卓艾综合征首选药物，可作为消化溃疡的最终内科治疗。

5）抗毒蕈碱药：哌仑西平，系三环类抗毒蕈碱样化合物，每次 50 mg，每日 3 次口服，连用 4 周。

6）增强黏膜防御力的药物。

（1）硫糖铝：1 g，每日 3～4 次，口服。疗效不低于 H_2 受体阻断药。

（2）枸橼酸铋钾：具有保护黏膜的功能，对幽门螺杆菌有杀伤作用，常用量为每次 120 mg，每日 4 次口服。对难治性溃疡有较好疗效。

7）前列腺素 E：具有抑制胃酸分泌和保护胃十二指肠黏膜的作用。米索前列醇

200 μg，每日 4 次；恩前列素 3.5 μg，每日 2 次。疗程 4 周。

8）麦滋林 - S 和思密达：是新型的胃黏膜保护剂，对黏膜屏障有加强、保护、修复作用。麦滋林 - S 0.67 g，每日 3 ~ 4 次；思密达 3 g，每日 3 ~ 4 次。

9）抗菌治疗：应用抗菌药物清除幽门螺杆菌感染，可促进溃疡愈合，减少复发，尤其是对某些顽固性溃疡常有较好疗效，可选用胶体铋剂、氨苄西林、庆大霉素、四环素、甲硝唑等。

10）作用于大脑皮质与下视丘药物：舒必利（止呕灵）50 ~ 100 mg，每日 3 次。此外还有三甲丙咪嗪、氯苯卓酰胺和安他唑啉。

3. 并发症的治疗

1）大出血：禁食，补充血容量，冰盐水洗胃，口服或胃内灌注去甲肾上腺素、孟氏液等，胃镜下喷洒去甲肾上腺素，孟氏液止血或通过激光、电凝或微波止血。

2）幽门梗阻：禁食，胃肠减压，静脉补液及纠正水、电解质平衡紊乱，无效时行手术治疗。

3）急性穿孔：禁食，胃肠减压，抗感染纠正休克，争取尽早手术。

4. 外科治疗

对内科治疗无效的难治性溃疡或发生并发症者可酌情施行手术治疗。

六、护理与健康教育

（一）护理

1. 一般护理

1）休息：轻症者适当休息，可参加轻微的工作；急性活动期应卧床休息。

2）饮食：宜选用营养丰富、清淡、易消化食物，以利促进胃黏膜修复和提高胃黏膜抵抗能力。急性活动期应少食多餐，以牛奶、稀饭、面条等偏碱性食物为宜，少食可中和胃酸，减少胃饥饿性蠕动，少食也可避免过饱所引起的胃窦部扩张增加胃泌素分泌。忌食生冷油炸，浓茶等刺激性食品及饮料。

3）心理护理：不良的心理因素可诱发和加重病情，而消化性溃疡的患者因疼痛刺激或并发出血，易产生紧张、焦虑等不良情绪，使胃黏膜保护因素减弱，损害因素增加，使病情加重，故应为患者创造安静、舒适的环境，减少不良刺激；同时多与患者交谈，使患者了解本病的诱发因素、疾病过程和治疗效果。使其增强治疗信心，克服焦虑、紧张心理。

2. 病情观察

1）注意观察疼痛的部位、时间、性质与饮食、药物的关系：如上腹部出现难以忍受的剧痛，继而全腹痛，伴恶心、呕吐、面色苍白、血压下降、出冷汗等休克表现，检查腹部发现腹肌紧张，全腹有压痛、反跳痛，肝浊音界缩小或消失，应考虑是否有消化性溃疡穿孔。并及时通知医生，禁食、迅速备血、输液及做好术前准备，及时插胃管行胃肠减压，抽取胃内容物，以防止腹腔继续污染，争取穿孔后 12 小时内紧急手术。若疼痛的节律性出现有改变，服制酸剂治疗无效，同时伴食欲缺乏，应考虑有癌变的可能，应报告医生，并协助进一步检查，以明确诊断，及早进行治疗。

2）注意观察呕吐的量、性质及气味：如吐出隔日或隔餐食物，量多，伴有酸臭气味，吐后症状缓解，检查上腹部常见到胃蠕动波、振水音，则应考虑有幽门梗阻的可能。轻度患者可给予流质饮食，准确记录液体出入量，定时复查血液电解质。重度患者应禁食，补充液体，注意水、电解质、酸碱平衡，若经内科治疗病情未见改善，则可能因溃疡周围结缔组织增生形成瘢痕、痉挛收缩而造成幽门梗阻，应做好术前准备，进行外科手术治疗。

3）观察大便的颜色、量：消化性溃疡并发出血可有黑便，应注意观察大便的颜色、量，并注意是否有头晕、恶心、口渴、上腹部不适等呕血先兆症状。发现异常，及时报告医生并协助处理。

4. 注意观察药物治疗的效果及不良反应。备好止血药物及有关抢救器械，并熟练掌握药物性能及操作规程与方法。

（二）健康教育

1）指导患者调整工作的生活方式，改善人际关系，减少人际冲突，消除不良的心理社会因素。

2）克服依赖心理，改善情绪反应，调整行为方式及性格特征，促使患者向健康角色行为转换。同时，提倡向家属及患者同时开展有关病情的心理咨询。

3）指导康复期的患者接受生物反馈治疗，使之学会控制自己的心率、血压等反应，达到彻底的心身放松和安宁的目的。可将音乐松弛疗法逐渐应用于各类康复期患者。

4）心身症状明显的患者可适当服用抗焦虑药，如地西泮或氯氮平等。

5）坚持按医嘱服药，以使溃疡愈合，预防复发。

6）戒烟、酒。

7）坚持随访。

（宋丽艳）

第五节 急性胆囊炎

急性胆囊炎系由细菌感染、浓缩的胆汁或返入胆囊的胰液化学刺激所引起的胆囊炎性疾病。临床以发热、右胁下痛及压痛、呕吐、白细胞增多等为主要临床特征。本病以中年女性多见。属中医"腹痛""胁痛"等范畴。

一、病因

急性胆囊炎发病与胆汁淤滞和细菌感染密切相关。胆汁淤滞是基本因素，多与结石有关，也可因胆管畸形、狭窄等引起胆囊管梗阻。胆汁因排出不畅而逐渐收缩，其中所含的胆酸不断刺激损伤胆囊黏膜，产生疾病。病原菌以大肠杆菌为主，约占70%，其次为葡萄球菌、链球菌、伤寒杆菌及其他产气杆菌等。细菌可经血运、胆道、淋巴液或邻近器官的感染侵入胆囊，亦可由门静脉入肝，再随胆汁流入胆囊或由肝脏直接经淋巴管而至胆囊。此外，急性胆囊炎也可见于创伤、烧伤或手术后，可能与出血、麻醉、发热、饮食不足或感染等因素引起脱水，致使胆汁黏度增加，胆囊排空延缓等有关。

中医学认为，胆为中清之腑，藏胆汁而以转输通降为顺，其功能既依赖肝的疏泄，又促进脾胃运化。若情志不遂，过食油腻，虫积或外感均可影响肝胆疏泄和脾胃运化。肝胆气滞则胆汁排泄不畅，脾失健运则湿热内蕴，日久煎熬成石，气滞腑闭，血行不畅，化瘀壅脓，而成脓毒症。

二、临床表现

（一）症状

急性胆囊炎的临床症状较为典型：常在进油腻食物或半夜发病，这是因为高脂饮食能使胆囊加强收缩，而平卧又易于使胆石滑入并嵌顿胆囊管之故。其主要表现为右上腹部剧烈绞痛，阵发性加重，疼痛常向右肩及右侧肩背部放射；同时可伴有恶心、呕吐，病情加重时可出现寒战、发热。

（二）体征

体检时患者常呈急性病容，右上腹部有明显的腹肌紧张和腹部压痛、反跳痛。有部分患者可扪及肿大、紧张而有触痛的胆囊。如检查者站在患者的右侧。用左手大拇指按患者胆囊区，令其深吸气，由于胆囊随肝下移与拇指相碰，患者因疼痛而突然屏气之现象，称为墨菲征阳性。如大网膜包裹形成胆囊周围炎性团块时，则右上腹部可触到界限不清的肿块。部分患者亦可见黄疸，其原因可能是胆囊结石排入胆管造成梗阻，或胆囊的急性炎症波及胆管使胆管水肿、阻塞所致，或为肝细胞受损的表现。

三、诊断要点

1）右上腹痛并放射右肩胛部，伴有恶心、呕吐和发热。

2）右上腹压痛，肌紧张，墨菲征阳性；若胆囊管梗阻可扪及触痛的肿大胆囊；若胆囊壁坏死穿孔可出现腹膜刺激征。

3）白细胞计数及中性粒细胞显著升高。

4）B超显示胆囊肿大，囊壁增厚，水肿呈双边影。

四、鉴别诊断

（一）急性胰腺炎

急性胰腺炎患者腹痛和压痛多在上腹正中或偏左侧，血清淀粉酶升高幅度较急性胆囊炎为高，B超显示胰腺肿大水肿、边界不清等急性胰腺炎征象而没有急性胆囊炎征象，CT检查对诊断急性胰腺炎较B超更为准确。

（二）急性溃疡穿孔

多数患者有溃疡病病史，腹部板样强直，压痛、反跳痛明显，肠鸣音消失，腹部X线平片或透视显示腹腔内有游离气体，鉴别诊断多不困难。

（三）高位急性阑尾炎

发病开始时腹痛在上腹部或脐周围，随后转移至右上腹或右侧腹部而与急性胆囊炎相混淆，B超检查没有急性胆囊炎征象，有助于二者鉴别。

（四）右肾结石

肾绞痛位于右上腹部，有可能误诊为胆绞痛，肾结石多伴腰背痛，放射至会阴部，肾区有叩击痛，往往有肉眼血尿或显微镜下血尿，发热不多见，X线腹部平片可显示阳性结石，B超显示肾结石或伴有肾盂扩张。

（五）心绞痛

有时与急性胆绞痛、胆囊炎相混，心电图检查有助于二者鉴别。

五、治疗

（一）中医治疗

1. 辨证论治

1）肝郁气滞

右胁疼痛，胸胁满闷，急躁易怒，纳差，口苦咽干。舌红苔白，脉弦。

治法：疏肝理气。

方药：柴胡舒肝散加味。

柴胡、白芍、枳壳、青皮、郁金各12 g，川楝子15 g，陈皮、广木香各10 g，甘草6 g。

便秘溲黄加大黄、黄芩；夹湿者加薏苡仁、云苓、车前子。

2）肝胆湿热

右胁胀痛，恶心呕吐，不思饮食，口苦咽干，畏寒发热，目黄身黄，尿赤便秘。舌红苔黄而腻，脉滑数。

治法：清热化湿，舒肝利胆。

方药：清胆导湿汤。

金钱草、茵陈各30 g，大黄12 g（后下），北柴胡、黄芩、半夏、郁金、车前子各9 g，木香45 g。

3）火毒内郁

壮热寒战，胁部或胃脘绞痛拒按，辗转不安，频繁呕吐，黄疸加深，大便秘结，小溲短赤。舌质红绛，舌苔黄厚而腻，脉弦数或滑数。

治法：清热解毒，通里化瘀。

方药：大柴胡汤合黄连解毒汤。

大黄（后下）、黄芩、栀子、茵陈各20 g，板蓝根、银花、连翘、柴胡各15 g，黄连、芒硝各10 g，虎杖、枳实各12 g，芒硝10 g。

2. 中成药

1）消炎利胆片：每次6片，每日3次，口服。

2）利胆片：每次6~8片，每日3次，口服。

3）黄疸茵陈冲剂：每次1包，每日2次，口服。

4）肝胆炎片：每次 1~2 片，每日 3 次，口服。

3. 单方、验方

1）虎杖 30 g，郁金 15 g，金铃子 10 g。水煎服，每日 1 剂。适用于急性胆囊炎的肝胆湿热蕴结型。

2）四川金钱草 120~240 g。煎水代茶饮用。适用于肝胆湿热证患者。

3）败酱草、茵陈各 30 g，北柴胡、黄芩、郁金、大黄（后下）各 15 g，龙胆草、芒硝（另冲）各 12 g，山栀 9 g。水煎服，每日 1 剂。适用于火毒内郁型。

4）柴胡、黄芩、大黄（后下）、香附、延胡索、半夏、枳壳、金铃子各 12 g，白芍、金钱草各 15 g，广木香、竹茹、芒硝（冲）各 9 g，黄连 6 g。每日 1 剂，水煎服。

5）柴胡、杭芍、大黄（后下）、枳实、泽兰各 12 g，黄芩、半夏、元胡、木香各 10 g，生姜 6 g，大枣 3 枚，三七粉 5 g（分 2 次冲服）。水煎服，每日 1 剂。用于急性胆囊炎并胆石症。

6）核桃 5~6 个，香油和冰糖适量。用香油将核桃仁炸酥，研末与冰糖调成糊状。每日 1 剂，随时服。适用于急性胆囊炎肝胆气郁型患者。

7）冬瓜皮 60~90 g（鲜品加倍）。加水浓煎，每次饮 1 碗（约 300 ml），每日饮 3~4 次。

8）鲤鱼 1 条，赤小豆 120 g，陈皮 6 g。煮烂吃。有清热利湿、解毒作用。

9）芹菜连根 120 g。洗净切碎切细，同粳米 250 g 煮粥，温热饮服，每日 2 次。

4. 针灸治疗

1）体针：取胆俞、中脘、足三里穴或阳陵泉穴。绞痛加合谷穴，高热加曲池穴，呕吐加内关穴。选以上穴位 2~4 个，深刺、重刺，持续捻针 3~5 分钟，留针 30 分钟，每日 2 次。

2）电针：取右胆俞（阴极）、日月、太冲（阳极）穴。进针有针感后接针麻仪，采用可调频，强度由弱渐强，以能耐受为度，每次 20~30 分钟，每日 2~3 次。

3）耳针：取神门、交感或肝、胆、十二指肠穴。选上述反应明显的 2~3 穴，重刺激，留针 30 分钟，每日 2 次。亦可将王不留行籽粘于胶布上，粘于以上穴位进行按压，每日数次。

（二）西医治疗

1. 一般治疗

患者应卧床休息，禁食，胃肠减压，纠正水、电解质紊乱，补充营养，静脉滴注葡萄糖盐水及钾盐，并补充维生素 B、维生素 C 和维生素 K。

2. 抗生素治疗

选择适当抗生素，种类和剂量视病情而定。常用氨苄西林 8 g/d，静脉滴注；庆大霉素 20 万 U/d，静脉滴注；阿米卡星 0.4~0.6 g/d，静脉滴注或肌内注射。也可选用氯霉素和头孢菌素类。在厌氧菌，尤其是脆弱类杆菌感染时，可用林可霉素 0.9~1.8 g 加入葡萄糖液内静脉分次滴入。

3. 解痉止痛

阿托品 0.5~1 mg 肌内注射，或加异丙嗪 25 mg 肌内注射，皮下注射苯巴比妥钠

0.1 g，每 4 ~ 6 小时 1 次。疼痛严重者可使用哌替啶 50 mg 或优散痛 7.5 mg 肌内注射，忌单独使用吗啡，必要时可与阿托品同用。

4. 利胆

33% 硫酸镁 10 ml 和去氢胆酸 0.5 g，每日 3 次，饭后口服。

5. 手术治疗

急性胆囊炎外科治疗时，多主张早期手术，可以避免许多并发症和后遗症。理由是急性胆囊炎的病理变化与临床表现症状并不完全一致。早期手术可以解除坏疽、穿孔、腹膜炎等危险，降低死亡率。而且早期手术，因组织水肿粘连的不牢固易于分离。但是早期手术并不等于紧急手术，在术前有一定的准备时间，就会大大提高手术的安全性。一般发病在 72 小时以内者，应早期手术。发病超过 72 小时者，应先采取非手术疗法，因此时胆囊周围组织严重的充血、水肿、粘连、解剖关系不清，极易出血，操作困难，应继续观察治疗，待炎症完全消退后 4 ~ 6 周，择期行胆囊切除术。在内科保守治疗急性胆囊炎时，如出现下列情况应采取手术治疗：经非手术治疗无效，出现胆囊肿大、毒性症状加重；胆囊坏死、穿孔，伴弥漫性腹膜炎，全身与局部的症状较重者；以往频繁发作，影响生活和工作，B 超和 X 线造影已证实胆囊结石或胆囊未显影者；并发重症急性胰腺炎者；60 岁以上的老年患者，容易发生严重并发症者，应多采取早期的手术处理。

手术方式的选择，应视患者全身情况和局部病理解剖情况而定。胆囊切除术可以彻底除去病灶和结石，应尽量采用。胆囊造瘘术常在保守治疗无效，病情恶化的情况下被迫施行或在胆囊切除术中，由于解剖关系不清，不能胜任其他手术，可改行胆囊造瘘术，方法较为简单，对患者影响小，值得采用。

关于术后并发症，近年来由于手术前后适当处理，抗生素的应用和早期手术的措施，都使急性胆囊炎的死亡率大为降低，在 2% ~ 3%。

六、护理与健康教育

（一）护理

1. 一般护理

1）卧床休息：协助患者采取舒适体位，指导其进行有节律的深呼吸，达到放松和减轻疼痛的目的。

2）合理饮食：病情较轻且决定采取非手术治疗的急性胆囊炎患者，指导其清淡饮食，忌油腻食物；病情严重且拟行急诊手术的患者予以禁食和胃肠减压，以减轻腹胀和腹痛。

3）药物止痛：对诊断明确的剧烈疼痛者，可遵医嘱通过口服、注射等方式给予消炎利胆、解痉或镇痛药，以缓解疼痛。

4）控制感染：遵医嘱及时合理应用抗菌药物。通过控制胆囊炎症，减轻胆囊肿胀和胆囊压力，达到减轻疼痛的效果。

2. 饮食指导

1）胆绞痛急性发作时应予禁食，可由静脉补充营养。

2）慢性或急性发作缓解后，可食清淡流质饮食或低脂、低胆固醇、高糖饮食。每日脂肪摄入量应限制在 40 g 以内，主要限制动物性脂肪，可补充适量植物油（具有利胆作用）。胆固醇应限制在每日 300 mg 以下。糖类每日应保证 300～350 g。蛋白质应适量，过多可刺激胆汁分泌，过少不利于组织修复。

3）提供丰富的水溶性维生素 C 及 B 族维生素，但脂溶性维生素 A、维生素 E、维生素 K、类胡萝卜素如虾青素等需要胆汁参与吸收，所以要根据患者恢复情况适量进补，以免造成患者病情恶化。确实需要补充脂溶性维生素 A、维生素 E、维生素 K、类胡萝卜素等则采取静脉注射的方式适量补充。

4）适量膳食纤维，可刺激肠蠕动，预防胆囊炎发作。

5）大量饮水有利胆汁稀释，每日可饮入 1 500～2 000 ml。

6）少量多餐，可反复刺激胆囊收缩，促进胆汁排出，达到引流目的。

7）忌用刺激性食物和酒类。

8）合理烹调，宜采用煮、软烧、卤、蒸、烩、炖、焖等烹调方法，忌用熘、炸、煎等。高温油脂中，含有丙烯醛等裂解产物，可刺激胆道，引起胆道痉挛急性发作。

9）食物温度适当，过冷、过热食物都不利于胆汁排出。

10）食物选择

（1）选择鱼、瘦肉、奶类、豆制品等含优质蛋白且胆固醇含量相对不太高的食物，控制动物肝、肾、脑或鱼子酱等食品的摄入。

（2）保证新鲜蔬菜、水果的供给。绿叶蔬菜可提供必要的维生素和适量纤维素，更应保证。酸奶、山楂、糙米等食物也对患者有利。

（3）减少动物性脂肪摄入，如肥肉及动物油脂，适量增加玉米油、葵花子油、花生油、豆油等植物油摄入比例。

（4）忌食辣椒、咖喱等具有强烈刺激性的食物，忌咖啡、浓茶。

（二）健康教育

1）有规律的进食（一日三餐）是预防结石的最好方法。

2）适度营养并适当限制饮食中脂肪和胆固醇的含量。

3）保证摄入足够量的蛋白质。

4）讲究卫生，防止肠道蛔虫的感染。切忌暴饮暴食，适当节制脂肪食物。因为吃带脂肪的食物以后，会反射性地使胆囊收缩，一旦收缩过于强烈便导致胆绞痛的急性发作。

5）积极治疗肠蛔虫病和胆道蛔虫病。有肠虫（主要为蛔虫）时，及时应用驱虫药物，用量要足，以防用药不足，蛔虫活跃钻入胆道，造成阻塞，引起胆囊炎。

6）保持胆囊的收缩功能，防止胆汁长期淤滞。秋凉以后要注意保暖，尤其是睡觉时要盖好被，防止腹部受凉，因为肚子受凉以后会刺激迷走神经，使胆囊强烈收缩。已经证明有胆结石的人，要及时治疗，避免引起胆囊发炎。

7）要经常做一些体力活动，使全身代谢活跃起来，特别是脑力劳动和上班老是坐着不动的中年人，更要有意识地多做体力劳动，防止过度肥胖，因为肥胖是胆囊炎或胆结石的重要诱因。

8）保持大便通畅。

9）保持心情愉快。

10）控制细菌感染。当炎症出现时，及时应用有效的抗生素。

（宋丽艳）

第六节　胆石症

胆石症是指胆道系统（包括胆囊与胆管）的任何部位发生结石。发病年龄多在中年以上，女性多于男性。以右胁下疼痛为主要临床表现，常伴发胆囊炎。本病属中医"结胸""胁痛"范畴。

一、病因

胆石症的病因学至今尚无肯定而完整的理论，可能与胆汁滞留、代谢障碍及胆道感染等因素有关。

（一）胆汁化学成分的改变

胆汁的重要化学成分是胆盐、磷脂和胆固醇，三者保持一定的比例，故能维持一种混合胶体溶液。当代谢紊乱、胆汁分泌失常而三者比例发生变化，特别是胆盐、磷脂的减少或胆固醇的增多，均可使胆固醇呈过饱和状态，而从胆汁中析出，形成结晶，沉淀而成胆结石的基础。但不同地区、不同病例的发展原理却不一定相同，所形成的胆石种类和发生部位也随之而异。

（二）胆汁淤积

长期静坐习惯、肥胖、妊娠、胆道梗阻或奥狄括约肌功能失调等情况，可使胆囊肌肉张力降低，排空延缓而致胆汁淤积。这是造成炎症和结石常见的重要原因。

（三）细菌感染

胆囊黏膜因浓缩的胆汁或反流胰液的化学性刺激而产生炎变，极易招致继发性细菌感染。常见致病菌为大肠杆菌（占70%）、绿脓杆菌、变形杆菌和厌氧菌等，多为混合感染。细菌可使胆汁变为酸性，使胆固醇在胆汁中容易沉淀，感染时大肠杆菌可产生大量的β葡萄糖醛酸苷酶，使结合胆红素变为不溶于水的非结合胆红素，后者与钙结合成为难溶的胆红素钙而沉淀下来，是形成肝内外胆管结石的主要原因，其成分往往是以胆红素钙为主。

（四）胆道寄生虫感染

胆道寄生虫感染我国相当多见，尤其是胆蛔症，是我国胆石症的主要原因之一，蛔虫侵入胆道，将细菌及虫卵携至胆道，引起胆道炎症、阻塞和胆汁淤积。蛔虫的残体及虫卵也常构成胆石的核心。

·135·

（五）其他因素

西方国家，尤其是美洲印第安人胆汁中胆固醇量呈饱和状态，胆结石发生率高，肝硬化尤其是原发性胆汁肝硬化患者由于胆汁酸合成减少，胆石症的发生率也很高。此外，据最新报道，金属元素在胆石形成中有重要作用，经测定发现：胆固醇结石患者胆汁中的游离钙浓度增高；胆色素结石患者胆汁中的游离钙、镁浓度增高。成为胆石形成的原因之一。

胆石按其所含成分不同分为3类：

1. 胆固醇结石

含胆固醇为主，质硬、光滑、圆形或椭圆形。多原发于胆囊，一般为单个，亦可有多发的结石。

2. 胆色素结石

以胆色素为主要成分，尚含有少量钙盐和有机物。一般有3种形式：

1）结石呈泥沙样，色棕黄，多位于胆总管中。

2）黑色或深绿色小粒结石，直径0.1～1.0 cm，呈圆形或不规则形，质较硬，多数位于胆囊内。

3）大型结石，一般直径1～2 cm，呈圆形或长圆形，颜色多呈棕黄色，表面较光滑，极疏松易碎，多位于胆总管内。

3. 混合型结石

由胆色素、胆固醇和钙盐等混合形成，由于其所含成分多少不同，结石可表现多种形状和颜色，通常为多面形的不规则小粒，成数众多，表面光滑，呈深绿色或棕黄色，切面呈环层状，极似树木的年轮。胆囊及胆管均可发生。

中医学认为，本病因早期胆汁积滞，饮食伤及脾胃，湿热阻滞中焦，情志忧郁不畅致肝气不舒，气滞血瘀，肝胆疏泄失常而发病。

二、临床表现

（一）胆囊结石

右上腹呈阵发性绞痛，持续性加重，向右肩背放射，可合并呕吐和出汗；体检时右上腹压痛、肌紧张，有时可触到肿大的胆囊，墨菲征阳性。当结石嵌顿时间较长仍不能复位时，胆囊因出口梗阻引起淤胆肿胀，临床上可有急、慢性胆囊炎的表现。

（二）肝外胆管结石

典型症状是在开始时有胆绞痛，常有恶心、呕吐；在有胆道感染的患者，随后出现寒战、发热、出汗，24小时后临床上出现黄疸。腹痛、寒战高热及黄疸三者即典型的急性胆管炎的查科（Charcot）三联征。体检时剑突下和右上腹深压痛，如炎症较明显可有右侧腹肌紧张，肝区有叩击痛。

（三）肝内胆管结石

可表现为患侧肝区和胸背部和持续性胀痛，有时有一过性发热和黄疸史。体检可发现肝脏肿大并有明显触痛、肝区叩击痛。

三、诊断

1）患者常有右胁隐痛史、厌油、劳累或生气后常引起疼痛发作，有的有典型的胆绞痛史或黄疸史。

2）在慢性间歇期体征不明显，急性炎症期可有体温上升和黄疸，上腹部压痛明显，或有反跳痛，肌紧张（+）或触到肿大之胆囊，墨菲征阳性。

3）慢性间歇期实验室检查变化不明显。急性发作期，可见白细胞计数上升，中性粒细胞升高，氨基转移酶、转肽酶、胆红素均升高，尤其是直接胆红素升高明显，提示梗阻性黄疸。

4）胆道系统炎症可见到胆管壁或胆囊壁毛糙不光滑或增厚，正常胆囊壁厚度不超过 0.4 cm，若超过此限度往往表示有过慢性炎症。若在 B 超上见有强光团并伴有声影者则表示该处为结石。

5）可见到胆囊内或胆管内有充盈缺损，若有炎症可见胆囊显影淡或不显影，或胆囊收缩功能差。有的可见到胆囊内或胆管内有密度增高影或密度增高的圈中央为透亮区，这多为含钙质较高的结石。

判定：根据以上 5 项可诊断为胆石症。炎症和结石常同时并存，尤其是后两项的检查可作为确定诊断的根据。

四、鉴别诊断

本病应与胆道蛔虫病，急性胰腺炎，胃、十二指肠溃疡穿孔，胆管癌，病毒性肝炎等相鉴别。

五、治疗

（一）中医治疗

1. 辨证论治

1）肝郁气滞

右上腹隐痛胀闷不适，部分病例亦可见阵发性绞痛，痛引肩背。舌淡红，舌苔白微黄，脉弦细或弦数。

治法：疏肝利胆，理气止痛。

方药：四逆散加味。

金钱草 30 g，柴胡、枳实、白芍、郁金、木香、川楝子、元胡、鸡内金各 10 g，甘草 6 g。

2）肝胆湿热

右上腹持续性胀痛或痛引肩背，可见发热，口渴，恶心呕吐，或出现黄疸，尿色如茶。舌红苔黄腻，脉弦或滑数。

治法：清热利湿，疏肝理气。

方药：大柴胡汤合茵陈蒿汤加减。

茵陈、金钱草各 30 g，柴胡、黄芩、枳实、白芍、山栀、虎杖、木香、大黄各10 g。

2. 中成药

1）胆石通胶囊：每次4~6粒，每日3次。

2）利胆排石片：每次6~10片，每日2次。

3）利胆片：每次6~10片，每日2次。

4）胆益宁：每次4~6片，每日3次。有清化湿热，利胆排石之功效。

5）消炎利胆片：每次6片，每日3次。

6）茵陈五疸丸：每次6 g，每日2次。有疏肝理气，健脾利湿之功效。

7）胆乐胶囊：每次4粒，每日3次。有清热利湿，利胆排石之功。

8）乌军治胆片：每次4片，每日3次，连服6~8周为1个疗程。有清泄肝热，利胆排石，理气止痛之功效。

3. 单方、验方

1）金钱草60 g。煎水代茶饮，连服3个月。

2）玉米须30 g。水煎服，每日2次。

3）茵陈30 g，木香15 g，枳实12 g。水煎服，每日3次。

4）生大黄煎服，每日1次，连服5次。适用于泥沙样结石，或直径1.5 cm以下的结石。

5）柴胡、玄胡、郁金各6 g，鹅不食草、金钱草、北茵陈各15 g，金铃子10 g，黄芩9 g，通草3 g，蒲公英12 g。水煎服，每日1剂。本方用于胆石症的急性发作，屡用屡效。

4. 针灸治疗

1）体针：主穴为足三里、胆囊穴、中脘、内庭，配穴为合谷、内关，每日针刺2次，留针半小时。

2）耳压疗法：用中药王不留行籽或菜籽贴敷按压，以0.25~0.5 cm^{2}之胶布将王不留行籽或菜籽贴在耳穴上。

主穴：肝、胆、胰、胆管、三焦、十二指肠。

配穴：脾、直肠、神门、皮质下、内分泌等。

方法：主穴一般全用，配穴酌选，每隔数小时对准穴位按压至有酸、麻、胀痛感，每次约20分钟，隔日交换对侧耳穴，20天为1个疗程。耳压期间可配合食用高脂餐。

5. 磁化水与中草药

方法：磁化水以一沸为度，患者每晨空腹饮服1 000 ml，晚上睡前服500 ml，平时服用不低于500 ml。与此同时，服用中草药，则疗效更加显著。广木香6 g，虎杖、车前子（包煎）、草各30 g，鸡内金、青皮、陈皮各9 g，淡黄芩12 g，冬葵子、萹蓄各15 g，生甘草5 g。每日1剂，水煎服。

据报道，治疗后，排石率达83.8%，有效率达95.9%。磁化水能使结石疏松，易于排出。另外，治疗前患者如有感染，出现黄疸，白细胞计数偏高等，经用磁化水与中草药后，可使感染消失。

6. 总攻排石疗法

应用总攻排石疗法可有加快排石、缩短疗程和提高疗效的作用。在适应证范围内，一般排石率为 70% 左右。

1）适应证：①胆总管结石横径一般在 1～2 cm，但 2 cm 以上结石也有可能排出；②肝内结石也可取得较好效果；③胆囊结石横径在 0.5 cm 以下，一般排石率为 70% 左右；④术后残余或复发结石者。

2）方法：上午 8 时 30 分服排石汤 1 剂（由木香、枳壳、川楝子、黄芩、大黄各 10 g，金钱草 30 g 组成。黄疸明显加茵陈 15 g，感染较严重加金银花 15 g，9 时 30 分口服 50% 硫酸镁 50 ml，9 时 40 分电针期门、日月、足三里（双）穴，强刺激，持续 1 小时。一般每日 1 次，7 次为 1 个疗程。总攻排石治疗中病情可突然恶化而需紧急中转手术，为确保安全，总攻疗法应限于有手术条件的医疗单位施行。

（二）西医治疗

1. 病因治疗

积极治疗肠道感染、肠寄生虫可降低胆结石的发病率。选用清淡、低胆固醇食品，亦可预防结石的形成，降低胆绞痛发作。

2. 药物治疗

1）增进胆汁排泄药物：50% 硫酸镁 10～15 ml，每日 3 次（餐后服），有松弛奥狄括约肌作用，使滞留的胆汁易于排出。胆盐 0.5～1 g，每日 3 次，能促进肝脏分泌大量稀薄的胆汁，有利于冲洗胆道。去氢胆酸每次 0.25 g，每日 3 次（餐后服）或用胆酸钠每次 0.2 g，每日 3 次（餐后服）。可增进胆汁分泌使胆汁变稀。胆道梗阻时不宜采用。

2）消除胆结石药物：鹅去氧胆酸每日口服 0.5～1.5 g，长期服用对溶解胆固醇结石有效，因易引起腹泻与血清氨基转移酶升高，故已少应用。熊去氧胆酸，每日剂量为 8～13 mg/kg，有效率比鹅去氧胆酸高，不引起腹泻及肝损害，但价格昂贵。

3）消除胆绞痛药物：轻度绞痛可卧床休息，采取右上腹热敷、灌肠排气等方法。可适当给予解痉、镇痛药物：硝酸甘油酯 0.6 mg，每 3～4 小时 1 次，含于舌下；阿托品 0.5 mg，每 3～4 小时肌内注射。必要时可给予哌替啶 50～100 mg 肌内注射。

4）抗生素：有糖尿病或曾进行胃肠吻合术的胆石症患者以及老年胆石症患者，易并发胆道感染，应及早应用抗生素。可选用青霉素、先锋霉素、庆大霉素、甲硝唑等。

3. 手术治疗

适应证：①胆管结石伴有严重梗阻感染、中毒性休克或肝脏合并症；②较大的胆囊结石、症状发作频繁、结石嵌顿造成积水或积脓、急性化脓性及坏疽性胆囊炎、胆囊穿孔或弥漫性腹膜炎；③经内科积极治疗无效病例。

4. 体外冲击波碎石

利用液电、压电或磁电产生冲击波碎石，一般用于胆囊内结石小于 20 mm，数目不超过 2～3 个，且胆囊功能良好者。胆石击碎后可自行排出。但有严重心脏病，胃、十二指肠溃疡活动期，急性肝炎或肝功能严重受损者，合并急性胆囊炎、胆管炎及胰腺炎，结石位于远端胆管有梗阻者，胆囊失去功能者，戴心脏起搏器者等不适合做体外碎石。

5. 腹腔镜下胆囊切除或胆囊内取石

适用于单纯的胆囊内结石，且结石数量不多者。

此外，近年来经内镜做十二指肠乳头切开术取石也取得较好效果。尤其对不宜手术或不能耐受手术的患者，提供了新的治疗方法。

六、护理与健康教育

（一）护理

1. 术前护理

1）按外科术前患者一般护理常规进行护理。

2）饮食护理：根据病情指导患者进食清淡饮食，忌油腻食物；禁食或呕吐频繁者应静脉补充营养，维持水、电解质平衡。

3）病情观察：严密观察生命体征及病情变化，若患者寒战、高热、腹痛加重、腹痛范围扩大，应及时报告医生，警惕感染性休克的发生，并积极配合处理。密切观察患者有无出血倾向，如出现出血倾向，遵医嘱应用维生素K及其他止血药。

4）缓解疼痛：指导患者卧床休息，采取舒适卧位，必要时根据医嘱应用镇痛药物，并评估镇痛效果。

2. 术后护理

1）按外科术后患者一般护理常规进行护理。

2）体位与活动：术后取平卧位，生命体征稳定后给予半卧位；待病情稳定，应鼓励患者下床活动。

3）饮食护理：胆囊切除及胆总管引流患者，禁食2~3天；奥狄括约肌切开成形术及胆总管十二指肠吻合术，禁食5天，禁食期间应静脉补充营养。肠鸣音恢复后给予流质、半流质、软食，逐步过渡到高蛋白、高热量、高维生素、低脂易消化饮食。

4）病情观察：监测生命体征变化，观察有无血压下降、脉搏细速、面色苍白等腹腔内出血征象；严密观察患者神志，预防肝昏迷的发生，如患者出现神志淡漠、嗜睡、谵妄等，立即通知医生处理；观察患者的黄疸消退情况。

5）T管护理

（1）妥善固定：防止因翻身、活动、搬动时被牵拉而脱出。引流袋放置时切勿超过胆囊平面，以免胆汁反流。

（2）保持通畅：定时由近端向远端挤捏T管，保持引流通畅，防止扭曲、折叠及受压。

（3）密切观察：观察并记录胆汁颜色、量和性质，术后24小时内引流量为300~500 ml，恢复进食后，T管每天引流胆汁量可增至600~700 ml，以后逐渐减少至每天200 ml左右。术后1~2天胆汁的颜色呈浑浊淡黄色，以后逐渐加深、清亮，呈黄褐色。若胆汁量突然减少甚至无胆汁引出或胆汁量引出过多，应及时检查原因，并通知医生处理。

（4）预防感染：更换引流袋时应严格执行无菌操作，观察引流管周围有无渗出，有胆汁渗漏者，清洗消毒后用锌氧油膏保护皮肤。T管脱出时，用无菌纱布加盖引流口，并告知医生及时处理。密切观察有无腹膜炎发生。

（5）拔管护理：术后第 10～14 天试行夹管 1～2 天，患者若无腹胀、腹痛、发热、黄疸等症状，可经 T 管做胆道造影。如造影证实胆管无狭窄、结石、异物、胆道通畅，可考虑拔管。拔管前 T 管应开放 24 小时，充分引流造影剂，再次夹管，患者无不适时即可拔管。拔管后残留窦道用凡士林纱布填塞。T 管不能拔除者可带管出院，择期再行治疗。

6）心理护理：稳定患者情绪，树立治疗疾病的信心。

（二）健康教育

1. 饮食指导

指导患者进低脂、高热量、高维生素、高蛋白、易消化饮食，忌油腻，避免进食过饱。

2. T 管护理

带 T 管出院患者，应指导患者做好 T 管护理，预防感染，防止脱落，观察胆汁颜色、量和性状的变化，如有不适或引流异常应及时就诊。

3. 定期复诊

非手术治疗者应坚持服药，定期复诊，出现不适症状及时治疗。

（宋丽艳）

第四章　泌尿系统疾病

第一节 急性肾小球肾炎

急性肾小球肾炎（简称急性肾炎），是一组急性起病，以血尿、蛋白尿、少尿、水肿、高血压及氮质血症为其临床常见表现的综合征。多发生于儿童及青少年，但成人或老人亦可患病。属中医"风水""阳水""血尿"范畴。

一、病因

急性肾炎多发生于感染后，尤以 β 溶血性链球菌"致肾炎菌珠"感染之后多见。这种前驱感染常是咽峡炎、皮肤化脓性感染。除此之外，其他细菌如葡萄球菌、肺炎链球菌、伤寒杆菌、白喉杆菌以及疟原虫、血吸虫等也可引起急性肾炎。病毒感染后急性肾炎已日益受到重视。病理改变主要为弥漫性增生性肾小球肾炎症。

中医学认为，本病的病因病机主要是外邪侵袭，水湿、疮毒内侵，致使肺脾肾三脏功能失调，三焦气化不利，水液代谢障碍。

二、临床表现

（一）血尿

主要出现肉眼血尿，轻重不等，多呈混浊棕红色，数日后转为镜下血尿。

（二）少尿和水肿

由于肾小球毛细血管的病变和血管外的压迫使肾血流量减少，发生滤过障碍，同时肾小管功能相对正常，导致液体回收相对增多，所以患者出现少尿和水肿。每日尿量多在 400~700 ml，可持续 1~2 周。水肿多首发于眼睑，晨起时明显，下肢和阴囊部也较多见，与平卧部位和水肿组织松弛有关。严重时可遍及全身，甚至出现浆膜腔积液，如胸膜腔积液等。

（三）高血压

可见于 70%~90% 的患儿，程度不一，多为轻度或中度。成人血压多在 150~180/90~100 mmHg，常有波动。少数严重患儿可发展成为高血压危象。血压多在 2 周左右趋于正常，小儿恢复较成人快；若长期持续高血压则是转为慢性肾炎的先兆。目前认为肾小球滤过率降低造成的水、钠潴留，血容量增加和血管痉挛等，是急性肾炎高血压发生的主要原因。

（四）全身表现

儿童较成人明显。有发热、头痛、恶心、呕吐、抽搐、气急、心悸等症状。成人可仅有食欲缺乏、疲乏无力、腰酸等症状。

三、诊断要点

本病诊断的主要根据：

1）发病前有扁桃体炎、咽炎、皮肤感染或猩红热等链球菌或其他细菌感染病史。

2）发病急，迅速出现颜面水肿或全身水肿，并有恶寒发热、咽喉肿痛及高血压。

3）血尿沉渣有多量红细胞和数量不等的白细胞，有各种管型。少尿时尿比重多 > 1.02。尿蛋白定量一般在 2~4 g/24 h。血沉多数加速，有的抗 "O" 增高。

四、鉴别诊断

（一）高热性蛋白尿

部分患者在发热时可出现蛋白尿及管型尿，有时可有镜下血尿，不易和轻型急性肾炎区别。但这些患者无水肿及高血压，热退后蛋白尿迅速消失。

（二）感染性肾小球炎（局灶性肾炎）

是由于菌血症或败血症等细菌播散，引起肾小球感染，故有血尿、蛋白尿等。但当全身感染控制后，尿异常迅速消失。

（三）过敏性紫癜肾炎或狼疮性肾炎

过敏性紫癜肾炎或狼疮性肾炎除了有肾脏的损害外，尚有各自原发病的症状和体征。

（四）慢性肾炎急性发作

慢性肾炎急性发作常在上呼吸道感染后 3~5 日出现，潜伏期短。贫血、低蛋白血症、高脂血症较明显，尿的比重较低且固定。

五、治疗

（一）中医治疗

1. 辨证论治

1）风寒犯肺

恶寒发热，眼睑水肿，或有全身水肿，小便不利，肢体酸楚。舌质淡，苔薄白，脉浮紧或沉细。

治法：疏风散寒，宣肺利水。

方药：麻黄汤合五皮饮加减。

麻黄、桂枝各 3 g，茯苓皮 15 g，泽泻 30 g，葶苈子、桑白皮、大腹皮各 10 g，生姜皮、陈皮各 6 g。

2）风热犯肺

发热重恶寒轻，口干口渴，咽喉疼痛，眼睑或颜面水肿，便黄赤涩。舌质红，苔薄黄或薄白，脉浮数或细数。

治法：疏风清热利水。

方药：麻黄连翘赤小豆汤。

麻黄、防风、蝉衣各 5 g，连翘、白术、桑白皮各 10 g，车前子、泽泻各 15 g，赤小豆 30 g。

3）湿毒浸淫

面部或全身水肿，恶风发热，身发疮毒，甚则溃烂，口干口苦，尿少色赤。舌质红，苔薄黄或黄腻，脉浮数或滑数。

治法：解毒化湿。

方药：五味消毒饮合中满分消汤加减。

黄连 3 g，黄芩 6 g，蚤休、蒲公英、薏苡仁、滑石、银花、车前草各 15 g，杏仁、枳实、莱菔子各 10 g，白茅根 20 g，水蓟 12 g。

4）血热壅滞

小便短赤，以血尿为主，烦热口渴，排尿有灼热感但无尿痛，或呈肉眼血尿。舌质红，苔蒲黄，脉细数。

治法：清热凉血。

方药：小蓟饮子。

小蓟根、生地、滑石各 15 g，通草 3 g，蒲黄（炒）、藕节、淡竹叶、当归、山栀子各 10 g，生甘草 6 g。

2. 中成药

1）肾炎清热片：每次 5 片，每日 3 次，10 天为 1 个疗程，连用 2～3 个疗程。服药期间忌食辛辣油腻之品。风寒外感及气亏阳虚之水肿禁用。用治风热犯肺，水邪内停型急性肾炎。

2）肾宁散：每次 12～20 粒，每日 2 次。每次用白茅根 50 g 煎水 400 ml 冲服。忌食辛辣食物，孕妇慎用。用于面部、胫部水肿，或遍身肿胀，兼见面赤，口渴或渴不多饮，纳差腹胀，或呕恶不食，小便短赤。舌质红苔白腻，脉沉滑或兼数象。

3）肾炎阳虚片：每次 5 片，每日 3 次，20 天为 1 个疗程。连用 3 个疗程。肾炎水肿属于实证。阴虚内热型者勿用。用于全身水肿，腰腹下肢为甚，按之凹陷，晨轻晚重，面色苍白，脘腹胀满，纳少便溏，腰膝酸软，畏寒肢冷，神倦，尿少。舌体胖，质淡，苔白，脉沉细弱。

4）胃苓丸：水丸每次 6 g，蜜丸每次 1 丸，每日 1～2 次。孕妇慎服，忌食生冷油腻之物，具有消胀利水之功。

5）肾炎消肿片：每次 5 片，每日 3 次，20 日为 1 个疗程，连用 3 个疗程。肾炎虚证者勿用。用于肢体水肿，晨起面肿甚，午后腿肿较重，按之凹陷，四肢困重，小便短少，脘闷腹胀，纳少。舌苔白腻，脉象沉缓等湿邪困脾证。

3. 单方、验方

1）车前草、玉米须、墨旱莲各 30 g 煎服。

2）车前草、夏枯草、白茅根各 30 g 煎服。

3）女贞子、旱莲草各 10 g，白花蛇舌草、生侧柏、马鞭草各 15 g，大蓟、小蓟、益母草、茅根、石韦各 30 g。水煎服，每日分 2～3 次口服，对各种肾炎伴肉眼血尿或镜下血尿者效果较好。

4）银花、连翘各 9 g，生薏苡仁 12 g，芦根 30 g，云茯苓 9 g，单桃仁、红花各

3 g，玄参、川石斛、六一散（包）各 9 g。水煎服。可治急性肾炎。

5）鹿衔草 20 g，益母草 30 g，鱼腥草、白花蛇舌草、车前子、车前草各 15 g，苍术 12 g，麻黄 4 g。水煎，每日 1 剂，分 2 次服。可治急性肾炎。

4. 针灸治疗

体针取足三里、内关、肾俞、阴陵泉、复溜等穴。耳针取肾、膀胱、肾上腺、交感等穴。

（二）西医治疗

治疗原则：以休息、对症治疗为主，急性肾衰竭时予以透析治疗，待其自然恢复，不需要糖皮质激素等药物。

1. 一般治疗

在少尿、水肿、高血压期应卧床休息。饮食要富于营养和含有多种维生素。应低盐和适当限制水和蛋白质的摄取。

2. 抗生素的应用

本病为免疫性疾病，应用抗生素对疾病本身作用不大。但为彻底清除病灶内残存的链球菌，或有咽部、皮肤感染灶者，可在治疗开始时给予青霉素 7～10 天，如病情需要，或扁桃体肿大明显者，可适当延长用药时间。对青霉素过敏者，可改用红霉素，或按细菌培养药敏试验结果选用最有效的抗生素。

3. 对症治疗

经控制水、盐入量后，水肿仍明显者，应加用利尿剂。如氢氯噻嗪 25 mg 或环戊甲噻嗪 0.25 mg，每日 3 次；呋塞米 20～40 mg，每日 3 次口服或肌内注射。高血压时应用降压药要积极而稳步地控制血压。常以噻嗪类利尿药、肼苯哒嗪、利血平等联合使用。

4. 并发症的治疗

1）高血压脑病的治疗

（1）降压：①利血平 1 mg，肌内注射，或肼苯哒嗪 20 mg，肌内注射。②氯苯甲噻二嗪 300 mg，于 30 秒钟内静脉注射，此药可使血压在数分钟内降到正常。③硝普钠 25 mg，加入 5%～10% 葡萄糖液 250 ml 中，缓慢静脉滴注，10～15 滴/分钟，可根据血压调整滴数。一般在 72 小时内逐渐停药，改口服药物治疗。

（2）脱水：20% 甘露醇 250 ml，快速静脉滴注或静脉注射，应用次数根据临床情况而定。

2）心衰的治疗：参见心力衰竭的治疗。

3）急性肾衰竭的治疗：可参阅有关书籍。少数急性肾炎患者可出现少尿或无尿，可有明显水肿、高血压或循环性充血状态，可用呋塞米静脉注射，开始按 1～2 mg/（kg·次），若效果不明显可增加剂量，3～5 mg/（kg·次），重复 2～3 次，多可发生利尿反应。不需要持续用药，否则须注意药物蓄积引起耳中毒。

六、护理与健康教育

（一）护理

1）急性期应卧床休息至水肿消退、尿量增多、肉眼血尿或明显镜下血尿消失，血压恢复正常，可起床逐步增加活动。

2）急性期对蛋白和水分应予一定限制，对有水肿或高血压者应限制食盐的摄入，1～3 g/d 为宜，水肿明显和尿量减少者还应限制水分摄入；肾功能减退有氮质血症者应限制蛋白质摄入，20 g/d 为宜，应尽量多摄入优质动物蛋白质，补充各种维生素。

3）有感染灶时遵医嘱给予抗生素，指导和协助患者注意保暖、预防感冒、注意个人卫生、保持口腔和皮肤清洁。

4）轻度高血压一般经休息、低盐饮食和利尿等治疗后常可使血压恢复正常，中、重度高血压应遵医嘱给予药物治疗。有高血压脑病者应迅速降压，凡用降压药物静脉滴注降压者应床旁密切观察血压变化。

5）遵医嘱给予利尿剂，注意观察用药效果。

6）有心衰、肾衰竭者给予相关处理。

7）准确记录出入量，每日测体重。每日评估水肿部位，协助患者控制入量。

（二）健康教育

1）适当锻炼增加抵抗力，减少感染机会。

2）定期到医院复查。

（宋丽艳）

第二节　慢性肾小球肾炎

慢性肾小球肾炎（简称慢性肾炎）为最常见的一组原发于肾小球的疾病。慢性肾炎具有多种病理类型，临床特点为病情迁延，尿常规检查有不同程度蛋白尿、血尿、管型尿，可出现水肿、高血压，多缓慢发展成慢性肾衰竭。

中医没有慢性肾小球肾炎的病名，但根据其临床表现，属中医"水肿""腰痛"等证。《素问·水热穴论》说："勇而劳甚，则肾汗出，肾汗出逢于风，内不得入于脏腑，外不得越于皮肤，客于玄府，行于皮里，传为胕肿，本之于肾，名曰风水。"《金匮要略·水气病》说："风水，其脉自浮，外证骨节疼痛恶风。皮水，其脉亦浮，外证胕肿，按之没指，不恶风，其腹如鼓，不渴，当发其汗。正水，其脉沉迟，外证自喘。石水，其脉自沉，外证腹满不喘。"指出了水肿的发病机制，临床脉证及部分治法。

一、病因

慢性肾炎，一般由急性肾炎迁延而来，其发病机制从中医角度讲，有相同之处，而

· 147 ·

又有有别之处。如慢性肾炎急性发作，其临床表现类似于急性肾炎，但其又有正虚一面。一般来讲，风邪、湿毒、过劳、久病本虚等在发病上均占一定地位。

风邪外袭，内舍于肺，肺失宣降，水道不通，以致风遏水阻，风水相搏，流溢肌肤，发为水肿。

肌肤因痈疡疮毒，未能消解消透，疮毒内归肺脾，导致水液代谢失常，溢于肌肤，成为水肿。

饮食及劳倦，损伤脾胃，脾气亏虚，水湿运化失司，水湿停聚，溢于肌肤而成水肿。

久病体虚，或久病损及脾肾，使脾肾功能低下，脾虚则水津不布，肾虚则固摄无权，气化不利，轻则水肿，重则精气外溢，久不得愈。所以慢性肾炎治疗中脾肾功能强健与否是治疗成败的关键。

本病的发生虽与肺脾肾三脏有关，其又相互关联，相互影响，但就慢性肾炎来说与脾肾关系更为密切。肾虚水泛，逆于肺，则肺气不降，失其通调水道之职，使肾气更虚而加重水肿。若脾虚不能制水，水湿壅盛，必损其阳，久则导致肾亦衰；反之，肾阳衰不能温养脾土，脾肾俱虚，亦可使病情加重。在慢性肾炎中主要表现为蛋白尿久不消失，其病机与脾肾功能有关，脾则升清，脾的功能减弱则精气不能散布周身而下溢。肾主固摄，主气化，温煦脾阳，肾虚则精气不因外下溢，其气化、温煦作用减弱，则使脾虚更甚，可使脾肾两虚，临床见蛋白尿更难控制。

二、临床表现

本病多数起病缓慢、隐匿，以青、中年男性居多，有前驱感染者起病可较急。

（一）蛋白尿

是本病必有的表现，尿蛋白定量常在 $1 \sim 3$ g/d。

（二）血尿

多为镜下血尿，也可见肉眼血尿。

（三）水肿

多为眼睑肿和（或）下肢轻、中度可凹性水肿，一般无体腔积液，水肿是由水钠潴留和低蛋白血症引起。

（四）高血压

肾衰竭时，90% 以上的患者有高血压，高血压的出现与水、钠潴留，血中肾素、血管紧张素的增加有关。部分病例高血压也可出现于肾功能正常时。

（五）肾功能损害

肾功能损害呈慢性进行性损害，进展速度主要与相应的病理类型有关，已有肾功能不全的患者当遇应激状态时（如感染、劳累、血压增高、肾毒性药物的应用等），肾功能可急剧恶化，如能及时去除这些诱因，肾功能仍可在一定程度上恢复。

（六）其他

慢性肾衰竭患者常出现贫血。另外，长期高血压者可引起心、脑血管的并发症。

慢性肾炎因病理类型与病程阶段不同，其临床表现常常多样化，有时某一项至数项表现较为突出，而易造成误诊。

（七）尿液检查

尿比重偏低，多在 1.020 以下，晚期可固定于 1.010 左右，尿蛋白可从微量至 ＋＋＋＋，尿沉渣中常有程度不等的红、白细胞和颗粒管型。血尿一般较轻，但急性发作期明显。尿 C3 测定以膜增殖性肾炎及新月体肾炎阳性率最高，可达 90%。

（八）尿纤维蛋白原降解产物（尿 FDP）

尿 FDP ＞4 μg/ml，慢性肾炎尿 FDP 阳性率为 67% ～81%，浓度多在 1.25 μg/ml 以上，如浓度很高或持续升高，表明肾实质炎症病变较重或持续活动，肾功能减退快，预后较差。还可作为应用抗凝治疗的参考指标和肾小球疾病的分类。

（九）肾功能检查

肾小球滤过率降低，内生肌酐清除率降低，尤以晚期降低最为明显，酚红排泄试验及浓缩稀释功能减退。当血肌酐和尿素氮明显高于正常时，常表示肾功能已严重损害，血尿素氮 ＞21.42 mmol/L，血肌酐 ＞442 μmol/L 时常可出现尿毒症症状。

（十）血液检查

红细胞和血红蛋白均有不同程度降低，白细胞、血小板大致正常。血浆蛋白常降低，白蛋白降低较明显，胆固醇多增高。血沉常增快。合并感染时，白细胞计数和中性粒细胞可增高。发病 4～6 周血清总补体及 C3 下降。患者循环免疫复合物可阳性并可呈冷球蛋白血症。大量蛋白尿，血浆白蛋白下降。

三、诊断

1）起病缓慢，病情迁延，时轻时重。

2）具有不同程度的蛋白尿、血尿、水肿及高血压等。

3）慢性进行性肾功能减退。

4）B 型超声显像，疾病后期两肾缩小。

5）肾活检所见常为系膜增殖性、膜增殖性、膜性肾病或局灶性肾小球硬化症等。

判定：具备第 1）～4）项即可诊断，兼有第 5）项可确诊。

四、鉴别诊断

根据临床表现及辅助检查，诊断多无困难。临床上习惯将慢性肾炎分为普通型、高血压型、肾病型及急性发作型。多数学者认为，这种分型难以确切地反映其临床和病理特点，也无确切临床界限。因此，赞成慢性肾炎不再进行临床分型。但应注意，要确定是何种肾小球疾病或任何病理类型，应当行肾穿刺活检。在鉴别诊断上，需要与慢性间质性肾炎、原发性高血压、慢性肾盂肾炎、肾小球动脉硬化、功能性蛋白尿等相鉴别。

五、治疗

（一）中医治疗

1. 辨证论治

慢性肾炎在急性发作时与急性肾炎有类似之处，一般以阳水治疗；在慢性持续不稳定的情况下，一般以阴水治疗；在慢性稳定期一般以补益脾肾，固摄等法治疗，有瘀血者可适当加入活血化瘀药物。但在慢性肾炎整个治疗过程中，时时应注意到脾肾功能，即提高脾肾固摄功能，控制蛋白尿。

1）风水泛滥

眼睑水肿，继则四肢及全身皆肿，来势迅速，多有恶寒，发热，肢节酸楚，小便不利。偏于风热者，伴咽喉红肿疼痛；舌质红，脉浮滑数。偏于风寒者，兼恶寒、咳喘；舌质薄白，脉浮滑或紧。

治法：散风清热，宣肺行水。

方药：越婢加术汤加味。

麻黄 12 g，生石膏 20 g，白术 15 g，甘草 10 g，生姜 4 片，大枣 5 枚，黄芪 15 g，防己 12 g，桂枝 10 g，花椒 10 g，白茅根 30 g。

2）湿毒浸淫

眼睑水肿，延及全身，小便不利，身发疮痍，甚者溃烂，恶心发热。舌质红，苔薄黄，脉浮数或滑数。

治法：宣肺清热，利湿消肿。

方药：麻黄连翘赤小豆汤合五味消毒饮加减。

生麻黄 10 g，连翘 15 g，赤小豆 30 g，白茅根 30 g，杏仁 10 g，桑白皮 15 g，银花 15 g，野菊花 12 g，蒲公英 15 g，丹皮 10 g，赤芍 10 g。

3）肺肾气虚

面浮肢肿，面色㿠白，少气无力，腰膝酸痛，易感冒。舌淡，苔白润，舌胖有齿印，脉细弱。

治法：益肺补肾。

方药：经验方。

黄芪、党参各 15~30 g，山萸肉 15 g，猫爪草 15 g，山药 15 g，玉竹 15 g，仙茅 10 g，金樱子 10 g，白果 10 g，蝉蜕 10 g，桑白皮 10 g，沙参 12 g，百合 12 g，冬虫夏草 3 g。

4）脾肾阳虚

水肿明显，面色㿠白，畏寒肢冷，腰脊酸痛，或胫酸腿软；足跟痛，神疲，纳呆或便溏，性功能减退。舌嫩淡胖，有齿印，脉沉细或沉迟无力。

治法：健脾益肾。

方药：经验方。

仙灵脾 15 g，茯苓 12 g，芡实 10 g，仙茅 10 g，白术 15 g，金樱子 15 g，蝉蜕 20 g，黄芪 25 g，党参 15 g，白茅根 30 g，桂枝 10 g，花椒 10 g。

5）肝肾阴虚

目干涩或视物模糊，头晕，耳鸣，五心烦热，口干咽燥，腰脊酸痛或梦遗或月经失调。舌红少苔，脉弦数或细数。

治法：滋养肝肾。

方药：经验方。

生地 15 g，玄参 15 g，山药 12 g，丹皮 10 g，赤芍 10 g，茯苓 10 g，泽泻 10 g，仙茅 10 g，金樱子 15 g，芡实 10 g，旱莲草 30 g，黄柏 15 g，黄芪 30 g，党参 15 g，桂枝 10 g，白茅根 30 g，花椒 10 g。

6）气阴两虚

面色无华，少气乏力或易感冒，多以腰以下水肿为主，午后低热，或手足心热，口干咽燥。舌质偏红，脉弦细或细数。

治法：益气养阴利水。

方药：经验方。

沙参 15 g，麦冬 15 g，生地 12 g，枸杞子 15 g，女贞子 12 g，金樱子 15 g，芡实 10 g，黄芪 20 g，党参 12 g，白术 15 g，茯苓 12 g，桂枝 10 g，花椒 10 g，白茅根 30 g。

2. 中成药

1）六味地黄丸：每次 8 粒，每日 3 次。用于慢性肾炎阴虚型。可长期服用，有较稳定的疗效。

2）知柏地黄丸：每次 8 粒，每日 3 次。用于慢性肾炎阴虚有火者。

3）金匮肾气丸：每次 8 粒，每日 3 次。用于慢性肾炎阳虚肢冷腰酸者。

4）补中益气丸：每次 1 丸，每日 2 次。用于慢性肾炎蛋白尿，只要没有明显的阴虚火旺症状，可长期服用。

3. 单方、验方

1）金樱子、菟丝子各 30 g，黄芪 60 g，补骨脂 15 g，山药、白花蛇舌草、菌灵芝、山萸肉、芡实、桑螵蛸各 30 g。每日 1 剂，水煎服，对慢性肾炎有极好的疗效。

2）萱草根、马鞭草、乌桕叶各 60 g，葱白 7 根，生姜 6 片。共捣烂如泥状，和匀，分做两饼。一日 2 次软敷腰部，包扎固定，局部热敷 30 分钟。如复发，再按上法用之。治疗水肿，疗效颇佳。

3）白茅根 30 g，生薏苡仁 30 g，猪苓 30 g。水煎代茶饮用，治疗水肿和血尿。

4）黄芪 60 g，茯苓 30 g，猪苓 20 g。水煎服，有利水消肿，消除蛋白尿作用。

5）玉米须 20 g，决明子 10 g，菊花 6 g，开水冲茶饮用。可治疗慢性肾炎血压升高者。

6）刺猬皮研粉，每次 3 g，每日 3 次。对慢性肾炎蛋白尿有较好控制作用。

3. 饮食疗法

1）黑鱼 1 条去内脏，冬瓜皮 100 g，不加盐煮汤服用。连用 7 天，可消水肿。

2）麦芽 95 g，赤小豆 60 g。煮成粥状，日分食之，有利尿消肿作用。

3）黄豆煮熟伴白糖，老陈醋一匙一起吃，可治疗水肿。

4）霜打茄子 5 个，白糖 15 g，水煎服。可治疗慢性肾炎血尿。

5）大冬瓜 1 个，将一头切开，纳入大蒜 120 g，红小豆 60 g，放锅中蒸熟，取汁饮用。可治疗慢性肾炎水肿。

6）新鲜牛奶，每日经用 500～1 000 ml，有消除蛋白尿作用。

7）黑芝麻、核桃仁各 500 g，研粉，每次 20 g，以温开水送服，服后嚼服大枣 7 枚，每日 3 次，药尽为 1 个疗程。

8）鲜芹菜 500 g，捣烂取汁，开水冲服，每日 1 剂。或芹菜根 60 g，水煎服。适用于慢性肾炎高血压型。

9）新鲜车前草 30～90 g，葱白 1 根，粳米 50～100 g，煮粥食用，有利尿止血作用。

10）白木耳或黑木耳 3 g，清水泡 1 夜，洗净后水煎 1 小时，加白糖适量，于睡前服用，用于慢性肾炎高血压型。

（二）西医治疗

慢性肾炎的治疗应以防止或延缓肾功能进行性恶化、改善或缓解临床症状及防治严重并发症为主要目的，而不以消除尿蛋白及尿红细胞为目标。治疗要点：

1. 一般治疗

凡有水肿、高血压、肾功能减退或血尿、蛋白尿明显者应卧床休息；注意个人卫生，避免受寒和感冒，积极防治呼吸道和泌尿道感染，避免使用肾毒性药物；肾功能减退者，给予低蛋白（每日 0.5～0.8 g/kg）及优质蛋白饮食；水肿、高血压明显者应低盐饮食，每日食盐摄入量 1～3 g。

2. 对症治疗

1）利尿：可选用氢氯噻嗪、呋塞米、氨苯蝶啶、螺内酯等。提高血浆胶体渗透压，也可出现显著的利尿效果，常用的有血浆（无钠血浆）、血浆白蛋白、血浆代用品等静脉滴入。合并心脏病者慎用，因血容量急增易引起左心衰竭。

2）降压：高血压的主要原因是钠、水潴留，大部分患者经休息、限盐和利尿剂的应用均可得到控制。如效果不满意可加用降压药，如钙离子拮抗剂硝苯地平 5～15 mg，口服每日 3 次，或盐酸肼屈嗪（肼苯达嗪）、甲基多巴等扩张小动脉的药物。对较顽固的高血压还可加用抑制肾素—血管紧张素系统活性的药物，如卡托普利（巯甲丙脯酸）12.5～50 mg，口服，每 8 小时 1 次，或盐酸普萘洛尔（普萘洛尔）10～30 mg，口服，每日 3 次。对慢性肾炎高血压患者，降压不宜过快、过低，以免影响肾血流量。一般降至收缩压 150 mmHg，舒张压 100 mmHg 即可。

3. 激素和免疫抑制剂应用

目前国内外对是否应用激素和免疫抑制剂治疗慢性肾衰竭意见不一致，应用它并不能改变慢性肾衰竭的病变自然发展规律和过程，常因其不良反应使患者死亡率增高。国外研究认为其只能改善临床表现，不能改变病理形态学的过程。国内认为可缓解临床症状，控制疾病发展，是否能应用，应根据患者临床表现并结合病理类型制订相应方案。

糖皮质激素：泼尼松每日 1 mg/kg（或 2 mg/kg，隔日用），服用 2～3 个月，如有效，可逐渐减量，以后以小剂量（每日 10 mg）维持半年至一年。若疗效不佳或停药后蛋白尿增多，可加用或改用免疫抑制剂或其他药物，但激素不可骤然停药，而应逐渐减量撤药，以免出现急性肾上腺皮质功能不全。

免疫抑制剂：环磷酰胺每日 100～200 mg，口服或静脉注射，疗程总量为 6～8 g；硫唑嘌呤每日 150 mg。但要注意骨髓抑制、出血性膀胱炎等不良反应，伴肾衰竭者不宜采用免疫抑制剂或激素治疗。

4. 抗凝

慢性肾炎的尿蛋白较多或顽固性水肿、低蛋白血症明显并经糖皮质激素治疗无效的患者，临床医生常对抗凝抗栓治疗寄予希望，如患者有高凝状态表现，可选用肝素每日 50～100 mg 加入 5% 葡萄糖液 250 ml 中静脉滴注，4 周为 1 个疗程。或尿激酶每日 2 万～4 万 U 加入 5% 葡萄糖液 250 ml 中静脉滴注，4 周为 1 个疗程。一般认为尿激酶疗效优于肝素。抗凝、抗栓治疗易出现出血等不良反应，治疗中需做凝血酶原时间监测，女患者月经期停止用药。双嘧达莫能抑制血小板聚集，减少血栓形成机会，并有扩血管作用。75～100 mg，每日 3 次，可长期服用。

5. 其他药物治疗

1）维拉帕米：40 mg，每日 3 次，口服。出现满意疗效后再用 1～2 周，然后减量维持 3～4 周。对慢性肾炎顽固性蛋白尿者有较好疗效。

2）己酮可可碱：开始 2 周，每日 800 mg（600 mg 口服，200 mg 静脉滴注），3～4 周剂量减至 900 mg，以后每日口服 300 mg，维持 1～2 年。文献报道可使原发性慢性肾炎患者肾功能改善。

3）雷公藤：治疗慢性肾炎有较好疗效，可与小剂量泼尼松合用或单独服用。如雷公藤多苷片 10～20 mg，每日 3 次，或雷公藤饮片 15 g 煎服，每日 2 次，疗程 6 个月。

有感染者可使用青霉素、氨苄西林等抗生素，避免使用磺胺类药物。

慢性肾炎是一持续进行性发展的肾脏疾病，最终发展至终末期肾衰竭——尿毒症。其发展的速度主要取决于肾脏病理类型、延缓肾功能进展的措施以及防止各种危险因素。

六、护理与健康教育

（一）护理

1）慢性肾炎患者肾功能减退时应予以低蛋白饮食，0.6～0.8 g/（kg·d），其中 50% 以上为优质蛋白。低蛋白饮食时，应适当增加碳水化合物的摄入，以满足机体生理代谢所需要的热量，避免因热量供给不足加重负氮平衡。控制磷的摄入。同时注意补充多种维生素及锌元素，因锌有刺激食欲的作用。

2）静脉补充营养素，遵医嘱静脉补充必需氨基酸。

3）恢复期适当休息，急性发作期或高血压、水肿严重时，应绝对卧床休息。

4）以 1：5 000 氯己定漱口，保持口腔清洁，防止细菌繁殖。

5）因高血压致头痛时，头部可放冰袋，如视物模糊，应在生活上加强护理。

6）保持皮肤清洁，严防因尿素氮刺激而抓破皮肤，发生感染及压疮。

7）准确记录出入量，尿少、尿闭时及时通知医生处理。

8）每日定时测血压 2 次并记录，防止高血压脑病的发生，注意患者安全。

9）每周测体重 2 次并记录。

10）做好精神护理，让患者对疾病有所认识，鼓励患者树立与疾病长期做斗争及战胜疾病的信心。

11）认真观察病情变化，注意有无尿毒症早期征象，如头痛、嗜睡、食欲缺乏、恶心、呕吐、尿少和出血倾向等；定时测量血压，血压过高者注意有无高血压脑病征象。如发现异常及时通知医生。此外，应密切观察药物治疗的疗效及药物不良反应。如应用激素易引起继发感染；环磷酰胺等易出现胃肠道毒性反应。

12）注意观察药物疗效及药物不良反应　按医嘱定时留尿送检。如并发高血压脑病、心衰、肾衰竭，应协助医生抢救。

（二）健康教育

1）如无明显水肿或高血压可坚持上班，但不能从事重体力劳动，避免劳累。

2）进行提高呼吸道抵抗力的锻炼。因为呼吸道感染（特别是反复感染）常会加重病情。

3）禁忌吸烟、饮酒。不宜盲目服用"偏方秘方"。

4）一般认为持续肾功能减退或明显高血压者、新月体性肾炎、局灶/节段性肾小球硬化预后较差，局灶/节段性肾小球肾炎、系膜增生性肾炎预后相对较好。

（宋丽艳）

第三节　急性肾盂肾炎

急性肾盂肾炎是由细菌感染引起的肾盂及肾间质急性炎症，是尿路感染中的常见病（称为上尿路感染）。多发于女性。以尿急、尿频、腰痛伴发热寒战为主要表现。属于中医"淋证""腰痛"等范畴。

一、病因

引起本病的致病菌以大肠杆菌为最多，其次为变形杆菌、粪链球菌和产碱杆菌。上行感染是最常见的传染途径。正常情况下，尿道口及其周围是有细菌的，但一般不引起感染，当机体抵抗力下降或尿道黏膜有轻微损伤（如尿液过度浓缩、月经期、性生活后等）时，细菌才可侵入尿道上行到膀胱和肾脏。由于女性尿道远较男性为短而宽，女婴的尿道口常被粪便污染，故均易致病。其病理变化为各种致病菌感染直接引起的肾小管、间质炎症。

中医学认为，本病的发生多因膀胱湿热、脾肾亏虚、肝郁气滞，其病位在肾和膀胱，且与肝脾有关。

二、临床表现

起病急骤、常有寒战或畏寒、高热（体温可在39℃以上），可伴全身不适、头痛、乏力、食欲减退，有时恶心、呕吐。膀胱刺激征：尿频、尿急、尿痛并伴腰痛、腰酸。查体时可有上输尿管点（腹直肌外缘平脐处）或腰肋点（腰大肌外缘与第12肋骨交叉处）压痛及肾区叩击痛。轻微患者多仅有倦怠无力，腰酸及轻微的尿路刺激征。

三、诊断

急性肾盂肾炎的诊断依据：

1）根据起病急、发热、寒战等全身症状。

2）根据泌尿系统症状，即尿急、尿频、尿痛等膀胱刺激征。

3）根据尿常规检查，即尿沉渣白细胞增多，以低分子量为主的蛋白尿，少数可有肉眼血尿。

4）血常规检查，急性肾盂肾炎白细胞计数轻度或中度增多，中性粒细胞可有核左移现象。

5）急性肾盂肾炎，肾功能多无改变。

6）尿细菌检查阳性。

四、鉴别诊断

应与肾结核、慢性肾小球肾炎、慢性下尿路感染、尿道综合征等疾病相鉴别。

五、治疗

（一）中医治疗

1. 辨证论治

1）下焦湿热

畏冷发热，尿频，尿急，尿痛，少腹胀痛，腰痛。苔黄腻，脉濡数或滑数。

治法：清热利湿通淋。

方药：八正散合导赤散加减。

车前草、蒲公英各30 g，木通、大黄各9 g，萹蓄20 g，生地、滑石各24 g，竹叶12 g，凤尾草18 g，甘草6 g。

2）热毒内盛

恶寒发热重，甚寒战高热，腰痛，烦渴引饮，或有小便频数，短涩，滴沥刺痛。舌质红，苔黄腻，脉弦数或滑数有力。

治法：清热解毒，利湿通淋。

方药：黄芩滑石汤合三石汤加减。

猪苓、银花、大腹皮、黄芩各15 g，滑石24 g，茯苓皮18 g，通草6 g，白蔻仁5 g，蒲公英、生石膏、白茅根各30 g。

2. 中成药

1）八正合剂：清热泻火，利尿通淋。每次20 ml，每日3次。

2）金钱草冲剂：清热解毒通淋。每次2包，冲服，每日3次。

3）银黄注射液：清热解毒。2～4 ml，肌内注射。

4）鱼腥草注射液：清热解毒。2～4 ml，肌内注射。

3. 单方、验方

1）银花、萹蓄各30 g，连翘、草薢各15 g，石韦20 g，黄柏12 g，茅根、西瓜皮、冬瓜皮各 50 g，白蔻仁 9 g，木通、甘草各 10 g。水煎服，分早晚 2 次分服。恶寒发热较重，加柴胡、黄芩各 15 g；血尿加大小蓟各 15 g，琥珀 1.5 g；血压偏高加地龙、野菊花各 15 g；蛋白尿持续加党参、黄芪各 30 g。

2）白茅根 30 g，大小蓟各 20 g。水煎服，每日 1 剂。治疗肉眼血尿有效。

3）车前草 30 g。水煎服，每日 1 剂。治疗小便灼热涩痛有效。

4. 针灸治疗

小便灼热，淋漓不畅，血尿，针刺肾俞、膀胱俞、三阴交、血海穴，用泻法。兼腰痛者加刺委中穴，用补法；兼小腹坠胀疼痛者加刺足三里、关元穴，用泻法。

（二）西医治疗

1. 一般治疗

要注意休息，鼓励多饮水、多排尿，促进细菌及炎性分泌物加速排出。

2. 对症治疗

发热、头痛者可给予解热止痛药，如对乙酰氨基酚；尿路刺激症状明显，可给予阿托品、溴丙胺太林等抗胆碱能药物。

3. 抗菌治疗

急性肾盂肾炎不需等待尿培养及药敏报告，即可选用有效抗菌药物治疗。

1）青霉素类：①青霉素 80 万 U 每日 2 次肌内注射或 400 万～800 万 U 溶于生理盐水静脉滴注，每日 1 次；②氨苄西林 0.5～1 g，每日 2 次，肌内注射，或 4～6 g 加入液体中静脉滴注，每日 1 次，或每日 1～3 g，分 3～4 次口服；③羧苄西林，用法用量同氨苄西林；④哌拉西林每日 2～4 g，可用于肌内注射或静脉滴注。

2）氨基苷类：对杆菌感染疗效较好。①庆大霉素 8 万 U，每日 2 次，肌内注射，或 24 万 U 加液体中静脉滴注，每日 1 次；②卡那霉素 0.5 g，每日 2 次，肌内注射；③阿米卡星每日 0.4～0.6 g，可分次肌内注射或静脉滴注。

3）磺胺类：常用复方新诺明 2 片，每日 2 次，与等量碳酸氢钠同时口服碱化尿液。对首次发生的尿路感染或拟诊膀胱炎者，可顿服 4～5 片作为单剂疗法应用。

4）喹诺酮类：常用吡哌酸 0.5 g，每日 3 次；诺氟沙星、氧氟沙星 0.1～0.2 g，每日 3 次，口服。

5）头孢菌素：为广谱高效抗生素，一般不作为首选药物，细菌产生耐药或严重感染时选用。常用第二、三代头孢菌素：①头孢羟氨苄每日 2 g，分 2 次口服；②头孢哌酮（先锋必）每日 1～2 g，肌内注射或静脉滴注；③头孢曲松（菌必治）每日 2 g，肌内注射或静脉滴注；④头孢他啶（复达欣）每日 1 g，肌内注射或静脉滴注；⑤头孢噻肟每日 1 g，肌内注射或静脉滴注。

抗菌药物使用疗程一般为 7～14 天，7 天调换 1 次抗生素以减少不良反应与抗药性。停止治疗 1 周后复查中段尿培养，若培养仍呈阳性，应适当延长疗程。碱性药物选用碳酸氢钠 1 g，每日 3 次，碱化尿液，常可使某些细菌生长受限，且可减轻膀胱激惹症状。

六、护理与健康教育

（一）护理

1. 一般护理

1）进食清淡并富有营养的食物，补充多种维生素，多饮水，一般每日饮水量要超过2 000 ml，以增加尿量，冲洗尿道的细菌和炎症物质，减少炎症物质对膀胱和尿道的刺激，并且可降低肾脏内的高渗环境，使其不利于细菌的繁殖。急性肾盂肾炎、慢性肾盂肾炎急性发作第1周可以卧床休息，但不需要绝对卧床。慢性肾盂肾炎非发作期一般不宜从事重体力活动。

2）发热是机体对细菌感染的反应，有利于机体杀灭细菌。39℃以下，无特殊情况，可以等到抗菌药物起效后，体温自行下降，但要做好患者及家属的思想工作。体温过高（>39℃）时，可影响到心、脑等重要器官的功能，宜进行物理降温，如乙醇擦浴、冰袋降温、温水擦浴等措施，必要时给予药物降温。

3）肾区疼痛为肾脏炎症所致，如肾周炎症时疼痛更明显。减轻疼痛的方法为卧床休息，采用屈曲位，尽量不要站立或坐立，因为肾脏下移受到牵拉会加重疼痛。炎症控制后疼痛消失。

4）多饮水是减轻尿路刺激征重要的措施之一。分散患者的注意力（如听音乐、看报纸杂志、与人谈话等）以及嘱患者避免紧张情绪，可以明显缓解排尿次数。

2. 病情观察

1）注意观察体温的变化，尿的性质、量、次数，腰痛的部位、性质，慢性患者后期有无肾功能损害的表现。若体温逐渐下降，表示感染已被控制，病情好转。若体温持续升高，表示病情加重。若体温超过39℃，应给予物理降温，同时报告医生，按医嘱给予药物降温或其他治疗措施。

2）注意观察尿急、尿频、尿痛的变化，若不见减轻，说明病情未被控制，护士应报告医生并按医嘱采取措施；同时鼓励患者多饮水或其他饮料，借以冲洗尿路。症状严重的患者，可加服碳酸氢钠使尿液碱化，以减轻症状。

3）应用抗生素时注意观察疗效及不良反应。按医嘱留取中段尿或导尿做培养加药敏试验。腰痛剧烈者可局部热敷。尿痛明显者给予解痉剂。

（二）健康教育

1）增加营养，锻炼身体。多饮水，勤排尿，避免劳累和便秘。

2）女患者急性期治愈后一年内应避孕。

3）保持外阴清洁，女患者禁止盆浴，注意月经期、妊娠期、产褥期卫生，女婴应勤换尿布，以免粪便污染尿道。

4）避免不必要的导尿或尿道器械检查。

（宋丽艳）

第五章　血液系统疾病

第一节 贫 血

贫血是指单位容积血液里血红蛋白含量低于正常的病理状态，往往伴有红细胞数或红细胞比容的减少。不论何种原因引起贫血，使血红蛋白含量低于 60 g/L，均可称为重度贫血。属中医"血虚""虚劳"的范畴。

一、病因

贫血不是一种独立的疾病，而是一种综合征，可见于许多疾病。

（一）骨髓造血功能障碍

如再生障碍性贫血、骨髓病性贫血、内分泌疾病引起的贫血、慢性感染及恶性肿瘤等伴发的贫血。

（二）造血物质缺乏或利用障碍

如缺铁引起的缺铁性贫血、维生素 B_{12} 和叶酸缺乏及利用障碍引起的巨幼红细胞性贫血等。

（三）遗传性缺陷

如遗传性球形细胞增多症、遗传性椭圆形细胞增多症、遗传性棘形细胞增多症、6-磷酸葡萄糖脱氢酶缺乏、丙酮酸激酶缺乏及其他酶缺乏所致贫血、红细胞生成性原卟啉病等。

（四）获得性溶血因素

如自身免疫性溶血性贫血、药物诱发的免疫性溶血性贫血、行军性血红蛋白尿、创伤性心源性溶血性贫血、阵发性睡眠性血红蛋白尿、脾功能亢进等。

（五）失血

如急性失血性贫血、慢性失血所致的缺铁性贫血。总之，贫血的原因是复杂的，其发病机制往往是综合性的，例如淋巴瘤不仅侵犯骨髓造血组织引起骨髓病性贫血，也可同时导致自身免疫性溶血性贫血，同一类贫血也可有不同发病机制并存。重度贫血时，由于血氧含量明显降低，全身各脏器缺氧严重，心排血量大大增多，心肌营养障碍，全心扩大，基础代谢率增高，严重时可发展为贫血性心脏病，常可诱发心衰。

中医学认为，血的生成和调节与心、脾、肝、肾关系密切。食物是造血的原料，经过脾胃受纳腐熟，消化吸收，变化成精微物质，通过脾主升清作用，将其上注肺脉，经过心火蒸化，变化而赤是谓血。营血的生成还依赖肾精的不断转化，肾藏精，主骨生髓，髓能化生血液，故有"精血同源"之说。若有先天不足、外邪内侵、饮食失调、劳倦内伤、脾胃失调、病久伤肾、肾精亏虚、亡血失血、虫积等，均可导致贫血的发生。

二、临床表现

详细询问病史，特别要注意询问家族史、服药和理化物质接触史、饮食习惯及其他疾病史。

皮肤、黏膜、指甲床颜色苍白；有时可见轻度发热，呼吸深快，气短心悸，头晕头痛，耳鸣目眩，有时可见眼前黑点；食欲缺乏，腹胀恶心，大便不调，严重者可引起舌乳头萎缩而出现舌痛。可出现少量蛋白尿、轻度水肿、性欲降低、女性月经紊乱、男性阳痿早泄等。严重缺铁性贫血可以引起反甲；溶血性贫血可以引起黄疸、脾肿大、睡眠性血红蛋白尿等；营养不良性贫血可以见踝部水肿。有紫癜、瘀斑和黏膜自发性出血现象者，应考虑血小板减少性紫癜、再生障碍性贫血或白血病。极度贫血可有全心扩大及充血性心衰。

三、诊断

1）凡是循环血液单位体积中红细胞比容、血红蛋白浓度、红细胞计数低于正常，均可诊断为贫血。其中血红蛋白浓度低于 60 g/L，称为重症贫血。

2）详细询问病史，特别要注意询问家族史、服药和理化物质接触史、饮食习惯及其他疾病史。

3）体检，重点注意皮肤黏膜有无出血和黄疸，尿的颜色，舌质、舌乳头的变化，体表淋巴结、脾脏、骨骼、爪甲等。

4）实验室检查，血、尿、便常规（往往可以从中找到诊断的重点线索），血液形态学检查，骨髓象等，另外，贫血还有一些特殊的检验。

四、鉴别诊断

注意各型贫血之间的鉴别，有心功能不全时，注意与甲状腺功能亢进、脚气病、高血压、冠心病等的鉴别。

五、治疗

（一）中医治疗

1. 辨证论治

1）气血两虚

面色苍白或萎黄，唇睑色淡，肌肤少华不泽，声低气短，疲倦乏力。舌胖淡有齿痕，苔薄白，脉弱无力。

治法：气血双补。

方药：八珍汤加减。

党参、黄芪、桂圆肉各 15 g，熟地 20 g，白术、当归各 10 g，陈皮、炙甘草各 6 g，大枣 5 枚。

心悸、失眠，加熟枣仁 12 g，五味子 4.5 g。

2）肝肾阴损

眩晕耳鸣，咽干舌燥，失眠多梦，低热盗汗，五心烦热，腰酸膝软，月经过多，或有衄血。舌红少苔，脉细数。

治法：滋养肝肾。

方药：大菟丝子饮加减。

菟丝子、女贞子、桑葚、龟板、枸杞、首乌、熟地各 15 g，山萸肉、补骨脂、当归、肉苁蓉、黄精各 12 g，黄芪、旱莲草各 20 g。可随证加减。

3）心血不足

除气血两虚所见外，突出表现为心悸胸闷，虚烦不得眠。脉可见结代。

治法：养血安神宁心。

方药：生脉散合酸枣仁汤加减。

太子参（或生晒参、西洋参）24 g，五味子、麦冬各 12 g，酸枣仁 10 g，生地黄 30 g。可随证加减。

4）水饮射肺

喘促气憋，倚息不得卧，咳嗽咯血，心悸烦躁，大汗淋漓。舌质紫暗，苔白腻，脉弦数。

治法：温阳宁心，泻肺利水。

方药：苓桂术甘汤加减。

葶苈、桂枝各 10 g，北五加皮、桑皮、白术各 12 g，茯苓、党参各 15 g，炙甘草 6 g。可随证加减。

5）阴阳两虚

形寒肢冷，面色㿠白，腰膝酸冷，倦怠无力，心悸气短，肢肿便溏，阳痿遗精，妇女经闭。舌淡胖，脉沉细无力。

治法：扶阳填髓。

方药：右归丸加减。

熟地、补骨脂、仙灵脾、巴戟天、枸杞子、山萸肉各 15 g，肉桂 3 g，附子、鹿角片各 10 g。可随证加减。

2. 中成药

1）八珍丸：每次 1~2 丸，每日 2 次。

2）香砂六君子丸：每次 6~9 g，每日 2 次。

3）人参归脾丸：每次 1~2 丸，每日 2 次。

4）四君子丸：每次 6~9 g，每日 2 次。

5）十全大补丸：每次 1~2 丸，每日 2 次。

6）首乌片：每次 5 片，每日 3 次。

7）阿胶补浆：每次 20 mg，每日 3 次。

8）九转黄精丹：每次 1~2 丸，每日 2 次。

3. 单方、验方

1）明绿矾、山药各 10 g，醋煅针砂 15 g，红枣 20 枚。前 3 味共研末，红枣煮烂后除去核，与药末一起捣匀为丸如豆大。每服 1.5 g，每日 3~4 次。可治缺铁性贫血。

2）鸡血藤 15~30 g，党参 10~15 g，杏仁 10 g。水煎，分 2 次服。可治缺铁性贫血。

3）熟地、鸡血藤各 15 g，党参、白术、炙黄芪、陈皮、当归、远志、酸枣仁、丹参、茯苓、阿胶各 10 g，广木香、炙甘草各 6 g。每日 1 剂，水煎服。可治缺铁性贫血。

4）紫河车粉，每服 9 g，每日 3 次。可治再生障碍性贫血。

5）花生内衣 1 份为细末，鸡血藤 2 份熬膏，调匀，加淀粉和蜜为丸，每丸重 15 g，每次 2 丸，每日 3 次。可治再生障碍性贫血。

6）太子参 30 g，生黄花、仙鹤草、生地、地骨皮、女贞子各 24 g，补骨脂 12 g，黄柏、知母、青蒿、当归各 9 g，旱莲草 15 g。水煎服。可治阵发性睡眠性血红蛋白尿。

4. 食疗验方

1）羊肝 1 具，切片煮熟，调味食之。可治缺铁性贫血。

2）黄花菜、瘦猪肉、红糯米各 30 g。将黄花菜洗净，撕成丝，加瘦猪肉末，调料拌匀，共入煮沸的红糯米中煮熟，趁热服食，常服有效。用于缺铁性贫血。

3）鲜红苋菜 60 g，瘦猪肉 45 g，红糯米 30 g。将红苋菜洗净切碎，加瘦猪肉末，加调料拌匀，同入煮沸的红糯米粥中煮熟，趁热服食，常服有效。用于缺铁性贫血。

4）猪肝、黄豆各 100 g。先煮黄豆八成熟，再入猪肝共煮熟，每日 2 次分食，连服 3 周。用于缺铁性贫血。

5）鸭肫 2 只。剥去肫皮，切成薄片，加糖、盐、黄酒拌渍入红糯米粥中烫熟。食之。用于缺铁性贫血。

6）黑木耳 30 g，红枣 30 枚。水煎服。

7）猪血、菠菜各 250 g。煮汤食用。

8）黄鳝 500 g，黄芪 100 g。加调料烧菜食用。

（二）西医治疗

1. 一般治疗

患者应充分休息，并保证充分的阳光和新鲜空气。饮食宜富含蛋白质、多种维生素和无机盐。此外，应积极去除病因，如急性失血性贫血者，首先应迅速止血，其次是补充血容量以维持血压。当失血过多引起休克时，按休克处理。贫血伴心功能不全者，应按心衰处理。

2. 贫血治疗

根据不同发病机制进行治疗。

1）输血：严重贫血应及时输血。急性大量失血，宜尽快输血以补偿失血量；慢性失血则分次小量输血。如需大量输血，可输注浓缩的红细胞。

2）缺铁性贫血：应补充铁剂，目的在于补充血液和组织所需的铁，使血红蛋白恢复正常水平，并补足贮存铁。可用硫酸亚铁 0.3~0.6 g，每日 3 次；最好同时服用维生素 C 100 mg，每日 3 次，疗程 3~6 个月。口服铁剂无效或有严重不良反应，或急需纠正贫血者，可注射铁制剂。

3）巨幼红细胞性贫血：可用叶酸 5~10 mg，每日 3 次；维生素 B_{12} 50~100 μg，每日1次,肌内注射。

4)再生障碍性贫血:见本章再生障碍性贫血有关内容。

5)自体免疫溶血性贫血:可用糖皮质激素和免疫抑制剂。脾功能亢进者,可采用脾切除术。

3. 对症治疗

急性失血性贫血患者,首先应迅速止血,其次是补充血容量以维持血压,防治休克。贫血伴心功能不全者,应酌情给利尿剂及强心药。感染者选用适当抗生素控制感染。纳呆、腹泻可给助消化药,如稀盐酸10~20滴,每日3次。

六、护理与健康教育

(一)护理

1. 一般护理

1)按病情决定患者的休息与活动。重度贫血及贫血发生快的中度贫血患者应卧床休息。

2)饮食上要有规律,忌偏食,平时应食含铁丰富的食物,如猪血、猪肝、瘦肉、蛋类、豆类、小麦、绿叶蔬菜等,忌食辛辣、生冷、不易消化的食物。

3)防止交叉感染和受凉,在流行病期间应限制探视。

4)注意皮肤护理。患者皮肤干燥,指甲易脆裂,应经常用温水洗澡或擦澡,保持皮肤清洁,并涂油滋润皮肤。指甲不易留长,以免断裂。

5)患者易发生舌炎、口腔炎,应注意口腔清洁,饭前、饭后、早、晚用1:5 000氯己定液漱口,有溃疡时可在饭后、睡前涂抹锡类散、喉症散等。

2. 病情观察

1)观察患者贫血程度,有无心慌、气促;重度贫血患者,可表现有口腔炎、口角炎、舌乳头萎缩等征象;如患者出现吞咽困难、肢端麻木刺痛等症状,应及时通知医生处理。

2)观察药物疗效及不良反应,铁制剂应在饭后服,以免引起胃肠道刺激症状。嘱患者忌饮浓茶,防止茶叶内鞣酸与铁结合成不溶性的铁,影响铁的吸收。口服铁剂与稀盐酸时,应用玻璃管吸入咽下,切勿与牙齿接触而发生硫化铁沉着及破坏牙釉质。服铁剂后,大便可能呈黑色,应与消化道出血鉴别。肌内注射右旋糖酐铁时,宜做深部注射,以减轻疼痛。用药时应密切观察药物的不良反应。

(二)健康教育

1)护士应帮助患者及家属掌握本病的有关知识和自我护理方法,介绍缺铁性贫血的常见原因,说明消除病因和坚持药物治疗的重要性,以及适当休息与活动、提供含丰富营养饮食的意义,使其主动配合治疗。给患者及家属讲明缺铁性贫血可能出现的一些神经精神系统方面的症状,说明这些症状是暂时的,只要坚持治疗,根除病因,这些症状会很快消失,消除其思想顾虑。

2)轻度贫血者可照常工作,注意休息和营养。中度以上贫血者活动量应以不加重疲劳感或其他症状为度,待病情好转逐渐增加活动量。切实遵循饮食治疗原则和计划,安排好营养食谱。

3）根据医嘱处方按时、按量服用。服药时避免同时食用影响铁剂吸收的物质。

4）注意保暖和个人卫生，预防感染。

（王昕）

第二节　急性粒细胞缺乏症

当周围血白细胞计数低于 $2.0 \times 10^9/L$，中性粒细胞绝对值低于 $500 \times 10^6/L$，甚至消失称粒细胞缺乏症。本病起病急骤，伴全身感染。它是一种严重的内科急症，预后严重。以往死亡率为 $50\% \sim 90\%$，尤其是老年患者。近年由于抗生素的积极应用及输注粒细胞等，病死率已大幅降低，一般约 25%。本病属中医"温热病"范畴。

一、病因

急性粒细胞缺乏症主要为感染及药物所致，前者常见于伤寒、粟粒性结核、病毒感染如流感、传染性单核细胞增多等症；药物引起者有抗肿瘤药、解热镇痛药、抗甲状腺药、磺胺类药物及某些抗生素。上述因素可引起粒细胞增殖和成熟障碍；粒细胞破坏、消耗过多；分布异常等。

中医学认为，本病多因素体虚弱或外邪侵袭所致，也有因药物中毒，接触放射线过量，或长期接受放射治疗，致使脾肾受损，气血亏虚所致。

二、临床表现

有明显的病因，如感染、接触放射线和放射性核素，尤其是曾用过可引起粒细胞减少的药物等。

起病急骤，突然畏寒、高热、头痛、全身乏力或极度衰竭，严重者虚脱。特征性体征为坏死性黏膜病变，常见于口腔、鼻咽部和扁桃体。合并感染是本病的另一特征，肺炎、肛周感染和败血症常见。

三、诊断

1）病史中有明显的病因，如感染，接触放射线和放射性核素，尤其是曾用过可引起粒细胞减少的药物等。

2）急性起病，常以寒战、高热、咽痛、口腔黏膜和咽部溃疡等为首发症状。

3）实验室检查主要表现为白细胞计数明显减少，常在 $2.0 \times 10^9/L$ 以下，有时可为 $(0.05 \sim 0.1) \times 10^9/L$，中性粒细胞降为 $0.01 \sim 0.02$，甚至缺乏。淋巴细胞相对增多，红细胞、血小板数正常或轻至中等度降低，血沉常增快，部分病例可有黄疸指数升高等。骨髓可表现增生活跃，骨髓中可见早幼粒细胞、中幼粒细胞，成熟粒细胞减少，有成熟受抑制现象。第二种情况为粒细胞系统无再生现象，几乎看不到粒细胞。第三种情况表现为再生障碍性骨髓，以非造血细胞增生为主。

四、鉴别诊断

（一）白细胞不增多性白血病

除白细胞减少外，常有贫血、出血、胸骨压痛和肝、脾肿大等。骨髓象呈典型白血病改变。

（二）急性型再生障碍性贫血

不仅有粒细胞减少，同时红细胞和血小板亦明显减少，出血倾向明显，贫血进行性加重。骨髓呈明显增生低下，粒系、红系及巨核系细胞均减少。

五、治疗

（一）中医治疗

1. 辨证论治

1）热毒炽盛

起病急骤，高热，寒战，头痛，神倦乏力，口腔及咽部糜烂，甚则神昏，谵妄抽搐，烦躁不安。舌红绛少苔，脉洪数或滑数。

治法：清热凉血解毒。

方药：清瘟败毒饮加味。

生石膏30 g，生地、黄芩、赤芍各15 g，犀角①（冲服）3 g，黄连、青黛、连翘、丹皮各9 g，栀子、知母各12 g。

2）肝肾阴虚

头晕目眩，视物昏花，耳鸣颧红，五心烦热，口干咽燥，腰膝腿软。舌红少苔，脉细数。

治法：滋阴填精，积精化气。

方药：山药一贯煎。

淮山药30 g，大熟地、太子参、大白芍各15 g，当归、五味子各6 g，枸杞子、炙甘草、女贞子各10 g，川楝子3 g。

3）脾肾阳虚

形寒肢冷，面色㿠白，疲乏无力，大便溏薄，小便清长，或有腰酸冷痛。舌淡胖，苔白滑，脉沉细无力。

治法：温补脾肾。

方药：金匮肾气丸加减。

熟地24 g，山药20 g，丹皮、泽泻、肉桂各9 g，山萸肉12 g，茯苓、丹参、黄芪各15 g，附子3 g，炙甘草6 g。

---

① 犀角现已不用，改为水牛角，剂量加倍。

4）气阴两虚

发热，热势缠绵，面色苍黄，心悸气短，头晕，不思食，便溏。舌淡红，苔白，脉细数。

治法：养阴益气解毒。

方药：生脉散加减。

人参、麦冬、熟地各 12 g，生地、五味子、旱莲草、黄芪各 15 g，黄精 20 g，甘草、阿胶、玄参各 9 g。

2. 中成药

1）刺五加片：每次 3 片，每日 3 次。

2）升白冲剂：每次 30 g，每日 3 次。升白细胞。

3）芪枣冲剂：每次 3 g，每日 3 次。升白细胞。

4）六神丸：每次 5～10 粒，含化。每日 3 次。消炎止痛。

5）栀子金花丸：每丸 9 g，每次 1 丸，每日 3～4 次。清热解毒。

6）白虎合剂：每次 10～20 ml，每日 3～4 次。用于邪在气分高热不退者。

7）紫雪丹或至宝丹：每次服 1.5～3 g，每日 2～3 次。用于壮热不退，热毒炽盛者。

8）蚤休合剂：每次 10～20 ml，每日 3 次。清热解毒抗感染。

9）八正合剂：每次服 10～20 ml，每日 3 次。用于合并泌尿道感染者。

10）苏合香丸：每次 1 丸，每日 3～4 次。温通化痰，开窍。

11）清气解毒针：每次 400～500 ml 静脉滴注，每日 1 次。

12）清开灵注射液：用 40～60 ml 加入 5% 葡萄糖液内静脉滴注，每日 1 次。

13）醒脑静注射液：每次 10～20 ml 加入 5% 葡萄糖液 250 ml 中静脉滴注。每日 1 次或每次 4 ml，每日 2 次，肌内注射。

3. 单方、验方

1）炮甲珠 10～15 g，研为细末，冲服。

2）鸡血藤、黄芪各 30 g，五灵脂 15 g。水煎服。每日 1 剂。

3）白参、炙甘草各 10 g，黄芪 30 g，肉桂 5 g。每日 1 剂，水煎服，每周连服 5 剂，4 周为 1 个疗程。

4. 食疗验方

1）猪瘦肉、鲜蘑菇各 100 g。加水适量煲汤，用食盐少许调味，佐膳。

2）猪蹄 1 只，花生（连衣）50 g，大枣 10 枚。加调料，共煮熟食之。

3）灵芝、黄精、鸡血藤各 15 g，黄芪 18 g。煎水，用水煮猪蹄筋 50 g，加调料食用，每日 1 剂。

5. 针灸治疗

1）主穴：风池、大椎、肺俞、内关。

2）配穴：关元、气海、足三里、合谷、尺泽、三阴交。

每次取 2～3 对穴；强刺激，不留针，每穴 1 次。

耳穴取肾、心、肺、头等穴，留针。

（二）西医治疗

粒细胞缺乏往往并发严重感染，来势凶猛，危及生命。因此，粒细胞缺乏症患者需住院治疗。

1. 一般处理

急性粒细胞缺乏症必须积极抢救，停止可能引起本病的药物，脱离接触放射线或放射性核素，积极治疗原发病。加强营养，补充足量的液体和维生素，重症患者可输新鲜全血或白细胞混悬液，谨慎应用退热药和止痛药。

2. 控制感染

做咽拭子培养和血培养后，早期足量应用抗生素。可先用大剂量青霉素及庆大霉素。以后根据药敏试验改用敏感抗生素。如 2~3 天仍未能控制者，常以头孢菌素类及氨基糖苷类（如丁胺卡那、妥布霉素等）合用，并须注意厌氧菌感染及霉菌感染的控制应重复培养及输白细胞悬液，如能输人类白细胞抗原（HLA）配型白细胞，更有利于防止白细胞凝集素所致输注反应。

3. 促进白细胞增生

1）一般药物：如维生素 B_6、维生素 B_4、叶酸、鲨肝醇、核苷酸、茜草双酯、小檗胺、多抗甲素等可以试服，但效果多欠理想。

2）碳酸锂：研究表明，对粒细胞有促进生成作用，作用较肯定。方法为每日 600~900 mg，分 3 次服，显示效果后减量为每日 400 mg，分 2 次口服，2~4 周为 1 个疗程。

3）肾上腺皮质激素：一般情况不用，因能抑制免疫反应，掩盖感染现象。但有使粒细胞释放增加作用，适用于全身衰竭或中毒性休克的短期应用。也可用于因免疫性疾病所致的粒细胞减少，有较好较长期的疗效。泼尼松每日 60~80 mg，或氢化可的松 100~300 mg 静脉滴注，2~3 天逐渐停药。

4）其他：近年国外试用粒单系生长因子，初步效果较好。

4. 其他治疗

1）雄激素：当无脾功能亢进，无其他代谢病或无肿瘤时均可采用。常用羟甲雄酮每日 1~2 mg/kg，分次口服；或配合小剂量泼尼松每日 10~20 mg/kg，常需用药长达 3 个月才见效。

2）脾切除术：对脾功能亢进所致者或某些免疫性疾病引起者有效。

六、护理与健康教育

（一）护理

1. 一般护理

1）严重者应卧床休息，加强生活护理，避免外伤。病室应定期消毒，采取严密隔离措施，有条件者最好住在层流无菌室。医护人员接触患者应穿隔离衣，戴口罩。

2）加强营养，以高热量、高维生素和易消化的食物为宜。口腔有溃疡者，给软食或流质饮食，食物不宜过热或过咸。

3）加强皮肤、黏膜、口腔护理。如保持床铺清洁整齐，勤换内衣，防止压疮；有口腔溃疡者可用1%甲紫、利福平口腔溃疡膜涂抹；便后用1:5 000的高锰酸钾溶液坐浴，防止肛周感染等。

4）做好患者思想工作，说明大部分患者在一段时间内均可恢复，以得到患者的配合。

2. 病情观察

粒细胞缺乏时，常有高热、头痛、全身乏力等感染征象，应注意观察患者咽峡部、齿龈、鼻腔、阴道、肛门等处黏膜有无坏死性溃疡；颈部或颌下有无淋巴结肿大；并注意体温及血常规变化。患者体温若超过39.5℃，应给予物理降温，头部置冰袋及温水擦浴。咽痛、扁桃体发炎时，可用3%过氧化氢漱口，含服溶菌酶含片，每次8万U，每日4~6次；或六神丸10粒，每日3~4次含化。

（二）健康教育

1）做好预防宣传工作，告诉患者应尽量少用或不用易引起白细胞减少的药物，应及时检查血常规，以便及早发现、及早治疗。对放射线工作者或接触放射性物质者，应劝告定期检查。

2）指导患者注意保暖和个人卫生，避免外伤，防止交叉感染。

3）鼓励患者坚持治疗，定期门诊复查，以便了解病情变化。

（王昕）

第三节　再生障碍性贫血

再生障碍性贫血（简称再障）是多种病因引起的骨髓造血功能衰竭的一组全血细胞减少综合征。其病理变化主要为红髓的脂肪化。根据起病缓急、病情轻重、骨髓损坏程度和转归等，分为急性和慢性两型。急性型较少（约占9%），多在1年内死亡；慢性型迁延多年不愈。本病国内较常见，好发于青壮年。急性再障属中医学"急痨""髓枯""血证"范畴。

一、病因

再障分为获得性及体质性两种，后者即先天性再障，有家族倾向，或伴有先天异常，见于小儿。获得性再障又分为病因不清楚的原发性再障和有因可查的继发性再障。继发性再障多由化学因素（以药物引起者为多，如氯霉素、抗肿瘤药、保泰松、苯等）、物理因素（如长期接触X线、放射性核素等）、生物因素（如细菌、病毒、寄生虫感染等）及其他因素引起，如慢性肾功能衰竭、晚期恶性肿瘤等所致再障的病理变化主要为红骨髓显著减少，代以富含脂肪的黄骨髓。正常造血细胞明显减少，而淋巴细胞、浆细胞等非造血细胞相对增多。急性型病变广泛，波及长骨、短骨及扁骨；慢性型波及髂骨，次及椎骨、胸骨、骨髓细胞增生减低。

中医学对血液的产生有以下几种认识：

1. 心生血

唐容川云："食气入胃，脾经化汁，上奉心火，心火得知，变化而赤是为血。"可见饮食经过脾胃的消化吸收过程后，其精微物质可通过"心"对造血器官的作用变成血液。

2. 脾胃与造血

中医认为，"血者水谷之精也，生化于脾""中焦受气取汁，变化而赤是为血"。中焦指的是脾胃，两者功能失调，可以影响造血。

3. 肝肾与造血

中医学认为，"肾藏精，主骨生髓""血为精所化""骨髓坚固，气血皆以"。说明了肾、骨髓、血液三者之间的关系。肾之功能强弱与否，可以影响骨髓生精造血。中医学还认为"肝者……以生气血"，说明肝也和造血有关。

4. 气与造血

气与血关系密切，气属阳，血属阴，阳生则阴长，可见血液的生成有赖于气，气可促进造血。所以治疗血虚时，常在补血药中加入补气之品。

根据以上认识，心、肝、脾、胃、肾等脏腑和气，都与造血有关，其中任何一种功能失调，都可影响造血。中医还认为，造血的骨髓和肾有密切关系，故肾在造血中有着重要的意义。再障的病因有：先天不足、六淫、七情，劳倦、房劳、邪毒，这些包括现代医学认为的化学、物理、生物等因素，伤及气血脏腑，尤其影响心、肝、脾、肾，因而出现气血两虚及虚劳诸证。气血是人体正气的重要组成部分。《黄帝内经》记载，"邪之所凑，其气必虚""正气内存，邪不可干"。一旦正气亏虚，容易招致感染。且气虚不能摄血，血虚内热，以及外感发热，热伤血络，或迫血妄行，皆可引起出血，这就是本病贫血、出血、发热三方面主要证候的发病机制。

二、临床表现

起病急，病情进展快，病程短，以感染和出血为主要表现。随病情进展，虽经输血治疗血红蛋白仍继续下降。半数病例有内脏出血。出血倾向严重，以颅内出血最为严重，可导致患者死亡。感染以败血症、口咽部感染及肺炎最为常见，多难以控制。多数患者一年内死亡。

三、诊断

（一）临床表现

发病急，贫血呈进行性加剧，常伴严重感染，内脏出血。

（二）血象

除血红蛋白下降较快外，须具备以下 3 项中之 2 项：①网织红细胞 < 1%，绝对值 < 15×10^9/L；②白细胞明显减少，中性粒细胞绝对值 < 0.5×10^9/L；③血小板 < 20×10^9/L。

（三）骨髓象

①三系或两系减少，至少有 1 个部位增生不良，如增生良好，红系中常有晚幼红细胞比例增多、巨核细胞明显减少；②骨髓小粒中脂肪细胞及非造血细胞增加。

（四）其他

病程中如病情恶化，临床血象及骨髓象与急性再障相同，称为重型再障Ⅱ型。

四、鉴别诊断

本病应与阵发性睡眠性血红蛋白尿、骨髓增生异常综合征、低增生低百分比白血病、恶性组织细胞病、多发性骨髓瘤、恶性淋巴瘤、肝性贫血和肾性贫血、骨髓纤维化等相鉴别。

五、治疗

（一）中医治疗

1. 辨证论治

1）肾阴虚

面色萎黄，头晕眼花，耳鸣，潮热盗汗，手足心热，或鼻衄、齿衄、肌衄。舌尖红质淡苔少，脉细数。中青年妇女可见月经量多。

治法：补肾养阴。

方药：炙黄芪 20 g，当归、白芍、女贞子、旱莲草、何首乌、枸杞子、山萸肉、补骨脂、菟丝子各 12 g，熟地、黄精、桑葚、紫河车各 15 g，仙鹤草 20 g。

2）肾阳虚

面色㿠白，少气懒言，体倦乏力，腰酸，形寒肢冷，自汗，夜尿频多，便溏，出血不明显。舌淡体胖有齿痕，脉沉细。

治法：温补肾阳，益气生血。

方药：炙黄芪 20 g，当归、白芍、菟丝子、补骨脂、肉苁蓉、仙灵脾、锁阳、巴戟天、鹿角霜各 12 g，熟地 15 g，仙茅、制附片各 10 g，紫河车 15 g。

3）肾阴阳两虚

面色萎黄，唇甲淡白，身倦乏力，腰肢酸软，头晕，健忘，心悸，气短，失眠多梦，遗精滑泄，时冷时热，自汗盗汗。舌淡苔薄白或无苔，脉沉细无力或沉细数。

治法：滋补阴阳，益气生血。

方药：炙黄芪 20 g，当归、熟地、白芍、何首乌、枸杞子、山萸肉、菟丝子、锁阳、胡芦巴、巴戟天、仙灵脾、肉苁蓉各 12 g，黄精 15 g。

4）肾虚血瘀

面色萎黄，唇甲淡白，头晕，耳鸣，心悸，气短乏力，健忘，腰膝酸软，日久不愈，皮肤可见紫褐色出血点或瘀斑，齿、鼻衄血色暗。舌质暗淡，或有瘀斑，或有瘀点，脉细或细涩。

治法：填补肾精，活血化瘀。

方药：菟丝子、补骨脂、仙灵脾、枸杞子、熟地、丹参、鸡血藤各 15 g，当归、地龙各 12 g，黄芪 30 g，鹿角胶 10 g（烊化），三七粉 3 g 冲服。随证加减。

2. 中成药

1）八珍丸：每次 1 丸，每日 2 次。用于气血两虚型。

2）十全大补丸：每次 1 丸，每日 2 次。用于气血两虚型。

3）补气养血膏：每次 9~15 g，每日 2 次。用于气血两虚型。

4）再障生血片：每次 5 片，每日 3 次。用于气血两虚型。

5）六味地黄丸：每次 1 丸，每日 2 次。用于肝肾阴虚型。

6）左归丸：6~9 g，每日 2 次。用于肝肾阳虚型。

7）人参养荣丸：每次 1 丸，每日 2 次。用于脾肾阳虚型。

3. 单方、验方

1）紫河车粉（或鲜胎盘）9 g，每日 3 次。

2）田三七 90 g。锅内置鸡油适量，后放入田三七炸至老黄色，存性，研末即成。每日口服 3 次，每次 3 g，冲服。

3）龟板、花粉、丹皮、牛膝各 10 g，生石膏、白芍各 20 g，沙参 15 g，藕节炭、生地、茅根各 30 g，十灰散（包）、龙齿各 25 g，羚羊角面 1 g（分冲）。水煎服，每日 1 剂。用于阴阳两虚，阴不敛阳，虚阳上亢之证者。

4）紫河车粉 210 g，阿胶 90 g，海螵蛸、肉桂各 45 g，皂矾 500 g。共为细面，加适量淀粉压成片，每次服 2~3 片，每日 2 次。

4. 食疗验方

1）新鲜猪脾 1~2 个（约 200 g）。洗净后炖服（可加适量油盐佐料），或焙成干粉服用，每日 1 次。适用于各型再障。

2）胎盘洗净晒干，焙黄研粉备用。每次 6 g，每日 2 次，枣汤送服。尤宜用于阴阳两虚型。

3）花生衣 12 g。研碎，分 2 次冲服。适用于各型再障。

4）取新鲜马奶杀菌消毒，接种乳酸菌种，使之发酵。每次口服 100 ml，用红糖引服，每日 3 次。

5）活甲鱼洗净，去内脏，加适当盐及佐料，文火煮熟，喝汤食肉。具有填补肾精作用。

6）大红枣 30 枚，山药 250 g，小米 150 g。加水适量，文火熬成粥，以米熟为度。每日进食适量。具有健脾补肾，益气养血之功。

（二）西医治疗

1. 去除病因

防止患者与任何可能影响骨髓造血功能的毒性物质接触。

2. 对症治疗

1）预防和控制感染：做好个人及周围环境卫生，保持皮肤清洁、口腔卫生。有明显全身性感染者，应查明原因，有针对性地应用抗生素进行治疗。

2）止血：应用止血药物，如酚磺乙胺（止血敏）、卡巴克洛（安络血）或糖皮质激素，均有减低毛细血管通透性的作用，对皮肤、口鼻出血的止血作用较好。用药 7~

10 日未见效，应停用糖皮质激素，以免扩散感染，可输入新鲜全血或浓集血小板。

3）输血：凡贫血较严重者，为输血的适应证，尽量少输全血，可输入浓集红细胞。对血红蛋白在 60 g/L 以上者，一般不宜输血。对慢性贫血无明显症状者，也尽量减少输血，避免发生输血反应。

3. 刺激骨髓造血功能药物

1）雄激素：是目前治疗本病的主要药物，可用丙酸睾酮 50 ~ 100 mg，肌内注射，每日 1 次，用 3 ~ 4 个月未见网织红细胞和血红蛋白上升，则视为无效，应停药。近年大多推荐蛋白合成激素羟甲雄酮或氟羟甲雄酮，每日 100 mg，口服，用药 3 ~ 4 个月后未见网织红细胞上升则应停药，有效者继续使用半年，再减量维持数月。其次为司坦唑醇（康力龙）每日 6 ~ 12 mg 口服，总疗程 4 个月。

2）肾上腺皮质激素：可以减轻和停止出血，抑制免疫机制，暂时改善症状；并能改善造血微环境有利于干细胞的生长和发育。常用泼尼松，每日 20 ~ 40 mg，分 3 次口服，可连续应用 5 ~ 6 个月。或用氢化可的松每日 100 ~ 200 mg，静脉滴注。

3）微量元素：常用的为钴、锂元素，此类药物多有非特异性刺激造血作用。

（1）氯化钴：每日剂量 90 ~ 120 mg，分 3 次服，用药 4 ~ 6 月，不良反应较小，适用于儿童患者。

（2）碳酸锂：0.4 ~ 0.9 g，每日 2 ~ 3 次，口服，4 ~ 6 周为 1 个疗程，休息 1 周，反复用 3 个月。禁忌证：心肾疾患、电解质紊乱、糖尿病。

4）一叶萩碱：每日 16 mg，肌内注射，多于用药后 1.5 ~ 2 月开始见效，4 个月以后才可缓解。本品与司坦唑醇合用，可提高疗效。

5）莨菪类药物：机制可能是通过解除血管痉挛，调节骨髓血流灌注，改善骨髓微环境。山莨菪碱 5 ~ 10 mg，每日 1 ~ 2 次，肌内注射，或每日 1 ~ 2 mg/kg 静脉滴注。东莨菪碱每日 0.3 mg 皮下或静脉滴注。禁忌证：青光眼、冠心病与心衰、肠梗阻与器质性幽门梗阻、前列腺肥大等。

6）新鲜胚胎制剂：用新鲜胚胎制成混悬液，每支 2 ml，每日肌内注射 1 ~ 2 次，有一定疗效。

7）普萘洛尔（心得安）：机制是普萘洛尔使造血干细胞表面的 β 肾上腺能受体的密度增加，易于受内源性肾上腺素能物质的作用，而促进 G_0 期多能造血干细胞进入细胞周期，而增加造血作用。用法：10 mg，每日 3 次，可逐渐加量到 50 mg，每日 3 次，至缓解。禁忌证：哮喘、心动过缓、心衰。

8）硝酸士的宁：有 5 天疗法和 10 天疗法两种。前者应用 5 天后，休息 2 天，剂量分别为 1 mg、2 mg、3 mg、4 mg，每日 1 次，肌内注射。后者连续注射 10 天后，休息 4 天，剂量分别为 1 mg、1 mg、2 mg、2 mg、3 mg、3 mg、4 mg、4 mg、4 mg。疗程和疗效判断与雄激素相仿。可单独应用或与雄激素同时应用。

4. 免疫抑制剂

可选用环磷酰胺、长春新碱、硫唑嘌呤或左旋咪唑 25 mg，每日 3 次；抗淋巴细胞球蛋白（ALG）和抗胸腺细胞球蛋白（ATG）：用法 ALG 或 ATG 15 ~ 20 mg/kg 加氢化可的松 100 mg，溶于生理盐水或 5% 葡萄糖液 500 ml 中，静脉滴注，滴速每分钟 5 ~ 10

滴，观察 15 分钟，如无反应可增加滴速，每日 1 次，连用 5 天，间歇 2~3 周，可再重复 1 次，用药前须做皮试。禁忌证：严重病毒感染、妊娠、免疫功能严重低下者。近年来各国陆续有使用环孢素治疗重型再障的报道，Shiobara 等对使用甲泼尼龙无效的患者给环孢素每日 5 mg/kg，连续 25 天，30 天后血红蛋白、血小板再度上升，停药 1 个月后再次减少，又给予环孢素 10 mg/kg，血红蛋白、血小板再度回升。

5. 免疫球蛋白

近年来表明免疫球蛋白可纠正骨髓源性细胞缺乏。有人应用免疫球蛋白每日 0.4 g/kg，连用 5 天为 1 个疗程，治疗单纯红细胞再障有效。

6. 其他药物

文献报道多抗甲素、胸腺素、胎肝细胞混悬液、单克隆抗 T 细胞抗体、造血细胞生长因子、云南花粉片等对治疗再障均有一定疗效。

7. 脾切除

脾切除可用于慢性或亚急性患者经多次输血贫血难以减轻、红细胞破坏过多者，可予以切脾。使贫血症状减轻，血小板输入后存活时间延长。

8. 骨髓移植

骨髓移植用于急性再障，起病后不久，未经输血，未发生感染，年龄在 40 岁以下的患者均可进行与 HLA 配型相符的同种异基因骨髓移植。

六、护理与健康教育

（一）护理

1. 一般护理

1）合理安排休息与活动。重症患者应卧床休息，一般患者应适当休息，避免劳累，减低氧耗。病情稳定后，与患者及家属共同制订日常活动计划，并指导活动，保证安全。

2）饮食给予高热量、高蛋白、丰富维生素、易消化的软饭或半流质，以补充能量消耗，大出血患者应暂禁食。

3）加强心理护理。除表现出对患者倍加关心与同情外，要多与患者接触，加强沟通，了解其思想顾虑；解释通过积极治疗，能控制病情，缓解症状；介绍减少出血及感染的措施，防止病情恶化；鼓励患者正确面对疾病，消除不良情绪；争取家属的关心，使患者获得心理支持，积极配合治疗和护理。

4）对有出血倾向的患者，应指导其保持皮肤及口腔清洁，避免皮肤黏膜损伤，如禁止挖鼻、剔牙、刷牙时不要用力等。

5）保持病室清洁、定期消毒，外周血中性粒细胞 $<0.5\times10^9/L$ 时应进行保护性隔离，预防交互感染；进行各项护理操作时要严格遵守无菌原则；观察体温变化，及时发现继发感染，并积极配合医生进行抗感染治疗。

2. 病情观察与护理

1）急性型再障患者症状重，预后差，应特别注意有无感染和出血倾向，尤其是消化道和颅内出血。注意观察患者的口腔黏膜、牙龈、鼻黏膜及皮肤等处有无出血情况。

女性患者应详细询问月经量有否增多。如发生消化道或颅内出血，应立即通知医生，并做好各种抢救准备。

2）注意观察药物的不良反应，长期用雄激素可出现痤疮、水肿、体重增加、毛发增多，应向患者解释，消除顾虑。

（二）健康教育

1）保持良好的生活、卫生、饮食习惯和精神上的乐观。劳逸结合，适当营养，增强身体素质。

2）严格掌握用药适应证，防止滥用对造血系统有损害的药物。

3）防止受凉感冒，传染病流行季节勿到公共场所，以免感染。

（王昕）

第六章 内分泌、代谢性疾病

第一节 低血糖症

低血糖症是指血葡萄糖浓度低于 2.8 mmol/L 及其伴发的一系列临床征象，是内科常见的急症之一。原因很多，发病率甚高。由于脑组织细胞不像其他组织可以直接利用自由脂肪酸等，葡萄糖是它最基本的能量来源。因此，严重或持久的低血糖可使脑细胞产生不可逆的器质性损害，甚至导致死亡。本症属中医"虚证"的范畴。

一、病因

低血糖症常见的病因有：①胰岛素过多（如胰岛素瘤、胰岛细胞增生、降糖药物治疗）；②摄食不足或耗糖过度；③肝脏疾病（硬化、急性黄色肝萎缩、肝癌等）；④垂体前叶、甲状腺或肾上腺皮质功能低下等；⑤中胚层源性肿瘤（如纤维肉瘤、平滑肌肉瘤等）；⑥反应性低血糖（如早期糖尿病、功能性低血糖、胃大部切除术后）；⑦药物中毒（乙醇、阿司匹林等）、荔枝中毒；⑧食管肿瘤、吞咽困难、妊娠、剧烈运动等。上述因素均可导致血糖过低以致脑部或（及）交感神经受到影响，产生一系列症状群。

中医学认为，低血糖症是由于各种原因导致肺气不足，肺卫失调；阳气式微，阳不敛阴，卫外不固；气血亏虚，肾精不足，脑失所养；甚至元气衰竭，亡阴亡阳，阴阳离决，神气耗散而导致脱汗，眩晕，心悸，甚至昏迷。

二、临床表现

血糖快速下降时，先出现交感神经症状（头昏、乏力、颤抖、饥饿、脉快、面色苍白、瞳孔散大、血压升高、多汗等），继而出现脑功能障碍症状（头痛、视力下降、复视、嗜睡、谵妄、瘫痪、昏迷等）。血糖较缓下降，以中枢神经损伤为主，如肌力下降、定向力丧失、视力障碍、抽搐、精神异常、昏迷，重者死亡，长期低血糖可有不同程度的大脑软化后遗症。进食或注射葡萄糖后可迅速恢复。

实验室及特殊检查：血糖 <2.8 mmol/L，少数患者出现阳性血酮及阳性酮尿，又称饥饿性酮症。

三、诊断

1）饥饿感、疲乏、出汗、焦虑、紧张、面色苍白、恶心呕吐、心慌，甚则嗜睡或昏倒、昏睡、骚动不安或惊厥抽搐。

2）血糖低于 2.8 mmol/L。

3）不同原因引起的相应伴随症状。

4）早期供糖后症状迅速缓解。

四、鉴别诊断

低血糖症仅为一种异常生化状态，诊断时应根据详细的病史、体格检查和实验室检查综合判定，明确低血糖症的类别与病因。低血糖症临床表现复杂，有时不能明确区分急性、慢性反应。表现低血糖脑病者亦需注意与癫痫、脑炎、脑瘤、癔症、麻痹性痴呆、某些精神病等鉴别。

五、治疗

（一）中医治疗

1. 辨证论治

1）气血不足

面色苍白，心悸烦躁，头晕目眩，乏力气短，多汗淋漓，食欲缺乏。舌淡苔白，脉细数。

治法：补益气血，养心宁神。

方药：八珍汤加味（经验方）。

党参、生地、熟地、龙眼肉各30 g，白术、茯苓、川芎、白芍、当归、山茱萸各9 g，炙甘草4.5 g。

2）气虚痰阻

意识朦胧，身软无力，饥不能食，突然昏倒，喉有痰声，呕吐涎沫，四肢震颤。舌苔黄腻，脉沉滑。

治法：涤痰开窍，补气扶正。

方药：涤痰汤。

菖蒲、熟地各15 g，姜半夏、制南星、白茯苓、枳实、竹茹各9 g，陈皮6 g，甘草3 g，党参12 g。

2. 中成药

1）10%人参针：每次1～2 ml，肌内注射。或每次1～2 ml加入50%葡萄糖液20～40 ml中，静脉注射。

2）10%参麦注射液：每次10～20 ml，加入50%葡萄糖液20～40 ml中静脉注射。

3. 单方、验方

1）高丽参6～9 g。浓煎灌服，适用于虚厥。或用党参30～60 g，水煎服亦可。

2）给予浓茶或糖盐水口服。

4. 针灸治疗

1）体针

（1）主穴：人中、内关、足三里、涌泉。

（2）配穴：虚厥温灸百会、气海、神阙，实厥刺十宣出血，痰多加刺丰隆，气厥配膻中。

治法：虚厥用补法，配合艾灸；实证用泻法，不灸。

2）耳针：皮质下、肾上腺、交感点。每次选2～3穴，进针后快速捻转（或配合电针），待症状缓解后出针。

（二）西医治疗

1. 低血糖发作时的治疗

轻者进食糖水或糖果，重者静脉注射 50% 葡萄糖液 50～100 ml，低血糖症状可迅速缓解。严重者除给静脉注射 50% 葡萄糖液外，还需继续给予 5%～10% 葡萄液糖静脉滴注，直至患者能进食，必要时加用氢化可的松 100 mg 静脉滴注及或胰高血糖素 1～2 mg 肌内注射。

另外长时间的低血糖可以造成脑水肿，使昏迷不易纠正，故在处理时除积极寻找原因外，须加用脱水剂，如 20% 甘露醇或地塞米松静脉注射，有条件时使用高压氧治疗。对乙醇中毒的患者不能进食时应保证每小时输入 10 g 左右葡萄糖以防止发生低血糖。

2. 病因治疗

如手术切除胰岛 β 细胞瘤、腺癌及中胚层源性肿瘤等。如未找到肿瘤，可从胰尾起行逐段胰腺部分盲目切除，直至血糖回升，并需注意切除异位腺瘤。

六、护理与健康教育

（一）护理

1. 一般护理

1）患者出现低血糖表现应绝对卧床休息，立即口服葡萄糖或静脉推注葡萄糖液。注意保暖，避免受凉。对于有抽搐患者，除补充葡萄糖外可酌情用适量镇静剂，并注意保护患者，防止外伤。昏迷患者应按昏迷常规护理。

2）间歇期患者应合理饮食，注意休息，生活规律，防止刺激，减少发作。对胰岛素细胞瘤的患者，因常年患病，又有脑症状，多有情绪低沉、神志不清和悲观失望，医护人员态度要和蔼，耐心鼓励患者安定情绪，建立战胜疾病的信心。嘱患者随身携带糖块，遇有心悸、出汗、烦躁等先兆症状时随时口含糖块，防止发作。

2. 病情观察与护理

1）密切观察生命体征及神志变化，例如有无心慌、出汗、头昏等低血糖先兆，定时监测血糖，注意血压、脉搏、呼吸等生命体征的变化。要注意观察尿、便情况，记录出入量。观察治疗前后的病情变化，评估治疗效果。

2）临床上可见到低血糖症抢救成功后再度发生昏迷的病例，因此，患者清醒后，仍需要观察 12～48 小时，以便及时处理。

3）在糖尿病的治疗过程中注射胰岛素或口服降糖药过多时，要注意低血糖的发生。除要严格掌握剂量外，还要密切观察，熟悉低血糖的诊断、临床症状、不同患者存在个体敏感性的差异。

（二）健康教育

指导患者避免精神刺激，饮食有节有时，起居有常，不妄劳作，坚持力所能及的体育锻炼，以增强体质。对各种病因进行针对性预防，如肝功能受损者应积极保肝治疗；半乳糖血症患者应停服乳类食品；延迟型倾倒综合征患者应少食多餐等。

（贾香先）

第二节　尿崩症

尿崩症是由于下丘脑—神经垂体部位病变引起精氨酸加压素（即抗利尿素，AVP）减少或缺乏所致，又称中枢性或脑性尿崩症。肾小管对 AVP 不敏感引起者称肾性尿崩症。临床表现主要有多尿、烦渴、多饮与低比重尿。本病属中医学"消渴"的范畴。

中医认为，本病多由于肾阴亏耗，精气虚损，摄纳不固及阴虚火旺，火盛伤津，或阴损及阳，肾阳虚衰，既不能摄纳封藏，又不能化水为气而致。

一、病因和发病机制

本病的病因有两大类：一类是继发性尿崩症（毁坏性病变），是下丘脑产生抗利尿激素的神经核及其神经纤维因创伤、肿瘤、感染、血管病变、全身性疾病等病变受到毁坏所致；另一类是原发性尿崩症（退行性病变），由于视上核及室旁核神经细胞退行性变所致。

（一）特发性尿崩症

约占 30%，临床上找不到任何病因，但神经病理学研究发现患者下丘脑视上核与室旁核神经细胞明显减少甚至几乎消失。

（二）继发性尿崩症

约占 60%，下丘脑—垂体部位的肿瘤、肉芽肿、炎症及手术和外伤造成的损伤均可引起。

（三）遗传性尿崩症

为常染色体显性遗传，其视上核和室旁核神经细胞显著减少。出生后 1~2 岁开始出现症状，逐渐加重，从童年部分性尿崩症发展到成年后的完全性尿崩症。

抗利尿激素（ADH）主要在下丘脑视上核及室旁核的神经细胞内合成，然后沿神经轴突移至垂体后叶内贮存，需要时释放至血液。上述各种病因均可破坏下丘脑漏头部以上的解剖部位，常致永久性尿崩症；若病变在漏斗部以下，可致暂时性尿崩症。

二、临床表现

（一）特发性尿崩症

主要表现为多尿、烦渴和多饮，起病常较急，一般起病日期明确。24 小时尿量可多达 5 L，尿比重常在 1.005 以下，尿渗透压常为 50~200 mmol/L，尿色淡如清水。部分患者症状较轻，24 小时尿量仅为 2.5~5 L，如限制饮水，尿比重可超过 1.010，尿渗透压可超过血浆渗透压，可为 290~600 mmol/L，称为部分性尿崩症。

由于低渗性多尿，血浆渗透压常轻度升高，因而兴奋口渴中枢，患者因烦渴而大量饮水，喜冷饮。如有足够的水分供应，患者一般健康可不受影响。长期多尿可导致膀胱容量增大，因此排尿次数相应有所减少。

（二）继发性尿崩症

除上述表现外，还易出现高钠血症，表现出极度软弱、发热、谵妄，甚至死亡。此外，还有原发病的症状与体征。

三、实验室及其他检查

（一）尿常规

特点为尿比重低，常在 1.006 以下，部分性尿崩症患者的尿比重可在 1.000 以上，尿渗透压亦低，常在 200 mOsm/L 以下。

（二）肾功能检查

尿素氮、肌酐、酚红试验、内生肌酐及血清电解质均在正常范围。

（三）血浆渗透压

正常或略高［正常为（280 ± 6）mOsm/L］。

（四）内分泌功能试验

1. 限饮试验（禁饮试验）

正常人在限饮后，由于血容量减少，血浆渗透压增高，而使 ADH 分泌增加，促进远端肾小管对水的重吸收，因尿量减少，尿比重及渗透压升高。尿崩症患者，由于缺乏 ADH，限饮后尿量仍多，尿比重及渗透压仍低，且由于在限饮情况下继续排尿，而至血液浓缩，体重下降，并可出现脱水症状。本试验应在严密观察下进行。限饮前测体重、血压、尿量与尿比重或渗透压，限饮时间为 8～12 小时，限饮期间每 2 小时排尿一次，测尿量、尿比重或渗透压，每小时测体重与血压，如患者排尿较多，体重下降 3%～5% 或血压明显下降，应立即停止试验，给患者饮水。

标准：禁水后血钠 >143 mmol/L，血渗透压 >295 mOsm/L，尿比重 <1.015，尿渗透压 <200 mOsm/L，尿渗透压/血渗透压 <1.5 为尿崩症。

2. 加压素试验

用于鉴别中枢性与肾性尿崩症。一般在禁饮试验结束时进行，加压素 5 U 皮下注射，中枢性尿崩症反应明显，尿量减少，尿比重及尿渗透压上升，注射 1 小时后留尿，其尿渗透压超过血渗透压。

3. 简化高渗盐水试验

在垂体后叶功能正常的情况下，口服高渗盐水，使血浆渗透压增高，刺激下丘脑—垂体后叶，分泌足量的 ADH，从而使尿量迅速减少，尿崩症患者，由于缺乏 ADH，故仍继续排尿，本法简单易行，可作为尿崩症的筛选试验。方法：①试验前 1 日晚 12 时开始限饮，次晨排完尿液后在 20 分钟内饮温开水 1 000 ml（20 ml/kg）。②于饮完水开始算起，需 30 分钟排尿 1 次，共 4 次（2 小时）记录尿量。按饮水量计算出百分率。③第 2 日与第 1 日同，唯饮 1% 氯化钠温开水 1 000 ml（20 ml/kg）。结果：饮水日 2 小时内排尿量为入量的 75% 以上，如饮盐水后，2 小时内排尿量为进入量的 25% 以下，可排除尿崩症；若超过 65%，可诊断为尿崩症；若 2 小时尿量 >25% 而 <65% 则为尿崩症可凝，必要时可做静脉法高渗盐水试验。注意少数患者饮盐水后可有轻度腹泻，若

不严重，对结果影响不大；如果腹泻严重，则应重做。

4. 放射免疫法测定血管加压素

正常人血浆基础值为 1 ~ 5 mg/L，禁水后可在 15 mg/L 以上，有时在 30 mg/L 以上。本病患者则不能分泌达正常水平，禁水后也不增加或增加不多。

四、诊断和鉴别诊断

凡遇烦渴，多尿，低比重尿，肾功能正常者应考虑尿崩症可能。多尿需与下列疾病加以鉴别。

（一）精神性烦渴

以女性多见，常有精神因素。尿量多变，夜尿不显著。可伴其他神经症主诉。长期强迫水化可影响肾髓质的渗透梯度，改变肾小管对 ADH 的反应性，造成鉴别诊断上的困难。

（二）肾性尿崩症

往往出生后即出现症状，多为男孩，注射加压素后尿量不减少，尿比重不增加，血浆加压素浓度明显升高，但不能产生效应。

（三）其他疾病

慢性肾疾病，尤其是肾小管疾病，低血钾症，高钙血症，原发性醛固酮增多症，均可影响肾浓缩功能而引起多尿、口渴等症状，一般多尿的程度较轻，有相应原发疾病的临床特征。此外，糖尿病也有多尿、烦渴、多饮等症状，但有尿糖阳性，尿比重增高，血糖升高，可资鉴别。

五、治疗

（一）中医治疗

1. 辨证论治

1）肾阴偏虚

大渴引饮，尿频而多，形体消瘦，皮肤干燥，手足心热，烦躁。舌质红，少苔，脉沉细而数。

治法：滋阴固肾。

方药：六味地黄汤加减。

2）肾阳偏虚

口渴引饮，小便频数量多，饮一溲一，尿色清白，阳痿不举或有怕冷感。舌质淡，苔薄白，脉沉细无力。

治法：补肾扶阳，佐以固摄。

方药：金匮肾气丸加减。

2. 单方、验方

1）制首乌、黑芝麻、红枣各 120 g，山药、黑枣各 60 g，黑毛小母鸡 1 只。服法：先将鸡去净毛和内脏，和诸药入砂锅内，小火炖烂，分多次服用其汤及肉，2 ~ 3 天服完。每周 1 剂，小儿适当减量。

2）黄芪、煅灶蛎30 g，葛根20 g，天花粉、桑螵蛸各15 g，五味子21 g，炒白术10 g，升麻、陈皮、甘草各6 g。水煎服，每日1剂。

3. 食疗验方

1）猪腰汤1碗，生栗子8～10个，早晨顿服。可长期服用，以冬季为主。

2）甘草浸泡水，随意饮用。

4. 针灸治疗

1）体针：取肺俞、脾俞、肾俞、足三里、太溪穴，肺燥重加刺少商、鱼际穴，用泻法；胃热重泻曲池、内庭、上巨虚穴；肾虚补关元、复溜穴，可配艾灸。

2）耳针：取肺、胃、肾、口、三焦、膀胱穴。每日1次，每次2～3穴，亦可配合贴王不留行籽。

（二）西医治疗

1. 口服抗利尿药物

1）氢氯噻嗪：通过增加尿中排钠，体内失钠，肾近曲小管重吸收增加，达到远曲小管原尿减少，从而减少尿量。每次25～50 mg，每日3次，尿量可减少30%～50%。同时应限制钠盐的摄入量，以免影响疗效。长期服用时应适当补充钾盐，注意监测血糖及尿酸。此药为非加压素药物中最常用者。

2）氯磺丙脲：刺激ADH从神经垂体释放和增强ADH对肾小管的作用。每日0.2 g，分1～2次服用，可使尿量减少25%～75%，主要不良反应为低血糖反应，与氢氯噻嗪合用不仅可增加疗效，且可互相减少对血糖的影响。

3）卡马西平（酰胺咪嗪）：每次0.1～0.2 g，每日3次。可使尿量明显减少。作用机理可能是刺激ADH的分泌，大剂量时可出现嗜睡、复视、共济失调、恶心、呕吐、黄疸、皮疹、白细胞减少，甚至再生障碍性贫血，本药对肾源性尿崩症无效。

4）氯贝丁酯（安妥明）：每次0.25～0.5 g，每日3次。其作用机理可能是刺激ADH分泌。不良反应为对肝有损害，有时可引起恶心或体重增加，提示有暂时性水潴留。

2. 激素替代疗法

激素替代疗法适用于完全性中枢性尿崩症，主要为补充足量ADH。剂量因人而异，从小剂量开始，逐渐摸索最佳替代剂量。

1）加压素水剂：作用仅能维持3～6小时，每日需多次注射，长期应用不便。主要用于脑损伤或手术时出现的尿崩症。每次5～10 U，皮下注射。

2）鞣酸加压素注射液：即加压素（长效尿崩停）（5 U/ml），开始时每次0.2～0.3 ml，肌内注射，以后根据每日尿量逐步增加，可为每次0.5～0.7 ml，作用一般可维持3～4天。慎防用量过大引起水中毒。

3）去氨加压素：鼻腔喷雾或滴入，每次5～10 μg，作用可维持8～20小时，每日用药2次。此药抗利尿作用强，不良反应少，为目前治疗尿崩症比较理想的药物。

3. 病因治疗

继发性尿崩症应尽量治疗其原发病。

六、预后

预后取决于基本病因。轻度脑损伤或感染引起的尿崩症可完全恢复，颅内肿瘤或全身性疾病引起的，预后不良。特发性尿崩症常属永久性，在充分的饮水供应和适当的抗利尿治疗下，通常可以基本维持正常的生活，对寿命影响不大。一些女患者，妊娠和生育也能安全度过。

七、护理与健康教育

（一）护理

1）对于多尿、多饮者应给予扶助与预防脱水，根据患者的需要供应水。

2）测尿量、饮水量、体重，从而监测液体出入量，正确记录，并观察尿色、尿比重及电解质、血渗透压等情况。

3）患者夜间多尿而失眠、疲劳以及精神焦虑等应给予护理照料。

4）注意患者出现的脱水症状，一旦发现要及早补液。

（二）健康教育

1）保持皮肤、黏膜的清洁。

2）有便秘倾向者及早预防。

3）药物治疗及检查时，应注意观察疗效及不良反应，嘱患者准确用药。

（贾香先）

第三节　糖尿病

糖尿病是以血糖升高为主要表现的一组内分泌—代谢疾病，其主要发病机制是由于胰岛素分泌绝对或相对不足及（或）靶细胞对胰岛素敏感性降低而引起糖、蛋白质、脂肪及水电解质代谢紊乱，典型临床表现为多尿、多饮、多食及消瘦（三多一瘦），但有相当一部分患者可无典型症状。严重时可并发酮症酸中毒、非酮症高渗性昏迷等急性代谢紊乱。且易并发各种感染、动脉粥样硬化、肾脏和视网膜微血管病变及神经病变。本病属中医学"消渴"范畴。

一、病因和发病机制

现代医学认为，糖尿病的病因为：

（一）遗传因素

糖尿病肯定与遗传因素有关，但遗传的不是糖尿病本身，而是它的易感性，即在父母双亲中有糖尿病患者时，其子代更容易得糖尿病。如单卵双生中一人在50岁以后出现糖尿病，另一人在几年内也发生本病的占90%以上，多为非胰岛素依赖型糖尿病，提示遗传因素在此型糖尿病中占主要地位。如上述一人在 40 岁以前出现糖尿病，另一人也发生糖尿病的接近 50%，多为胰岛素依赖型糖尿病。提示此型糖尿病的遗传基础上，环境因素的参与也是必需的。目前认为，糖尿病属多基因遗传疾病的范畴。

（二）环境因素

1. 病毒感染

在某些病毒感染流行后胰岛素依赖型糖尿病发病率增高，且糖尿病患者群血清某一病毒抗体阳性率亦高于非糖尿病患者群；若干病毒如柯萨奇 B_4 病毒、流行性腮腺炎病毒、脑炎心肌炎病毒可使实验动物胰岛感染，β 细胞严重破坏发生糖尿病等，提示病毒感染可能是导致胰岛素依赖型糖尿病发病的主要环境因素之一。

2. 自身免疫

胰岛素依赖型患者的发病有不少与自身免疫有关，患者抗胰岛细胞抗体显著阳性，且可伴有其他脏器的特异体抗体如抗甲状腺抗体、抗肾上腺抗体等，胰腺病理检查有自体免疫性胰岛炎的组织学改变，白细胞移动抑制试验阳性等，均说明胰岛素依赖型糖尿病可能与自体免疫有关。

3. 肥胖

非胰岛素依赖型糖尿病多发生于 40 岁以上，体型肥胖者，其脂肪组织细胞膜胰岛素受体数量不足且常伴有受体后缺陷，对胰岛素敏感低下，即使血浆胰岛素水平不低，也易发生餐后高血糖而罹患本病，提示肥胖可能是诱发非胰岛素依赖型糖尿病的重要环境因素之一。

此外，感染、创伤等应激，老年人缺乏体力活动等均可能是诱发非胰岛素依赖型糖尿病的环境因素。

中医学认为，本病有以下因素：

1. 饮食不节

长期过食肥甘厚味，嗜辛辣香燥，或多饮酒，损伤脾胃，致脾胃运化失职，积热内蕴，化燥伤津，消谷耗液，发为消渴。

2. 情志失调

如劳心太过致心火内燔，郁热伤津；郁怒伤肝，肝气郁结，郁而化火；忧思伤脾，脾失健运，耗伤胃阴而为消渴。

3. 劳欲过度

房事不节，劳累过度，生育过多，肾精亏损，虚火内生，灼烧阴液而为消渴。

4. 体质衰弱

禀赋不足，大病之后，先天不足，或因遗传因素至肾阴素亏，水亏火旺，上蒸肺胃，肾失固摄，精微下注而发为消渴；大病之后，元气大伤，阴气受损而血液衰虚，阴阳失调，水火不相既济而生本病。

二、临床表现

糖尿病为一慢性进行性疾病，其临床表现分述如下：

（一）症状

糖尿病出现糖、蛋白质、脂肪代谢紊乱综合征。

1. 多尿、烦渴、多饮

由于血糖升高引起渗透性利尿作用，患者 1 日尿量常在 2 L 以上，同时烦渴、多饮。

2. 善饥多食

因失糖、糖分未能充分利用，为补充损失的糖分，维持机体活动，食欲常亢进，易有饥饿感。

3. 消瘦、疲乏

由于机体不能利用葡萄糖，蛋白质和脂肪消耗增加，引起消瘦疲乏。

4. 皮肤瘙痒

因尿糖局部刺激使外阴瘙痒常见。有时并发真菌感染，瘙痒更加严重。

5. 其他症状

有四肢酸痛、麻木、腰痛、性欲减退、阳痿不育、月经失调等。高血糖时因房水与晶状体渗透压的改变引起屈光改变以致视物模糊。

（二）糖尿病急性并发症

1. 糖尿病酮症酸中毒

1 型糖尿病易发生糖尿病酮症酸中毒，2 型糖尿病无酮症酸中毒倾向，但在一定诱因作用下，也可发生糖尿病酮症酸中毒。常见诱因有感染、手术、创伤、饮食不当、胰岛素治疗中断或不适当减量等。多数患者发病前糖尿病症状加重，随后出现食欲减退、恶心、呕吐、烦躁、呼吸深快，呼气中有烂苹果味。病情进一步发展，可出现少尿、无尿、循环衰竭以至昏迷。

2. 糖尿病高渗性昏迷

又称糖尿病非酮症性高渗性昏迷。多见于老年人，约 2/3 的患者发病前无糖尿病史。因感染、多食、输入大量葡萄糖液、应激以及某些引起失水和血糖升高的药物诱发本病。早期表现为口干、多尿、乏力症状加重、反应迟钝。失水随病情发展加重，出现神经症状，如嗜睡、意识障碍、一过性偏瘫、癫痫样发作等，最后出现昏迷。消化道症状不明显，呼吸快而不深。

（三）糖尿病慢性并发症

1. 糖尿病眼病

糖尿病病史超过 10 年患者半数以上出现视网膜病变，严重者可因视网膜剥离而导致失明。其他还常有动脉硬化眼底改变及屈光不正、白内障、青光眼、虹膜睫状体病变等。

2. 心血管病变

大、中动脉粥样硬化主要侵犯主动脉、冠状动脉、大脑动脉、肾动脉和肢体外周动脉等部位，引起冠心病、缺血性或出血性脑血管病、肾动脉硬化、肢体动脉硬化等。糖尿病患者群中动脉粥样硬化症的患病率较高、发病年龄较轻、病情进展也快。其中冠心病及脑血管意外为近年 2 型糖尿病患者死亡的主要原因，需及早防治。

3. 肾脏病变

主要为肾小球微血管病变（肾小球硬化症）、肾动脉硬化及肾盂肾炎等病变，糖尿病病史超过 10 年，多数将并发肾病变，为 1 型糖尿病患者死亡的首位原因。早期仅有微量蛋白尿、管型及少量白细胞，典型患者可呈肾病综合征样表现，最终肾功能减退以至衰竭。糖尿病肾病是糖尿病常见的慢性并发症之一，常与视网膜病变、神经病变同时存在，称为"三联病症"。临床表现为蛋白尿、水肿、低蛋白血症、血浆蛋白下降、血压升高，严重者可出现肾衰竭。

4. 糖尿病神经病变

神经系统任何部分均可受累，以多发性神经炎最常见，其次为自主神经病变，如瞳孔缩小且不规则、对光反射消失、调节反射存在、无汗、少汗或多汗、心动过速、体位性低血压、饭后和午夜腹泻、便秘、尿潴留、尿失禁、阳痿等。

5. 糖尿病与脑血管病

在糖尿病合并脑血管病时，成为糖尿病的重要危险因素。其发病不受性别、年龄限制。其中缺血性脑血管病发生率明显高于出血性脑血管病。

6. 皮肤、关节病变

可发生皮下出血和瘀斑，足部缺血性溃疡和疼痛以及营养不良性关节炎，受累关节可出现广泛骨质破坏和畸形。

7. 其他

皮肤有癣、疖、痈发生而非好发季节；结核，中年以后初发肺结核，对抗痨治疗疗效不满意，易形成空洞，发病率比正常人高 3~5 倍；反复尿路、胆道感染；皮肤瘙痒，尤其是外阴瘙痒、真菌性阴道炎；牙周炎、齿龈脓肿等。

三、实验室及其他检查

1. 尿糖测定

尿糖阳性是诊断糖尿病的重要依据，24 小时尿糖总量通常与代谢紊乱程度相一致，因而也是判断治疗效果的一个指标。但肾糖阈升高时，血糖虽已轻度或中度升高，尿糖仍可阳性。

2. 血糖测定

空腹及饭后血糖升高是诊断糖尿病的主要依据。空腹静脉血糖的正常值为 3.9~6.1 mmol/L全血。

3. 口服葡萄糖耐量试验

为确诊或排除糖尿病而空腹或饭后血糖未达到糖尿病诊断标准者，须行口服葡萄糖耐量试验。

4. 糖化血红蛋白及糖化血浆白蛋白测定

外周血糖化血红蛋白含量为血红蛋白总量的 4%~6%，未控制的糖尿病患者其含量较正常高 2~4 倍。因红细胞转换率较慢，故在控制糖尿病后糖化血红蛋白含量并不很快下降。2 个月后可降低至正常或接近正常。因此，糖化血红蛋白测定可反映近 2 个月内血糖总的水平。糖化血浆白蛋白测定意义同上，因白蛋白转换率较快，其测定反映近 2~3 周血糖总的水平。

5. 其他改变

未控制的糖尿病患者较多出现高脂血症和高脂蛋白血症，其他可有肾功能不全和酮症酸中毒等改变。

四、诊断

1999 年 WHO 专家委员会公布了协商性报告，其要点如下：

1）糖尿病诊断是基于空腹（FPG）、任意时间或口服葡萄糖耐量试验（OGTT）中 2 小时血糖值（2 h PG）。空腹指 8~10 小时无任何热量摄入。任意时间指一日内任何时间，无论上一次进餐时间及食物摄入量。OGTT 采用 75 g 无水葡萄糖负荷。糖尿病症状指多尿、烦渴多饮和难以解释的体重减轻。FPG 3.9~6.0 mmol/L 为正常；6.1~6.9 mmol/L 为空腹血糖受损（IFG），2003 年 11 月国际糖尿病专家委员会建议将 IFG 的界限值修订为 5.6~6.9 mmol/L；≥7.0 mmol/L 应考虑糖尿病。OGTT 2 h PG <7.7 mmol/L 为正常糖耐量；7.8~11.0 mmol/L 为 IGT；≥11.1 mmol/L 应考虑糖尿病。糖尿病的诊断标准为：糖尿病症状加任意时间血浆葡萄糖≥11.1 mmol/L，或 FPG≥7.0 mmol/L，或 OGTT 2 h PG≥11.1 mmol/L。表 6-1 为我国糖尿病学会采纳新的诊断标准。

表 6-1　糖尿病诊断新标准

1. 糖尿病症状 + 任意时间血浆葡萄糖水平≥11.1 mmol/L
或
2. 空腹血浆葡萄糖（FPG）≥7.0 mmol/L
或
3. OGTT 试验中，2 h PG 水平≥11.1 mmol/L

注：需再测一次，予以证实，诊断才能成立。

2）对于临床工作，推荐采用葡萄糖氧化酶法测定静脉血浆葡萄糖。如用毛细血管血或全血测定，其诊断切点有所变动（表 6-2）。如用全血测定，应于采血后立即测定，或立即离心并置于 0~4℃保存，即使如此亦不能避免血细胞利用血糖。因此，不宜测定血清葡萄糖。

表6-2　糖尿病及其他类型高血糖的诊断标准

（WHO专家委员会报告）

	血糖浓度/（mmol·L^{-1}）		
	静脉血浆	静脉全血	毛细血管全血
糖尿病			
空腹	≥7.0	≥6.1	≥6.1
和（或）			
服糖后2小时	≥11.1	≥10.0	≥11.1
糖耐量减低（IGT）			
空腹（如有检测）	<7.0	<6.1	<6.1
和			
服糖后2小时	7.8~11.0	6.7~9.9	7.8~11.0
空腹血糖受损（IFG）			
空腹	6.1~6.9	5.6~6.0	5.6~6.0
服糖后2小时（如有检测）	<7.8	<6.7	<7.8

3）临床医生在做出糖尿病诊断时，应充分确定其依据的准确性和可重复性，对于无急性代谢紊乱表现，仅一次血糖值达到糖尿病诊断标准者，必须在另一天按表6-1内3个标准之一复测核实，如复测结果未达到糖尿病标准，应让患者定期复检，直至诊断明确为止。

五、鉴别诊断

（一）非葡萄糖尿

乳糖、果糖和半乳糖均可使班氏尿糖定性试剂呈阳性反应而被误认为糖尿。乳糖尿可见于哺乳或妊娠妇女及幼婴；果糖和半乳糖尿由于进食大量果糖、半乳糖引起。根据临床资料及葡萄糖氧化酶试验可以鉴别。

（二）肾性糖尿

由肾小管重吸收功能低下，肾糖阈降低所致，可见于家族性糖尿、肾炎、肾病、范可尼综合征等。血糖正常而出现糖尿，葡萄糖耐量正常。妊娠期妇女可因肾小球滤过率增加，肾糖阈降低而出现糖尿，需进行随访以与原有糖尿病在妊娠时使病情加重者鉴别。

（三）食后糖尿

可见于胃肠吻合术后、甲状腺功能亢进症、自主神经功能紊乱、严重肝病的患者。由于进食后，糖类从胃肠道迅即吸收，使血糖升高而出现糖尿。患者空腹血糖正常，口服葡萄糖试验仅在服糖后1/2小时及1小时血糖超过正常，2小时及3小时血糖正常或偏低。

（四）应激性糖尿

颅脑外伤、脑出血、窒息、麻醉、AMI等，可出现暂时性血糖升高和糖尿，应激过后即恢复正常。

此外，班氏尿糖定性试剂可因服用水杨酸、阿司匹林、对氨水杨酸、链霉素、异烟胼、水合氯醛、先锋霉素、大量青霉素等出现假阳性；葡萄糖氧化酶尿糖试纸也可出现假阳性（常见于服用维生素 C）或假阴性，应予注意。

继发性糖尿病均有各自原发病的临床表现和特点，可与原发性糖尿病鉴别。

六、治疗

（一）中医治疗

1. 辨证论治

本病以阴虚为本，燥热为标，病久则气阴两伤，阴阳俱虚，晚期则变证百出。并常与瘀血有关。《血证论·发渴》论说："瘀血发渴者，以津液之生，其根出于肾水……有瘀血，则气为血阻，不得上升，水津因不能随气上布"是为消渴。

在治疗上《医学心悟·三消》论说："治上消者宜润其肺，兼清其胃""治中消者，宜清其胃，兼滋其肾""治下消者，宜滋其肾，兼补其肺"。实为治疗消渴之大法。

1）肺热津伤

烦渴多饮，口干舌燥，尿频量多。舌边尖红，苔薄黄，脉洪而数。

治法：清热润肺，生津止渴。

方药：消渴方加味。

天花粉 30 g，黄连 6 g，生地 15 g，藕汁 15 g，葛根 15 g，麦冬 15 g，黄芩 12 g。

2）胃热炽盛

多食易饥，形体消瘦，大便干燥。苔黄，脉滑实有力。

治法：清胃泻火，养阴增液。

方药：玉女煎加黄连、山栀。

生石膏 60 g，知母 20 g，生地 15 g，麦冬 15 g，黄连 8 g，栀子 10 g，牛膝 12 g，生大黄 10 g。

3）肾阴亏虚

尿频量多，混浊如脂膏，或尿甜，口干唇燥。舌红，脉沉细数。

治法：滋阴固肾。

方药：六味地黄丸加味。

熟地 15 g，山药 12 g，山萸肉 12 g，泽泻 10 g，丹皮 10 g，茯苓 12 g，天花粉 15 g，玄参 15 g，肉桂 4 g，黄柏 12 g，地骨皮 12 g。

4）阴阳两虚

小便频数，混浊如膏，甚至饮一溲一，面色黧黑，耳轮焦干，腰膝酸软，形寒畏冷，阳痿不举。舌淡苔白，脉沉细无力。

治法：温阳滋肾固摄。

方药：金匮肾气丸加味。

熟附子 10 g，肉桂 10 g，熟地 15 g，山药 12 g，山萸肉 12 g，茯苓 10 g，泽泻 10 g，丹皮 10 g，覆盆子 15 g，金樱子 15 g，仙灵脾 15 g，仙茅 12 g。

5）瘀血内阻

病程日久，或本病合并心脑血管病变。舌质暗，或有瘀斑、瘀点，脉细涩。

治法：活血化瘀。

方药：膈下逐瘀汤加减。

五灵脂 15 g，当归 12 g，川芎、桃仁各 10 g，赤芍 10 g，玄胡 9 g，红花 6 g，枳壳 9 g，乌药 6 g，生地 15 g，麦冬 12 g，沙参 12 g，天花粉 15 g，肉桂 4 g。

2. 中成药

1）消渴丸：每次 6 粒，每日 3 次。用于 2 型糖尿病。

2）六味地黄丸：每次 8 粒，每日 3 次。有滋阴补肾作用，用于糖尿病阴虚者。

3）知柏地黄丸：每次 8 粒，每日 3 次。有滋阴清热的作用，用于糖尿病阴虚内热者。

4）金匮肾气丸：每次 8 粒，每日 3 次。有温阳补肾作用。用于糖尿病肾阴阳两虚者。

3. 单方、验方

1）生地、黄芪各 30 g，淮山药 90 g。每日 1 剂，水煎服。

2）猪胰一只，低温干燥，研成粉末制蜜丸，每次 9 g，每日服 2 次，长期服用。

3）玉米须、积雪草各 30 g，水煎代茶饮用。

4）生地 20 g，山药 30 g，枸杞子 15 g，黄芩、黄精各 10 g，山萸肉 12 g。每日 1 剂，水煎服。

5）生黄芪 30 g，生山药 40 g，葛根、五味子、鸡内金各 10 g，花粉、知母各 15 g。多饮以肺热为主加人参 10 g，黄芩 12 g，芦根 30 g；多尿以肾虚为主加覆盆子 12 g，枸杞子 10 g；多食以胃热为主加黄连 9 g，大贝母、藕节各 12 g。每日 1 剂，水煎服。

6）山萸肉 30 g，五味子、乌梅、苍术各 20 g，加水 2 000 ml，煎至 1 000 ml，分早、中、晚 3 次饭前温服。连续治疗 3 个月。

7）女贞子、丹皮、黄芪、生地各等份，研粉，每次 6 g，每日 4 次，吞服。

8）山药、天花粉各 30 g，水煎服，每日 1 剂。

9）白茅根 60~90 g，天花粉 30 g。水煎当茶饮用，连续服用十余日，就可见到较好的疗效。

4. 针灸治疗

针刺部位注意清洁，避免出现皮肤感染。

1）燥热伤肺者：针刺金津、玉液、肺俞、意舍、承浆等穴。

2）肺胃燥热者：针刺脾俞、胃俞、肺俞、足三里等穴。

3）脾胃气虚者：神疲乏力，便溏者，可针刺胃俞、三阴交、阴陵泉等穴。不必重刺激，得气即可。

4）湿热中阻者：脘腹满闷甚者，可针刺中脘、天枢、足三里穴。

5）肠燥伤阴者：可针刺胃俞、足三里、丰隆等穴。

6）肝肾阴虚者：针刺肝俞、肾俞、厥阴俞、三阴交、关元、复溜等穴。可分组交替使用。

7）阴阳两虚者：针刺足三里、三阴交、命门等穴。

（二）西医治疗

1. 糖尿病的教育

教育对提高糖尿病患者的信心和自我保健能力以及自我护理是十分重要的。尽量为每一个患者制订一份教育计划，患者应知道：糖尿病的性质、症状；并发症及其危害；基本治疗措施的有机结合；治疗目标；了解抗糖尿病药物的作用；血糖和尿糖自我监测的意义和技巧；如何应付低血糖反应；危重情况的警告信号；树立正确的抗病态度和信心等。

2. 饮食治疗

饮食治疗是各型糖尿病的基础治疗。部分轻症患者只需饮食治疗即可达到理想或良好控制。其关键是控制每天摄入的总热量、合理搭配营养成分，定量定时进餐，以控制血糖、血脂和体重。

1）制订每日总热量：首先按患者性别、年龄和身高计算出理想体重，理想体重（kg）＝身高（cm）－105；然后根据理想体重和工作性质，参考原来的生活习惯等因素，计算每日所需总热量。成人卧床休息状态下每日每千克理想体重给予热量 105 ~ 126 kJ，轻体力劳动 126 ~ 146 kJ，中度体力劳动 146 ~ 167 kJ，重体力劳动 167 kJ 以上。青少年、孕妇、哺乳、营养不良和消瘦及伴有消耗性疾病者应酌情增加，肥胖者酌减，使患者体重逐渐达到理想体重的 5% 左右。

2）营养素的热量分配

（1）蛋白质：成人一般以每日每千克体重 0.8 ~ 1.2 g 计算，约占总热量的 15%，孕妇、乳母、营养不良及有消耗性疾病者可酌情增加为 1.5 g 左右，个别可达 2 g，占总热量的 20%。小儿每日每千克体重 2 ~ 4 g。进食总热量多者也相应增加。

富有蛋白质的食物如肉类、蛋类及豆类。最好每日摄取的蛋白质有 1/3 来自动物食物，其中含有丰富的必需氨基酸，以保证人体营养中蛋白质代谢所需的原料。

（2）碳水化合物：按我国人民生活习惯，糖尿病患者每日可进食碳水化合物 200 ~ 350 g 或更多，占总热量的 50% ~ 60%。

主食中如米、面都含有丰富的碳水化合物，也是植物性蛋白质的主要来源，是供给热能和蛋白质最经济和最迅速的来源。

（3）脂肪：脂肪量可根据饮食习惯及需要而定，每日每千克体重 0.6 ~ 1.0 g，每日脂肪总量为 40 ~ 60 g，占总热量的 30% ~ 35%。

（4）高纤维饮食：每日 10 ~ 20 g，包括树胶、果胶、黏胶、植物纤维素等，这些成分在一般蔬菜中含量为 20% ~ 60%，水果和谷类含 10% 左右。饮食中增加高纤维成分，可改善高血糖和减少胰岛素或口服降糖药物的应用剂量。

3）制订食谱：每日总热量及营养素组成确定后，根据各种食物的产热量确定食谱。每克碳水化合物和蛋白质分别产热 16.8 kJ，每克脂肪产热 37.8 kJ。根据生活习惯、病情和配合药物治疗的需要，可按每日三餐分配为 1/5、2/5、2/5 或 1/3、1/3、1/3；也可按 4 餐分配为 1/7、2/7、2/7、2/7。

此外，各种富含可溶性食用纤维的食品可延缓食物吸收，降低餐后血糖高峰，有利于改善血糖、脂代谢紊乱，并促进胃肠蠕动，防止便秘。每日饮食中纤维素含量以不少于 40 g 为宜。提倡食用绿叶蔬菜、豆类、块根类、粗谷物、含糖成分低的水果等，不但提供饮食中纤维素含量，并有利于各种纤维素和微量元素的摄取。限制饮酒。每日摄入食盐应限制在 10 g 以下。

4）随访：以上饮食治疗方案仅是原则估算，在治疗过程中应随访患者并按实际效果作必要调整。如肥胖患者在治疗措施适当的前提下，体重不下降，应进一步减少饮食总热量。又如体型消瘦的患者，在疗程中体重有所恢复。其饮食方案也应作适当调整，以避免体重继续增加。

3. 运动锻炼

参加适当的体育运动和体力劳动，可增加胰岛素敏感性，促进糖的利用，减轻胰岛负担，使血糖下降，消除血脂，减轻体重，改善生理状况，对 2 型肥胖患者，尤应鼓励运动和适当体力劳动。

4. 自我监测血糖

自我监测血糖（SMBG）是近 10 年来糖尿病患者管理方法的主要进展之一，为糖尿病患者和保健人员提供一种动态数据，应用便携式血糖计可经常观察和记录患者血糖水平，为调整药物剂量提供依据。此外，每 2～3 个月定期复查糖化血红蛋白或每 3 周复查果糖胺，了解糖尿病病情控制程度，以便及时调整治疗方案。每年 1～2 次全面复查，并着重了解血脂水平，心、肾、神经功能和眼底情况，以便尽早发现大血管、微血管并发症，给予相应的治疗。实践证明，长期良好的病情控制可在一定程度上延缓或预防并发症的发生。

5. 口服降糖药物治疗

1）磺脲类：此类药物直接刺激 β 细胞释放胰岛素，增强周围组织中胰岛素受体作用和减少肝糖输出。其降糖机制包括胰内和胰外两个部位的作用。现已清楚，在胰岛 β 细胞膜上存在磺脲类药物的特异性受体。第一代磺脲类有甲苯磺丁脲（D860）和氯磺丙脲，目前也较少用。目前常用的第二代磺脲类降糖药更适合老年患者。第二代磺脲类降糖药与第一代相比，其特点为作用强、剂量小、不良反应相对小。老年人糖尿病患者宜用那些作用较温和、作用时间较短者。而且从小剂量开始。如果血糖控制不好，可以加用胰岛素而进行磺脲类药物加胰岛素的联合治疗或全改胰岛素治疗。

磺脲类的主要不良反应是低血糖反应，与剂量过大、饮食配合不妥、使用长效制剂或同时应用增强磺脲类降糖作用药物等有关。其他不良反应有恶心、呕吐、消化不良，胆汁郁滞性黄疸、肝功能损害，粒细胞缺乏、再生障碍性贫血、溶血性贫血、血小板减少，皮肤瘙痒、皮疹和光敏性皮炎等。这些不良反应少见，一旦出现，应立即停药，并给予相应治疗。

糖尿病患者如接受足量的磺脲类降糖药治疗一个月后，空腹血糖仍高于 14 mmol/L，称磺脲类降糖药原发性失效。糖尿病患者接受磺脲类降糖药物治疗后有明显的降血糖作用，经过一定的时间后，降血糖作用逐渐减弱，需加大剂量。如服用足量的磺脲类降糖药，空腹血糖仍然高于 11.1 mmol/L，餐后 2 小时血糖高于 14 mmol/L，应视为磺脲类降糖药继发性失效。宜联合应用其他类型的抗糖尿病药物或改用胰岛素治疗。

2）格列奈类促胰岛素分泌剂：格列奈类降糖药是 20 世纪 90 年代末期应用于临床的非磺脲类促胰岛素分泌剂，目前应用于临床的药物包括瑞格列奈和那格列奈。此类药物也作用在胰岛 β 细胞膜上的 K_{ATP}，但结合位点与 SUs 不同，降血糖作用快而短，模拟胰岛素生理性分泌，其适应证与磺脲类降糖药相似，在新诊断的非肥胖 2 型糖尿病患者行饮食控制及运动疗法后血糖仍高，瑞格列奈可作为首选降糖药，尤其餐后血糖增高者更为合适。在服用双胍类抗高血糖药肥胖的 2 型糖尿病患者，如血糖控制不满意，或因胃肠道反应不耐受，可加用或改用瑞格列奈。或作为胰岛素补充治疗时的降糖治疗。有人认为由于格列奈类和磺脲类降糖药作用于磺脲受体的不同位点，若磺脲类降糖药原发或继发失效，可考虑试用格列奈类。但格列奈类的降糖作用仍然需要胰岛 β 细胞功能存在。磺脲类降糖药效果不佳者常因残存的 β 细胞数量较少，改用格列奈类同样较少取得满意效果。

（1）瑞格列奈：为苯甲酸衍生物。于餐前或进餐时口服，每次 0.5 ~ 4 mg，从小剂量开始，按病情逐渐调整剂量，不进餐不服药，用药较灵活，最大剂量不应超过 16 mg。

（2）那格列奈：为 D - 苯丙氨酸衍生物，其刺激胰岛素分泌的作用有赖于血糖水平，故低血糖发生率低。常用剂量为每次 120 mg 餐前口服。

3）双胍类：主要通过增加周围组织对葡萄糖的利用而发挥降血糖疗效，并有肯定的降血脂作用和确切的减肥功效。其降血糖作用温和，不产生低血糖反应。

适应证：经饮食管理与运动治疗后血糖控制不满意的 2 型糖尿病，尤其是肥胖型 2 型糖尿病可列为首选药物；用磺酰脲类药物，效果不理想者，可联用本类药物；用胰岛素的 1、2 型糖尿病者，加服双胍类药物，可以减少胰岛素用量。新近的研究提示，对 2 型糖尿病的高危人群应用双胍类药物可推迟或防止其发展成糖尿病。

禁忌证：凡 1 型糖尿病患者必须用胰岛素治疗者，不能单独应用双胍类药物治疗。有酮症、重度感染、创伤、高热、手术、妊娠晚期及分娩期、慢性胃肠病、慢性腹泻、消瘦、营养不良等情况者不宜用双胍类；凡有肝、肾功能不全衰竭、心肺功能不全及贫血等体内缺氧性疾病、心肌梗死失水失血等低血容量性休克、乙醇中毒者不宜用此组药物，以免诱发乳酸性酸中毒。高龄患者、曾有乳酸中毒史者慎用或禁用该类药物。服用双胍类后，有严重的恶心、呕吐、腹痛、腹泻等消化道症状而不能耐受者，不宜选用。

常用药物有两种：

（1）苯乙双胍（降糖灵）：每片 25 mg，每日 2 ~ 3 次，极量为每日 150 mg。主要不良反应为胃肠道反应及诱发乳酸性酸中毒，每日用量控制在 75 mg 以下时常可避免。

（2）二甲双胍：每片 0.25 g，每日 2 ~ 3 次，极量为每日 3 g。不良反应小，被推荐为肥胖型糖尿病患者的首选降糖药物。

4）α 葡萄糖苷酶抑制剂：此类药物有阿卡波糖，作用机制是通过抑制小肠黏膜上皮细胞表面的 α 葡萄糖苷酶（如麦芽糖酶、淀粉酶、蔗糖酶）而延缓碳水化合物的吸收，降低餐后高血糖。可作为 2 型糖尿病的一线药物，尤其适用于空腹血糖正常而餐后血糖明显升高者。此药可单独用药，也可与磺脲类或双胍类合用，还可与胰岛素合用。剂量：25 mg，每日 3 次，在进食第一口饭时服药，若无不良反应，可增至 50 mg，每日

3 次。最大剂量可用至 100 mg，每日 3 次。

常见不良反应为胃肠反应，如腹胀、腹泻、肠鸣音亢进、排气增多。单用本药不引起低血糖，但如与磺脲类或胰岛素合用，仍可发生低血糖，且一旦发生，应直接应用葡萄糖处理，进食双糖或淀粉类食物无效。肝功能不正常者慎用。忌用于胃肠功能障碍者，也不宜用于孕妇、哺乳期妇女及 18 岁以下儿童。

5）噻唑烷二酮（TZD）：TZD 也称格列酮类药物，作用机制是增强靶组织对胰岛素的敏感性，减轻胰岛素抵抗，故被视为胰岛素增敏剂。主要用于使用其他降糖药疗效不佳的 2 型糖尿病特别是有胰岛素抵抗的患者，可单独使用，也可与磺脲类或胰岛素联合应用。此类药物有曲格列酮（TRG）、罗格列酮（RSG）和帕格列酮（PIO）。TRG 因可引起严重肝损害，先后在美国和欧洲停用。RSG 用量 4～8 mg/d，每日 1 次或分次服用。PIO 每日服 1 次 15 mg。

6. 胰岛素治疗

是补充胰岛素分泌不足的替代疗法。

1）适应证：①胰岛素依赖型糖尿病；②非胰岛素依赖型糖尿病经饮食治疗和（或）口服降糖药治疗疗效不佳者；③施行外科大手术前后；④合并妊娠及分娩前后；⑤并发酮症酸中毒、乳酸性酸中毒、高渗性昏迷、严重感染、活动性肺结核以及急性心肌梗死、脑血管意外等严重并发症者。

2）常用剂型：常用剂型有 3 种（表 6－3）。

表 6－3　常用胰岛素制剂及使用方法

剂　型	作用类别	给药途径	作用时间（小时）			注射时间
			开始	最强	持续	
正规（普通）胰岛素（RI）	速效	H iv	1/2 即刻	2～4 1/2	6～8 1～2	每餐前 30 分钟 糖尿病昏迷
中效胰岛素（NPH）	中效	H	3～4	8～12	18～24	早、晚餐前 1 小时 每日 1～2 次
鱼精蛋白锌胰岛素（PZI）	长效	H	3～4	14～20	24～36	早餐或晚餐前 1 小时，每日 1 次
混合胰岛素 NPH + RI（1∶1）	中效 + 速效	H	1/2～1	2～8	18～24	每日 1～2 次，早或晚餐前 1 小时
PZI + RI（2～3∶1）	长效 + 速效	H	1/2～1	2～8	24～36	同上

应用胰岛素治疗时，一般均首选 RI，以便于调整剂量：根据前一日的血、尿糖水平，调整当日的胰岛素剂量，根据下一餐前的血、尿糖水平，调整上一餐前的胰岛素剂量。当病情稳定，所需剂量试明后，可改用下述强化胰岛素治疗方案（括号内为 1 次注射剂量比数）：早餐前注射 RI（2/9）与 NPH（4/9）的混合剂，晚餐前注射 RI（1/6），睡前注射 NPH（1/6），亦可将晚餐前 RI 与睡前 NPH 混合于晚餐前一次注射；或者早餐前注射 RI（4/9）与 PZI（2/9）的混合剂，晚餐前亦注射 RI（2/9）与 PZI（1/9）的混合剂。

由于影响胰岛素剂量的因素复杂多变，应用胰岛素治疗的患者几乎不可避免地要发生低血糖反应。治疗中应告诉患者可能发生低血糖反应及其早期症状，养成随身携带甜食的习惯，以便及早摄食使症状缓解。当患者出现难以解释的异常情况，又不能除外低血糖反应时，应立即按低血糖处理（进食、喂糖水或静脉注射葡萄糖），以免发生严重低血糖昏迷。

随着科技的发展，为满足临床治疗的需要，近年又研制出一些胰岛素类似物。快速胰岛素制剂提供快速吸收的胰岛素，可在餐后迅速起效。赖脯胰岛素是将胰岛素 B 链 28、29 位的脯氨酸（Pro）、赖氨酸（Lys）次序颠倒，成为 $Lys^{B28}Pro^{B29}$，使胰岛素分子形成多聚体的特性改变，从而加速皮下注射后的吸收。皮下注射后 15 分钟起效，30 ~ 60 分钟达峰，持续 4 ~ 5 个小时。另一种速效制剂为门冬胰岛素，是 B 链 28 位的脯氨酸由门冬氨酸取代，成为（Asp^{B28}），注射后起效快（10 ~ 20 分钟），40 分钟达峰，高峰持续时间比普通人胰岛素短（3 ~ 5 小时）。长效胰岛素类似物有甘精胰岛素，为 A 链 21 位的门冬氨酸换成甘氨酸，并在 B 链 C 末端加两分子精氨酸（$Arg^{B31}Arg^{B32}$），这一个改变使等电点改变，于注射后在生理 pH 值下，在皮下缓慢吸收，持续 24 小时，无明显高峰。另一种长效制剂地特胰岛素是去掉 B 链 30 位的氨基酸，在 B 链 29 位赖氨酸上接一个游离脂肪酸侧链，经修饰后可与血浆白蛋白结合而延长其作用。

胰岛素吸入是一种新的给药方式，主要有经肺、经口腔黏膜和经鼻腔黏膜吸收 3 种方式，以第一种的研究为多，有干粉状和可溶性液态两种，使用时经雾化由肺泡吸收，其应用正在不断研究改进中。

应注意当从动物胰岛素改用人胰岛素制剂时，发生低血糖症的危险性增加，应严密观察。

胰岛素制剂的类型、种类、注射部位、注射技术、胰岛素抗体及患者的个体差异等均可影响胰岛素的起效时间、作用强度及持续时间。腹壁注射起效最快，其次为上壁、大腿和臀部。胰岛素制剂不能冰冻保存，在 2 ~ 8℃ 下可保存 2 年，正在使用的胰岛素置于 25℃ 室温中可保存 1 个月左右。制剂规格有每瓶 10 ml 含 400 U、500 U、800 U、1 000 U，或每瓶 3 ml 含 300 U（胰岛素注射笔专用）。

7. 胰腺和胰岛移植

成功的胰腺或胰岛移植可纠正代谢异常，并可望防止糖尿病微血管病变的发生和发展。胰腺移植因其复杂的外分泌处理和严重并发症而受到限制。胰岛移植尚处在临床实验阶段。

8. 糖尿病合并妊娠的治疗

饮食治疗原则同非妊娠者，总热量每日每千克体重 159 kJ 左右，蛋白质每日每千克体重 1.5 ~ 2.0 g。整个妊娠期间严密监测血糖水平、胎儿的生长发育及成熟情况。单纯饮食控制不佳者应选用短效和中效胰岛素，忌用口服降糖药物。由于孕 36 周前早产婴死亡率较高，38 周后胎儿宫内死亡率增高，因此妊娠 32 ~ 36 周时宜住院治疗直至分娩。产后注意新生儿低血糖症的预防和处理。

七、护理与健康教育

（一）护理

1）注意休息，生活规律，睡眠充足，进行适当的运动。

2）饮食护理：①按医嘱进行所规定的膳食治疗，并向患者讲明严格控制饮食的重要性。②了解患者进食情况，如进食治疗膳食后患者仍感饥饿，可增加水煮菜或其他高纤维而无营养的食物充饥。如有剩余饮食应退回营养室，重新计算热量，以供医生计算胰岛素用量参考。③定时进餐，定时测血糖、尿糖变化，观察饮食控制效果。

3）准确记录每日液体出入量。每周测体重1次。

4）指导患者每日留四段尿的方法，上午7～11时，11时到下午5时，下午5～9时，下午9时到第二日上午7时。每周留1～2次24小时尿测尿糖定量。

5）注意口腔清洁及皮肤护理，避免感染。注意保暖，防止着凉。

6）出现酮症酸中毒者的护理应注意：①绝对卧床、安慰患者稳定情绪。②遵医嘱及时、准确给予足够的胰岛素。③根据医嘱及时静脉补液纠正脱水、酸中毒，必要时插入胃管以胃肠道补液，清醒患者鼓励其多饮水。④及时留取标本，送验尿糖、尿酮体、血糖、血钾、血钠、血酮及二氧化碳结合力。

7）出现低血糖昏迷护理应注意：①如意识尚清楚者立即口服糖水或进含糖饮料，意识丧失或出现抽搐者，立即静脉注射50%葡萄糖液，必要时持续静脉滴注葡萄糖液，严密观察神志的变化。②根据病情设专人护理，注意安全，严密观察血压、体温、脉搏、呼吸及双侧瞳孔大小、对光反射情况，保持呼吸道通畅。③严密观察血糖浓度和尿糖变化。

8）糖尿病病程较长，反复发作，患者精神负担重，因此，要做好心理护理，消除其思想顾虑，安定情绪，鼓励患者树立与疾病长期斗争的信心。

9）严密观察酮症酸中毒、低血糖昏迷、高渗性非酮症昏迷患者的临床表现；注意尿糖、血糖、血酮的变化，若患者出现四肢无力、头痛、头晕、意识障碍等，应立即通知医生。

10）密切观察生命体征及神志变化，例如，有无心悸、出汗、头昏等低血糖先兆，定时监测血糖，注意血压、脉搏、呼吸等生命体征的变化。要注意观察尿、便情况，记录出入量。观察治疗前后的病情变化，评估治疗效果。临床上可见到低血糖症抢救成功后再度发生昏迷的病例，因此，患者清醒后，仍需要观察12～48小时，以便及时处理。

11）在糖尿病的治疗过程中注射胰岛素或口服降糖药过多时，要注意低血糖的发生。除要严格掌握剂量外，还要密切观察，熟悉低血糖的诊断、临床症状，不同患者存在个体敏感性的差异。

12）遵医嘱及时采血、留尿，送检尿糖、尿酮、血糖、血酮、电解质及血气等。出现糖尿病酮症酸中毒时，应保持呼吸道通畅。应密切观察和详细记录患者意识状态、瞳孔、血压、脉搏、呼吸等变化，还应注意呼吸道、口腔、泌尿道、皮肤、眼睛、大便、肢体等的护理，防止并发症的发生。

13）当患者出现高渗性非酮症糖尿病昏迷时，在病情观察方面尚需注意以下情况：

如迅速大量输液不当时，可发生肺水肿等并发症。补充大量低渗溶液，有发生溶血、脑水肿及低血容量休克的危险，故应随时观察呼吸、脉搏，如发现呼吸困难、咳嗽、咳粉红色泡沫样痰、烦躁不安、脉搏加快，特别是在昏迷好转过程中出现上述表现，应及时处理，并调整输液速度或停止输液。为防止输液过量，应及时测定中心静脉压（CVP）。此外，应注意患者血压、脉搏、尿液情况及意识状态。在治疗中如意识逐渐恢复而再次出现意识不清应立即停用低渗溶液；如发现尿色变为粉红，即应及时报告医生。

（二）健康教育

1）糖尿病是一种终身性疾病，应帮助患者及其家属掌握有关糖尿病的知识，树立战胜疾病的信心，积极控制血糖，预防慢性并发症的发生。

2）帮助患者学会监测尿糖，学会胰岛素的注射方法，每日收集4次尿做尿糖定性试验。使用胰岛素的患者应学会消毒方法、注射方法、胰岛素剂量计算方法及胰岛素保存方法。

3）掌握饮食控制的具体措施，坚持定时、定量进食。饮食清淡，菜谱应多样化，多食蔬菜。但要避免少吃主食，多吃副食的倾向。血糖控制较好时，可吃少量水果，但应禁烟酒。

4）服用降糖药时，应指导患者观察药物疗效、不良反应及处理方法。教会患者识别低血糖反应，嘱其随身携带糖果，以备低血糖时食用。注意监测血糖、血压、血脂和体重的变化，定期检查眼底、肾脏及心血管状况等。

（李淑岷）

第七章 风湿病和结缔组织病

第一节 类风湿性关节炎

类风湿性关节炎（RA）是一种以慢性、对称性多关节炎症为主要表现的全身性自身免疫性疾病。多见于中年女性。主要侵犯关节滑膜，首先是滑膜炎，继之是软骨和骨的侵蚀，晚期可出现关节强直、畸形和功能障碍，也可侵犯浆膜、心、肺、动脉、神经、眼等结缔组织。欧洲和北美洲调查发现，类风湿性关节炎发病率为 1%～3%，我国患病率为 0.34% 左右。任何年龄均可发病，以 40～50 岁为发病高峰。一个家庭可有多个成员发病，但家族聚集性不强。

中医文献中没有类风湿性关节炎病名。其临床类似"痹症""鹤膝风""萎证""腰痛"等。痹症是由于风、寒、湿、热等外邪侵袭人体，闭阻经络，气血运行不畅所导致的，以肌肉筋骨、关节发生酸痛、肿胀、麻木、重着、屈伸不利，甚或关节肿大灼热等为主要临床表现的病证。《素问·痹论》说："风寒湿三气杂至，合而为痹也。其风气胜者为行痹；寒气胜者为痛痹；湿气胜者为着痹也。"

一、病因和发病机制

（一）病因

至今有关类风湿性关节炎的确切病因不很明确，目前有几种学说，主要观点如下。

1. 感染因素

有的学者曾在类风湿性关节炎患者的关节内和区域淋巴结中分离出溶血性和非溶血性链球菌，认为系链球菌感染所致，且患者常有发热、白细胞计数增多、血沉加快、局部淋巴结肿大等炎症表现，都与感染引起的炎症现象十分相似。也有报道发现与葡萄球菌、类白喉杆菌、病毒、支原体以及原虫感染有关。但有报道发现大量抗生素并不能减少或控制发病，而且在试验中将类风湿性关节炎患者的白细胞、淋巴细胞或血浆输入到健康志愿者中，并未引起类似疾病。从而推断感染只是一种诱因。

2. 自身免疫因素

有关研究发现，有的患者对一种感染物质有遗传敏感性。这与 HLA-DR4 抗原有关，能激发 T 细胞和 B 细胞的免疫反应。类风湿性关节炎的患者在一定诱因下（如感染、外伤）体内可产生 IgG 抗体，该抗体与抗原反应而发生变性，因而机体认为这种变性的 IgG 抗体不再是自身的，患者滑膜内的淋巴细胞或浆细胞受到变性的 IgG（作为一种新的抗原）的刺激而产生针对此类 IgG 的抗体，即类风湿因子（RF）发生免疫反应，形成免疫复合物，分布在滑膜和滑液中，在形成这种复合物的过程中有补体结合，而补体的某些分解产物有白细胞诱导性，使大量的中性粒细胞进入滑膜与滑液中，溶酶体在吞噬上述免疫复合物后形成类风湿性关节炎细胞溶酶体中释放出蛋白降解酶、胶原酶等，可导致滑膜与软骨组织分解；产生致炎因素，使关节软骨、骨端、肌腱、韧带、关节囊及滑膜组织出现炎症性损伤。滑膜炎形成血管翳覆盖于软骨上进一步加重破坏。

3. 遗传因素

类风湿性关节炎患者有明显的家族特点，其发病率较健康人群家族高 2～10 倍，近亲中 RF 阳性率也较对照组高 4～5 倍。

4. 内分泌因素

本病多见于女性，男女比例为 1:（2～4），年轻女患者在怀孕期间症状渐缓解，服避孕药物的女性发病率低，外源性皮质类固醇或促肾上腺皮质激素（ACTH）能有效地抑制类风湿病，说明性激素在类风湿性关节炎的发病中起一定作用。

5. 其他因素

寒冷、潮湿、创伤、内分泌紊乱、精神因素等为发病诱因。

（二）发病机制

类风湿性关节炎的早期关节病变为滑膜及周围软组织的炎性反应，滑膜呈绒毛样增生。以后肉芽组织自关节软骨边缘的滑膜逐渐向软骨面伸延，最后完全覆盖软骨。由于关节软骨从滑液吸收营养受阻，可形成溃疡。肉芽组织纤维化可使上下关节面互相融合，造成关节纤维性强直，整个关节囊增厚纤维化，关节附近肌肉萎缩，骨质疏松，韧带钙化，关节呈畸形及脱位。

关节外病变有类风湿性皮下小结，见于 10%～20% 患者，在受压或摩擦部位的皮下或骨膜上出现类风湿性肉芽肿结节。肉芽肿性结节尚可见于肺、胸膜、心瓣膜、心包膜或心肌。类风湿性关节炎时血管也常受侵犯，动脉各层有较广泛炎性细胞浸润。

中医认为，主要是由于正气不足，感受风、寒、湿、热之邪，或由素体阴虚，阳气偏盛，邪从热化；或由风寒湿痹，郁久化热；气血为病邪阻闭所致。

1. 正气不足

正气不足是痹症的内在因素和病变的基础。体虚腠理空疏，营卫不固，为感邪创造了条件，故《诸病源候论·风病·风湿痹候》说："由血气虚，则受风湿。"《济生方·痹》也说："皆因体虚，腠理空疏，受风寒湿气而成痹也。"正气不足，无力驱邪外出，病邪稽留而病势缠绵。

2. 外邪入侵

由于居处潮湿、涉水冒雨、气候剧变、冷热交替等原因，风寒湿邪乘虚侵袭人体，流注经络，留滞关节，使气血痹阻而成痹症。由于感邪偏盛之异，临床表现亦多有不同，其风气胜者，因风性善行而数变，故痹痛游走不定而成行痹；寒气胜者，因寒气凝涩，致气血凝滞不通，故疼痛剧烈，而成痛痹；湿气胜者，因湿性黏滞重着，使肌肤、关节麻木、重着，痛有定处而成着痹。若感受风湿热邪，或风寒湿邪郁而化热，流注关节，致局部红肿灼热而成热痹。

风、寒、湿、热之邪往往相互为虐，方能成病。风为阳邪开发腠理，又具穿透之力，寒借此力内犯，风又借寒凝之积，使邪附病位，而成伤人致病之基。湿邪借风邪的疏泄之力，寒邪的收引之能，而入侵筋骨肌肉，风寒又借湿邪之性，黏着、胶固于肢体而不去。风、热均为阳邪，风胜则化热，热胜则生风，狼狈相因，开泄腠理而让湿入，又因湿而胶固不解。风、寒、湿、热病邪留注肌肉、筋骨、关节，造成经络壅塞，气血运行不畅，肢全筋脉拘急、失养为本病的基本病机。但风寒湿热病邪为患，各有侧重，风邪甚者，病邪流窜，病变游走不定；寒邪甚者，肃杀阳气，疼痛剧烈；湿邪甚者，黏着凝固，病变沉着不移；热邪甚者，煎灼阴液，热痛而红肿。

3. 停痰留瘀

由于病久，痹症治疗不当，久服祛风燥湿，或温散寒湿，或清热燥湿等药，耗气伤血，损阴劫津，而致气滞血瘀，痰浊阻络，痰瘀交结，经络痹阻，出现关节肿大，甚至强直畸形，屈伸不利等症状，形成正虚邪恋，迁延难愈的痹症顽疾。

痹症日久不愈，复感于邪，病邪由经络而及脏腑，出现脏腑痹的证候。故《黄帝内经》有内痹和外痹之说，如五脏痹、六腑痹、奇恒之腑痹、五体肢节痹，反映了痹症的基本内容。可见痹症有广义和狭义之不同。

风、寒、湿、热、痰、瘀等之邪气滞留肢体筋脉、关节、肌肉，引起气血运行不畅，经脉闭阻，不通则痛，是痹症的基本病机。患者素体虚弱，气血不足，卫外不固，腠理空疏，风、寒、湿、热之邪，得以逐渐深入，痹阻筋脉、肌肉、骨节，而致营卫行涩，经络不通，发生疼痛、肿胀、酸楚、麻木，或肢体活动不灵。外邪侵袭机体，又可因人的禀赋素质不同而有寒热转化。素体阳气偏盛，内有蓄热者，感受风寒湿邪，易从阳化热，而成为风湿热痹。阳气虚衰者，寒自内生，复感风寒湿邪，多从阴化寒，而成为风寒湿痹。

痰浊、瘀血、水湿在疾病的发生发展过程中起着重要作用。由于邪痹经脉，脉道阻滞，迁延不愈，影响气血津液运行输布。血滞而为瘀，津停而为痰，酿成痰浊瘀血，痰浊瘀血阻闭经络，可出现皮肤瘀斑、关节周围结节、屈伸不利等症；痰浊瘀血与外邪相合，阻闭经络，深入骨骱，导致关节肿胀、僵硬、变形。多为痰瘀交阻于骨节之间所致。

病初邪在经脉，累及筋骨、肌肉、关节，日久耗伤气血，损及肝肾，虚实相兼；痹症日久，也可由经络累及脏腑，出现相应的脏腑病变，其中以心痹较为多见，《素问·痹论》："心痹者，脉不通，烦则心下鼓，暴上气而喘。"临床常见心烦、惊悸，动则喘促，甚则下肢水肿，不能平卧等症状。

二、临床表现

本病多发于青壮年，通常起病缓慢，可有低热、疲乏无力、肢端动脉痉挛等前驱症状。

（一）全身症状

起病缓慢。先有数周到数月的乏力、低热、食欲减退、全身不适、多汗、手足麻木、体重减轻等。以后才逐渐出现关节症状。还有的表现为数月甚至数年的发热，伴有皮疹之后才出现关节症状者，称为"变应性亚败血症"，是类风湿性关节炎的一个临床类型。

（二）关节表现

1. 晨僵

病变的关节在静止不动后出现较长时间（半至数小时）的晨僵，如胶黏着样的感觉，活动后方能缓解或消失，出现在95%以上的类风湿性关节炎患者。晨僵持续时间和关节炎症的程度成正比，它常被作为观察本病活动性的指标之一。

2. 关节疼痛及肿胀

关节痛往往是最早的关节症状，最常出现的部位为腕、掌指关节、近端指关节，其次是足趾、膝、踝、肘、髋等关节。多呈对称性、持续性，但时轻时重。疼痛的关节往往伴有压痛。关节肿多因关节腔内积液或关节周围软组织炎症引起。病程长者可因滑膜慢性炎症后的肥厚而引起肿胀，凡受累的关节均可肿胀。常见的部位为腕、掌指、近指、膝关节，亦多呈对称性。故本病主要累及小关节，尤其是手关节的对称性多关节炎。病情多呈慢性且反复发作，如不给予恰当治疗则逐渐加重。

3. 关节畸形及功能障碍

关节畸形多见于较晚期患者。因滑膜炎的绒毛破坏了软骨和软骨下的骨质造成关节纤维性或骨性强直的畸形，又因关节周围的肌腱、韧带受损使关节不能保持在正常位置，出现手指关节的半脱位如尺侧偏斜、天鹅颈样畸形等。关节肿痛和结构破坏都会引起关节的活动障碍。

（三）关节外症状

1. 皮下小结

约26%的患者，在关节周围可触到皮下结节，多在关节隆突处。如上肢的鹰嘴突、腕部及下肢的踝关节处。小结节直径约数毫米到数厘米大小，坚如橡皮，略有压痛，不易消退。出现皮下结节多为疾病处在严重活动阶段。

2. 类风湿性血管炎

少数患者血管炎可影响内脏，引起肠穿孔、心包炎、脑血管意外等。

3. 心

较常见的是心包受累，临床症状多较轻微，生前得到明确诊断者为数很少。尸检心肌受累的发生率有19%，但临床检出率很低。少数弥漫性心肌炎，可有明显心功能减退。少数可累及心内膜（主动脉瓣、二尖瓣）。

4. 肺部表现

可有以下几种表现：①胸膜炎和胸腔积液，最常见。胸水中可见类风湿细胞（乃吞噬免疫复合物与补体结合的巨噬细胞），要注意勿误认为瘤细胞。此外，也可以查出RF及抗核抗体。②肺坏死性结节，见于肺的外周，其大小不一，可为多发性也可为单一性。可无症状，也可为一大结节或形成空洞，如侵蚀气管或胸膜则可引起咳嗽、咯血或胸腔积液。③类风湿尘肺，肺内有大小不一的多发性结节，并可融合，形成空洞或钙化，此乃是类风湿性肉芽肿。约80%患者血中有高效价RF。④慢性纤维性肺泡炎见于晚期病例，并多预后不良。

5. 类风湿性肾损害

严重类风湿性血管炎时可引起肾损害。但首先要排除类风湿性关节炎并发的淀粉样变及用金剂或青霉胺治疗后的肾损害。

6. 其他

如淀粉样变、腕管综合征、胃或十二指肠溃疡（占27.8%）、各种眼病、贫血、肝脾或淋巴结肿大等。

（四）其他类型

1. Felty 综合征

患者除类风湿性关节炎外，有脾肿大及中性粒细胞减少。关节外表现多见，免疫异常明显。患者一般年龄较大，关节炎病程长。有时还可出现贫血及血小板减少。

2. 少年型类风湿性关节炎

1/3 少年及儿童的类风湿性关节炎，起病呈多关节炎，与成人相似，但半数发病时，只一个或少数几个关节受侵，且多为大关节。起病急骤，主要表现为弛张性高热，淋巴结、肝、脾肿大，皮疹及血白细胞增高，又称斯蒂尔病。一般而言，少年型患者类风湿因子阳性率很低，类风湿性结节少见。

三、实验室及其他检查

（一）一般检查

有轻至中度贫血，血小板多增高，白细胞总数及分类多正常。血沉增快和 C 反应蛋白（CRP）增高多提示类风湿性关节炎活动。

（二）RF

是一种自身抗体，有三种类型，即 IgM 型、IgG 型和 IgA 型。临床多为 IgM 型 RF，阳性率约 70%，其滴度与类风湿性关节炎活动性和严重性呈比例。

（三）免疫复合物和补体

70% 类风湿性关节炎患者尤其是活动期和 RF（+）者血清中可出现各种类型的免疫复合物，血清补体多升高，少数有血管炎患者可出现低补体血症。

（四）关节滑液

正常人关节腔内的滑液不超过 3.5 ml。类风湿性关节炎患者滑液增多，滑液中白细胞明显增多，可达 $75 \times 10^9/L$，多数为中性粒细胞。

（五）X 线检查

早期关节的 X 线无特殊变化，仅有关节周围软组织肿胀。以后可见关节间隙变窄邻近骨质疏松。晚期可见两骨端关节面融合而关节腔消失，甚至可见关节半脱位，畸形关节邻近骨骼出现骨质疏松。

四、诊断

典型病例不难诊断，主要以临床特征性表现为依据。美国风湿病学会提出的类风湿性关节炎分类标准规定，有下述 7 条中 4 条者，可以诊断为类风湿性关节炎：①晨僵至少持续 1 小时（每天）；②有 ≥3 个关节同时出现肿胀或积液；③掌指关节、近端指间关节或腕关节中至少有一个关节出现肿胀或积液；④对称性关节肿胀或积液；⑤皮下类风湿结节；⑥RF 阳性（滴度 >1∶20）；⑦手和腕 X 线照片有骨的侵蚀和明确的骨质疏松。第 1~4 条需持续 6 周以上，第 2~5 条需由医生观察认可。

五、鉴别诊断

本病须与下列疾病鉴别：

（一）风湿性关节炎

本病多见于青少年，一般起病较急剧，有发热，关节红肿热痛明显，多侵犯大关节，游走性也较显著，无晨僵，骨质破坏和肌萎缩，血抗链球菌溶血素 O 效价增高，RF 阴性，水杨酸制剂疗效显著。

（二）骨关节炎

本病属于非炎性、退行性关节病，多见于中年以后，主要表现在膝、髋、踝、脊柱等负重大关节，活动时疼痛加重，休息后减轻，无明显晨僵。X 线表现骨质呈"唇"样或"刺"样增生，没有广泛的骨质疏松，无关节面破坏和强直，RF 阴性。

（三）关节结核

可伴有其他结核病变，如脊柱结核，常有椎旁"寒性脓肿"。多侵犯一个关节，两个以上关节同时发病者极少见。X 线片上有明显的骨质破坏，关节腔内渗出液做结核分枝杆菌培养或动物接种常为阳性。

（四）系统性红斑狼疮

多有心、肾等内脏损害，关节畸形比较少见，面部"蝶形"红斑的出现则有助于鉴别诊断。由于早期这两种疾病较难区别，且两者的实验室检查 RF 和狼疮细胞都可为阳性，故在临床上应予重视。

六、治疗

（一）中医治疗

1. 辨证论治

对痹症的辨证，首先应辨别清楚风寒湿痹与热痹的不同。热痹以关节红肿灼热疼痛为特点，风寒湿痹则虽有关节酸痛，但无局部红肿灼热，其中又以关节酸痛游走不定者为行痹；痛有定处，疼痛剧烈者为痛痹；肢体酸痛重着，肌肤不仁者为着痹。病程久者，尚应辨别有无气血损伤及脏腑亏损的证候。在临床中所见，风寒湿痹可转化成热痹，而热痹亦可转化成风寒湿痹；应根据不同病机而治疗不同的原则，加以施治。《医宗必读·痹》论说："治外者，散邪为急，治脏者养正为先。治行痹者，散风为主，御寒利湿仍不可废，大抵参以补血之剂，盖治风先治血，血行风自灭也。治痛痹者，散寒为主，疏风燥湿仍不可缺，大抵参以补火之剂，非大辛大温，不能释其凝寒之害也。治着痹者，利湿为主，祛风解寒亦不可缺，大抵参以补脾气之剂，盖土强可以胜湿，而气足自无顽麻也。"

1）寒湿阻遏

肢体关节冷痛，重着，痛有定处，屈伸不利，日轻夜重，遇寒痛增，得热则减，或痛处有肿胀。舌胖淡，苔白腻，脉沉紧。

治法：湿经散寒，祛湿通络。

方药：乌头汤加减。

制川乌 10 g，熟附子 10 g，生麻黄 10 g，白芍 12 g，黄芪 15 g，桂枝 12 g，羌活 10 g，独活 10 g，防风 10 g，苍术 10 g，当归 10 g，甘草 10 g，薏苡仁 30 g，蜂蜜 30 g，川芎 10 g。

2）湿热浸淫型

关节局部红肿，灼热，疼痛重着，发热，口渴，尿频而黄短。舌红苔黄腻，脉滑数。

治法：清热利湿，宣痹通络。

方药：宣痹汤加味。

汉防己 15 g，杏仁 10 g，滑石 15 g，连翘 12 g，山栀 10 g，蚕沙 15 g，片姜黄 10 g，海桐皮 10 g，薏苡仁 20 g，忍冬藤 20 g，清半夏 10 g，制乳香 6 g，制没药 6 g，赤小豆 30 g。

3）痰瘀互结

关节刺痛，痛处不移，甚至关节变形，屈伸不利，关节、肌肤色紫暗，肿胀，按之稍硬，有痰核硬块或瘀斑。舌紫暗或有瘀斑，苔白腻，脉弦涩。

治法：活血行瘀，化痰通络。

方药：身痛逐瘀汤加减。

桃仁 12 g，当归 12 g，制香附 10 g，牛蒡子 10 g，苍术 12 g，黄柏 10 g，红花 10 g，川芎 10 g，白芥子 12 g，秦艽 12 g，川牛膝 15 g，羌活 10 g，威灵仙 15 g，鸡血藤 20 g，地龙 20 g，没药 6 g，胆南星 6 g，五灵脂 10 g，桂枝 10 g，桑枝 12 g，桑寄生 12 g。

4）肝肾亏虚

关节肿胀变形，疼痛，入夜更甚，屈伸不利，腰膝酸软，足跟疼痛，或五心烦热，咽干口燥，两颧潮红，或畏寒喜暖，口淡不渴。脉沉细。

治法：补益肝肾，调和气血。

方药：独活寄生汤加减。

独活 12 g，细辛 6 g，桑寄生 15 g，杜仲 15 g，川芎 10 g，川牛膝 12 g，秦艽 10 g，当归 12 g，生地 10 g，白芍 10 g，黄芪 20 g，狗脊 15 g。

痛甚加制川乌、红花、地龙；寒重者加附子、肉桂；阴虚火旺者加知母、黄柏。

5）湿阻经络

肢体关节重者，肿胀，酸痛，痛有定处，手足沉重，活动不便，肌肤麻木不仁。苔白腻，脉濡缓。

治法：除湿通络，祛风散寒。

方药：薏苡仁汤加减。

生薏苡仁 30 g，苍术 15 g，羌活 10 g，独活 10 g，防风 10 g，川乌 12 g，麻黄 12 g，桂枝 10 g，当归 12 g，川芎 10 g，生姜 5 片，甘草 10 g，海桐皮 15 g，豨莶草 15 g，海风藤 12 g。

2. 中成药

1）尪痹冲剂：每次 20 g，每日 3 次。2 周为 1 个疗程，连服 3～4 个疗程。用于类风湿性关节炎的各期。

2）雷公藤多苷片：每日 10 mg，每日 3 次，一个月后逐渐加大剂量（20 mg），每日 3 次，使用时应注意不良反应。用于类风湿性关节炎各期。

3）肿节枫片：每次 4 片，每日 3 次。可连续服用。用于类风湿性关节炎的各期，有祛风除湿消肿作用。

4）金匮肾气丸：每次 8 粒，每日 3 次。有补肾阳滋肾阴的作用。用于类风湿性关节炎肾阳虚者。

3. 单方、验方

1）桂枝 10 g，赤芍 10 g，秦艽 10 g，知母 6 g，桑枝 20 g，忍冬藤 30 g，威灵仙 12 g。每日 1 剂，水煎服。

2）蚂蚁 30 g，何首乌 30 g，熟地 30 g，人参 30 g，五味子 30 g。上药共研粉，水调制成丸（共 30 丸），每 3 日服 1 丸，10 丸为 1 个疗程。

3）当归 9 g，秦艽 9 g，防风 9 g，木瓜 9 g，牛膝 9 g，威灵仙 10 g，萆薢 10 g，苍术 10 g，茯苓 10 g，红花 6 g，桑寄生 12 g。每日 1 剂，水煎服。同时用生地 9 g，银花 15 g，紫花地丁 15 g，黄柏 9 g，木通 9 g，丝瓜络 9 g，丹皮 9 g，赤芍 9 g。煎汤浸泡患处，每日 2～3 g。

4）地龙 25 g，蜂房 60 g，乌梢蛇 60 g，全虫 20 g，白花蛇 4～6 条。将上药烘干，共研细粉，装入胶囊，每次 4～6 粒，每日 3 次，服完为 1 个疗程。

4. 饮食疗法

1）猪蹄 2 只，银花、生姜、大枣各 30 g，花椒 16 g，茶叶 10 g。加水适量煮至猪蹄烂熟为度，吃猪蹄喝汤。

2）生姜、大葱、辣椒各 9 g。同面条煮食，趁热吃下，以出汗为度。连服 10 日，每日 2 次。

3）蛇肉、胡椒、生姜、食盐适量。炖汤食用，每日早晚各 1 次。对痹症阴阳两虚兼风湿阻络者，服之可收阴阳两补，祛风散寒之效。

4）木瓜 4 个，蒸熟去皮，研烂如泥，白蜜 1 kg，炼净。两物调匀，每日晨起用开水调 1～2 匙饮用。能通痹止痛。

（二）西医治疗

由于本病的病因不明，目前临床上尚缺乏根治本病的方案以及预防本病的措施。治疗本病的目的是：①减轻或消除患者因关节炎引起的关节肿痛、压痛、晨僵或关节外的症状；②控制疾病的发展，防止和减少关节骨的破坏，达到较长时间的临床缓解，尽可能地保持受累关节的功能；③促进已破坏的关节骨的修复，并改善其功能。为达到上述目的，早期诊断和尽早地进行治疗是极为重要的。

治疗措施包括一般治疗、药物治疗、外科手术治疗、物理治疗等，其中以药物治疗最为重要。

1. 一般治疗

急性活动期卧床休息，至症状消失 2 周后可渐增加活动，以免因过久卧床导致关节失用，甚至促使关节强直。有扁桃体炎等慢性感染病灶者，在健康情况允许下宜尽早摘除。避免长期工作和居住于潮湿环境，饮食上宜选用高蛋白、高维生素、低脂肪食物。

2. 非甾体抗炎药

主要是通过抑制前列腺素的合成，从而达到消炎、止痛的目的，是治疗类风湿性关节炎的首选药。

1）阿司匹林：每日 2～4 g，分 4～6 次口服，无效时再加大剂量。可在饭后服或与制酸剂同服，可减轻胃肠道刺激。有溃疡病者慎用。

2）吲哚美辛：每次 25～50 mg，每日 3 次。不良反应有恶心、呕吐、腹泻等。口服不能耐受时可改用栓剂。也有用甲苯酰吡咯乙酸，其化学性质与吲哚美辛相同。

3）丙酸衍生物：包括布洛芬，每日总量 1 200～1 600 mg；非诺洛芬，每日总量 2 400 mg；萘普生，每日总量 500～750 mg。疗效与阿司匹林相仿，但不良反应较少。

4）吡罗昔康：每日口服 1 次，每次 20 mg，不良反应少。

5）灭酸类药：国内有甲氯芬那酸和氯芬那酸，前者 250 mg，每日 3～4 次；后者 200～400 mg，每日 3 次。作用与阿司匹林相仿，不良反应为胃肠道反应，偶有肾功能损害及皮疹。

6）安尔克注射液：具有强力抗感染、解热、镇痛作用。成年人每日 1 次，每次 20 mg（2 ml）肌内注射。临床治疗本病 59 例，2～4 周总有效率为 95.1%。

7）依托度酸：新型非甾体抗炎药，疗效强于阿司匹林。每日 400 mg，分 2 次服用。对本品、阿司匹林以及其他非甾体抗炎药过敏的患者禁用；活动性消化性溃疡者禁用。

以上药物为本病的一线用药，一般不主张联合用药。

3. 肾上腺皮质激素

适应证：病情严重者，用其他药物无效时，为防止关节畸形可应用；进行性全身性血管炎；多脏器损害；心包炎、胸膜炎等病变。

此药不能做类风湿性关节炎的首选药，与非甾体抗感染药合用效果较好。长期应用可引起无菌性股骨头坏死。泼尼松每日 10 mg 或地塞米松每日 1.5 mg，分 2 次口服。若不能控制症状，可适当加量，症状控制后渐减至维持量。

4. 缓解性药

能改善临床症状，降低血沉和类风湿因子效价，缓解病情。服药数周、数月后生效。为本病二线用药。

1）金制剂：硫代苹果酸金钠、硫代葡萄糖金。第 1 周 10 mg，肌内注射，第 2 周 25 mg，肌内注射，若无不良反应，以后每周 50 mg，总量在 300～700 mg 时，多数患者开始见效。总量在 600～1 000 mg 时，病情可获得稳定与改善。若仍无效，应停药。维持量为每日 50 mg，可维持多年至终身。

2）青霉胺：选择性地抑制某些免疫细胞，使 IgG、IgM 减少。第 1 个月内 250 mg，每日 1 次，口服。第 2 个月 250 mg，每日 2 次。如效果不明显可增加至 250 mg，每日 3 次，一般每日不宜超过 750 mg。显效后缓慢减至维持量，为每日 125～250 mg。服此药一般 2 个月可起作用，3 个月后最为有效。6 个月后效果较稳定。常见的不良反应有蛋白尿、血尿及白细胞和血小板下降。出现上述情况应停药。

3）左旋咪唑：兴奋免疫功能，减轻疼痛，改善关节功能作用。每日 150 mg，分 3

次口服，可间歇或持续用药。

4）氯喹：每日250 mg，3~6个月注意眼科跟踪观察。维持量250 mg，每周5天。

5）雷公藤：能减轻临床症状，使血沉下降，类风湿因子效价降低或阴转。雷公藤多苷片10 mg，每日3次，饭后服。

6）布拉西明：为新型抗风湿药，可用于慢性类风湿性关节炎，对消炎镇痛药治疗未获满意效果者尤佳。100 mg，每日3次，饭后服。注意其不良反应及禁忌证。

5. 免疫抑制剂

常用环磷酰胺，100 mg，每日1次，或200 mg，隔日1次；硫唑嘌呤100 mg每日1次。一般用药6周后症状开始好转。近年来，应用甲氨蝶呤较为广泛，由小剂量增至15~20 mg，静脉注射每周1次。起效早，但应注意对肝的不良反应。

6. 外科手术治疗

滑膜切除术去掉慢性血管翳，有较好疗效，但远期效果不肯定。对晚期病例可行关节成形术或人工关节置换术。

7. 物理治疗

红外线辐射、短波、超短波、微波、音频、直流电药物离子导入、磁疗、蜡疗、矿泉水浴洗、沙浴、日光浴、神灯等。

七、护理与健康教育

（一）护理

1）活动期卧床休息，维持关节功能，注意体位。缓解期逐渐增加活动，特别是四肢关节活动，无力起床者应鼓励和指导其在床上进行各种主动或被动运动，以防卧床过久引起关节失用、僵硬。

2）给予高蛋白、高热量、高维生素、含铁丰富的饮食。卧床不起者应给予含有粗纤维的食物，防止便秘。

3）加强肢体及关节护理，防止关节强直。对于关节肿胀、疼痛者，可使用各种可调节的矫形支架或夹板。根据病情进行理疗、按摩疗法，促进关节局部血液循环。注意保暖，防寒防湿。

4）并发心、肺疾病时，做好各种有关护理。

5）肢体已畸形僵硬者，应加强生活护理。

6）本病病程长，又不能完全治愈，患者易产生悲观情绪，应主动关心和安慰患者，鼓励其树立与疾病长期斗争的决心，增强战胜疾病的信心。

7）应注意观察关节肿胀、疼痛、发热及关节功能变化，尤其注意关节的活动度，有无僵硬、强直、关节周围肌肉萎缩等现象。注意有无关节外的表现，如低热、淋巴结肿大、皮肤溃疡、神经病变、心包炎、胸膜炎、肉芽肿肺炎等。注意观察药物反应。目前，使用的解热消炎药均有不同程度的胃肠道反应，如食欲减退、恶心，甚至消化道出血等。宜饭后服用并经常注意粪便的颜色，以便及早发现出血。应用肾上腺皮质激素、细胞免疫抑制剂等均应密切观察不良反应。发现异常及时报告医生，并协助处理。

（二）健康教育

加强出院指导，详细向患者及其家属交代，要注意保暖，避免过寒冷、潮湿，尤其在冬季手足勿浸入冷水。避免过度疲劳、精神刺激、感染等。根据病情进行适当的体育锻炼。坚持服药治疗，定期复查。

（李淑岷）

第二节　系统性红斑狼疮

系统性红斑狼疮（SLE）是一种病因未明的、自身免疫介导的、炎症性结缔组织病。患者体内产生多种自身抗体，可损害各个系统、各个脏器和组织。几乎各种自身免疫性疾病的临床表现均有可能发生在 SLE。因此，许多学者称之为自身免疫性疾病的原型。本病好发于生育年龄女性，女男比例为（7~9）:1，在儿童和老年该比例下降。中医无系统性红斑狼疮这一病名，根据其临床表现，属中医"温热""虚热""肾虚"或"阳毒发斑"范畴。

一、病因和发病机制

SLE 的病因和发病机制尚未明确，根据目前的研究，认为与遗传因素、环境因素、体内激素的变化等因素有关。

（一）遗传因素

提示与本病有关的遗传背景有：①患者一级亲属中患 SLE 者，高达 13%；②同卵双生者发病率为 25%~70%，而异卵双生者仅 1%~3%；③不同人种之间发病率存在差异；④SLE 易感基因及补体缺陷基因在患者中的发生频率明显高于正常人。

（二）环境因素

日光、紫外线、某些化学药品与食物、病毒感染等都可能诱发 SLE。

（三）性激素

提示雌激素促发 SLE 者；①育龄妇女与同龄男子之比为 9:1，而绝经期比例仅 3:1；②非育龄女性 SLE 发病率显著减低；③SLE 患者体内的雌酮羟基化产物增加；④妊娠可诱发 SLE；⑤部分子宫内膜增殖症患者可出现自身抗体及类狼疮症状，用雄激素治疗后随之好转；⑥阉割后的雄性 SLE 小鼠病情加重。

SLE 的发病机制尚不完全清楚，综合尸体解剖、免疫病理组织学的资料、实验动物模型的研究及临床详尽的观察，目前公认本病的发生与自身免疫异常有关，其依据为：本病患者血浆球蛋白、γ 球蛋白及 IgG 增高。血清中具有抗 DNA 等多种对自体细胞成分有特异拮抗作用的抗体。患者循环中免疫复合物阳性。免疫荧光检查证实肾、皮肤、脑等多处均有 DNA—抗 DNA 免疫复合物沉积。患者呈低补体血症。组织学改变呈免疫学特征。包括淋巴细胞及浆细胞的浸润。多数作者认为在遗传素质基础上，加上诸如感染、紫外线辐射、药物、内分泌等因素的作用，造成免疫功能紊乱，使抑制 T 细胞功能降低，B 淋巴细胞功能亢进，"禁株细胞"活跃，多种自身抗体大量产生，导致组织破坏而发病。SLE 的基本病变是结缔组织的黏液性水肿、纤维蛋白样变性和坏死性血管炎。皮肤组织病理改变为表皮萎缩、基底细胞液化变性、胶原纤维水肿。横纹肌、肾小球、心包、心肌、肺间质和实质以及神经系统均可能受累。

基本病理改变为结缔组织的黏液性水肿、纤维蛋白变性及坏死性血管炎。受损脏器内的中性粒细胞、淋巴细胞、浆细胞及其组织细胞的细胞核在与自身抗体接触后，变性坏死而形成均匀团块，称为苏木紫小体。苏木紫小体与狼疮细胞包涵体相似，几乎见于所有受损的炎症区，如心脏、肾脏、肌肉、皮肤、神经系统等。

中医认为，本病的病因多由于先天禀赋不足，或因七情内伤，劳累过度或因房事失节，以致阴阳气血失于平衡，气血运行不畅，气滞血瘀，经络阻遏亦为本病的内因。本病的主导病因为热毒，因多数在日光强烈曝晒后发病或症状恶化，其他热毒之邪还有药物、病毒、细菌或风寒湿邪入里化热。热毒之邪瘀阻经脉，伤于脏腑，蚀于筋骨，燔灼阴血而致发病，又因侵及多脏腑，病机繁杂。

二、临床表现

起病可为暴发性、急性或隐匿性，开始仅有单一器官受累，也可多个系统同时受累。病程迁延，反复发作，阳光照射、感染、妊娠、分娩以及药物常为诱发因素。多数患者有乏力、发热、体重下降等全身症状。现将受累器官、系统表现分述如下：

（一）皮肤与黏膜

80% 患者有皮肤损害，常见于皮肤暴露部位，有对称性皮疹，典型者在双面颊和鼻梁部位呈蝶形红斑。皮损为不规则水肿性红斑，病情缓解时，红斑可消退，留有棕黑色素沉着。在 SLE 患者中也可见到盘状红斑的皮损，常呈不规则圆形。此外在手掌的大小鱼际、指端及指（趾）甲周也可出现红斑，这些都是血管炎的表现。活动期患者可有脱发、口腔溃疡。部分患者有雷诺现象。

（二）关节与肌肉

80% 患者有关节受累，大多数表现为关节痛，部分伴有关节炎。受累的关节常是近端指间关节、腕、足部、膝、踝等关节，呈对称性分布，而肘及髋关节较少受累。肌痛见于 50% 患者，有时出现肌炎。

（三）发热

多数为低热。急性活动期可有高热，并伴有畏寒，热型不定。随病情缓解，发热可恢复正常或仅有低热。

（四）肾脏改变

肾脏改变最常见。狼疮性肾病主要表现为肾炎和肾病综合征，肾炎占大多数。尿中出现蛋白质、红细胞、白细胞及管型。肾功能早期正常，晚期始有改变，并可出现尿毒症和酸中毒，较少而较重的病例出现肾病综合征，有全身水肿、腹水和胸水。有大量蛋白尿，血清总蛋白小于 30 mg/L，血胆固醇常大于 3 g/L，蛋白电泳示 α_2、β、γ 球蛋白升高。有些患者二氧化碳结合力低，血钙偏低，肾功能正常。

（五）心血管系统症状

心血管系统症状以心包炎最多见，常伴发心肌炎。可引起心动过速、奔马律、心脏扩大，最后导致心衰。心包炎时，心前区不适、气急，有心包摩擦音。部分患者在早期有肢端动脉痉挛现象，如肢端寒冷、苍白而后青紫。或并发血栓性静脉炎、闭塞性脉管炎等。

（六）呼吸系统表现

主要为间质性肺炎，患者常有咳嗽、咳痰、呼吸困难、发绀、胸痛等症状。X线片上可见到淡薄之片状阴影，肺纹理增深，有人称为"狼疮性肺炎"，易发生细菌或霉菌感染而致病情加重。胸膜炎也较常见，可为单侧或双侧，有干湿性两型之分，可引起相应的症状和体征。

（七）消化道症状

40%的病例可出现消化道症状，患者常有恶心、呕吐、纳差、腹泻、腹痛、便血等多种表现。30%病例有肝脏肿大，少数可有急腹症发作，可能有急性胰腺炎、腹膜炎、肠麻痹、肠溃疡、肠坏死、肠穿孔、肠梗阻等的发生。

（八）神经精神症状

神经精神损害见于疾病后期患者，见于50%的病例。能威胁患者的生命，已日益引起人们的重视。可有脑炎、脑膜炎、脊髓炎、癫痫大发作、脑出血及周围神经炎等。患者常有剧烈头痛、呕吐、偏瘫、抽搐、昏迷、四肢感觉异常、肌肉萎缩、腱反射亢进、出现病理反射等临床表现，活动期患者脑脊液检查，可见轻度蛋白增高，轻度中性粒细胞和淋巴细胞增多等。

（九）血液系统表现

常有贫血、白细胞、血小板减少。脾常轻度肿大。淋巴结也常增大，但无压痛，偶可被误诊为淋巴瘤。

（十）眼、淋巴结和肝脾症状

有巩膜炎、角膜改变，以及视网膜渗出、出血和细胞样小体。颈前和腋窝淋巴结常肿大，直径1~2 cm，颈后组常小于0.5 cm，肿大可持续到大多数症状消失后。病情恶化时，淋巴结肿大先发生。肝脏常肿大，伴以不同程度的肝功能异常。脾肿大亦不少见，多数仅见于疾病活动时，病情缓解后即不能触到。

SLE的病程进展差异很大，多为缓解期与活动期交替出现。有的病情发展迅速，有的可持续缓解数年或更久，少数可痊愈。

三、实验室及其他检查

（一）一般检查

血、尿常规的异常如前所述。血沉增快，肝功能和肾功能可出现异常。

（二）免疫学检查

本病以存在多种抗核抗体为其特点，对SLE的敏感性为95%，是目前最佳的SLE筛选试验，但其特异性较低。抗Sm抗体和抗ds-DNA抗体对SLE的诊断特异性较高。

此外，还可有抗 RNP 抗体、抗 SSA 抗体、抗 SSB 抗体、抗红细胞抗体、抗血小板相关的抗体等。免疫复合物增加及补体 C3、C4、CH50（总补体）降低有助于 SLE 诊断，并提示狼疮活动。免疫病理学检查方法有肾穿刺活组织检查和皮肤狼疮带试验。

（三）其他

CT、X 线及超声心动图检查分别有利于早期发现出血性脑病、肺部浸润及心血管病变。

四、诊断

对 SLE 的诊断，国际上应用较多的是美国风湿病学会（ARA）提出的 SLE 诊断分类标准；我国风湿病学会在同年结合我国情况提出了我国 SLE 诊断标准，并进行修订，建议采用下列 13 项修订方案，符合其中 4 条或 4 条以上者即可确诊：①蝶形红斑或盘状红斑；②日光过敏；③口腔溃疡；④非畸形性关节炎或关节痛；⑤浆膜炎（胸膜炎或心包炎）；⑥肾炎［蛋白尿和（或）血尿和（或）管型尿］；⑦神经系统损伤（抽搐或精神症状）；⑧血象异常（白细胞 $< 4 \times 10^9/L$ 或血小板 $< 80 \times 10^9/L$）或溶血性贫血；⑨狼疮细胞抗体或抗双链 DNA 抗体阳性；⑩抗 Sm 抗体阳性；⑪抗核抗体阳性；⑫狼疮带试验阳性；⑬补体低于正常。

判断 SLE 活动度的指标：①癫痫发作、精神异常、脑血管病；②多关节炎、关节痛；③蛋白尿、血尿、管型尿、血肌酐升高、肾活检组织的活动性病变；④皮疹、皮肤血管炎、口腔黏膜溃疡；⑤胸膜炎、心包炎；⑥溶血性贫血、血小板减少、白细胞减少、淋巴细胞绝对值减少；⑦全身症状，如发热、疲倦、乏力；⑧血清 C3、C4 水平下降；⑨抗 ds‑DNA 抗体升高；⑩血沉加快。连续动态观察以上指标可判断 SLE 活动度。若以上指标恶化，表示 SLE 活动；反之则表示 SLE 趋向缓解。

五、鉴别诊断

本病与其他结缔组织病，如皮肌炎、硬皮病、结节性动脉周围炎等易混淆或重叠存在，需要予以鉴别。亦需要与风湿性关节炎、慢性肾炎、肾病综合征、肝炎、结核性胸膜炎、心包炎等相鉴别。发生狼疮危象时则需与外科某些急腹症、败血症、中枢神经感染、血栓性血小板减少性紫癜、癫痫、高血压合并脑血管意外、其他原因导致的多器官功能衰竭等病相鉴别。

六、治疗

（一）中医治疗

1. 辨证论治

1）热毒炽盛

面部红斑色泽鲜红，发热持续不退，烦躁不寐，光敏感，关节疼痛，口渴，口舌生疮，衄血，小便短赤灼热。舌质红，苔少，脉数而软。

治法：清热养阴，解毒凉血。

方药：解毒凉血汤加减。

生玳瑁、生地、赤芍、花粉、丹皮各 10 g，金银花 20 g，茅根、玄参各 30 g，石斛 15 g，黄连 3 g，甘草 6 g。

2）肝肾阴虚

面部及手指红斑色泽不鲜，午后发热，腰痛耳鸣，口苦咽干，眩晕肢麻，小便赤短或浑浊，男子偶见遗精，女子经闭。舌暗红，有裂纹，少苔，脉细数或弦数。

治法：滋补肝肾，活血化瘀兼凉血解毒。

方药：一贯煎合通窍活血汤加减。

生地、赤芍各 10 g，沙参、当归、川楝子、红花、桃仁各 9 g，枸杞子 12 g，女贞、旱莲各 24 g，紫草、白花蛇舌草各 60 g。

3）脾肾阳虚

面及手部红斑色暗，眩晕耳鸣，腰痛，关节痛，心悸乏力，自汗短气，食欲缺乏，腹胀便溏，水肿少尿，手足欠温，畏寒。舌淡胖，苔白滑，脉沉迟或弱。

治法：温补脾肾，活血化瘀。

方药：地黄饮子合通窍活血汤加减。

熟附子（先煎）24 g，熟地 15 g，巴戟、肉苁蓉各 12 g，萸肉、远志、五味子、菖蒲、白术、黄芪、红花各 10 g，茯苓、麦冬各 20 g，桃仁 6 g，赤芍、川芎各 8 g，陈皮 5 g，白花蛇 9 g。

2. 单方、验方

1）党参、牛膝、苦参各 12 g，黄芪 60 g，炮附、虎杖各 6 g，丹皮、黄柏、生地、泽泻各 9 g，土大黄 30 g，土茯苓、赤芍各 15 g。水煎服。主治系统性红斑性狼疮。

2）女贞子 30 g，玉竹、丹皮、乌梢蛇、漏芦、玄胡各 9 g，黄芪、丹参、党参、赤芍、白芍、秦艽各 15 g，川连 6 g。水煎服。适用于系统性红斑性狼疮，症见食纳不佳，两侧胁痛，腹胀，头晕，失眠，痛经，月经不调，闭经，皮肤红斑、瘀斑或舌有瘀斑，肝脾肿大，肝功异常，血小板减少，白血细胞减少者。

3）紫石英、南沙参、北沙参各 30 g，石莲子、白人参、当归、乌梢蛇、远志、合欢花各 9 g，生黄芪 15～30 g，秦艽、丹参各 15 g，川连 6 g。水煎服。适用于系统性红斑性狼疮，症见心慌，气短，动则加剧，胸闷憋气，烦热，自汗不眠，心神不安，面色苍白，舌质淡，苔薄白，脉细弱或结代者。

4）生地、蒲公英、紫花地丁各 20 g，赤芍、丹皮、怀牛膝、苦参、花粉、当归、连翘、黄芩各 15 g，甘草 10 g。先将上药用水浸泡 30 分钟，再放文火上煎煮 30 分钟。每剂煎 2 次，将 2 次煎出的药液混合。每日 1 剂，早晚各服 1 次。适用于红斑狼疮，辨证属肝郁化热，心火内炽，血热成瘀者。

3. 针灸治疗

针灸以治疗关节痛为主，按痹症辨证取穴。如行痹取膈俞、血海穴；痛痹取肾俞、关元穴；热痹取足三里、商丘、曲池穴。

（二）西医治疗

本病无特殊根治办法。原则是：①积极缓解症状，以求达到完全静止，阻止疾病进展；②避免治疗药物本身的不良反应及其并发症，尤其感染问题；③预防疾病复发。具体措施如下：

1. 一般治疗

1）加强宣教：患者在患病之前多对 SLE 比较陌生，确诊后常表现出害怕和失望。宣教的目的在于消除恐惧心理，明白规律用药的意义，强调长期随访的必要性，以及自身保健和避免各种对 SLE 不利的因素。如过敏原、避免阳光等紫外线光的照射等。

2）对症治疗和去除各种影响疾病预后的因素，尤其注意控制高血压，防治各种感染。

2. 轻型 SLE

症状轻微如疲倦、关节痛、肌肉痛、皮疹等，而无重要脏器损伤。主要是对症治疗，如以关节肌肉疼痛为主，可用非甾体抗炎药如双氯芬酸（双氯灭痛）25 mg，每日 3 次；如以皮疹为主，可用抗疟药如氯喹 0.25 g，每日 1~2 次，治疗 2~3 周，可望改善。还可用含糖皮质激素的软膏，如醋酸氢化可的松软膏外涂。如治疗无效，及早服用小剂量糖皮质激素，泼尼松每日 0.5 mg/kg。

3. 重型 SLE

活动度较高、病情较重者，需积极治疗。

1）糖皮质激素：是目前治疗重症自身免疫疾病的首选药物，可显著抑制炎症反应，抑制抗原抗体反应的作用。适用于急性暴发性狼疮，肾、中枢神经系统、心、肺等脏器受损者，急性溶血性贫血、血小板减少性紫癜等患者。常用大剂量泼尼龙，1~1.5 mg/（kg·d），晨起顿服。病情较轻者则给予 0.5 mg/（kg·d），一般治疗 4~6 周，病情明显好转后开始减量。多数患者需长期服用小剂量 10~15 mg/d，以维持病情稳定。对于病情突然恶化的狼疮性肾炎和严重中枢神经系统病变者，可采用大剂量短期冲击疗法，如甲泼尼龙 1 g/d 静脉滴注，3 天后再改为大剂量泼尼松治疗。由于用药量大，应严密观察药物的不良反应。此外，皮疹处可用含有糖皮质激素的软膏给予局部治疗。

2）细胞毒药物：活动程度较严重的 SLE，应给予大剂量糖皮质激素和细胞毒药物，后者常用的是环磷酰胺（CTX）和硫唑嘌呤。加用细胞毒药物有利于更好地控制 SLE 活动，减少 SLE 暴发，以及减少糖皮质激素的需要量。狼疮肾炎用糖皮质激素联合 CTX 治疗，会显著减少肾衰竭的发生。

（1）CTX：每日 1~2.5 mg/kg，分 3 次给药。症状缓解后，以每日 25~50 mg，分 3 次给药，作为维持量，长期使用。对病情危重病例，也可采用 CTX 冲击疗法，每次剂量 10~16 mg/kg 加入 0.9% 氯化钠溶液 200 ml 内，静脉缓慢滴注，时间要超过 1 小时。每 2 周冲击 1 次，病情不甚危重者可每 4 周冲击 1 次，冲击 6 次后，改为每 3 月冲击 1 次，至活动静止后 1 年，可停止冲击。由于 CTX 有致诱变作用，青年或儿童用硫唑嘌呤较为安全。

（2）硫唑嘌呤：适用于中等度严重患者，脏器功能恶化缓慢者。剂量为每日口服 2 mg/kg。在 SLE 活动已缓解数月后，再减量服用一段时间，可停服。Szteinbok 等并用硫唑嘌呤（每日 2.5 mg/kg）和甲泼尼龙治疗 16 例 SLE 与单独使用甲泼尼龙治疗 19 例 SLE 对比，观察 1~4 年，结果后组 6 例死亡，而前组无 1 例死亡，且肾损害有明显好转。

3）环孢素：如果大剂量糖皮质激素联合细胞毒药物使用4～12周，病情仍不改善，应加用环孢素，每日5 mg/kg，分2次服，服用3个月，以后每月减1 mg/kg，至每日3 mg/kg作维持治疗。其主要不良反应为肾、肝损害，使用期间予以监测。在需用CTX的患者，由于血白细胞减少而暂不能使用者，亦可用本药暂时替代。

4）免疫增强剂：可使低下的细胞免疫恢复正常。目前可试用的药物有：左旋咪唑、胸腺素、转移因子等。

5）抗疟药：氯喹可抑制淋巴细胞转化；降低盘状狼疮患者血循环中T细胞数；使免疫复合物形成受阻，在体外抑制补体介导的溶血；但对原发或继发的抗体刺激却没有抑制作用。氯喹也有稳定溶酶体和阻止前列腺素合成的作用。氯喹类药物对SLE的皮疹和关节炎等有较高的疗效，且危险最小。常用的有羟氯喹、氯喹和米帕林（阿的平），抗疟药的不良反应比较罕见，与剂量和药品有关。羟氯喹不良反应最轻，最严重的不良反应是不可逆的视网膜病变导致失明，见于羟氯喹和氯喹，因此二者不能同时应用，早期改变是可逆的。必须在治疗前后每6个月做1次眼科检查。其他的不良反应包括色素沉着、恶心、头晕、头痛、苔藓样皮疹、头发变白、神经疾病、神经肌肉萎缩和皮肤发黄等。

6）氨苯砜（DDS）：DDS可用于SLE伴发的血管炎荨麻疹；伴口腔溃疡者；无瘢痕性慢性型慢性红斑狼疮；对氯喹不耐受者。对亚急性皮肤型红斑狼疮（SCLE）效果也较好，每日25 mg小剂量或每日100 mg，尤其对皮疹效著。若停药后再发者用DDS仍有效，以后可用小剂量维持疗效。SLE伴大疱皮疹者对大剂量糖皮质激素无效，采用DDS每日100～150 mg，于24～48小时新皮疹停止出现。停药后若大疱再现时再服DDS仍有效，以后可每日50～100 mg维持量。

7）沙利度胺：本品可治疗多种类型红斑狼疮，主要是盘状红斑狼疮（DLE）。沙利度胺应使用于口服氯喹和外用皮质类固醇无效的严重患者，该药对SLE的皮损效著，但对全身症状及内脏损害不大，狼疮性脂膜炎需治疗数月症状才见好转，用药剂量意见尚不一致，以每日200 mg为佳。某些患者只需每日100 mg，国外用量为每日300～400 mg，见效或皮损消退后递减至维持量，连服3个月至1年。

8）抗凝血药物：免疫性炎症可使多种凝血因子被激活，SLE并发致死性凝血异常并非罕见。此外，凝血过程所释放的因子可反过来活化C1及C3，使免疫性炎症扩展。因此有作者主张对激进的免疫复合病采取抗凝治疗。可用肝素每次0.5～1 mg/kg，每6小时1次肌内注射或静脉注射，维持凝血时间在20～30分钟，亦可应用抗血小板药物。

4. 急性暴发性危重SLE

对狼疮脑病癫痫发作者、急性肾衰竭者、狼疮心肌损害严重者，除使用甲泼尼龙冲击法和CTX冲击疗法如上述外，还需进行对症治疗。狼疮癫痫发作者，宜用卡马西平等抗癫痫药；急性肾衰竭者，宜采用保护或（和）替代肾功能措施，晚期肾损害患者伴肾衰竭者，可行血液透析或肾移植。有心衰表现者，宜减轻心前后负荷和适当使用洋地黄制剂。此外，可酌情给予辅助治疗。

5. 缓解期的治疗

病情控制后，尚需接受长期的维持性治疗。应使用不良反应最少的药物和用最小的剂量，以达到抑制疾病复发的目的，例如可每日晨服泼尼松 7.5 mg。

6. 妊娠

对于没有中枢神经系统、肾脏或心脏严重损害的患者，且病情处于缓解期达半年，一般能安全地妊娠，并产出正常婴儿。对于非缓解期患者易于流产、早产或死胎（发生率约 30%），应予避孕。妊娠可诱发 SLE 活动，特别在妊娠早期和产后 6 周。有习惯性流产病史或抗磷脂抗体阳性者，妊娠时应服低剂量阿司匹林（50 mg/d）。激素通过胎盘时被灭活（但地塞米松和倍他米松是例外），不会对胎儿有害，妊娠时及产后一个月内可按病情需要给予激素治疗，必要时可加用硫唑嘌呤。产后避免哺乳。

七、预后

随着早期诊断手段的增多和治疗 SLE 水平的提高，SLE 预后已明显改善。目前 1 年的存活率约为 96%，5 年约为 85%，10 年约为 75%，20 年约为 68%。20 世纪 80 年代发病的患者，其存活率比 50 年代有显著提高。有下述者预后差：①血肌酐已升高；②高血压；③心肌损害伴心功能不全；④严重神经精神性 SLE。死于 SLE 本身病变者约占半数，最常见的是肾衰竭、脑损害和心衰。死于 SLE 并发症者亦约占半数，主要是感染，如细菌、结核、真菌等引起的肺、皮肤、泌尿道、脑和血液的感染。

八、护理与健康教育

（一）护理

1. 一般护理

1）做好入科宣教，详细为患者及家属介绍医护人员及病区环境，使他们尽快熟悉环境，消除陌生感。做好思想开导工作，体贴患者疾苦，解除患者恐惧心理和思想压力，增强战胜疾病的信心。

2）向患者普及狼疮知识，帮助患者正确对待疾病，积极配合治疗。

3）重症患者应卧床休息。

4）发热时，按发热患者常规护理，避免受凉，积极预防并治疗感冒。

5）不宜晒太阳，室内阳光过强时，应挂窗帘。禁用紫外线等光性疗法，或服用感光药物和食品，如中药补骨脂和蔬菜中的芹菜。外出要打遮阳伞，戴遮阳帽，穿长袖上衣和长裙，长裤。

6）长期应用激素和免疫抑制剂者，应注意不良反应的出现，积极预防并及时治疗各种病毒、细菌感染。

7）生活要有规律，保持乐观情绪和正常心态，避免过度劳累。

8）给予优质蛋白、低脂肪、低盐、低糖、富含维生素和钙的饮食。忌食海鲜及辛辣食品，戒除烟酒。

2. 急性期的监护

由于病情危重，患者及家属情绪低落，对未来充满疑虑，思想负担重，因此，在做好患者心理护理的基础上，根据患者出现的症状，做好以下症状护理。

1）体温升高：①卧床休息，多喝水；②出汗后要及时更换衣服，并注意保暖；③吃一些清洁易消化的粥、面条等；④经常漱口，嘴唇干燥时可涂护唇膏；⑤测体温、脉搏、呼吸，每4小时1次，体温＞38℃时采取冰袋物理降温。

2）疼痛：①尽量让关节处于功能位置；②适当热敷或理疗；③床上可用支架支起盖被，避免受压；④遵医嘱服药，必要时给予止痛剂。

3）外周组织灌注量的改变（手指、脚趾呈紫红色，甚至糜烂，四肢末端麻木、发冷）：①保持四肢末梢温暖，使用短袜、毯子、手套。②避免引起血管收缩的因素：在冷空气中暴露时间不能太久。③不饮咖啡，不吸烟。

4）皮肤完整性受损（面部红斑、指尖发绀或糜烂、口腔溃疡）：①保持皮肤清洁、干燥。②摄入足够的水分和营养。③避免局部皮肤受压时间过长，避免接触化学制品。④皮疹的护理：避免接触紫外线，在太阳下使用遮阳伞，戴上保护性眼罩，禁日光浴。正确使用护肤品、外用药。

5）水肿：①轻度水肿者应限制活动，重度水肿者应卧床休息。下肢水肿应抬高下肢。②控制水分和钠盐的摄入，如有肾功能低下，则不宜高蛋白饮食。③准确记录24小时出入量。④应用利尿剂期间，需观察尿量、体重的变化，注意有无电解质紊乱及脱水现象。⑤水肿皮肤感觉差，抵抗力低，应防止受压、烫伤、擦伤和渗液后感染。长期卧床患者，应按时更换体位，同时给予局部按摩。

（二）健康教育

去除各种诱因，包括各种可能的内用药物、慢性感染病灶等，避免刺激性的外用药物以及一切外来的刺激因素。避免妊娠，避免预防接种，避免阳光紫外线、X线照射。树立乐观情绪，正确对待疾病，建立战胜疾病的信心。有发热等全身症状时，应予适当休息，预防感染。

（李淑岷）

第八章　神经系统疾病

第一节　三叉神经痛

三叉神经痛系指三叉神经分布区内分支反复发作、短暂、剧烈、阵发性的疼痛。本病多发于 40 岁以上中老年人，常可累及头、鼻、牙龈和口唇，影响进食、休息，久病可使健康水平日益下降，是影响人类健康的常见病。本病属中医学"头痛""偏头痛""面痛""眉棱骨痛"等范畴。

一、病因和发病机制

三叉神经痛有原发性和继发性之分。原发性三叉神经痛的病因尚未明确。目前认为三叉神经在脑桥被异行扭曲的血管压迫三叉神经后根，局部产生脱髓鞘变化而导致疼痛发作。继发性三叉神经痛多有明确的病因，如颅底或脑桥小脑角、三叉神经根或半月节部位肿痛，脑干梗死、蛛网膜炎、多发性硬化等侵犯三叉神经的感觉根或髓内感染而引起疼痛。多伴有邻近结构的损害和三叉神经本身功能的丧失。

可能由于多种致病因素，使本身神经节的感觉根和运动支发生脱髓鞘改变，脱失髓鞘的轴突与相邻纤维之间发生短路，因为轻微的触觉刺激即可通过短路传入中枢，而中枢的传出冲动也可经短路成为传入冲动，达到一定的总和而激发半月神经节内的神经元而产生疼痛。

原发性三叉神经痛的病程研究较少。主要表现为三叉神经细胞质中出现空泡，轴突不规则增生，肥大、扭曲和消失，髓鞘明显增厚，瓦解，多数纤维有节段性脱髓鞘改变。

中医认为，三叉神经痛是由风邪致病而成。不外乎分为外感痛及内伤痛。头面为"诸阳之会""清阳之府"，故外邪侵袭，上犯巅顶，邪气羁留，阻抑清阳，或伤内诸疾，致气血逆乱，瘀阻经络，均可发生疼痛。

（一）外感痛

因起居不慎，感受外邪，尤以风邪为主，即"伤于风者，上先受之""巅高至上，唯风可到"。外邪自表侵于经络，上犯巅顶，清阳之气受阻，气血不畅，而致头面之痛。

（二）内伤痛

其发病原因，多与肝、脾、肾三脏有关。或因情志所伤，肝失疏泄，郁而化火上攻面颊；或因火盛伤阴，肝肾阴亏，肝阳上亢，而发为痛；或饮食不节，脾运不健，痰湿内生，阳明热盛而致面颊及头疼痛。

二、临床表现

（一）发病特点

多发于 45 岁以上中老年人，女性略多于男性。多为单侧，少数为双侧。呈发作性，间歇期正常。发作可由 1 日数次至 1 分钟多次。发作呈周期性，持续数周、数月或更长，可自行缓解。

（二）症状

1. 疼痛部位

局限于三叉神经分布区域，常从单侧上颌支（第 2 支）或下颌支（第 3 支）起病，可以只影响某一支，也可数支同时受累。

2. 疼痛特点

为发作性剧痛，其发作特征是发作前无预兆性，骤然发作，疼痛呈刀割样、撕裂样、针刺样或电灼样；持续数秒钟至数分钟，突然自行缓解，过一定时间又突然发作，即"疼痛骤然发作，骤然停止"。

3. 触发点

一般在触及鼻部、口角、颊部、牙齿、上下唇、舌侧缘等处时激发，讲话、进食、洗脸、刷牙、哈欠、剃须，甚至微风拂面皆可诱发疼痛。此外，在三叉神经的皮下分支穿出骨孔处，常有压痛点。

（三）体征

原发性者常无神经系统阳性体征，有时可因患者常紧压病侧面部或用力按摩面部减轻疼痛，可导致局部皮肤粗糙，眉毛脱落。伴有神经系统体征者要考虑为继发性。

三、辅助检查

无特殊辅助检查。对伴有神经系统体征者要做脑脊液和头颅 CT、MRI 等神经影像学检查。

四、鉴别诊断

（一）牙痛

一般呈持续性钝痛或跳痛，疼痛多局限于牙根部，于进生冷、热、酸性食物时加剧。

（二）不典型面痛

又称 Sluder 痛，疼痛位于面部深部，为持续性钝痛，疼痛部位集中于面部的中央区，眼眶，头后部，甚至背部，发作时有鼻塞、流涕。患者常有精神因素。用棉片蘸以 1% 丁卡因或 4% 可卡因填塞于中鼻甲后部，可获得止痛效果，对鉴别有帮助。

（三）舌咽神经痛

疼痛性质和三叉神经痛十分相似，呈闪电样突然发作，为短暂的阵发性剧烈疼痛，伴有短暂间隙，疼痛消失也突然，但疼痛位于舌根、软腭、扁桃体窝、咽部及外耳道，可由吞咽动作诱发，用 4% 可卡因 1% 妥卡因或丁卡因等喷咽部后疼痛消失。

（四）三叉神经炎

病史中有近期呼吸道感染和鼻窦炎病史，疼痛为持续性，并不剧烈，可伴有运动障碍，三叉神经感觉区感觉减退或过敏。

（五）颞颌关节炎

疼痛呈持续性，局限于颞颌关节区，局部压痛明显，颞颌关节运动障碍，疼痛与关节活动有关。X线及专科检查可诊断。

（六）颅内肿瘤

脑桥小脑角内的上皮样囊肿，前庭神经鞘瘤、脑膜瘤及血管畸形等常为继发性三叉神经痛的主要病因，疼痛性质可与原发性三叉神经痛非常相似。但患者均有神经系统的体征可见。头部CT或MRI检查可明确诊断。

五、治疗

（一）中医治疗

1. 辨证论治

1）风火亢盛

颜面疼痛似火灼难忍，突然发作，发作时或有面肌痉挛，发作停止后如常人，烦躁易怒，失眠多梦，口干欲饮。舌红，苔黄，脉弦。

治法：清肝泻火。

方药：龙胆泻肝汤加减。

龙胆草12 g，黄芩15 g，山栀10 g，泽泻10 g，木通10 g，车前子10 g，柴胡15 g，当归6 g，白芍20 g，生甘草15 g，白茅根30 g。

2）肾虚感寒

头脑空痛，惧怕冷风吹袭，遇冷风则剧痛，常兼眩晕，腰膝酸软，遗精带下，耳鸣少寐。舌胖，脉细无力。

治法：温肾散寒。

方药：地黄饮子加减。

生地15 g，山萸肉12 g，肉苁蓉20 g，僵蚕10 g，白芷9 g，麦冬10 g，牛膝10 g，地龙15 g，川芎12 g，熟附子12 g，肉桂10 g，细辛4 g，甘草15 g。

2. 单方、验方

1）全虫、地龙、甘草各10 g。共研细末，每服3 g，早晚各1次。

2）白芷30 g，冰片1 g。研粉，每用少许吸入鼻内，即可止痛，又可止牙痛。

3）薄荷、白芷、郁金各18 g，生石膏30 g，芒硝10 g。共研细末，用纱布包塞入鼻腔内，每天2次。

4）大黄、芒硝各30 g。研细粉，调井水贴两太阳穴。

5）川乌、草乌各12 g，川椒、生麻黄、生半夏、生南星各15 g，姜黄30 g。共研碎，用乙醇浸泡7日后，用棉签蘸乙醇药水涂患处，疼痛发作时连续使用，缓解后每日涂抹3次即可。

3. 针灸治疗

常用穴位：第1支（眼支）取太阳、攒竹、阳白、至阳。第2支（上颌支）取四白、迎香、听会、内庭。第3支（下颌支）取合谷、下关、颊车。也可用针刺和穴位注射治疗，可取得较好疗效。

主穴：第1支取阳白透鱼腰；第2支取四白；第3支取下关、夹承浆。

配穴：第1支配太阳、风池；第2支配颧髎、人中；第3支配颊车、合谷。用28号3~7 cm毫针，进针得气后快速提插刺激1分钟，然后留针30分钟，每隔10分钟运针1次，每日1次，10次为1个疗程，疗程间休息1周。

4. 穴位注射

取穴同上，取5 ml注射器，用牙科5号长针头，维生素B$_1$注射液100 mg，维生素B$_{12}$注射液100 μg混合备用。每次取2~4穴，每穴0.8~1.0 ml，得气后抽无回血再注射药液，隔日1次，10次为1个疗程，疗程间休息1周。

5. 电针治疗

主穴：选鱼腰、四白、下关、夹承浆。

配穴：选合谷、阳白、攒竹、足三里。

第一支痛者取鱼腰穴，从鱼腰穴斜向下方刺激眶上神经，使患者有酸胀感。第二支痛者取四白穴，从四白穴斜向上刺激眶下神经，产生触电样针感传至上唇或上牙等处为宜。第三支痛者或二、三支痛者取下关穴或夹承浆（颏孔处），通过下关穴（即在蝶腭窝处）刺激上颌神经，产生触电样针感传至舌或下颌处为宜。通过夹承浆穴透颏孔刺激颏神经，产生胀痛或触电样针感传至下唇为宜。待有针感后接G6805-Ⅱ型电针治疗仪，负极接主穴，正极接配穴，选用连续波，留针30分钟，每日1次，10次为1个疗程，疗程间休息3天。如症状减轻，可改为隔日1次，症状消失后继续巩固治疗1个疗程，以防复发。

6. 耳针疗法

1）处方：主穴、配穴同时取用，两侧交替。

（1）主穴：取一侧的面颊、额、眼、牙痛点。

（2）配穴：取另一侧的脑点（缘中）、脑干、神门。

2）操作方法：常规消毒后，用28号0.5~1.0寸①毫针斜刺或平刺耳穴。每天针刺1~2次，每次留针20分钟，留针期间行针2~3次，均用较强的捻转手法行针，捻转的幅度为3~4圈，捻转的频率为每秒3~5个往复，每次行针10~30秒。

7. 电针耳穴疗法

1）处方：主穴、配穴同时取用，两侧交替。

（1）主穴：取一侧的面颊、额、眼、牙痛点。

（2）配穴：取另一侧的脑点（缘中）、脑干、神门。

在上述耳针疗法处方的基础上，选取单侧的体穴内关、后溪、合谷（双侧交替使用）。

---

① 1寸≈3.33 cm。

2）操作方法：常规消毒后，用 28 号 0.5 ~ 1.0 寸毫针斜刺或平刺耳穴。用 28 ~ 30 号毫针，直刺内关（1.2 ± 0.2）寸，直刺后溪（0.8 ± 0.2）寸，直刺合谷（1.2 ± 0.2）寸。然后在耳穴与内关、后溪、合谷之间分别连接电针治疗仪的两极导线，采用疏密波，刺激量的大小以出现明显的局部肌肉颤动或患者能够耐受为宜。每次电针 6 个穴位（主穴、配穴交替使用），每次电针 20 分钟，每天治疗 1 ~ 2 次。没有接电疗仪的耳穴，按普通耳针疗法进行操作。

8. 推拿治疗

患者仰卧，医者先用拇指点按双侧合谷、手三里、完骨、颊车、太阳、足三里穴各 1 ~ 2 分钟；紧接着用拇指揉按心俞、肝俞、风池穴各 1 ~ 2 分钟；然后用拇指推法在痛侧推 3 ~ 5 分钟；最后在下关、颊车穴以指颤法结束。

（二）西医治疗

对继发性三叉神经痛应针对病因治疗。原发性三叉神经痛的治疗有以下几种：

1. 药物治疗

1）苯妥英钠：0.1 g，3 次/天，配以止痛及镇静剂可提高疗效。副作用有头晕，步态不稳及眼花等。

2）卡马西平：0.1 ~ 0.2 g，1 ~ 3 次/天，最大量为 0.4 g，2 ~ 4 次/天，副作用有头晕、困倦。胃肠反应，步态不稳，口干，心跳及手颤抖等。

3）奥卡西平：600 ~ 1 200 mg/d，分两次服用，常见不良反应有头晕、复视、疲劳、嗜睡、恶心等，这些不良反应与高剂量，长期用药有关，有报道，约 85% 的顽固性三叉神经痛患者可被奥卡西平控制。

4）加巴喷丁：推荐剂量为 900 ~ 1 800 mg，3 次/天，有些患者剂量超过 1 800 mg 更有效，增加至 2 400 mg 也能很好耐受，加巴喷丁不需做血浓度测定。主要不良反应有嗜睡、头晕、乏力和恶心、呕吐等，但症状轻微，且随治疗时间延长而逐渐减轻。

5）七叶莲：又称假荔枝。片剂 0.4 g，每次 2 ~ 4 片，每日 4 次。针剂每支 4 ml，肌内注射，每日 2 次，止痛效果为 60%，少数患者可有口干、腹部不适、食欲减退等。

2. 封闭治疗

应用本疗法的适应证是：①药物治疗无效者；②患者拒绝手术，且服药有反应者；③患者健康状况不适合做手术者；④因剧烈疼痛影响患者进食及休息，做过渡性封闭治疗，为手术治疗创造条件；⑤临床难以确诊者，可做封闭，与其他面部疼痛疾患进行鉴别。注射的药物有：无水乙醇、甘油等。目前都推荐甘油，因其疗效较持久。封闭治疗的类型有：

1）周围支封闭：封闭三叉神经的各分支，如下颌神经、眶下神经、眶上神经、颏孔神经等，因其疗效短，一般为 1 ~ 6 个月，均已少用。

2）三叉神经半月节封闭：将药物注射致半月节处，以破坏节内感觉神经细胞。

3. 经皮半月节射频热凝疗法

为 Sweet 及 Nugent 于 1972 年首先应用。适用于长期用药无效或无法耐受者。手术在 X 线荧屏光视下或 CT 导向下将射频针经皮穿入三叉神经节处，使针头处加热为 65 ~ 75℃，维持 1 分钟即可，复发率为 21% ~ 28%，但复发后重复应用仍可有效。

4. 手术治疗

1）周围神经支切除术或抽出术：因周围神经支再生而复发，疗效短，目前均已弃用。但限于第一支（眼支）的疼痛尚可应用。

2）三叉神经节后感觉根部分切断术：主要有两种手术入路。①经颞入路：又称Frazier手术。即在颞部开颅，经硬脑膜外剥离，直达颅底卵圆孔，暴露三叉神经半月节第二、三支部分予以切断。保留第一支及运动根。其优点是危险性较小，术后反应较小，缺点是面部感觉不能保留。②经枕下入路：又称Dandy手术。做枕下切口，咬除枕骨鳞部外侧骨质，开窗面积为2 cm直径，切开硬脑膜，释放脑脊液，轻轻牵开小脑半球，在脑桥小脑角处可见三叉神经感觉根，切断其后2/3。优点是可发现继发性三叉神经痛的原因，运动根分辨清楚，不易损伤，可保留面部，角膜及舌部等部分感觉，复发较少。缺点是手术有一定危险性，术后反应较大，可伤及周围颅神经及小脑。

3）三叉神经脊束切断术：适用于三叉神经眼支疼痛及双侧三叉神经痛患者。经颅后窝入路在延髓平面离中线8~10 mm处切断三叉神经脊髓束。优点是术后能保留面部、角膜、颊部黏膜等处的触觉，不影响运动支。缺点是手术危险性较大，术后并发症有咽喉部发痒，上肢共济失调，打嗝、定向力差及精神抑郁等。

5. 三叉神经微血管减压术

手术时暴露脑桥入口处，三叉神经感觉根及压迫该处的血管，将神经和血管分开，在两者之间垫入涤纶片、不吸水的海绵，或用涤纶片，筋膜条将血管分开，解除对神经的压迫，该手术疗效可为80%~95%。并发症有听力减退或丧失，面部感觉减退，带状疱疹，滑车神经及动眼神经、面神经暂时性麻痹。

6. 立体定向放射外科手术

多采用γ刀做照射，目标结构为三叉神经根进入区。国内报道总有效率93%，无效和复发病例，再次治疗仍然取得疗效。

六、护理与健康教育

（一）护理

1）患者生活均能自理，可自由卧位，但因剧烈痛时，患者常自行采取半卧位或坐位。

2）疼痛不发作时，可给普通饭，若发作频繁者，应给半流质及流质。因患者怕进食刺激引起疼痛而不敢进食，日久即造成营养不良。体质较弱者，应给高热量、高蛋白饮食，如牛奶、鸡汤等，并要少食多餐。

3）疼痛难忍的患者，常表现为烦躁、淡漠、抑郁等，应主动关心安慰患者，注意减少刺激因素，如避免强烈的光线照射及震动面部、进食不要过急、食物不要过冷或过热、餐具不要触碰"扳机点"等。患者由于疼痛不敢刷牙，应注意口腔清洁，可用多贝液漱口，或用温盐水棉球轻轻擦拭口腔。

4）老年患者大多数伴有高血压及动脉硬化，入院后应立即测体温、脉搏、呼吸1次，以后每4小时测体温、脉搏、呼吸1次，24小时后无异常，每日测1次。若血压高者，应每日测量1次，并记录在体温单上。

（二）健康教育

应帮助患者及家属掌握本病有关治疗和训练方法。洗脸、刷牙动作轻柔，吃软食，禁吃较硬的食物，以免诱发。遵医嘱合理用药，学会识别药物不良反应。不要随意更换药物或停药。若有眩晕、行走不稳、皮疹等及时就诊。

（刘玉兰）

第二节 面神经炎

特发性面神经麻痹是茎乳突孔内面神经非特异性炎症导致的周围性面瘫，又称 Bell 麻痹。属脑神经疾病。

面神经炎的病因尚未完全阐明。由于骨性面神经管仅能容纳面神经通过，面神经一旦发生炎性水肿，必然导致面神经受压。感受风寒、病毒感染（如带状疱疹）和自主神经功能不稳等可引起局部神经营养血管痉挛，导致神经缺血水肿。

本病与中医学的"口僻"相类似，可归属于"吊线风""歪嘴风"等范畴。

一、病因与病理

病因尚未明确。一部分患者因局部被风吹或着凉后发病，故有学者认为可能是局部营养神经的血管受风寒而发生痉挛，导致该神经组织缺血、水肿、受压而致病。也有些患者在急性咽部感染后起病，提示可能与自身免疫反应有关。亦有人观察到本病与风湿性损害有关。无论是缺血或炎症所引起的局部组织水肿，都必然使面神经受到压迫。使面神经功能发生障碍而出现面肌瘫痪。

病理改变早期主要为面神经水肿，髓鞘或轴突有不同程度的变性，部分患者乳突和面神经管的骨细胞也有变性。

中医认为本病有下列因素：

（一）正气不足，风邪入中

由于机体正气不足，络脉空虚，卫外不固，风邪夹寒、夹热乘虚而入，客于颜面，走窜阳明经脉，气血痹阻，肌肉弛缓不收而致口僻。正如《诸病源候论·偏风口㖞候》中所云："偏风口㖞是体虚受风，风入于夹口之筋也。足阳明之筋，上夹于口，其筋偏虚，而风因乘之，使其经筋急而不调，故令口僻也。"

（二）痰湿内生，阻于经络

若平素喜饮醇浆，偏嗜辛辣厚味，日久损伤脾胃，痰湿内生；或因外感病邪，内袭络脉，气血受阻，津液外渗，停而为痰；加之外风引触，风痰互结，流窜经络，上扰面部，阳明经脉壅滞不利，即发口僻。

（三）气虚血滞，经脉失濡

气为血之帅，血为气之母。口僻日久不愈，正气更渐亏耗，气虚不能上奉于面，阴血亦难灌注阳明；或气虚血行无力，血液瘀滞于经脉，均可导致面部肌肉失于气血濡养而枯槁萎缩，终致口难复。

总之，本病的发生，主要是正气不足，络脉空虚，外邪乘虚入中经络，导致气血痹阻，面部经脉失养，肌肉弛缓不收，以虚、风、痰、瘀为其基本病机。

二、临床表现

任何年龄可发病，男性略多。通常急性或亚急性起病，于数小时或 1～2 天达到高峰，大多 1～2 周开始好转，2 个月仍不好转者预后差，常为单侧发病，偶见双侧。

1）有感冒受寒史，病初可有下颌角或耳后疼痛。

2）主要症状为一侧面部表情肌瘫痪。检查时发现患侧额纹消失，眼裂不能闭合或闭合不全，鼻唇沟浅，口角低，鼓气或吹口哨时漏气。咀嚼时食物残留在病侧的齿颊间，恢复期患侧面肌痉挛。

3）如病变在茎乳孔以上，影响鼓索神经时，则有舌前 2/3 味觉障碍。病变在镫骨神经分支上方时，可伴有听觉过敏。病变在膝状神经节时除有上述症状外，还有外耳道与耳郭的疱疹及感觉障碍。

4）反射异常，角膜反射、眼及口轮匝肌反射均减退。

三、诊断

（一）急性感染性多发性神经根神经炎

可有周围性面瘫，但多为双侧性，有对称性肢体瘫痪和脑脊液蛋白—细胞分离现象。

（二）中枢性面神经瘫痪

额纹正常，眼裂变大，挤眼，闭睑动作正常，伴有同侧或对侧偏瘫。

（三）颅后窝病

如脑桥小脑角肿瘤、颅底脑膜炎等所致的面神经瘫痪，多伴有听觉障碍、三叉神经功能障碍等各种原发病的特殊表现。脑桥病变，如肿瘤、炎症、出血等所致的面神经麻痹，均伴有病侧三叉神经，展神经麻痹和对侧肢体偏瘫体征。

（四）其他

各种中耳炎、迷路炎、乳突炎等并发的耳源性面部神经麻痹，多有原发病的特殊症状及病史。腮腺炎或腮腺肿瘤，颌后化脓性淋巴结炎均可累及面神经而引起病侧周围神经面瘫，因有腮腺及局部体征不难鉴别。

四、治疗

（一）中医治疗

1. 辨证论治

本病多在气血不足时，面部遭受风寒的侵袭，使经络阻滞，口眼突然歪斜不遂。

治法：宜祛风通络。

方药：牵正散加减。

僵蚕 10 g，全虫 12 g，白附子 10 g。

风热型加菊花 12 g，桑叶 12 g，黄芩 10 g，秦艽 10 g；风寒型加羌活 10 g，白芷 12 g，川芎 12 g。

2. 单方、验方

1）蝉蜕 200 g，研细末，每次 7 g，每日 3～4 次，连服 6～7 天。

2）蜈蚣 1 条（去头足），地龙、当归各 12 g，赤芍 10 g，鸡血藤 15 g，羌活、防风、白芷各 10 g，川芎 9 g。水煎服，每日 1 剂。

3）马钱子粉 1 g，樟脑粉 0.3 g，膏药脂 4 g。将上药加热调匀后涂于 7 cm×7 cm 膏药布上备用。用时将膏药烘软后贴在患侧耳垂前面神经干区域，4 天换药 1 次。马钱子有大毒，切忌入口。

4）马钱子适量，湿润后切成薄片（18～24 片，约重 3.6 g），排列于橡皮膏上，敷贴于患侧面部，7～10 天换 1 张，至恢复正常为止。一般轻症贴 2 次即可痊愈。

5）鹅不食草、冰片，按 10∶1 配备，共捣成泥状装入瓶中备用，用时取 2 层消毒纱布包裹药膏塞入病侧鼻孔内，24 小时更换 1 次。一般用药 2～3 次即愈。

3. 针灸治疗

闭眼不全，额纹消失时，针阳白透上眼睑。口角偏斜时针颧髎、地仓透颊车、翳风、牵正，强刺激后留针 10 分钟。也可用电针强提拉法治疗，收效良好。

4. 理疗

于急性期茎乳突孔附近部位给予热敷。或给予红外线照射、短波透热。恢复期可给予碘离子透入治疗。

5. 体疗

患者自己对镜用手按摩瘫痪的面肌，每日数次，每次 5～10 分钟。当神经功能开始恢复后，可对镜练习瘫痪肌的各单个面肌的随意运动。

6. 耳针治疗

1）处方：主穴、配穴同时取用，两侧交替。

（1）主穴：取一侧的颞区、颈项区与枕区之间的耳区。

（2）配穴：取另一侧的脑干、面颊、额、眼。

2）操作方法：常规消毒后，用 28 号 0.5～1.0 寸毫针斜刺或平刺耳穴。每天针刺 1～2 次，每次留针 20 分钟，留针期间行针 2～3 次，均用较强的捻转手法行针，捻转的幅度为 3～4 圈，捻转的频率为每秒 3～5 个往复，每次行针 10～30 秒。

7. 透刺加 TDP 照射治疗

取患侧攒竹、睛明、阳白、鱼腰、丝竹空、太阳、地仓、颊车、迎香、四白、颧髎、下关、翳风、风池，取对侧合谷。攒竹透睛明，阳白透鱼腰，丝竹空透太阳，地仓透颊车，迎香透四白。针刺透穴后以左手食指和中指按压所刺入的针体，以右手拇指刮针柄 5～10 次，不提插捻转。其他穴位为垂直进针。每天 1 次，10 天为 1 个疗程，休息 3 天继续第 2 疗程。同时用 TDP 照射患侧面颊部，热度以患者能耐受为度，照射 30 分钟。连续治疗 3 个疗程后做疗效统计。有人按上述方法治疗，结果表情肌恢复正常，占 76.4%；好转（表情肌功能明显好转，双侧额皱纹与鼻唇沟基本对称，眼闭合欠实，鼓腮时口角不漏气，进食时齿颊间不滞留食物残渣，笑时可见口角略不对称），占19.8%；无效（经3个疗程治疗后仍未达到上述指标）占3.8%。总有效率96.2%。

8. 电针加拔罐治疗

取穴分两组，第一组取阳白、上明、地合，第二组取太阳、下关、翳风。两组穴位交替使用。分别用0.3 mm×25 mm毫针针刺，得气后接G6805型电针治疗仪，选择连续波，频率146次/分，强度为患者有行针感即可。每组穴位接一组电极，留针15分钟。起针后立即在针眼处拔罐，同时选取风门穴（每日一侧）拔罐。针刺每日1次，拔罐隔日1次，10次为1个疗程，1~2个疗程后观察疗效。

9. 电针加穴位注射治疗

电针主穴取牵正、翳风、禾髎、地仓，均取患侧。眼不能闭合配阳白、太阳，流泪配睛明，鼓腮困难配颊车，久病体虚加足三里。每次取主穴2个，轮换使用，针刺得气后，将多频波电麻治疗仪的一对输出线分别连接在两根针的针柄上，选用连续波，强度以患者能耐受为度，留针30分钟，隔日1次。穴位注射取穴分两组，一组取四白、下关，另一组取面瘫1（童子髎与迎香两穴连线中点处）、面瘫2（颊车穴稍下5分处），均患侧。两组穴位轮换使用，每穴用硝酸一叶萩碱注射液0.5~1 ml，快速进针，得气后注入药液，隔日1次。电针和穴位注射交替进行，每日1次，治疗6次休息1天。

（二）西医治疗

1. 一般治疗

注意安静休息，避免冷风吹拂，注意保护角膜，可戴眼罩、眼镜，同时用眼膏外涂。

2. 药物治疗

1）泼尼松：口服每次10 mg，每日3次，于起病早期短程应用1~2周，也可静脉滴注地塞米松5~10 mg/d，连用7天，后继以口服泼尼松。

2）地巴唑：口服每次10 mg，每日3次。

3）维生素B$_1$：50~100 mg肌内注射，每日1~2次。

4）加兰他敏：2.5~5 mg肌内注射，每日1~2次。

5）0.4%~0.6%麝香溶液：2~4 ml，面神经干及面部穴位注射，每日1次，或用泼尼松注射液25 mg面神经干注射，隔日一次。

3. 手术治疗

长期不能恢复者，可试行面神经与副神经或面神经与膈神经吻合术，但疗效不确定。

五、预后

约75%患者在1~2个月恢复。6个月以上尚未开始恢复者，日后完全恢复正常的希望不大。

六、护理与健康教育

（一）护理

1）急性期减少户外活动，保持眼部清洁；可用眼罩盖住患眼或涂抹眼药膏，预防结膜及角膜感染；尽量减少用眼。

2）有味觉障碍的患者应尽量将食物放在健侧舌后方，细嚼慢咽；注意饭后及时漱口，保持口腔清洁。

3）可对患侧进行热敷，促进局部血液循环。面肌开始恢复时，需做面肌的肌力训练，以训练表情肌为主，做睁眼、皱额、吸吮、翘嘴唇、开口笑、提嘴角、吹口哨、噘嘴唇、拉下颌等动作，每次约20分钟，每日1次，直至康复。

（二）健康教育

1）面神经炎的患者在日常的生活中，一定要加强护理，主要就是让面部避免受凉，避免用凉水洗头洗脸，患者还要避免感冒和感染。

2）在饮食上还需要进行调理，要吃一些维生素含量高的食物，以及蛋白质含量高的食物，要避免吃辛辣刺激性的食物，同时要戒烟、戒酒。

3）日常生活中还要避免一些不良的因素，如熬夜劳累，患者一定要保证充足的睡眠，这样才有利于面神经炎的症状恢复。

4）面神经炎的患者，还可以应用药物来进行治疗，或者是配合针灸、按摩、理疗的方式联合治疗。

（刘玉兰）

第三节 面肌痉挛

面肌痉挛又称面肌抽搐，以阵发性不规则的半侧面部肌肉抽搐样收缩为特点，无神经系统其他阳性体征。属中医"痉证"范畴。

一、病因和发病机制

病因不明。多数学者认为本病的发生与面神经通路受到机械性刺激或压迫有关。少部分见于面神经麻痹恢复不完全患者。其发病机制可能是面神经的异位兴奋或伪突触传导所致。

中医认为本病多与寒凉刺激有关，也可能与中风因素有关。

二、临床表现

多见于中老年，女性多发。表现为阵发性、快速不规则的面肌抽搐，多限于一侧，两侧受累较少，病程呈缓慢进展性。

（一）面肌抽搐

起病从眼轮匝肌的轻微抽动开始，逐渐向口角和整个面肌扩展，重者眼轮匝肌抽动使睁眼困难。每次抽动数秒至数分钟。在疲倦、精神紧张和自主运动时加重，睡眠时消失，不伴有疼痛。

（二）神经系统

神经系统无阳性体征。

三、辅助检查

肌电图检查可显示肌纤维震颤和肌束震颤波。

四、诊断及鉴别诊断

根据临床表现及辅助检查可诊断。应于以下疾病鉴别。

（一）局灶性运动性癫痫

多有面部局限性抽搐，但抽搐范围大，多波及头、颈、肢体。脑电图有癫痫波发放。

（二）习惯性面肌痉挛

常见于儿童及青壮年。为双侧眼睑强迫运动，可自主控制，肌电图正常。

（三）癔症性眼睑痉挛

仅限于眼睑肌，多呈双侧性，肌电图正常。

（四）继发性面肌痉挛

脑桥小脑角肿瘤或炎症，脑桥肿瘤、脑干脑炎、脑干血管病、面神经炎后遗症等都可出现面肌痉挛，但有原发病及其他颅神经受损的症状。

五、治疗

（一）中医治疗

1. 辨证论治

1）风寒侵袭

突然颜面抽搐，伴有头痛，鼻塞，恶寒，眼睛流泪。舌淡红，苔薄白，脉浮。

治法：疏散风寒，佐以解痉。

方药：荆芥 10 g，菊花 10 g，川芎 6 g，白芷 10 g，羌活 10 g，细辛 3 g，防风 10 g，僵蚕 10 g，甘草 6 g，生姜 10 g。

2）风痰阻络

颜面抽搐，患侧面肌麻木感，伴有面部浮肿，眩晕咳痰，口干不欲饮。舌体胖大，苔薄白润，脉弦滑。

治法：祛痰息风益气。

方药：制南星 12 g，党参 15 g，白术 12 g，茯苓 12 g，炙甘草 6 g，半夏 10 g，陈皮 6 g，皂角 5 g。

3）肝气抑郁

颜面抽搐，头晕耳鸣，精神不振，或伴有哭闹，每因情志波动而诱发。舌红，苔薄白，脉弦缓。

治法：疏肝解郁。

方药：当归10 g，白芍12 g，柴胡6 g，茯苓10 g，白术10 g，炙甘草6 g，佛手12 g，薄荷3 g，生姜6 g。

4）肝风内动

颜面抽搐，时感头痛头晕，每遇到不愉快，抽搐加剧。舌暗红，苔薄白偏干，脉弦细有力。

治法：平肝息风。

方药：天麻12 g，钩藤10 g，石决明30 g，山栀子10 g，夜交藤30 g，菊花10 g，茯神12 g，牛膝20 g，益母草10 g，桑寄生20 g，干地黄20 g。

2. 针灸治疗

1）体针治疗：取穴分为三组，第一组取眼附近及额部的穴位，如阳白、鱼腰、眉冲、攒竹、四白等；第二组取下颌部的穴位，如下关、承浆、地仓、颊车等；第三组取特殊穴位，如合谷、后溪、内关。第一组与第三组的合谷配合使用，第二组与第三组的后溪、内关配合使用，两组种方交替使用。患侧取穴为主，可辅以健侧少量取穴。

常规消毒后，选用28～30号毫针，向下平刺阳白（0.7±0.1）寸，横向平刺鱼腰（0.7±0.1）寸，向外上平刺眉冲、攒竹（0.7±0.1）寸，向下平刺四白（0.7±0.1）寸。直刺下关（0.8±0.2）寸，向患侧平刺承浆（0.7±0.1）寸，向后平刺地仓（0.6±0.1）寸，向前下斜刺颊车（1.0±0.2）寸。直刺合谷（1.2±0.2）寸，直刺后溪（0.8±0.2）寸，直刺内关（1.2±0.2）寸。

每天针刺1～2次，每次留针30分钟，留针期间行针3～5次，均用较强的捻转手法行针，捻转的幅度为3～4圈，捻转的频率为每秒3～5个往复，每次行针10～30秒。

2）巨刺结合灸疗：采用巨刺法，取健侧四白、迎香、翳风穴，均直刺；阳白向鱼腰穴透刺、地仓透颊车穴。针刺得气后留针30分钟。采用艾条温和灸患侧腧穴。置灸火距腧穴2 cm左右，以患者感觉温热舒适为度，依次在上述诸穴施灸，共15分钟。留针期间艾灸，每日1次，连续治疗1个月。

3）针刺结合激光治疗

（1）使用针刺疗法时，取下关、颊车、翳风、地仓、四白、太阳、合谷、阿是穴。气血亏虚加气海、足三里、三阴交穴，肝肾阴虚加太溪、太冲、内关穴，风寒稽留加完骨、外关穴，寒邪较重可火针点刺四白、颧髎穴，脾虚湿重，加中脘、章门、阴陵泉、足三里穴。常规消毒，用28号1.0～2.5寸毫针，进针得气后行平补平泻法，针感不宜太强。颊车穴用2.5寸毫针向地仓平刺2寸，阿是穴（以指压迫可缓解痉挛处）施以重刺法。留针20～30分钟，每日1次，10次为1个疗程。

（2）使用立式GHEGHG2型He–Ne激光理疗机，该机输出波长632.8 nm，输出功率730 mW。接通电源，采用原光束档，距离穴位10～20 cm照射，每穴各5分钟（临床可根据症状决定照射各穴位时间）。

3. 穴位注射治疗

以眼睑肌痉挛为主者用第一组穴位，取承泣、球后、丝竹空、上明、上睛明穴；以颧面肌痉挛为主者用第二组穴位，取下关、颧髎、迎香、巨髎、四白穴；以口轮匝肌痉挛为主者用第三组穴位，取地仓、口禾髎、兑端、承浆、夹承浆穴；全面肌痉挛者取三组穴位。注射药物采用 A 型肉毒毒素，每安瓿 100 U，使用时以 0.9% 氯化钠注射液稀释成所需浓度 2.5 U/0.1 ml，然后用皮试针头、针筒（5.5 号针头、1 ml 针筒），抽取稀释液，用提捏进针法针刺所取腧穴，深达皮下肌肉，回抽无血，每个腧穴缓慢注入 0.1 ml 稀释液，然后压迫数分钟以防出血，每个患者只治疗 1 次。

4. 针刺结合耳穴贴压治疗

（1）针刺主穴为风池、合谷、足三里、太冲，局部配穴取瞳子髎、承泣、四白、下关、地仓、颊车。用平补平泻法，每日 1 次，留针 30 分钟，10 次为 1 个疗程，疗程间休息 3 天。

（2）耳穴贴压取神门、面颊区、肝、脾等。用小片胶布把王不留行籽固定于耳穴上，隔日 1 次，两耳交替。治疗期间嘱患者每日按压耳穴 3 ~ 5 次。

5. 贴压耳穴配合揿针疗法

（1）耳压取神门、肝、胃、肾、肾上腺、面颊穴。眼周痉挛加眼，面颊痉挛加上颌穴，口周痉挛加口、下颌穴。耳郭常规消毒，选准穴位后，用胶布将王不留行籽贴于以上穴位，用手按压片刻，以耳郭发热、充血为度。每天按压 3 ~ 5 次，痉挛发作时可随时按压。双耳交替，每周 2 次，6 次为 1 个疗程。

（2）用揿针治疗时，先用梅花针轻轻叩打患侧面部，采用浅表弹刺，按部位由上至下，至某部位，针尖一触立发痉挛，该点即为痉挛触发点，即在其处埋揿针 1 只。3 天后去掉埋针，如前述方法叩打，再找其他痉挛触发点埋揿针，6 次为 1 个疗程。

（二）西医治疗

1. 卡马西平

卡马西平 0.1 g/次，一日 3 次，症状改善，缓慢加量至 0.2 g/次，一日 3 次，需长期服用。但需注意副作用，如头晕、共济失调等。

2. 氯硝西泮

氯硝西泮 0.5 ~ 1 mg/次，每日 3 次，可使症状缓解。

3. 肉毒杆菌毒素局部注射

常用方法是：于面肌痉挛同侧的面肌做相应部位多点注射，如颧弓、颊部、口角、眼睑处，每点注射 0.1 ~ 0.2 ml（2.5 ~ 5 U），一次多点注射总量不超过 55 U，一个月内使用的总量不超过 200 U，疗效维持 3 ~ 6 个月，总有效率可在 80% 以上。部分患者在注射后有轻微副作用，如眼睑下垂或轻度闭合不全、流泪、口干、咀嚼无力等。副作用在注射后半个月至一个月消失。

4. 神经阻滞术

在局部麻醉后于患侧面部、面神经分支或茎乳孔主干处，注射 50% 乙醇 0.5 ~ 1 ml，可使面肌抽搐停止，但有不同程度的面肌麻痹。

5. 手术治疗

为获得更久疗效，有人主张手术治疗，方法大致有两种：

1）面神经主干或分支切除术：破坏面神经的传导功能，以瘫痪换取不抽搐，因神经再生，术后 3~5 个月面瘫恢复，但抽搐亦可复发。

2）微血管减压术：方法为在患侧乳突后开一个骨窗。在手术显微镜下牵开小脑底部，达到小桥脑脚，将该处扣压于面神经根部的血管用少量涤纶絮隔开即可。术后 80% 患者的症状即刻消失，此法为当前治疗面肌痉挛的首选手术方法。

六、护理与健康教育

（一）护理

1. 运动护理

面肌痉挛相关的护理工作是比较多的，患者在康复的过程中应该要多注意做肌肉相关的护理工作，要增加锻炼。患者在康复的过程中可以做吹气球的动作，对脸部肌肉有很好的训练能力，此外，患者应该要注意保持精神状态的愉悦。

2. 饮食护理

面肌痉挛在康复的过程中要格外注意饮食的安排，建议在生活中要多吃新鲜的蔬菜，尤其应该要多吃应季蔬菜，比较常见的有韭菜和竹笋、芥菜和香椿芽，这些常见的蔬菜可以增加人体的抗病能力，对该疾病的治疗也会有一些辅助的功效。

（二）健康教育

面肌痉挛可能是因为外部刺激所引起的，一般在炎热的夏季，这个疾病的出现概率比较高，主要是因为吹风扇太多所引起的。面肌痉挛患者在康复的过程中应该要减少对脸部肌肤的刺激，炎热的夏季可以适当吹空调，但是不要对着吹电风扇，并且空调也不要对着脑袋。在日常生活中要注意天气的变化，需要根据天气的变化来做好保暖防寒工作。

面肌痉挛的治疗需要根据实际的情况来分析，具体的可以询问经验丰富的医生，可是面肌痉挛的处理是差不多的，没有做好护理，在治疗上面就没有很明显的效果，甚至有可能导致面肌痉挛的反复或者加重，故而患者和家属需要重视。

（刘玉兰）

第四节　急性脊髓炎

急性脊髓炎为急性非特异性局限于数个节段的脊髓炎症。常在感染后或疫苗接种后发病，表现为病变水平以下肢体运动障碍，各种感觉缺失以及自主神经功能障碍。当病变迅速上升波及高颈段脊髓或延髓时，称为上升性脊髓炎；若脊髓内有两个以上散在病灶，称为播散性脊髓炎。本病属中医"痿证"范畴。

一、病因及发病机制

本病确切病因及发病机制尚不清楚。患儿发病前 1~2 周常有病毒感染（如 EB 病毒），疱疹，流感、风疹、流行性腮腺炎、水痘等常为其前驱症状，人类免疫缺陷病毒（HIV）感染也可伴脊髓炎。有人从本病患者脑脊液中检测到 Ⅱ 型疱疹病毒抗体，故目前多数学者认为其病因可能为：病毒感染或病毒感染后变态反应。本病的可能发病机制为细胞介导的免疫反应、病毒直接侵犯脊髓及自身免疫性脉管炎。过度疲劳和外伤、受寒可能为其发病诱因。

中医学认为，本病系由湿热浸淫，肝肾不足，筋脉失养而发病。

二、病理改变

肉眼见受累脊髓水肿充血或软化，周围静脉渗血。切片可见脊髓灰白质分界不清，脊髓血管充血或点状出血。镜下见软脊膜充血，炎性细胞浸润，神经细胞变性坏死，神经轴突、髓鞘均有破坏，血管内皮细胞肿胀，血管周围见多核或单核细胞浸润伴胶质细胞增生。

三、临床表现

本病呈急性起病。首发症状为：先感肢体麻木或疼痛，数小时后出现肢体无力或以肢体无力起病，1~2 日症状达高峰。少数可呈卒中型发病，即突然无力瘫倒，症状很快达高峰。偶有起病较缓、1~2 周症状达到高峰者。四肢瘫或双下肢瘫（截瘫）、某一平面以下感觉障碍（传导束型感觉障碍）、大小便功能障碍（括约肌功能障碍）是本病的三大主要特点。

（一）运动障碍

主要为上运动神经元性瘫痪，早期呈脊髓休克样表现，如肌张力减低、腱反射消失、病理反射引不出，即呈弛缓性瘫痪样表现，数小时或数日、数周后出现肌张力增高、腱反射亢进、踝阵挛和病理反射，即痉挛性瘫痪（上运动神经元瘫痪）体征。受累脊髓部位各异，其临床表现不同。

1）高位颈髓：上下肢均呈上运动神经元性瘫痪，因呼吸肌瘫痪，故可伴有程度不等的呼吸困难，严重者需气管切开辅助呼吸。

2）颈膨大：双上肢为下运动神经元性瘫痪（迟缓性瘫痪），上肢或手部肌肉短期内即有萎缩，系颈膨大部支配上肢的前角细胞受累所致，其上肢功能多难以完全恢复。双下肢为下运动神经元性瘫痪。颈 8 胸 1 节段侧角细胞受累时出现 Honer 综合征。

3）胸髓：双上肢正常，双下肢呈上运动神经元性瘫痪。可根据感觉障碍平面及上、中、下腹壁反射消失情况估计受损节段。

4）腰髓：双下肢呈下运动神经元性瘫痪。

5）圆锥：无运动障碍。肛门周围和会阴部皮肤感觉缺失呈鞍状分布；括约肌功能障碍。

（二）感觉障碍

受损平面以下感觉障碍，以痛觉消失最明显。在感觉消失区的上缘和正常感觉区之间可有 1～2 节段区感觉过敏。轻症患者感觉障碍可不明显。年龄小的患儿因表达能力差，有时难以查出感觉障碍平面，因此查体应仔细。一般感觉恢复早于运动，多数 1～2 周、少数 3～4 周恢复正常。此点与成人感觉恢复较运动恢复慢不同。

（三）括约肌功能障碍

主要为尿潴留。脊髓休克期因膀胱逼尿肌松弛，呈现失张力性神经元膀胱，当其过度充盈超过膀胱括约肌承受压力时，尿液自动流出，称为充盈性尿失禁。随着脊髓功能恢复，开始出现尿意和排尿功能，多于 2～3 周恢复正常。尚可有受累节段以下皮肤干燥、少汗或无汗、指（趾）甲脆弱等自主神经受累症状。

四、实验室及其他检查

（一）脑脊液

脑脊液压力正常，外观无色透明，细胞数及蛋白正常或轻度增高，糖及氯化物正常。

（二）脊髓 MRI

脊髓 MRI 可显示脊髓解剖及形态特征，是早期诊断急性脊髓炎可靠的辅助检查方法。本病的 MRI 特征为病变处脊髓呈弥漫性水肿增粗，T_1WI 呈低或正常信号，T_2WI 呈高信号，注射造影剂 Gd – DTPA 强化检查部分可见小斑点状强化。MRI 显示脊髓受累节段多较长，多 >3 个椎体，且显示的病变上界比临床定位高 1～3 脊髓节段。MRI 检查可协助预测预后，一般水肿增粗明显、有出血坏死征象者预后差。

五、诊断及鉴别诊断

根据患儿急性发病，有脊髓横贯性损害的症状体征，结合脑脊液检查，即可做出初步诊断。但必须除外下列常引起小儿急性瘫痪的疾病。

（一）急性感染性多发性神经根炎

急性脊髓炎早期呈现脊髓休克样表现，尤其颈髓受累出现四肢瘫时应与本病鉴别。急性感染性多发性神经根炎始终为对称性迟缓性瘫痪，感觉障碍轻，主要为主观感觉异常，常有脑神经受累，无括约肌功能障碍，脑脊液呈蛋白、细胞分离。

（二）视神经脊髓炎

目前认为本病是多发性硬化（MS）的一个变异型，除出现横贯性脊髓炎的症状外，于脊髓症状前后或同时有视神经炎表现，如视力障碍，甚至失明，病情有缓解及复发可以鉴别。但首次发病表现为单纯脊髓症状者，很难与急性脊髓炎鉴别。MS 患儿的脑脊液出现寡克隆带；早期视觉诱发电位异常；MRI 检查脊髓肿胀常不明显，且常为散在高信号斑块，脑白质内有病灶有助于鉴别。

（三）急性脊髓硬膜外脓肿

急性起病，有发热，感染中毒症状明显，外周血白细胞明显增高，多在发热后 1～3 天首先出现脊柱疼痛或神经根痛，脓肿在胸腰部时可有剧烈腹痛或下肢痛；继之出现瘫痪。MRI 检查可直接发现病灶。

（四）椎管内肿瘤

椎管内肿瘤多起病缓慢，症状逐渐进展，根痛常为首发症状，以后渐出现脊髓压迫症状，部分患者首发症状可为运动障碍，个别患儿可以脊髓横惯性损害症状发病。腰椎穿刺检查有椎管完全性或不完全性梗阻，MIR 可显示肿瘤部位及大小。

此外，还需与脊髓外伤、脊椎结核、脊髓动静脉畸形、急性脊髓灰质炎、周期性瘫痪等鉴别。

六、治疗

（一）中医治疗

1. 辨证论治

1）热毒上受，肺伤津亏

起病较急，口干咽燥，或兼咳嗽咽痛，或突然出现四肢无力，或麻木不仁，烦躁，小便发黄，大便干结。舌红，苔薄黄，脉细数。

治法：清热养阴，救肺生津。

方药：清燥救肺汤、沙参麦冬汤加减。

六月雪、北沙参各 30 g，忍冬藤 20 g，连翘、生石膏（先煎）各 12 g，桑叶 15 g，苦杏仁（后下）、甘草片各 6 g，麦冬、瓜蒌根各 10 g。

2）湿热浸淫，伤及脾胃

身热不扬，身体酸困沉重，双下肢或腰以下痿软，伴胸脘痞满，大便不调，多有便秘。舌苔多黄腻，脉多濡数。

治法：清化湿热，益气健脾。

方药：麸炒苍术 12 g，黄柏、防风各 10 g，怀牛膝、川草薢、葛根、茯苓各 15 g，薏苡仁、白术、炙甘草各 6 g。

3）脾肾两伤，精血乏源

肢体发凉，肌肉松弛，软弱无力，身体消瘦，面色萎黄，纳少，腹满，便溏间或二便失禁，伴头晕沉，精神不振，记忆力下降。舌体胖大，舌质偏淡，脉沉细濡。

治法：健脾益肾，调养精血。

方药：党参片 15 g，白术 20 g，茯苓 12 g，炙甘草、升麻、桂枝各 6 g，当归、枸杞子、陈皮各 10 g，麸炒山药、菟丝子各 30 g。有健脾益肾，扶正养血之功。该方适用于邪伤脾胃，精血受损引发的以肢冷萎废不用、肌肉松弛消瘦为主的脊髓炎患者。

4）肝肾阴虚，筋骨失养

肢体肌肉由松弛转为拘挛，形体消瘦，皮肤干燥，伴头晕目眩，神疲乏力。舌偏红绛，脉沉细弦数等。

治法：滋养肝肾，滋髓养精。

方药：龟甲 20 g（先煎），熟地、阿胶珠（烊化兑服）、西洋参各 10 g，当归、白芍、杜仲各 12 g，炙甘草、鹿角胶（烊化兑服）各 6 g，怀牛膝、鸡血藤各 30 g，续断片 15 g。

2. 单方、验方

1）龟甲胶、白术各 180 g，鹿角胶 90 g，人参片、当归、白芍、肉苁蓉片、怀牛膝各 120 g，黄芪 240 g，炙甘草、桂枝、全蝎各 60 g，熟地、浙贝母各 150 g，血竭 50 g，制马钱子 30 g。血竭与制马钱子单独粉碎，余药烘干共同粉碎，均过 120 目筛，制为豌豆大小的水丸，再经高压消毒后冷冻保存。服用前 3 天解冻，每次服 6 g，在就餐时以面汤送服，每日 3 次。依据患者病情，也可在服用汤剂时加服，亦可在本病恢复阶段及痊愈后单独连续服用 1~2 年，可最大限度地降低后遗症发生率。

2）制川乌、制草乌、红花各 15 g，木瓜、牛膝、透骨草、伸筋草各 30 g，乳香、没药各 12 g，苏木、防风、鸡血藤各 20 g。水煎后泡洗或外敷。该方具有活血化瘀通络的功效，能改善肢体麻木无力的症状。

3）鹿角胶 30 g，鹿角霜 15 g，熟地 15 g，当归 12 g，人参 9 g，牛膝 9 g，菟丝子 9 g，茯苓 9 g，白术 9 g，杜仲 9 g，虎胫骨（犬胫骨代之）3 g，龟板 3 g。先将鹿角胶用无灰酒熔化，虎胫骨及龟板炙酥，共为细末，炼蜜为丸，如梧桐子大。每次 20 丸，空腹盐姜汤送服。用于脊髓炎恢复期。

4）党参、炒白术、黄芪、茯苓、桂枝、当归、白芍、川断、牛膝、枸杞子、杜仲（盐水炒）、紫河车粉（吞服）、甘草。上药酌情调整用量，水煎，每日 1 剂。适于脊髓炎病程较长，肢体瘫痪者。

5）茅苍术、防己、薏苡仁、浮萍。水煎服，每日 1 剂。适用于脊髓炎初、中期阶段。痰湿重加半夏、远志、菖蒲；经络不通加丝瓜络、伸筋草。

6）川牛膝 9 g，马钱子 0.2 g。马钱子用油炸黄，与川牛膝共研细末，蜂蜜调之成丸，每丸重 3 g。每服 1 丸，日服 2~3 次。用于脊髓炎恢复期或后遗症期，肢体弛缓性瘫痪者。

3. 穴位治疗

梁世鹏的研究表明，维生素 B_1、维生素 B_{12} 穴位（足三里、承山、委中等）注射治疗小儿急性脊髓炎可控制病情进展，改善脊髓神经功能，大大缩短患儿的病程，改善预后。患儿肌张力、肌力开始恢复时间，自主排尿时间，独自行走时间，脊髓功能完全恢复时间与对照组相比均明显缩短。

4. 物理治疗

1）运动疗法：运动疗法是指借助器械、患者自身力量或者徒手，通过主动或被动运动等方式使患者获得全身或局部运动及感觉功能恢复的训练方法，是康复治疗过程中较为有效的方法之一。运动疗法对急性脊髓炎的康复至关重要，它能防止肌肉萎缩，同时能维持关节活动度，增强肌力，提高运动功能，促进血液循环和新陈代谢，改善膀胱排尿功能，有利于尿液的引流，防止因尿液逆流而造成的肾功能损害，预防下肢骨质疏松、压疮等。马腾等选择 58 例急性脊髓炎患者，将患者随机分为对照组和观察组各 29 例。在常规治疗基础上，观察组实施运动疗法，使用日常生活活动能力量（ADL）表、症状自评量表（SCL-90）并测患者双下肢肌力对两组患者治疗前后进行康复评定。结果发现，通过 4 周的康复训练，观察组患者的双下肢肌力、ADL 均有明显改善，优于对照组（$P < 0.05$）。国内外的已有研究均发现通过运动疗法可提高患者的运动功能及

ADL，减少并发症的发生，促进患者短期内康复。

2）物理因子治疗：在临床药物治疗和功能训练的同时，配合脉冲中频电疗、超短波等电疗法能更有效控制病情发展，缩短病程，减轻后遗症。据报道将物理因子综合治疗和功能训练同时用于2例脊髓炎患者，经1个月治疗，对患者治疗前后的双下肢肌力，大、小便恢复情况等进行评定。结果发现，患者的运动感觉功能明显改善，大、小便恢复自主性。但该研究中关于物理因子与功能训练相结合的综合康复治疗中参加治疗观察的患者例数太少，且未设置对照组，因此结论存在一定局限性。目前关于物理因子治疗急性脊髓炎的临床研究很少，综合性医院开展物理因子治疗的也不多，因此，物理因子对其的治疗效果需在临床工作中进一步实践探究。

3）肌电生物反馈治疗：肌电生物反馈对急性脊髓炎截瘫患者肢体功能恢复有显著作用。不同于传统的被动康复治疗，它是将生理和心理融为一体，在调动患者心理状态的基础上，充分调动患者的主观能动性，激起患者的康复欲望，然后进行反馈训练，增强肌力，使其尽快恢复肢体功能，提高其生活质量。封海霞等选择60例急性脊髓炎患者，将患者随机分为肌电生物反馈组（康复护理组）及对照组各30例。在常规治疗基础上，康复护理组采用国产肌电生物反馈仪、心理护理等治疗，使用简化运动功能评分法评定两组患者治疗前后的康复效果，康复护理组简化运动功能评分明显高于对照组（$P < 0.05$）。目前，开展生物反馈治疗急性脊髓炎的医院并不多，作为一种有效的治疗急性脊髓炎康复训练方法，其过程简单易行，值得临床推广使用。

5. 心理治疗

随着生物—心理—社会医学模式的改变及医学科学的发展。心理康复也日显重要，它不但影响疾病的痊愈，还能起到药物所不能达到的作用。由于本病急性起病，病程长，易复发，医疗费用高，患者很容易产生悲观情绪。赵玉英研究发现急性脊髓炎患者抑郁发生率为92%，患者的生活质量被严重影响。这提示我们应帮助患者调整角色认知过程的转换，改善患者情绪并正确接受残疾。行为疗法是一种有效的心理治疗方法，是根据认知过程影响情绪及行为的理论假设，通过树立良好的认知行为来改变不正确的认知和行为。高霞等选择36例急性脊髓炎患者，将其随机分为A组和B组各18例，B组给予药物治疗＋常规护理，A组在B组的治疗基础上给予认知行为干预，使用焦虑自评量表（SAS）和抑郁自评量表（SDS）对两组患者在入院当天及治疗后进行评分。结果显示，两周后A组干预后评分明显下降（$P < 0.05$），B组无明显改善（$P > 0.05$），A、B组干预后焦虑、抑郁评分差异有统计学意义（$P < 0.05$）。因此，为提高急性脊髓炎患者生活质量，减少并发症的发生，改善其因身体疾病导致的心理障碍，使其正确面对现实，树立自信的心理支撑点，以平常的心态面对残疾，获得重返社会必需的适应能力，向其提供心理治疗是非常重要的。

6. 传统康复

急性脊髓炎在中医学中大致可归于"痿证"的范畴，认为其病因病机是督脉受损。针灸是传统康复中重要的治疗手段，其在脊髓炎的传统康复治疗中亦极其重要。

1）针刺治疗：针刺可使自主神经功能障碍消失或明显减轻，也可促进瘫痪肢体肌力及感觉的恢复。袁淑芬等发现针刺配合温针治疗急性脊髓炎恢复期患者38例，经治疗3~5疗程（10次为1个疗程），通过疗效评价，总有效率为94.8%。蒋时英等的个案报道同样发现针刺治疗不仅可治疗病损平面以下的运动障碍，也可治疗尿便障碍，对患者的康复有一定效果，但均无对照组，研究结论的可信度值得考量。

2）电针治疗

（1）脊髓腔电针治疗：脊髓腔电针治疗不仅能促进脊髓的神经电传导，而且还能消除脊髓水肿，改善血循环，促进神经再生，张保朝等将40例急性脊髓炎患者分为两组，对照组和治疗组各20例，在传统治疗的方法上，治疗组加用脊髓腔电针治疗，经治疗3疗程（15次为1个疗程），完全恢复率治疗组为60%、对照组为30%（$P < 0.01$）；总有效率治疗组为90%，对照组为70%（$P < 0.01$）；另外直肠膀胱功能恢复率治疗组为100%，对照组为60%（$P < 0.01$）；提示脊髓腔电针治疗疗效明显高于对照组，它不仅使患者可以短期内恢复下肢肌力，而且对早期恢复膀胱直肠功能也有着重要意义。

（2）电针刺激夹脊穴治疗：电针刺激夹脊穴，能疏通督脉和膀胱经的经脉，调整肌张力，缓解血管痉挛，改善病变局部的营养状况，还能直接刺激脊神经后支，调节其功能。魏来等选择了66例急性脊髓炎恢复期患者，并随机分为治疗组42例和对照组24例，治疗组采用夹脊穴电针为主治疗，对照组采用常规针灸取穴治疗，经1个疗程治疗后，治疗组总有效率为97.6%；对照组总有效率为75%，两组有效率差异有统计学意义（$P < 0.05$），提示对于急性脊髓炎的治疗，特别是恢复期治疗，运用电针刺激夹脊穴治疗不仅能缩短病程，而且能很大程度上减少后遗症的发生，使患者病后的生活质量提高。

（二）西医治疗

急性脊髓炎因目前尚不明确病因，故治疗多以对症治疗为主，激素治疗是目前治疗急性脊髓炎的主要手段，应在应用激素的过程中尽量减少或避免其不良反应。针对其他治疗方式的选用应视患者的病情而定。

1. 激素治疗

糖皮质激素具有抗炎、抗水肿及免疫抑制作用，是急性脊髓炎的主要治疗手段。近年来有研究发现，静脉滴注大剂量甲泼尼龙后血药浓度比口服泼尼松的血药浓度高250倍，在脊髓腔内短时间达到较高浓度。大剂量甲泼尼龙可减轻脊髓炎性反应及水肿，改善血液循环；降低毛细血管通透性，增加局部血流量；对人体免疫系统产生强烈的抑制作用；降低损伤脊髓中脂质过氧化物的含量，减轻其对脊髓的损害；并可减轻脱髓鞘程度，改善神经传导功能。

2. 其他辅助治疗

1）免疫球蛋白：免疫球蛋白可以封闭免疫细胞表面的Fc受体，通过对受体的调节阻止T细胞激活，可干扰调控细胞生长和死亡基因表达，从而抑制免疫反应，促进神经髓鞘修复和少突胶质细胞增生。中和补体、细菌毒素和病毒，干扰免疫复合物的生成沉积及免疫复合物对靶细胞所产生的溶解破坏作用，阻止补体复合物与巨噬细胞结合，抑制巨噬细胞对自身组织的侵袭。免疫球蛋白用于治疗急性脊髓炎的机制可能有以下几个方面：①中和抗体，降低免疫球蛋白的生成；②中和细胞因子并降低其生成；③

中和补体、细菌毒素和病毒，干扰免疫复合物的生成沉淀及复合物对靶细胞膜所产生的溶解破坏作用。

王海涛等及赵志斌等采用静脉滴注丙种球蛋白 0.4 g/(kg·d) 联合甲泼尼龙 500 ~ 1 000 mg/d，每日 1 次，连用 5 天。5 天后改用泼尼松口服，以后按常规减量停用。急性脊髓炎患者经治疗后脊髓功能恢复所需时间比常规治疗组（单用甲泼尼龙）显著缩短。

2）单唾液酸酶神经节苷脂：单唾液酸酶神经节苷脂（GM_1）的作用机制在于保护细胞膜 $Na^+ - K^+ - ATP$ 酶和 $Ca^{2+} - Mg^{2+} - ATP$ 酶活性，纠正细胞内外离子失衡，防止 Ca^{2+} 内流和细胞内钙超载，从而防止神经细胞水肿。同时，GM_1 能抗自由基，降低脂质过氧化反应，阻断兴奋性氨基酸毒性作用，防止乳酸性酸中毒，从而早期终止继发性病理改变，阻断神经细胞凋亡。GM_1 尚能直接嵌入受损神经细胞膜中进行修复，增强内源性神经生长因子功能，促进神经细胞修复再生，缩短传统的脊髓休克期（3 ~ 4 周），促进各项神经功能恢复，提高患者的生活质量。

林香玉等在甲泼尼龙联合丙种球蛋白治疗的基础上加用单唾液酸酶 GM_1 100 mg + 5% 葡萄糖液 250 ml 静脉滴注，连用 4 周，结果显示 GM_1 治疗的患者神经功能恢复时间较对照组有显著差异，日常生活活动能力明显优于对照组。

3）分米波治疗：分米波能作用于极性分子，使其从原来的随机分布状态转变为依照电场的极性排列造成分子的高速旋转运动和相互摩擦，从而产生热量。水是极性分子，分米波可利用生物体内丰富的水性成分产生热效应；使受辐射作用的局部小动脉和毛细血管扩张，改善局部组织的血液和淋巴循环，促进水肿吸收，消炎止痛；加快组织代谢，提高神经组织再生和修复能力。

宗敏茹等报道，1 例急性脊髓炎患儿入院后采用减轻水肿、抗感染、营养神经等对症支持治疗，于入院第 8 天辅以分米波治疗，治疗剂量以患者感觉温热为宜。每次治疗 30 分钟，每日 1 次，10 次为 1 个疗程，共治疗 3 个疗程。研究结果显示，分米波辅助治疗急性脊髓炎患者疗效明显，且方法简单易行。

4）其他：曾有报道使用纳洛酮治疗急性脊髓炎，疗效较满意。徐忠祥等采用纳洛酮治疗 10 例，临床治愈 3 例，好转 3 例，总有效率达 60%。另有文献报道使用 β - 七叶皂苷钠治疗急性脊髓炎，疗效满意。

七、护理与健康教育

（一）护理

1）严密观察呼吸情况，包括频率、深度、节律，听诊患者前胸和后背的呼吸音，了解呼吸形态。

2）严密观察患者有无缺氧症状，如烦躁、出汗、发绀等。

3）可给予低流量吸氧，并给予吸痰，保持呼吸道通畅，做好气管切开的准备。

4）如突然出现呼吸困难，发绀明显，立即行气管切开术改善通气，呼吸循环衰竭可行人工呼吸囊或呼吸机辅助呼吸。

（二）健康教育

1. 环境

环境安静、舒适．避免噪音刺激，保持室内空气新鲜，每日通风 2 次，每次 15 ~ 30 分钟。

2. 饮食指导

给予高热量、高蛋白、高纤维素的饮食。

3. 日常活动

1）注意清洁卫生，防止细菌感染。

2）避免紧张和劳累，保证良好的休息。

3）最大限度地配合康复训练，活动时要有人守护，防止受伤。

4. 心理指导

嘱患者保持良好的心理状态，避免情绪激动，多关心患者并与患者多沟通，告之疾病的注意事项，积极配合治疗。

（刘玉兰）

第五节　帕金森病

帕金森病又称震颤性麻痹，本病是老年人常见的神经系统疾病，是一种退行性疾病。据统计，本病 50 岁以上的发病率为 500/10 万，60 岁以上则明显增加为 1 000/10 万，近十余年来，随着神经生理、生化和药物学的进展，本病的诊治状况大为改观。

中医文献中没有帕金森病的病名，但就其临床表现，应属于中医"痉证"范畴。如《景岳全书·痉证》说："凡属阴虚血少之辈，不能营养筋脉，以致搐挛僵仆者，皆是此证。如中风之有此者，必以年人衰残，阴之败也；产妇之有此者，必以去血过多，冲任竭也；疮家之有此者，必以血随脓出，营气涸也……凡此之类，总属阴虚之证。"

一、病因

本病可分为原发性和继发性两种，原发性帕金森病是一种慢性脑部退行性病变，主要是中脑的黑质和纹状体的神经递质多巴胺减少所引起。继发性帕金森病，又称帕金森综合征或震颤麻痹综合征，是由于脑炎、脑动脉硬化、脑外伤、脑肿瘤、一氧化碳中毒、锰中毒以及利血平、噻嗪类药物及抗抑郁剂等中毒所引起。

正常人黑质多巴胺能神经元制造的多巴胺，经黑质—纹状体束作用，壳核和尾状核细胞与纹状体内乙酰胆碱相平衡。多巴胺对新纹状体系统属抑制性神经介质。当黑质制造多巴胺功能降低时，乙酰胆碱功能相对亢进，从而出现一系列锥体外系症状。

本病的病理改变主要位于黑质、苍白球、尾状核及壳核内，但以黑质受累最重，其他部位较轻。肉眼可见黑质色素明显消失；镜检见黑质内含黑色素的神经细胞减少及变性，并伴以不同程度的神经胶质增生。

震颤性麻痹是脑部神经的一种退行性病变，其病常发于 50 岁之上的中老年人，中医认为肾主骨生髓，脑为髓之海，肾脏功能正常，则脑髓充满，神情饱满；肾亏则髓海空虚，虚风内劲则手足震颤拘挛。《素问·上古天真论》说："女子五七，阳明脉衰，面始焦，发始堕。六七，三阳脉衰于上，面皆焦，发始白。七七，任脉虚，太冲脉衰少，天癸竭，地道不通，故形坏而无子也。丈夫五八，肾气衰，发堕齿槁。六八，阳气衰竭于上，面焦，发鬓斑白。七八，肝气衰，筋不能动，天癸竭，精少，肾藏衰，形体皆极。八八，则齿发去。"说明肾藏精气的盛衰对人体生长发育及衰老起着决定性作用。脾为后天之本，气血生化之源，脾虚则肾无以养，所以本病的发生与脾及气血亏虚亦有关。

二、病理与发病机制

原发性帕金森病的主要病理改变在黑质纹状体通路，其次为纹状体和蓝斑；丘脑底核、下丘脑、迷走神经背核、大脑皮质和交感神经节亦可受损。其病理特点除黑质致密区含黑色素的多巴胺能神经元严重丧失外，还有胞质内出现 Lewy 体。临床表现主要是由于纹状体中的多巴胺能含量减少，乙酰胆碱对纹状体的兴奋作用相对加强，以及其他十多种神经递质和肽的功能发生紊乱（如纹状体中 5 - HT 减少，组胺作用相对加强，去甲肾上腺素亦稍减少）引起的肢体震颤、肌肉强直、运动减少等症状。

三、临床表现

（一）症状

一侧或两侧肢体缓慢出现震颤、发紧发硬感、动作缓慢、笨拙，走路下肢沉重，出现拖步。

（二）体征

1）震颤：这是本病三大体征之一，常由一侧手部开始，继之扩展至同侧下肢及对侧上下肢；头、下颌、口唇及舌亦可受累。震颤在静止休息时出现，故称为静止性震颤，随意运动时减少或消失，情绪激动或精神紧张时明显，睡眠时消失。疾病晚期震颤变为经常性，随意运动时亦不减轻或停止。震颤是由于促动肌与拮抗肌有节律地交替性收缩的结果，频率为 3 ~ 6 Hz，手部震颤以拇指、食指及中指为主，尤以拇指的掌指关节最为明显，呈搓丸样动作。下肢的震颤以踝关节最明显，表现为屈曲及伸直运动。疾病早期震颤轻，间断出现，疾病晚期变为持续性。

2）强直：多自一侧上肢近端开始，以后扩展至全身（包括四肢、躯干、颈部及面部），强直是由于锥体外系性肌张力增高，伸肌与屈肌、促动肌与拮抗肌张力都增高所致。当做被动运动时，因增强的肌张力始终保持一致，所遇阻力均匀，故称为铅管样强直；若患者伴有震颤，则可感到在均匀阻力的基础上出现断续的停顿，如两个齿轮在转动一样，称为齿轮样强直。

3）运动障碍：这是由肌强直及姿势反射障碍所致，表现为①随意运动缓慢，动作减少、幅度变小，上肢不能做精细动作，书写困难，字越写越小，称为写字过小症。②

姿势和步态异常，站立时头、躯干向前俯曲，四肢微曲。行走时上肢正常的前后摆动消失，起步困难，步伐小，但迈步后，由于身体前倾，重心前移，而越走越快，不能立即停步或转弯，而是向前冲，呈特殊的慌张步态。转弯时采取连续小步，使躯干和头部一起转弯。③面部无表情，瞬目动作减少，呈面具脸。④说话缓慢、语音单调、低沉或含糊不清。

4）自主神经功能紊乱：患者大肠无张力，出现顽固性便秘；有时发生自主神经危象，如大汗淋漓、面部充血、心跳加速、情绪紧张及震颤加重。自主神经功能障碍是由于下丘脑及迷走神经背核受损所致。流口水、皮脂溢出和出汗增多以前被归为自主神经功能紊乱，目前认为是继发症状。流涎与口、舌、腭及咽部等肌肉运动障碍、吞咽减少、唾液积聚于口咽部有关。皮脂溢出是由于不能彻底清洗面部的缘故，出汗增多是持续性肌肉活动的结果。

5）眼部体征：部分患者出现瞳孔光反射及辐辏反射减弱或消失，会聚麻痹、上视受限，个别患者有动眼危象，表现为发作性眼球固定上视或向下，并向一侧，眼睛睁开，瞳孔散大，全身不能活动，持续数分钟至数小时。

6）精神及智能障碍：患者可有抑郁、焦虑及不同程度的智能障碍。

7）临床类型：根据震颤、强直、运动三大症状、体征的不同程度可分为4型。①混合型：最常见，约占75%，震颤与强直并存，又可分为2型。震颤—强直型，表现为震颤重于强直；强直—震颤型，强直重于震颤。②震颤型：少见，约占10%，表现为强烈的持续性震颤，肌张力增高不明显。③强直型：约占10%，震颤不存在或轻，强直明显，影响患者活动。④肌静止型：很少见，表现为运动障碍重，其程度与震颤及强直不相适应。

四、实验室及其他检查

（一）脑脊液

常规检查多变为正常，脑脊液中多巴胺的代谢产物（高香草酸、HVA）及5-HT的代谢产物（5-羟吲哚酸、5-HIAA）含量降低。

（二）尿液

尿中多巴胺及HVA含量降低。

（三）颅脑CT检查

可为正常或有不同程度的脑萎缩改变，表现为蛛网膜下腔及脑沟增宽，脑室扩大。

（四）基因诊断

采用DNA印记技术、PCR、DNA序列分析等可能发现基因突变。

（五）功能显像诊断

采用PET或SPECT进行特定的放射性核素检测，可显示脑内多巴胺转运体（DAT）功能显著降低，多巴胺递质合成减少，以及D_2型多巴胺受体活性早期超敏，晚期低敏等，对早期诊断、鉴别诊断及监测病情有一定价值。

五、诊断

诊断标准是：①中老年发病，缓慢进行性病程；②四项主症（静止性震颤、肌强直、运动迟缓、姿势步态异常）中至少具备两项，前两项具备其中之一，症状不对称；③左旋多巴治疗有效；④患者无眼外肌麻痹、小脑体征、直立性低血压、锥体系损害和肌萎缩等。

六、鉴别诊断

（一）老年性震颤

具有下列特点可与帕金森病鉴别：①震颤幅度小、频率快；②震颤出现于随意运动中；③肌张力不高；④用苯海索（安坦）等药无效。

（二）家族性或良性震颤

与帕金森病的鉴别点为：①震颤在随意运动时加重，静止时减轻；②有家族史；③肌张力正常；④饮酒或有盐酸阿罗洛尔治疗，可使震颤显著减轻；⑤用苯海索等抗帕金森病药无效。

（三）甲状腺功能亢进

下列特点有助于鉴别：①患者多为年轻人；②震颤幅度小、频率快；③肌张力正常；④有甲状腺功能亢进的症状和体征。

（四）帕金森综合征

有明确的病因可寻，如药物、中毒、感染、外伤和脑卒中等。①药物性：与帕金森病在临床表现上很难区别，重要的是有无吩噻嗪类、丁酰苯类、利血平、锂剂、α-甲基多巴、甲氧氯普胺、氟桂利嗪等用药史。目前，上述药物的应用相当普遍，应引起重视。当停用药物数周至6个月后帕金森综合征的症状即可明显减轻，可以鉴别。②中毒性：以一氧化碳和锰中毒较为多见，其他有MPTP、甲醇、汞、氰化物等。其中如一氧化碳中毒患者有急性中毒史，苏醒后逐渐发生弥散性脑损害的征象，可有强直及震颤。又如锰中毒，多有长期的接触史，在出现锥体外系症状前常有精神异常如情绪不稳、记忆力下降等。③脑炎后：甲型脑炎（昏睡性脑炎）可于病愈后数年内发生持久和严重的帕金森综合征表现，但甲型脑炎仅在1920年前后广泛流行，目前极少见。其他病毒性脑炎，如乙型脑炎，在病愈期也可能呈现帕金森综合征，症状一般都轻微、短暂。④外伤性：颅脑外伤的后遗症可以表现为帕金森综合征，但在频繁遭受脑震荡的患者中较多见。⑤血管性：见于部分多发性腔隙性脑梗死患者，卒中病史、假性延髓麻痹、腱反射亢进、锥体束损害体征等可以区别，它与帕金森病的另一不同之处是震颤不明显。

（五）帕金森叠加综合征

具有帕金森综合征和其他症状的一组神经疾病，包括以下几种疾病。

1. 多系统萎缩

主要累及基底核、脑桥、橄榄、小脑及自主神经系统，可表现为锥体外系、锥体系、小脑和自主神经症状。根据其主要症状的不同可分为，①纹状体黑质变性（SND）：较罕见，表现为运动迟缓和肌强直，震颤不明显，左旋多巴疗效差，可兼有锥体系、小脑、自主神经症状。②心肌梗死后综合征（Shy-Drager综合征）：自主神经症状最为突出，表现为直立性低血压、性功能障碍和排尿障碍。③橄榄脑桥小脑萎缩（OPCA）：小脑及锥体系症状最突出，MRI显示小脑和橄榄体萎缩。

2. 进行性核上性麻痹

患者在 55～70 岁发病，主要表现为垂直性核上性眼肌麻痹、假性延髓麻痹、轴性肌张力障碍，颈部及上部躯干的肌强直，体姿伸直，易向后跌倒，可有锥体束征，左旋多巴制剂治疗无效或疗效差，病情进展快。

3. 皮质基底节变性

除肌强直、运动迟缓、姿势不稳、肌张力障碍、肌阵挛等运动症状外，尚表现突出的皮质损害症状，如失用、一侧肢体忽略和皮质复合感觉缺失等，体检可发现病理征阳性、眼球活动障碍。

4. 弥散性路易体病

在临床和病理表现上重叠于帕金森病和阿尔茨海默病之间，是以波动性认知功能障碍、视幻觉和帕金森综合征为临床特点，以路易体为病理特征的神经变性疾病。

七、治疗

（一）中医治疗

帕金森病的发生与肾、脾及气血精气有关，即由于脾肾功能减退，气血精气不足，不能濡养筋脉所致，所以在辨证治疗上应注意到脾肾功能的恢复在本病中的治疗作用。

1. 辨证论治

1）肝肾阴虚

肢体强硬，筋脉拘急，抖动不已，大便干结，腰膝酸软，头昏目眩，失眠多梦。舌暗红，少苔，脉沉弦或细弦。

治法：滋补肝肾，养血息风。

方药：大补阴丸加味。

熟地 15 g，龟板 15 g，钩藤 15 g，鸡血藤 20 g，知母 10 g，黄柏 10 g，山萸肉 10 g，杜仲 12 g，生牡蛎 15 g，当归 12 g，何首乌 15 g。

2）气血两虚

病久而重，面白无华或萎黄，头晕目花，四肢乏力，精神倦怠，肢体抖动。舌质淡胖有齿印，脉细弱。

治法：益气养血，息风通络。

方药：八珍汤加减。

党参 12 g，黄芪 15 g，白术 12 g，当归 12 g，川芎 10 g，熟地 12 g，白芍 10 g，地龙 12 g，天麻 10 g，枸杞子 12 g，炙甘草 10 g。

3）气滞痰阻

四肢震颤笨拙，活动不便，两手强直，不能握拳，不能书写，头痛失眠，咽喉不利，胸胁苦满。舌质红，苔少，脉细弦。

治法：行气导滞，化痰通络。

方药：半夏厚朴汤加减。

清半夏 12 g，厚朴 10 g，茯苓 10 g，柴胡 9 g，白芍 10 g，枳壳 10 g，川芎 10 g，白术 15 g，全虫 10 g，蜈蚣 2 条，地龙 15 g，生牡蛎 15 g。

4）气滞血瘀

手足震颤，躯干肢体疼痛，伴有胁痛，烦躁易怒，胸闷。舌质紫暗，或有瘀斑，脉细涩。

治法：活血化瘀，补益肝肾。

方药：身痛逐瘀汤加减。

桃仁 10 g，赤芍 10 g，五灵脂 12 g，炮山甲①9 g，秦艽 9 g，红花 6 g，当归 12 g，熟地 15 g，枸杞子 12 g，川芎 10 g，牛膝 10 g，生牡蛎 15 g。

2. 单方、验方

1）当归、生地、龟板、钩藤各 9 g，白芍 15 g，川芎 3 g，阿胶 12 g，牛膝 6 g，甘草 6 g，龙骨 24 g，生牡蛎 24 g，生石决明 24 g。每日 1 剂，水煎服。治疗震颤性麻痹以强直为主者。

2）柴胡 15 g，黄芩 12 g，清半夏 12 g，炙甘草 10 g，生姜 4 片，大枣 5 枚，防风 12 g，钩藤 15 g，每日 1 剂，水煎服。治疗震颤性麻痹头部摇摆不能自主者。

3. 针灸治疗

在药物（服用美多巴等药物）治疗的基础上，取梅花针叩击患者四肢和背部，然后再施以针刺。

（1）叩击部位：上肢先从肩关节开始，分别叩击伸肌群和屈肌群。伸肌群从肩髎穴开始，沿着手少阳经向下轻叩，止于液门穴；屈肌群从手厥阴经的天泉穴开始，沿着手厥阴经向下轻叩，止于大陵穴。下肢取行于下肢前面的足阳明经和行于下肢后面的足太阳经。背部则主要沿着两侧的足太阳经往下叩。轻轻地叩击，以皮色稍红为度。

（2）选穴为腕关节的阳池、阳溪、大陵、养老穴，肘关节的曲池、尺泽、曲泽、少海穴，肩关节的肩髎、肩髃、肩贞、天泉穴，踝关节的中封、太溪、解溪穴，膝关节的阴陵泉、阳陵泉、委中穴，髋关节的环跳、承扶穴。依不同的穴位分别选取不同长度的、直径为 0.30 mm 不锈钢针进行针刺。针刺手法要轻，得气后留针半小时，每 5 分钟运针 1 次，运针时只轻摇或轻弹针尾，不提插捻转。每天治疗 1 次，15 天为 1 个疗程，休息 5~7 天后再行下 1 个疗程。

4. 电针体穴治疗

与体针治疗的选穴相同。取穴分为两组，一组取百会、下关、鱼腰、曲池、内关、合谷、后溪穴，另一组取风池、太阳、地仓、足三里、丰隆、三阴交、太溪、太冲、公孙穴。两组穴位交替取用。

操作方法：分为两步，第一步进针操作与体针治疗一样，第二步为电针疗法操作方法。第一步操作完毕后，在相距较远的穴位之间，连接电针治疗仪的两极导线，采用疏密波，刺激量的大小以出现明显的局部肌肉颤动或患者能够耐受为宜。每次电针治疗 20 分钟，每天治疗 1~2 次，每次电针 8~12 个穴位。没有接电疗仪的穴位，按普通体针治疗进行操作。

---

① 穿山甲已不能用，改其他类似品种药物。

5. 耳针治疗

多与其他疗法配合使用。

1）处方：主穴、配穴同时取用，两侧交替。

（1）主穴：取一侧的脑点、皮质下、脑干。

（2）配穴：取另一侧的神门、额区、面区。

2）操作方法：常规消毒后，用28号0.5~1.0寸毫针斜刺或平刺耳穴。每天针刺1~2次，每次留针20分钟，留针期间行针2~3次，用较强捻转手法，捻转的幅度为3~4圈，捻转的频率为每秒钟3~5个往复，每次行针5~10秒钟。

6. 穴位注射与头针治疗

穴位注射治疗主穴取膈俞、心俞和风府；上肢及头面部震颤严重者加大椎，下肢震颤严重者加命门。取维生素B_1注射剂，每穴0.5 ml，隔日1次，病程长且病势重者每日1次。

头针治疗取患者健侧舞蹈震颤控制区（双侧患病则取双侧），以1.5寸针平刺，行捻转手法2分钟，频率为200次/分左右，留针15分钟，留针期间再行针2次，每日治疗1次。

（二）西医治疗

西医药物治疗目标是减轻患者的症状和恢复功能，不追求消除所有的症状及体征，即所谓"细水长流，不求全效"的原则。药物治疗的原则是：从小剂量开始，缓慢增加剂量；以最小的剂量获得最好疗效；不宜多加品种，也不宜突然停药，需终生用药；对症用药，辨证加减。本病早期尽可以采用理疗（按摩、水疗等）和医疗体育（活动关节、步行、语言锻炼）等疗法维持日常生活和工作能力，推迟药物治疗。

1. 抗胆碱能药

对震颤和强直有效，对运动迟缓疗效差，适于震颤突出且年龄较轻的患者。常用药物①苯海索：1~2 mg口服，3次/日。②丙环定：2.5 mg口服，3次/日，逐渐增至20~30 mg/d。其他，如苯托品、环戊丙醇、比哌立登等，作用均与苯海索相似。主要不良反应包括口干、视物模糊、便秘和排尿困难，严重者有幻觉、妄想。青光眼及前列腺肥大患者禁用；老年患者可影响记忆功能，应慎用。

2. 左旋多巴

目前左旋多巴被认为是本病治疗的最有效药物，可使各种症状均得到改善，尤其对少动效果明显。一般从小剂量开始，125 mg，每日3次，每隔4~5天增加250 mg，同时增加服药次数，每日4~6次，用量多在每日4~5 g。当取得最大疗效后即减量，维持剂量为每日1.0~1.5 g。本品长期用药可出现开关现象，即突然出现严重的不动状态，又能很快好转，此时需将药量减少，再缓慢增量，或减少每次用量，增加服药次数。注意不应与维生素B_6并用。

3. 脑外多巴脱羟酶抑制剂

该药不易通过血—脑屏障，却抑制左旋多巴在脑外的脱羧作用。因此与左旋多巴合用阻止血中多巴转变成多巴胺，使血中有更多的多巴进入脑中脱羧变成多巴胺，从而减少左旋多巴的用量，加强其疗效并减少其不良反应。应用此类药时应加用维生素B_6，使脑内左旋多巴的脱羧加快加强。苄丝肼和甲基多巴肼都是多巴胺脱羧酶抑制剂。目前多与左旋多巴制成复合剂，如美多巴，是左旋多巴与苄丝肼（4:1）的混合剂，用法：美多巴 125 mg 口服，每日 2 次，每隔 1 周左右每日增量 125 mg，常用量每日 375 ~ 1 000 mg，分 3 ~ 4 次服用。

4. 多巴胺受体激动剂

指能在多巴胺神经元突触点直接激动受体产生和多巴胺作用相同的药物，根据多巴受体是否会激活腺苷酸环化酶，以催化 ATP 转为 cAMP 而分为 D_1 和 D_2 型受体，D_1 型能激活腺苷酸环化酶，使 ATP 转为 cAMP，D_2 型不能激活腺苷酸环化酶。

多巴胺受体激动药可分为麦角碱类和非麦角碱类。前者包括溴隐亭、培高利特、麦角腈等，后者包括阿扑吗啡、N－丙基去甲阿扑吗啡、吡贝地尔（泰舒达）、罗匹尼罗及普拉克索等。

1）溴隐亭：是第一个和常用的多巴胺受体激动药，大剂量应用具有部分 D_1 受体激动作用，必须有一定量的内源性多巴胺存在才能起作用，因此适用于早期患者，目前主张与左旋多巴制剂合用，可以减少左旋多巴用量及其不良反应，对运动障碍的改善可持续 2 ~ 6 小时，也可单剂使用，从小剂量开始逐渐增量，开始时每日 0.625 mg，最低有效剂量为 7.5 ~ 15.0 mg/d，最大剂量不超过 30 mg/d。用药初期常见的不良反应为恶心、呕吐、头晕、直立性低血压，长期服用可由于血管收缩作用引起肢端发冷、痛性痉挛、红斑性肢痛、持续性低血压、加剧心绞痛。

2）培高利特：是半合成的麦角碱制剂，对突触后 D_2 和 D_1 受体都有激动作用，疗效比溴隐亭及麦角乙脲（5－HT 抑制药）强。开始剂量 0.05 mg/d，以后 2 ~ 7 周逐渐增加至 0.25 mg/d，每日最大量小于 2 mg。也可单剂应用。因血浆半衰期长，故对顽固的症状波动帕金森病患者及用其他多巴胺受体激动药无效者，用该药仍可改善，不良反应与溴隐亭及麦角乙脲类似。其他麦角碱类多巴胺能受体激动药，如普拉克索、卡麦角林、罗匹尼罗、吡贝地尔，在我国尚未临床应用。

3）吡贝地尔：为 D_2 和 D_3 受体激动药，对震颤作用效果明显，还可减轻抑郁症状。常用剂量为 150 ~ 200 mg/d。

4）阿扑吗啡类：主要是阿扑吗啡，其结构式与多巴胺有类似之处，故有模拟多巴胺的作用，是强烈的多巴胺激动药，能激动多巴胺的 D_1、D_2 及 D_3 受体。只能皮下注射或持续性泵入，而且必定引起呕吐，口服和肛栓剂不可靠。一次性皮下注射 10 ~ 25 分钟即可起效，疗效可维持 20 ~ 120 分钟，可改善运动不能，肌强直及静止性震颤。不良反应除呕吐外，尚有打哈欠，直立性低血压，精神不良反应比麦角碱少。目前国内很少应用本品，但欧洲多个国家仍用，其适应证为：①解除严重的"关"期，令患者迅速转为"开"期；②不动性危象；③手术前后的治疗。

5. 多巴胺释放促进剂

促进多巴胺合成和释放，延缓多巴胺的代谢破坏，如金刚烷胺，对本病的僵硬、震颤、运动徐缓均有缓解作用，近年发现本药还是兴奋性氨基酸受体拮抗剂，对神经元具有保护作用。剂量 100 mg，每日 2 ~ 3 次，见效较快，1 ~ 10 天即显效，但 4 ~ 8 周疗效开始降低，在左旋多巴治疗初期合用为宜，不良反应有下肢网状青斑、头晕、失眠等。

6. 单胺氧化酶抑制剂（MAOI）

已知单胺氧化酶有两种，即 A、B 两型。B 型主要在脑内。司来吉兰为 MAO – B 抑制剂，可选择性地抑制纹状体中的 MAO – B，从而抑制了纹状体内多巴胺的降解，并能抑制中枢神经元对多巴胺的再摄取，使脑内多巴胺含量增加。与左旋多巴合用可加强其疗效，减少左旋多巴用量。每次口服 5 mg，每日 2 次。

7. 抗组胺药物

偶能减轻症状，尤其是震颤。其作用机制可能是对抗组胺的作用并有抗胆碱性能。常用苯海拉明，12.5 ~ 25 mg，每日 3 次，口服。

8. 其他药物

1）胞磷胆碱：凡是用左旋多巴无效或有严重不良反应而不能继续使用者可用胞磷胆碱与抗胆碱药合用，以改善震颤、肌肉强直和动作缓慢。文献报道 71 例帕金森综合征患者，以苯海索为基础治疗药，加用胞磷胆碱每日 500 mg 或生理盐水进行双盲对照研究，治疗 28 天后，全部改善程度：胞磷胆碱组为 62%，对照组为 38%，统计学上有显著差异（$P < 0.05$）。

2）维生素 B_6：大剂量维生素 B_6 可使震颤明显减轻。用法：开始以 50 ~ 100 mg 肌内注射，单用或与抗胆碱药合用，以后每日递增 50 mg，直至每日 300 ~ 400 mg，可连用 12 ~ 15 天，一般在用药后 4 ~ 8 天好转，但需注意此药勿和左旋多巴合用，以免起对抗作用。

3）普萘洛尔：β 受体阻滞剂能用于震颤性麻痹患者，以改善其震颤的症状，但是其作用的精确机制是不清楚的，当每日口服普萘洛尔 60 ~ 240 mg 时，发现许多患者的震颤症状得到明显改善，少数病例的症状能得到完全控制。有资料报道，年龄较轻，震颤病程较短的患者，对 β 受体阻滞剂的反应是好的。

4）儿茶酚 – 氧位 – 甲基转移酶（COMT）抑制剂：通过抑制左旋多巴在外周代谢，维持左旋多巴血浆浓度稳定，加速通过血 – 脑屏障，阻止脑胶质细胞内多巴胺降解，增加脑内多巴胺含量。与美多巴或息宁合用可增强后者疗效，减少症状波动反应，单独使用无效。①答是美（托可朋）：100 ~ 200 mg，口服，3 次/天，不良反应有腹泻、意识模糊、运动障碍和氨基转移酶升高等，应注意肝脏不良反应。②柯丹（恩托可朋）：200 mg，口服，每日 5 次为宜。

5）清开灵注射液：取本品 40 ml 加入 5% 葡萄糖液 500 ml 中静脉点滴，每日 1 次。有人用其治疗 1 例患者，用药一周后症状完全消失，继续治疗 1 个疗程（2 周）巩固疗效。随访 6 个月未再发作。

神经外科采用立体定向手术治疗帕金森病，包括苍白球毁损术等。随着科学技术的进步，神经外科立体定向手术有明显提高，只要选择病例合适，可取得一定疗效，但长期疗效如何，目前难做评定，而且不是所有帕金森病患者都适宜进行立体定向等手术治疗。关键是手术前一定要严格选择手术适应证和全面考虑手术的禁忌证。

自 20 世纪 80 年代初期，临床应用神经组织脑内移植治疗帕金森病以来，近几十年来取得了一些新的进展。所开展的神经移植治疗有肾上腺髓质移植和胚胎中脑移植，临床症状有所改善，但要作为一种成熟的治疗手段，尚有许多问题有待解决。至于帕金森病的基因治疗，目前仅限于动物试验阶段。

八、预后

帕金森病是一种慢性进展性变性疾病，目前尚无根治方法，多数患者发病数年内尚能继续工作，也有迅速发展致残者；疾病晚期由于严重肌强直、全身僵硬终至卧床不起。本病本身并不危及生命，肺炎、骨折等各种并发症是常见的死因。

九、护理与健康教育

（一）护理

1）轻者可下床活动，严重震颤和肌强直者应卧床休息。

2）协助生活护理，如吃饭、大小便、翻身等，吞咽困难者给予鼻饲。多食用蔬菜、水果，保持大便通畅，宜给予低胆固醇食物。

3）注意胃食管反流，及时吸出口腔内的反流物，防止窒息和肺炎。大量流涎者，保持口腔清洁，以免并发口腔炎。

4）对智能减退者应做好生活护理，避免摔伤和烫伤。对晚期卧床不起的患者，需按时翻身、按摩、做肢体被动运动，防止关节畸形，预防压疮和肺炎。

5）观察震颤与肌强直情况，所致运动障碍程度；观察自主神经系统出现的症状，有无胃食管反流等；观察有无吞咽困难，注意精神症状。

6）按医嘱给抗胆碱药、抗组胺药、金刚烷胺、左旋多巴等，并观察药物不良反应。如抗胆碱药可引起口干、视物模糊、幻觉、便秘等；金刚烷胺的不良反应有恶心、头晕、足踝水肿、精神错乱等；左旋多巴可引起恶心、呕吐、血压下降、期前收缩等。协助检查周围血象，如行定向手术，执行开颅手术前后护理。

（二）健康教育

帕金森病患者常因情绪变化而加重病情，因此，应保持心情舒畅。服镇静剂不要过量，否则会加重症状，平时宜进食营养丰富的食品，避免辛辣、高脂肪、高胆固醇食物。适当参加体育锻炼和积极的思维、语言训练能减缓和控制疾病的发展。

（刘玉兰）

第六节　癫　痫

一、病因和发病机制

癫痫按病因分为原发性癫痫和继发性癫痫。原发性癫痫的病因至今不明，其与遗传有密切关系，据统计，多达70%的癫痫患者都有遗传因素，而且，家族性癫痫发作的风险在广泛性癫痫和局灶性癫痫分别比正常人高2.5倍和2.6倍，其原因可能与其家族共有的基因有关。继发性癫痫的病因相对比较复杂，且在不同年龄阶段也存在较大差异。

（一）现代医学病因

1. 儿童和青少年期癫痫

癫痫是儿童和青少年常见的神经系统疾病之一，我国癫痫患者有60%起源于小儿时期，儿童的发病率约151/10万，大约为成人的10倍。主要病因包括遗传、代谢障碍、中枢神经系统感染、热性惊厥、脑外伤等。遗传因素在儿童中甚至更高。染色体病是一类遗传性疾病，在癫痫的研究中发现常染色体显性遗传占有一定比例，此外，还存在着许多基因方面的原因（如单基因、多基因及线粒体病等）。营养代谢性疾病如苯丙酮尿症、脑脂质沉积症、甲状旁腺功能低下、维生素 B_6 缺乏症等也可通过影响大脑皮质的发育而引起癫痫发作。中枢神经系统若受到细菌性、病毒性、寄生虫（脑囊虫等）等感染可导致癫痫。由于小儿的血—脑屏障功能发育不完善，感染后更易继发癫痫。热性惊厥多发见于6个月到5岁的儿童，是儿童脑性癫痫最常见的类型，发热可导致海马中产生热原质、白细胞介素（IL）–1等细胞因子，从而增加神经元的兴奋性而引发癫痫。据文献报道，药物过量引起的高热或洗热水澡经常引发儿童癫痫发作，这表明增高大脑温度足以产生癫痫发作。创伤后癫痫是后天性癫痫最常见的形式，也是青少年人群发生癫痫最主要的原因，但概率相对较低。

2. 成年期癫痫

成人癫痫主要与脑肿瘤、脑血管畸形、代谢异常或内分泌功能障碍、全身或系统性疾病有关。脑肿瘤是成年期癫痫的常见病因，据文献报道脑肿瘤患者中约40%可病发癫痫。脑肿瘤的病理分级越低，发生癫痫的可能性就越高。脑血管畸形以脑动静脉畸形多见，癫痫发作为其常见临床表现，占30%~40%。水钠代谢失常及酸碱平衡紊乱可引起大脑皮质或者神经细胞等代谢性变化，导致癫痫发作。内分泌功能障碍引起的低血糖、毒物、药物中毒、缺氧、高血压脑病、多发性硬化、重症肌无力、系统性红斑狼疮以及各种血液系统疾病等导致的脑功能受损也可引发癫痫。

3. 老年期癫痫

流行病学资料表明老年人癫痫的发病率高于任何其他年龄组。老年癫痫患者的病因具有复杂性与多样性特点，且大部分继发于脑血管疾病、神经系统退行性疾病、脑外伤、脑肿瘤等。老年期癫痫病因复杂且大多数明确，脑血管病、糖尿病和脑萎缩为老年人的常见病因。脑卒中和其他脑血管疾病是老年癫痫最重要的危险因素，癫痫的发作风险在脑卒中后的1年内将增加20倍。糖尿病引起的低血糖、高血糖、糖尿病酮症酸中毒及脑血管并发症等都可引起癫痫发作。脑萎缩引起脑功能障碍也可能与癫痫发生有关，但机制还不清楚 。

癫痫的发病机制复杂，目前主要认为是由于中枢性神经系统的兴奋性与抑制性失衡所致，而其与神经递质失衡、离子通道、神经胶质细胞、遗传及免疫的异常有密切关系。

目前已发现与癫痫发生有关的神经递质较多，例如氨基酸类：γ－氨基丁酸（GA-BA）、甘氨酸、谷氨酸（Glu）、天冬氨酸、牛磺酸等；单胺类（多巴胺、去甲肾上腺素、5－HT），乙酰胆碱等。其中，Glu 与 GABA 分别是中枢神经系统中最重要的兴奋性神经递质与抑制性神经递质，并与癫痫发作密切关系。Glu 受体有离子型受体和代谢型受体，分别与离子通道和 G－蛋白通道偶联，进而发挥作用。先前研究多数集中在离子型受体方面，认为痫性发作时 Glu 蓄积作用于离子型受体，使突触过度兴奋，从而诱发痫性发作。研究认为癫痫发作可能是由于 Glu 早期胞内合成增加、后期胞外大量释放的结果。癫痫患者脑脊液中 GABA 水平也有明显降低，且脑脊液 GABA 水平与癫痫患者发作频率有一定的关系，抗癫痫药物可使癫痫患者脑脊液 GABA 水平提高。GABA 受体可分为 GABAa、GABAb、GABAc，其中 GABAa 受体与癫痫关系最密切，属于配体门控的氯离子（Cl^-）通道。激活后可产生早期抑制性突触后电位，其兴奋或抑制能阻止或诱发癫痫发作。GABAb 受体是 G 蛋白偶联的跨膜受体，介导抑制性突触后电位。有文献报道 GABAb 受体功能异常很可能是失神发作的主要原因，可能机制是 GABAb 受体的激活能产生长时间超极化，引起丘脑皮环路中同步放电，导致失神发作。并有可能成为治疗失神发作的方向。GABAc 受体也是配体门控的 Cl^- 通道，其具体作用缺乏相关研究。

离子通道是调节神经元细胞兴奋性的重要物质，与癫痫相关的离子通道主要包括钠、钾、钙离子通道。离子通道基因突变都有可能改变通道蛋白的正常功能，可造成中枢神经系统电活动失衡，最终诱发异常同步化放电，引起痫性发作，因此也被称为"离子通道病"。离子通道选择性允许相应离子通过，从而引起细胞膜电位变化，进而导致神经元兴奋或抑制。因此，相关推断认为离子交换的不平衡引起了通道病，或者是阴或阳离子能诱导癫痫发作。近年来研究发现离子通道病中的被超极化活化的环核苷酸（HCN）门控通道可能与颞叶癫痫和失神发作有关。HCN 属于电压门控离子通道，HCN 被超极化激活后可引起神经元兴奋抑制。相关动物实验显示 HCN 通道的下调和通道蛋白表达缺失会引起离子流密度的下降，最终导致神经元过度兴奋。因此，HCN 被认为在癫痫发生中发挥重要作用。

星形胶质细胞是调节细胞外中枢神经系统神经递质的重要组件，主要是 Glu 和 GABA，细胞外 Glu 积累影响神经元的功能和生存，星形胶质细胞可以在细胞外保持低浓度的 Glu。但在癫痫患者发作时，细胞外水平的 Glu 明显上升，且在海马硬化癫痫患者中 Glu 浓度也较高。慢性癫痫患者的脑组织中星形胶质细胞和小胶质细胞大量增生，且呈 Glu 样免疫组化反应阳性，星形胶质细胞增生可能导致神经细胞外 Na^+ / K^+ 浓度平衡失调，使神经细胞兴奋的阈值降低，神经兴奋过度而引发癫痫。另有文献报道在光学显微镜下，癫痫患者皮质星形胶质细胞内存在能被苏木精和伊红染色的嗜酸性透明夹杂物，这些都表明神经胶质细胞在癫痫的发生中发挥了重要作用。癫痫发作时，星形胶质细胞通过增加 Glu 的摄取及调节神经元对 Glu 的摄取，减少细胞外 Glu 的浓度。可见，星形胶质细胞摄取 GABA 的能力异常也与癫痫发作有关，若摄取过多可导致癫痫发作。Sitnikova 等研究还发现胶质细胞和胶质神经元的相互影响可能是失神性癫痫的发病机制。

动物实验及临床研究显示中枢神经系统和外周产生的免疫介质共同参与癫痫的发生发展。强大的免疫反应可降低癫痫发作的阈值、增强神经兴奋性、促进突触重建、导致血—脑屏障受损，进而引发癫痫。有统计表明，癫痫患者的免疫系统功能紊乱远远多于其他人群。癫痫患者中淋巴细胞亚群 T_3、T_4 细胞含量下降，T_8 细胞增加，T_4 与 T_8 的比值下降。炎症细胞因子是人体免疫反应和炎症反应的重要调节者，细胞因子的失调和过度产生会导致神经元变性，可以诱导癫痫发作，目前认为 IL－1、IL－2、IL－6、IL－21B、肿瘤坏死因子 A（TNF－α）、干扰素（IFN）及血清可溶性白细胞介素 2 受体等细胞因子与癫痫有关，而且还与体液因子补体、IgG、IgA 及抗脑抗体等相关，特别是 IL－1 在发热性癫痫中有重要作用。此外，Febene 等研究发现，在脑血管中，血管内皮黏附分子的表达提高，而白细胞对血管内皮细胞的黏附作用也增强，由此认为炎症细胞的黏附作用也在癫痫发生中发挥作用。

大多数疾病都有遗传基因的复杂性，癫痫也不例外，也有其遗传特征，并与多基因变化有关。遗传学和分子生物学研究证实部分癫痫综合征是由于编码离子通道蛋白的基因突变导致神经元过度兴奋引起的。包括单或多基因突变、染色体异常、线粒体突变等。最近对 GABAa 受体亚单位基因突变研究发现，已知的 GABAa 受体突变主要与三种类型的特发性癫痫有关，包括儿童失神癫痫，常染色体显性遗传与发热性癫痫，常染色体显性遗传青少年肌阵挛癫痫。

（二）中医学病因

中医认为本病之形成，大多由于七情失调，先天因素，脑部外伤，饮食不节，劳累过度，或患他病之后，造成脏腑失调，痰浊阴滞，气机逆乱，风阳内动所致，而尤以痰邪作祟最为重要。《医学纲目·癫痫》说的"癫痫者，痰邪逆上也"，即是此意。

1. 七情失调

主要责之于惊恐。《素问·举痛论》说："恐则气下""惊则气乱"。由于突受大惊大恐，造成气机逆乱，进而损伤脏腑，肝肾受损，则易致阴不敛阳而生热生风。脾胃受损，则易致精微不布，痰浊内聚，经久失调，一遇诱因，痰浊或随气逆，或随火炎，或随风动，蒙蔽清窍，是以痫证作矣。

2. 先天因素

痫证之始于幼年者，与先天因素有密切关系，所谓"病从胎气而得之"，前人多责之于"在母腹中时，其母有所大惊"所致。若母体突受惊恐，一则导致气机逆乱，一则导致精伤而肾亏，所谓"恐则精却"。母体精气之耗伤，必使胎儿的发育产生异常，出生后，遂易发生痫证。

3. 脑部外伤

由于跌仆撞击，或出生时难产，均能导致受伤。外伤之后，则神志逆乱，昏不知人，气血瘀阻，则络脉不和，肢体抽搐，遂发癫痫。

此外，或因六淫之邪所干，或因饮食失调，或患他病之后，均可致脏腑受损，积痰内伏，一遇劳作过度，生活起居失于调摄，遂致气机逆乱而触动积痰，痰浊上扰，闭塞心窍，壅塞经络，发为痫证。

综上所述，本病以头颅神机受损为本，脏腑功能失调为标。先天遗传与后天所伤是为两大致病因素。概由痰、火、瘀为内风触动，致气血逆乱，清窍蒙蔽故发病。其脏气不平，阴阳偏胜，神机受累；元神失控是病机的关键所在。

二、临床表现

1）全面性发作时突然昏倒，项背强直，四肢抽搐。或口中发出羊、猪叫声，或仅两目瞪视，呼之不应，或头部下垂，肢软无力；部分发作时可见多种形式，如口、眼、手等局部抽搐而无突然昏倒，或幻视，或失神，或呕吐、多汗，或无意识的动作等。

2）起病急骤，发作时间长短不一，但移时可醒，醒后如常人，无后遗症，且反复发作，每次发作的情况基本相同。

3）多有家族史，或产伤史，或颅脑外伤史。每因惊恐、劳累、情志过极而诱发。

4）有的发作前有眩晕、胸闷等先兆。

三、实验室及其他检查

脑电图检查有异常慢波，可助于诊断，有条件者行头颅 CT、MRI 检查，亦有助于明确诊断及鉴别诊断。

四、鉴别诊断

（一）中风病

中风病以突然昏仆，半身不遂，口舌歪斜，语言不利，偏身麻木为主症，与本病起病急骤，突然昏倒相似。但本病是以突然昏仆，伴有四肢抽搐，项背强直，两目上吊，口吐痰涎，或口中有如猪羊叫声，移时可醒为主症。中风病常留有半身不遂等后遗症；而本病醒后如常人，无后遗症，且反复发作，每次发作情形相似。必要时行脑电图、头颅 CT 以资鉴别。

（二）痉病

痫证与痉病都具有时发时止、四肢抽搐等相同症状，但痫证除四肢抽搐外，还有口吐涎沫及类似猪羊叫声，且醒后与常人无别，而痉病发时则四肢抽搐，角弓反张，身体强直，一般须经治疗方可恢复，无口中类似猪羊叫声，恢复后往往还有原发疾病的存在。必要时行脑电图，脑脊液等辅助检查以资鉴别。

（三）厥病

痫证与厥病都为突然昏倒，移时可醒，醒如常人。但厥病以发作时突然昏倒、不省人事、四肢厥冷、冷汗出为特征，与痫证的项背强直、四肢抽搐、口吐白沫或口中有类似猪羊叫声有别。且厥病脑电图检查多无阳性发现，而痫证有特征改变，不难区别。

五、治疗

（一）中医治疗

癫痫的治疗宜分标本虚实。频繁发作时，以治标为主，着重豁痰顺气，息风开窍定痫。平时以治本为重，宜健脾化痰，补益肝肾，养心安神。调摄精神，注意饮食，避免劳逸无度，亦属重要。

1. 辨证论治

1）风痰闭阻

在发作前常有眩晕、胸闷、乏力等症（亦有无明显先兆者）。发则突然跌倒，神志不清，抽搐吐涎，或伴尖叫与二便失禁。也有短暂神志不清，或精神恍惚而无抽搐者，舌苔白腻，脉弦滑。

治法：涤痰息风，开窍定痫。

方药：定痫丸加减。

竹沥 10 ml（另服），石菖蒲 12 g，胆南星 10 g，清半夏 10 g，天麻 10 g，全虫 8 g，僵蚕 6 g，蝉蜕 20 g，琥珀 2 g，远志 10 g，生牡蛎 15 g。

2）痰火内盛

发作时昏仆，抽搐，吐涎，或有吼叫，平日情绪急躁，心烦失眠，咯痰不爽，口苦而干，便秘。舌红苔黄腻，脉弦滑数。

治法：清肝泻火，化痰开窍。

方药：龙胆泻肝汤合涤痰汤加减。

龙胆 10 g，木通 10 g，生地 10 g，清半夏 10 g，胆南星 10 g，枳实 10 g，石菖蒲 12 g，钩藤 15 g，石决明 15 g，生大黄 9 g（后下）。

3）心肾亏虚

癫痫发作日久，健忘，心悸，头晕目眩，腰膝酸软，神疲乏力。苔薄腻，脉细弱。

治法：补益心肾，健脾化痰。

方药：大补元煎合六君子汤加减。

熟地 12 g，山药 12 g，山萸肉 10 g，枸杞子 10 g，当归 12 g，杜仲 10 g，人参 10 g，茯苓 12 g，白术 10 g，石菖蒲 15 g，远志 10 g。

2. 中成药

1）青阳参片：用治各种类型癫痫及小儿痉挛等。成人剂量 15～20 mg/kg，一般每日 6～8 片，最多不超过 12 片；儿童 10～15 mg/kg，一般每日 1～1.5 片，最多不超过 2 片。每日 1 次，连服 2 天停 1 天或隔日服。

2）癫痫宁片：成人每次 1.2～1.8 g，每日 2～3 次，视病情而定。儿童酌减。

3）小儿祛风定惊丸：6 个月以内小儿慎用，6 个月至 1 岁小儿每次 1/2 丸，1～3 岁每次 1 丸，均每日 2 次。

4）牛黄镇惊丸：每次 1 丸（1.5 g），每日 2 次。

5）琥珀抱龙丸：每次 1 丸（1.5 g），每日 2 次。

3. 单方、验方

1）丹参 30 g，赤芍 12 g，红花 4.5 g，楝叶 9 g，青皮、陈皮各 9 g，白芷 6 g，合欢皮 30 g。水煎服。治疗气滞血瘀之痫证。

2）丹参 30 g，川芎 9 g，红花 4.5 g，半夏 9 g，胆南星 6 g，地龙 9 g，僵蚕 9 g，夜交藤 30 g，珍珠母 30 g，水煎服。治疗痰瘀交阻，肝风内动之痫证。

3）柴胡 15 g，黄芩 12 g，白芍 12 g，甘草 10 g，清半夏 10 g，党参 10 g，生姜 4 片，大枣 5 枚，生龙骨 15 g，生牡蛎 15 g。每日 1 剂，水煎服。对癫痫大、小发作均有效，但用于小发作优于大发作者。

4）巴豆 5 g，杏仁 20 g，赤石脂、代赭石各 50 g，巴豆去皮，压挤去油制成巴豆霜，取诸药共研细末，制成大豆大小蜜丸，每次 3 粒，每日 3 次，1～2 个月为 1 个疗程。

4. 针灸治疗

对痫证急性发作时，可选。

主穴：人中、涌泉。

配穴：内关、足三里。

治法：先针人中，而后针涌泉穴。片刻即可苏醒。有恶心、全身无力者，次日可针内关，足三里穴。

耳针：可取胃、皮质下、神门、枕、心等穴。每次用 3～5 穴，留针 20～30 分钟，或埋针 3～7 天。

埋线：取大椎、腰奇、鸠尾穴，备用翳明、神门穴。每次用 2～3 穴，埋入医用羊肠线，隔 20 天 1 次，常用穴和备用穴轮换使用。

割治：第一次用大椎、癫痫、腰奇，第二次用陶道、膈俞（双）、命门；第三次用身柱、肝俞（双）、阳关。割长约 0.5 cm 切口，将皮下纤维组织挑净，然后在穴位上拔玻璃火罐，半小时后取下，每周割一次，3 次为 1 个疗程。

挑治：取穴以任、督二经穴为主，用高压消毒三棱针挑刺，使局部出血 2～3 滴，如绿豆大，起初每周 1 次，随发作间距的延长，可半月或 1 个月 1 次。

针灸治疗癫痫近年来以针刺方法居多，灸法应用渐少，在选穴上多选督脉、任脉穴位。如针刺任督二脉穴位为主治疗癫痫，可主穴身柱、神道及两穴之间的第 4 椎下，直刺 3～4 cm，每穴灸 3～5 壮；鸠尾穴斜刺 2～4 cm，如发作时针刺人中、太冲、长强，隔日 1 次，12 次为 1 个疗程，间隔 7 天，一般治疗 1～4 个疗程，收效明显。

对运动性癫痫，也可用长针和头针为主治疗，采用大椎透灵台、至阳透筋缩、臀中透命门、腰奇透长强、神庭透囟会、百会透后顶、璇玑透膻中、鸠尾透中脘、内关、丰隆、太冲及双侧顶颞前线，凡任督二脉穴位用 26 号 10～17 cm 毫针强捻转 1 分钟，头部用 28 号 5～8 cm 毫针小幅度快提插手法，而四肢穴位用电针选用断续或疏密波，每次治疗 30～45 分钟，隔日 1 次，10 次为 1 个疗程，疗程间隔 3～5 天。有较好疗效。

对久治不效的癫痫患者，可选用头针针刺胸腔区、运动区、晕听区、制痫区、舞蹈震颤区等，均双侧取穴，隔日 1 次，10 次为 1 个疗程。多能收效。也可选用头针取穴结合电针，对大小发作取运动区，伴有精神症状者取情感区，对侧有头痛、肢体疼痛、麻木等感觉异常的取感觉区，全部使用 ZX-5 型综合治疗机，用 26 号毫针刺入后通电，脉冲频率为每分钟 150～200 次，治疗时间为 30 分钟，15 天为 1 个疗程，休息 7 天，一般治疗 2～3 个疗程，有较好的疗效。

（二）西医治疗

1. 病因治疗

针对致痫的病因进行治疗，积极治疗原发疾病，如脑肿瘤、脑部炎症、脑寄生虫病和全身性疾病等。在治疗这些疾病的同时要考虑继发性癫痫的可能性，如必要可给予药物治疗。

2. 一般处理

对于大发作的患者，要避免发作时误伤。让患者侧卧位，解开衣领、腰带，使其呼吸通畅。将毛巾或外裹纱布的压舌板塞入齿间，以防舌被咬伤。抽搐时不得用力按压肢体，以免骨折。抽搐停止后，将头部转向一侧，让分泌物流出，避免窒息。

3. 癫痫持续状态的处理

癫痫持续状态（SE）是危重急症，必须及时有效治疗。

1）治疗原则及目的：SE治疗首先应明确患者存在癫痫发作，对可疑的病例不能应用抗癫痫药物治疗，单一的全身性发作可完全恢复，可不进行治疗。一旦确诊为SE，应开始紧急综合治疗，特别对于全身强直—阵挛性SE需要强有力的治疗。目的是尽快纠正SE，包括行为发作和电生理上的发作，避免发作引起的神经元损害，彻底从持续发作中康复，防止再发，确定并去除SE的诱发因素，减少并发症的治疗。

2）一般治疗：初始措施应着重于维持通气、呼吸和循环的稳定。保持患者呼吸道畅通很重要，根据呼吸道情况，必要时进行气管切开或气管插管，检测患者血压和脉搏，进行血气分析。抽血化验血浆中各种化学指标和抗癫痫药物浓度。建立静脉通道，并用生理盐水维持。维持生命功能，预防和控制并发症，处理脑水肿，预防脑疝，及时治疗酸中毒、呼吸循环衰竭、高热、感染和纠正水电解质失调等。患者情况稳定后进行脑部CT检查，如果成像正常则抽取脑脊液进行检查，以排除中枢神经系统感染。

3）药物治疗：药物治疗的目的是快速终止行为发作和电生理上的发作，控制SE药物都应静脉给药。许多抗癫痫药物均可用于治疗SE，如苯二氮䓬类、苯妥英钠、磷苯妥英钠、苯巴比妥、丙戊酸钠、副醛、硫喷妥钠、异丙酚、左乙拉西坦等。

（1）苯二氮䓬类：是SE治疗最为有效的抗癫痫药物，最常用的有地西泮、劳拉西泮及咪达唑仑。地西泮是成人或儿童SE治疗一线药物，脂溶性很强，可很快进入脑内，但是15~20分钟将分布到身体其他部位的脂肪组织，因此血药浓度迅速下降，临床疗效受到影响。其清除半衰期为24小时，因此重复给药会导致镇静作用累加。成人以不超过2~5 mg/min的速度静脉匀速注射，75%患者用量为5~10 mg/min，癫痫发作可得到控制。单次剂量为10~20 mg，间隔15分钟后可继续给予10 mg，总量达40 mg为止。儿童用药量为0.2~0.3 mg/kg。使用时可出现呼吸、抑制、血压下降、镇静等副作用，应注意。劳拉西泮作为首选的治疗SE的苯二氮䓬类而出现，属于广谱抗癫痫药物，可以终止75%~80%的癫痫发作。劳拉西泮较地西泮脂溶性小，其分布半衰期为2~3小时，且与GABA受体结合更紧密，因此有效作用时间较地西泮长。劳拉西泮常用剂量为4~8 mg/次，抗惊厥效果可持续6~12小时。一般注射3分钟后可控制发作，如不能控制，20分钟后可重复同样剂量。劳拉西泮易发生快速耐药，重复给药后效果较差。但是单剂量给药，由于其相对的脂质不溶和无蓄积，发生突发性低血压或呼吸抑制较地西泮小。咪达唑仑是欧洲治疗SE首选药物，是一种新型的水溶性苯二氮䓬类药物，代谢快，发生蓄积的概率较地西泮小，属于短效药，需维持治疗。咪达唑仑不仅可用于静脉，也可肌内注射和直肠给药。用法：首先5~10 mg/次（儿童为0.15~0.3 mg/kg）静脉注射，15分钟后重复一次。控制SE后以0.05~0.4 mg/（kg·h）维持一段时间静脉点滴。

（2）苯妥英钠：是治疗 SE 有效的药物之一，其溶液与 5% 葡萄糖混合时易产生沉淀，与生理盐水混合却不会出现这种情况。成人苯妥英钠初始输液需 20～30 分钟，起效较慢。输注速度不能超过 50 mg/min，特别是老年人速度需降至 20～30 mg/min，成人剂量为 15～18 mg/kg。其主要优点是无镇静作用，相对较少的呼吸和大脑抑制，但是低血压常见，还会发生一些潜在的严重副作用。

（3）磷苯妥英钠：是苯妥英钠的水溶性前体药物，静脉注射后 8～15 分钟完全转化成苯妥英钠。磷苯妥英钠具有优良的生物利用度，由肝脏代谢，半衰期为 14 小时，其转化速度取决于年龄、种族及性别等，肝肾功能受损或低蛋白血症患者，应减少 10%～20% 的剂量。磷苯妥英钠与苯妥英钠一样用于治疗急性局部和全身强直临床发作，剂量浓度和输注速度以苯妥英钠等效性表示。磷苯妥英钠的起始剂量为 15～20 mg PE/min（是静脉注射苯妥英钠的 3 倍）。磷苯妥英钠可肌内注射，但 30 分钟后才能达到起效剂量。

（4）苯巴比妥：在苯二氮䓬类及苯妥英钠不能控制癫痫发作时用来治疗 SE。初始剂量为 15～20 mg/kg，起效慢，注射后 30 分钟才开始显效。使用苯巴比妥也可出现低血压，镇静时间延长等副反应。剂量过大时抑制呼吸，并对肝肾功能可能有影响。

（5）丙戊酸钠：对于需要快速达到治疗剂量，应用二线抗癫痫药物无效及无法自行口服且不支持人工插管的患者采用静脉注射给药，起始剂量为 30 mg/kg，输注速度为 3～6 mg/（kg·min），若已口服丙戊酸钠时，则可根据口服剂量酌减。其具有广谱、耐受性好、无呼吸抑制及降压的不良反应的优点，可用于失神和肌阵挛 SE。

（6）副醛：不是抗惊厥的首选药物，一般在 SE 早期常规的抗癫痫药物静脉注射困难、禁忌或证明无效时替代地西泮用于治疗 SE。通常采用直肠或肌内注射给药，起效快，作用维持数小时，较安全，但癫痫发作初步控制后易复发。常采用等体积生理盐水或植物油稀释后，50% 副醛溶液 10～20 ml/次（儿童剂量为 0.07～0.35 ml/kg）保留灌肠或臀部深处注射，注射时避开坐骨神经，以免造成永久性损害，15～30 分钟重复给药 1 次，静脉注射采用 5% 葡萄糖稀释的 5% 副醛溶液，只供急诊时使用。

（7）硫喷妥钠：为超短时作用的巴比妥类麻醉剂，控制惊厥，静注起效快，使用时必须备以气管插管、呼吸机。本药水溶液放置时易水解，干粉密封于安瓿中，临用前配制溶液，混入生理盐水中连续输注。用法：首先 20 秒钟注入 100～250 mg，然后每 2～3 分钟注入 50 mg，直至癫痫发作得到控制，再以 3～5 mg/（kg·h）静脉滴注维持，维持至癫痫发作终止后 12 小时，甚至更长，然后缓慢停药。维持时间超过 24 小时，应采用血药浓度监测控制剂量。硫喷妥钠最棘手的副作用是持续低血压，且很多情况下需要升压治疗。硫喷妥钠易于蓄积，也可引起超敏反应。心、肝、肾功能不全的中老年患者慎用。

（8）异丙酚：为快速强效的非巴比妥类麻醉剂，广泛用于控制难治性 SE，目前欧美的几个 SE 治疗指南中已经推荐其用于治疗难治性 SE。其具有高亲脂性，且能从血液到中枢神经系统和周围组织快速分布，因而起效快，持续时间短。用法：首先以 2 mg/kg 静脉输注，如癫痫发作控制不好，可重复给药，然后以 5～10 mg/（kg·h）静脉滴注维持至癫痫发作缓解后 12 小时，缓慢停药。中老年人，应降低剂量。本药会导致严重的呼吸及大脑抑制，使用时必须检测血压、心电图、脉搏、氧饱和度，同时备好人工通气装置，长期服用会引起显著的高脂血症，并可能导致酸中毒，宜监测血脂水平，也可导致不自主运动，应与癫痫发作区分开。

（9）左乙拉西坦：为高效广谱的抗癫痫药物，其作用机制独特，不同于其他抗癫痫药物，是通过与突触小囊结合而调节神经递质的释放过程，但对摄取、储存神经递质并无影响。一项前瞻性研究显示，左乙拉西坦用于难治性 SE 效果显著，欧洲神经科学协会联盟提出左乙拉西坦治疗难治性复杂部分性 SE 的有效性。目前已被证实左乙拉西坦可用于多种类型癫痫发作的添加用药、辅助用药或单药治疗。本药疗效持续时间长，不良反应较小，安全性及耐受性好。

综上所述，SE 是需进行紧急处理的临床急症之一，其预后取决于持续时间，年龄及病因等。临床医生应正确认识该病，并给予及时恰当的治疗，尽早有效控制发作，寻找并去除诱因，预防复发，监测生命体征及全身状况，防治并发症，从而提高患者的生活质量。

癫痫大发作持续状态指全身性强直、阵挛发作在短期内持续频繁发作，以致发作间隙仍持续昏迷者，并伴有高热、脱水、酸中毒。其持续时间愈长、脑的损伤也越重，同时并发全身严重的合并症机会也越多，如不及时治疗，常因生命功能衰竭而死亡。多见诱因为抗痫药物突然停用或减量，上呼吸道感染。

4）癫痫持续状态的处理：癫痫持续状态的处理是根据大发作时脑部病理生理过程所造成的临床症状，以及对全身的影响而确定的处理方案。

（1）迅速控制抽搐发作：应尽快选用作用迅速、不良反应小的抗痫药。

①地西泮 10～20 mg 静脉注射，每分钟不超过 2 mg，半小时可重复 1 次，24 小时不超过 100 mg，或地西泮 100～200 mg 加入 5% 葡萄糖液 500 ml 中，12 小时内缓慢静脉滴注。地西泮是治疗癫痫状态最有效的药物，不论成人或儿童均为首选药。优点是作用快、能迅速进入脑部，静脉注射后数分钟内即可生效。

②异戊巴比妥钠 0.5 g 溶于注射用水 10 ml 中静脉注射，每分钟不超过 0.1 g。

③10% 水合氯醛 20～30 ml 保留灌肠。

④副醛 8～10 ml 加等量植物油，保留灌肠。

抽搐停止后，给苯妥英钠 500～1 000 mg 加入 5% 葡萄糖液中，静脉滴注，每日 1 次，连续 3 天，同时给苯巴比妥钠 0.1～0.2 g 肌内注射，8～12 小时一次维持，清醒后口服抗癫痫药。

（2）保持呼吸道通畅：给氧，吸痰，必要时气管切开，需给予广谱抗生素防治肺部感染。

（3）防治脑水肿：可用 20% 甘露醇 250 ml 静脉滴注，4～6 小时后重复应用，用山梨醇或 50% 葡萄糖等静脉注射。

（4）纠正水、电解质酸碱失衡：代谢性酸中毒用碳酸氢钠；血容量不足用 10% 葡萄糖液静脉滴注。

（5）改善脑代谢，促进脑功能恢复：维生素 B_6 50～100 mg 静脉滴注，每日 1 次。γ-酪氨酸 1～2 g，加入 10% 葡萄糖液 500 ml 中，静脉注射，每日 1 次。

（6）降低高热：可采用体表降温，持续性高热应用冬眠药物降温。

（7）加强床边护理：防止跌伤、骨折、舌咬伤等，并保持呼吸道通畅，并应严密观察生命体征，以迅速及时进行对症处理。

对药物治疗无效并有局限症状者，可考虑外科手术治疗。

4. 癫痫间歇的治疗

癫痫患者在间歇期应定时服用抗癫痫药物。用药原则：①不间断地长期用药，直到完全控制发作两年以上，方可逐渐减量而至停药。②一般情况选用一种抗痫药，剂量要足够；如不能控制再增添第二种抗痫药，两种药物应用仍无效者，可更换一种或增大一种抗痫药量。③更换药物时一定要渐减原药量，渐添新药，且应在 1～2 周换毕。④掌握发作规律，安排用药时间和剂量，发作无一定规律者一般早餐、午餐后、睡前各服 1 次，夜间发作者重点在睡前用药。经期发作者，经前数日即应加大剂量。

六、护理与健康教育

（一）护理

1）降低产伤和预防脑外伤，降低脑部疾病、感染性疾病（尤其在婴幼儿），以及降低中风等疾病的发病率，可以降低癫痫的发病率。对于新生儿和婴儿期可能导致脑缺氧的情况，如高热惊厥，必须及时控制，发作频繁的宜长期服用抗痫药或中药，至 5 岁不再发生为止。

2）患者发作控制后，一般应坚持服药半年以上，病程长者服药时间更长，以巩固疗效。

（二）健康教育

1）原发性癫痫与遗传有关，其有关的亲属中可有致病基因携带，因此如果进行近亲婚配，则其子女中发病率比非近亲婚配者为高。但由常染色体显性基因所遗传的癫痫仅占癫痫患者的 0.5%～3%，且属于多基因遗传现象。因此癫痫患者应避免近亲结婚，而婚前或胎儿尚无遗传学检查方法可以预防子代发病。

2）病情稳定者可适当参加体育锻炼，长期坚持打太极拳、练太极剑、练医疗气功等，有益于身心健康，正气恢复。避免情志不遂，饮食宜清淡而富有营养。

（肖广荣）

第七节　阿尔茨海默病

阿尔茨海默病系指起病于老年期慢性进行性智能缺损，并有脑组织特征性病理改变的一种精神病。

中医文献中没有阿尔茨海默病的病名，但根据其临床表现类似于中医"不寐""多寐""郁证"等证。

一、病因

现代医学认为本病病因未明。有些学者研究发现，遗传因素在本病发生中起着一定的作用，某些患者的家属成员中患同样疾病的危险性高于一般人群。近年来有人提出，脑的老化与铝在脑内的蓄积中毒或神经细胞钙调节机制紊乱、免疫系统的进行性衰竭，机体解毒功能减弱以及慢病毒感染可能与本病的发生有关。社会心理因素可能是本病的发病诱因。

本病的基本病理变化为脑组织弥漫性萎缩和退行性改变。病理检查可见大脑皮质萎缩。脑回变平，脑沟深而宽，脑室扩大，尤以前额叶为明显。显微镜下可见大脑皮质的神经细胞减少、变性及神经胶质细胞增生。如果用银染色，见大脑内出现特殊的图形或不规则形状的斑块，名为"老年斑"。这是本病患者脑部特征性的病理变化。老年斑的多少与患者的智能衰退程度密切相关。老年斑中有异常元轴索及树状突。这些变化影响神经元之间的连接性及信息传递功能，从而产生智能及记忆力的减退。

中医认为，本病与先天禀赋不足，情志忧郁思虑，年老体衰等有关。

（一）先天禀赋薄弱，体质不强

父母体虚，遗传缺陷，胎中失养，孕育不足及生活喂养失当，营养不良等因素，是造成禀赋薄弱，体质不强的主要原因，在体质不强的基础上，易于在外界因素等影响下而形成本病。

（二）情志忧郁思虑

由于工作，交往及性格内向，懒于用脑等因素，常思虑过度，忧郁及情志不畅，使肝气郁结，疏泄失常，出现情志失常，出现急躁易怒、吵闹不休、哭笑无常等。

（三）年老体衰

年老体衰，肾精不足，脑髓空虚与本病有关。肾主骨生髓，脑为髓之海，肾精不足，则髓脑空虚，脑不足则神不旺，情志失常，健忘失眠等。

二、临床表现

发病隐渐，病程进展缓慢。最常见的是性格方面的变化，变得自私，主观固执，急躁易怒，缺乏羞耻感。常为琐碎小事而勃然大怒，常与他人吵闹不休，无故打骂家人。情绪不稳，哭笑无常，幼稚愚蠢。睡眠障碍较常见，表现日夜颠倒。有的还可以出现饮食无度。随着病情进展，逐渐出现进行性智能减退，早期丧失抽象思维能力，记忆、计算、定向、判断能力差，工作能力逐渐下降。因记忆障碍而出现虚构。

部分患者可出现幻觉和片断妄想，以致发生冲动和破坏性行为。病情加重时，出现低级意向增强，当众裸体，性欲亢进，甚至发生违法行为。

病程后期陷入痴呆状态，连自己的姓名、年龄都不能正确回答。不认识家里的人，生活不能自理，终日卧床。这时常易并发感染，营养不良或电解质紊乱而产生谵妄状态，谵妄之后常使痴呆加重。

常有其他器官衰老的表现，角膜老年环、白内障、皮肤老年斑、老年性重听。神经系统方面可出现步态不稳，肌张力增高，老年性震颤，瞳孔对光反应迟钝等，偶见失语症。

三、实验室及其他检查

（一）脑电图

可见弥散性节律紊乱和散见的慢波，但缺乏特征性改变。

（二）气脑造影

显示脑室扩大，大脑有不同程度萎缩，以额叶为明显。

（三）CT 检查

可显示皮质萎缩和脑室扩大。

（四）脑脊液检查

除偶见轻度蛋白增高外，余无特殊变化。

四、诊断与鉴别诊断

阿尔茨海默病的临床诊断主要根据精神状态和神经系统检查，年龄也是重要依据之一。65 岁以后发病；起病隐渐，进行性发展；以记忆障碍和个性改变开始的进行性全面痴呆；气脑造影可见脑室扩大，弥散性脑沟增宽和囊状扩大。根据以上情况不难诊断。但应与下列疾病相鉴别。

（一）脑动脉硬化性精神病

该病起病较快，有高血压动脉硬化的症状和体征，精神症状可有一定的波动性，有时在脑循环改善后，可见意外的记忆恢复。即使在疾病进展期，还存在部分自知力。

（二）老年期发生的中毒性或症状性精神病

本病因急性躯体病而发病，病前没有性格、情绪方面的改变，没有持久性的智能缺损，精神症状常呈谵妄或其他类型的意识障碍，与躯体疾病的严重性相平行，随着躯体痴病的减轻，精神症状也逐渐好转。

（三）额叶肿瘤引起的痴呆

额叶肿瘤引起的痴呆往往出现有定值意义的神经系统体征。脑脊液检查可见蛋白质含量增高，压力增高。

（四）晚发性精神分裂症

当阿尔茨海默病患者出现妄想时，需与晚发性精神分裂症鉴别。前者的妄想在痴呆的背景上产生，多呈片断，不严密，内容不固定，不系统。后者的妄想特点是内容抽象、荒谬、离奇，有泛化趋势，并有情感淡漠，意志减退等基本症状。病前具有分裂样性格特点。

四、治疗

（一）中医治疗

阿尔茨海默病病变主要在肾的精气亏损，脑失所养，脾为后天之本，气血生化之源，脾虚则肾之精气不足，治疗当以补气养血，调补脾肾，改善脑部供血等为主。

1. 辨证论治

1）气血亏虚

情绪不稳定，哭笑无常，睡眠不佳，或昼夜颠倒，不思饮食，少气懒言，疲乏无力，面色萎黄或苍白。苔薄白，脉细无力。

治法：补气养血。

方药：八珍汤加减。

黄芪 12 g，党参 12 g，白术 10 g，炙甘草 10 g，生地 10 g，熟地 12 g，当归 10 g，白芍 10 g，枸杞子 12 g，鸡血藤 15 g，夜交藤 15 g，酸枣仁 10 g，大枣 6 枚，柏子仁 10 g。

2）肝郁气滞

急躁易怒，缺乏羞耻感。常为小事勃然大怒，昼夜睡眠颠倒，两胁胀痛不舒，腹胀纳差。舌苔薄白，舌质略红，脉弦有力。

治法：疏肝理气。

方药：柴胡疏肝散加减。

柴胡 15 g，枳壳 15 g，白芍 15 g，甘草 12 g，制香附 12 g，川芎 10 g，川楝子 12 g，青皮 10 g，夜交藤 15 g，酸枣仁 10 g，远志 10 g。

3）脾肾两虚

思维能力差，健忘，失眠，工作效率低下，神情呆痴，腰膝酸软，疲乏无力，嗜睡，食纳欠佳，面色萎黄或㿠白。苔薄白，脉沉细。

治法：补益脾肾。

方药：健脾益肾汤（经验方）。

黄芪 12 g，党参 12 g，白术 12 g，茯苓 10 g，炙甘草 6 g，淮山药 15 g，熟地 12 g，枸杞子 12 g，山萸肉 10 g，龟板 10 g，五味子 10 g，仙灵脾 12 g，狗脊 12 g。

4）肾精亏虚

表情痴呆，腰膝酸软，失眠健忘，记忆力减退，或饮食无度，或不欲食，性欲亢进或低下，时有不识家人。舌红苔少，脉沉细。

治法：补肾益精。

方药：补肾汤（经验方）。

熟地 15 g，山药 12 g，枸杞子 12 g，何首乌 10 g，杜仲 10 g，桑寄生 10 g，龟板 12 g，鹿角胶 10 g，仙灵脾 12 g，仙茅 10 g，丹皮 10 g，黄柏 10 g，鳖甲 12 g。

5）瘀血内阻

哭笑无常，打骂时作，多梦失眠，或时有幻觉、妄想，时有冲动破坏行为，时多如常人，舌质紫暗，或有瘀斑，脉弦涩。

治法：理气化瘀，安神。

方药：血府逐瘀汤加减。

当归 15 g，生地 10 g，桃仁 10 g，红花 10 g，赤芍 10 g，枳壳 12 g，柴胡 12 g，川芎 10 g，牛膝 10 g，丹参 12 g，红花 6 g，川楝子 10 g。

2. 单方、验方

1）人参 4 g，茯苓 10 g，白术 12 g，仙灵脾 12 g，仙茅 10 g，菟丝子 10 g，肉苁蓉 12 g，女贞子 10 g，旱莲草 10 g，枸杞子 10 g，熟地 10 g，肉桂 4 g。每日 1 剂，水煎服。用于阿尔茨海默病。

2）熟地 15 g，龟板 10 g，鹿角胶 10 g，鹿茸 2 g，仙灵脾 12 g，山药 12 g，红枣 5 枚，酸枣仁 10 g，远志 6 g。每日 1 剂，水煎服。用于阿尔茨海默病。

3）黑芝麻 30 g，枸杞子 15 g，蜂蜜适量。前两味研粉，与蜂蜜调匀食用，每日坚持。有补脑，增强记忆力作用。用于阿尔茨海默病，记忆力减退，思维异常，头晕耳鸣。

4）核桃仁 15 g，枸杞子 15 g，山药 15 g，粳米 100 g。共用文火煮粥，每日食用，有益肾健脑作用。用于阿尔茨海默病属肾精亏虚，见腰膝酸软，头晕耳鸣者。

5）枸杞子 30 g，山药 50 g，猪脑 1 个。文火炖至烂熟，经调味后食用。有补益肝肾，填髓益精健脑作用。用于阿尔茨海默病，记忆减退，健忘，腰膝酸软，失眠多梦。

6）核桃仁 20 g，粳米 100 g，大枣 10 枚，山药 50 g。文火煮粥，加入蜂蜜适量服食。有补脑养血作用。用于阿尔茨海默病，见头晕失眠，健忘腰酸，小便频多。

7）生牡蛎 30 g，珍珠母 15 g，桑葚子 30 g，猪脊髓一条。文火炖至猪脊髓化。有补益肝肾，养血安神作用。治疗阿尔茨海默病，失眠健忘，自控力差者。

（二）西医治疗

由于病因未明，迄今尚无特殊治疗。

1. 一般治疗

对患者必须加强护理，生活上给予照顾，注意患者的饮食营养及清洁卫生。防止大小便失禁、长期卧床而引起的压疮、感染。防止跌倒而发生骨折，不要让患者自己外出，以免走失。

2. 药物治疗

1）氢化麦角碱：0.25 mg，舌下含化，每日 6~8 片。

2）戊四氮：0.1 g，每日 3 次，口服；或烟酸胺 0.1 g，每日 3~4 次，口服。对意识模糊有效。

3）甲氯芬酯：0.1 g，每日 3 次，口服。

4）乙酰谷氨酰胺：0.25 g，隔日 1 次，肌内注射。

5）谷氨酸：2.5 g，每日 4 次，口服。

6）吡硫醇：0.1 g，每日 3 次，口服。

7）吡拉西坦：0.8 g，每日 3 次，口服。

8）γ-氨酪酸：0.5 g，每日 3 次，口服。

3. 精神症状的治疗

对兴奋吵闹、行为紊乱及妄想患者，应用抗精神病药时要慎重，剂量宜小，加药应缓慢，并细致观察患者对药物的反应。可选用氯丙嗪、奋乃静、泰尔登、硫利达嗪。对抑郁患者可选用抗抑郁剂，同样应严密观察。对失眠患者可选用地西泮、氯氮（利眠宁）、硝西泮。

4. 高压氧治疗

可使部分早期患者获得一定疗效。

五、健康教育

1. 药物的使用

用于睡眠的药宜在睡前半小时服用。如果失眠情况好转可逐渐停药，突然停药会影响疗效甚至出现反弹现象。

2. 适量地运动

适量地参加体育活动如打太极拳、散步、游泳并持之以恒，可以促进血液循环和大脑的新陈代谢，改善脑的营养状况，调节情绪，减轻抑郁症状。除体育活动之外，还应学习新领域的知识，保持对新鲜事物的敏感性。使大脑功能得以不断开发利用。

3. 合理平衡的膳食

从生理的角度看，大脑对蛋白质、糖类、卵磷脂及维生素 B_1、维生素 B_2、维生素 C 等的需要量比其他器官要多，在饮食中适当增加鸡蛋、牛奶、海鱼、淡水鱼、坚果类、新鲜水果、蔬菜的补充，均衡饮食。

（肖广荣）

第八节 失 眠

失眠是指经常入睡困难，或时睡时醒，睡眠不熟，或醒后不能再入睡，常伴有头晕、头痛、心悸、健忘等症状。老年人多见。

失眠中医称"不寐""不得眠""不得卧""目不瞑"等。是指经常不能获得正常睡眠为特征的一种病证。不寐的病情轻重不一，轻者有入寐困难，有寐而易醒，有醒后不能再寐，亦有时寐时醒等，严重者则整夜不能入寐。

一、病因

（一）现代医学病因

现代医学认为，不寐的原因很多。

1. 精神因素

失眠大多由精神因素引起，如紧张、兴奋、焦虑或恐惧等，当精神兴奋解除，睡眠可获改善。

2. 躯干因素

易患皮肤瘙痒症，或有鼻塞、咳嗽、气促、气喘等呼吸系统疾病，或有恶心、呕吐、腹痛、腹泻，或有尿频、尿急、尿痛等症状，均可影响睡眠。

3. 环境因素

环境发生变化可影响睡眠。

4. 药物因素

氨茶碱、麻黄碱等常用药物能兴奋中枢神经，使入睡困难。

5. 其他因素

如高血压、贫血、更年期综合征等疾患均可引起不同程度的失眠。

（二）中医学病因

中医认为形成不寐的原因很多。思虑劳倦，内伤心脾，阳不交阴，心肾不交，阴虚火旺，肝阳扰动，心胆气虚以及胃中不和等因素，均可以影响心神而导致不寐。

1. 思虑劳倦太过，伤及心脾

心伤则阴血暗耗，神不守舍；脾伤则食少纳呆，生化之源不足，营血亏虚，不能上奉于心，以至心神不安。如《景岳全书·不寐》中指出："劳倦思虑太过者，必致血液耗亡，神魂无主，所以不眠。"《类证治裁·不寐》也说："思虑伤脾，脾血亏损，经年不寐。"可见，心脾不足造成的血虚，会导致不寐。

2. 阳不交阴，心肾不交

素体虚弱，或久病之人，肾阴耗伤，不能上奉于心，水不济火，则心阳独亢；或五志过极，心火炽盛，不能下交于肾，心肾不交，心火亢盛，热扰神明，神志不宁，因而不寐，正如《景岳全书·不寐》所说："真阴精血不足，阴阳不交，而神有不安其室耳。"

3. 阴虚火旺，肝阳扰动

情志所伤，肝失条达，气郁不舒，郁而化火，火性上炎，或阴虚阳亢，扰动心神，神不安宁以致不寐。

4. 心虚胆怯

心神不安，心虚胆怯，决断无权，遇事易惊，心神不安，亦能导致不寐。如《沈氏尊生书·不寐》中指出："心胆俱怯，触事易惊，梦多不详，虚烦不眠。"此属体弱心胆素虚，善惊易恐，夜寐不宁，亦有因暴受惊骇，情绪紧张，终日惕惕，渐至心虚胆怯而不寐者。正如《类证治裁·不寐》所说："惊恐伤神，心虚不安。"不论因虚、因惊，两者又往往互为影响。

5. 胃气不和，夜寐不安

饮食不节，肠胃受伤，宿食停滞，酿成痰热，壅遏于中，痰热上扰，胃气不和，以致不得安寐。这就是《素问·逆调论》说的："胃不和则卧不安。"《张氏医通·不得卧》又进一步阐明了胃不和则卧不安的原因："脉数滑有力不眠者，中有宿食痰火，此为胃不和则卧不安也。"

二、临床表现

失眠一般为入睡困难，时常觉醒；或入睡容易，凌晨过早醒来，则不能再入睡；也有少数彻夜难眠。

三、诊断

根据病史、临床症状，一般诊断不难。鉴别时应结合病史、体征、实验室结果，必要时行 CT、MRI 等检查，以便正确判断，及时治疗。

四、治疗

（一）中医治疗

临床辨证，首先要明确本病主要特点为入寐困难，或寐而不酣，或时寐时醒，或醒后不能再寐，或整夜不能入寐。其次要分清虚实。虚证多因阴血不足，责在心脾肝肾。实证多因肝郁化火，食滞痰浊，胃府不和。治疗以补虚泻实，调整阴阳为原则。

1. 辨证论治

1）肝郁化火

不寐，性情急躁易怒，不思饮食，口渴喜饮，目赤口苦，小便黄赤，大便秘结。舌红、苔黄，脉弦而数。

治法：疏肝泄热，佐以安神。

方药：龙胆泻肝汤加味。

龙胆草 10 g，黄芩 10 g，栀子 10 g，泽泻 10 g，木通 10 g，车前子 12 g，当归 12 g，生地 15 g，柴胡 12 g，甘草 8 g，茯神 10 g，酸枣仁 10 g，龙骨 15 g，牡蛎 5 g。

2）痰热内扰

不寐头重，痰多胸闷，恶食嗳气，吞酸恶心，心烦口苦，目眩。苔腻而黄，脉滑数。

治法：化痰清热，和中安神。

方药：温胆汤加黄连、山栀。

清半夏 12 g，陈皮 10 g，竹茹 12 g，枳实 10 g，黄连 6 g，山栀 10 g，茯苓 12 g，珍珠母 15 g，山楂 12 g，炒麦芽 15 g。

3）阴虚火旺

心烦不寐，心悸不安，头晕、耳鸣，健忘，多梦，五心烦热，口干津少。舌红，脉细数。

治法：滋阴清火，养心安神。

方药：黄连阿胶汤加减。

黄连 10 g，阿胶 12 g（冲），鸡子黄 2 枚，黄芩 12 g，白芍 12 g，牡蛎 12 g，龟板 12 g，柏子仁 10 g，酸枣仁 10 g，磁石 15 g。

4）心脾两虚

多梦易醒，心悸健忘，头晕目眩，肢倦神疲，饮食无味，面色少华。舌淡，苔薄，脉细弱。

治法：补养心脾，以生气血。

方药：归脾汤加减。

党参 15 g，黄芪 15 g，白术 10 g，甘草 6 g，远志 10 g，酸枣仁 10 g，茯神 10 g，龙

眼肉 10 g，当归 12 g，木香 10 g，熟地 10 g，阿胶 10 g（冲），夜交藤 30 g，合欢皮 10 g。

5）心胆气虚

不寐多梦，易于惊醒，胆怯心悸，遇事善惊，气短倦怠，小便清长。舌淡，脉弦细。

治法：益气镇惊，安神定志。

方药：安神定志丸加减。

人参 10 g，茯苓 10 g，石菖蒲 12 g，龙骨 12 g，龙齿 10 g，远志 10 g，夜交藤 20 g，酸枣仁 12 g，当归 10 g，柏子仁 10 g。

2. 中成药

1）安神补脑液：每次 10 ml，每日 3 次。有补心安神作用，用于心脾两虚引起的失眠。

2）朱砂安神丸：每次 1 丸，每日 2 次。有重镇安神的作用，用于阴虚火旺型失眠的患者。

3）柏子养心丸：每次 1 丸，每日 2 次。有养心安神通便作用。用于失眠而大便不通者。

4）归脾丸：每次 1 丸，每日 2 次。有补益心脾，气血双补的作用。用于心脾两虚之失眠。

3. 单方、验方

1）酸枣仁每日 20～25 g，上午 7 时许将酸枣仁放在茶杯里用开水冲泡，日服用数次至十几次，半个月为 1 个疗程，效验显著。

2）吴茱萸 9 g，人参 9 g，桂皮 10 g，陈皮 10 g，生姜 18 g，大枣 12 g。取 3 剂，水煎服，每日 1 剂，忌生冷。对重症失眠有较好疗效。

3）炒酸枣仁 10 g，麦冬 6 g，远志 3 g，水煎后，晚上睡前顿服。

4）黄芪 30 g，白术 10 g，陈皮 10 g，党参 10 g，当归 10 g，甘草 10 g。每日 1 剂，水煎服，或补中益气丸 10 粒，每日 3 次，温开水送服。

5）杭菊花 250 g，灯心草 250 g，作为枕头芯用。常用有效。

6）酸枣仁 50 g，捣碎浓煎服汁，用粳米 100 g，煮粥，待米熟时加入酸枣仁汁同煮，粥成淡食，加糖食亦可，每日晚饭食用。此粥对神经衰弱，失眠多梦疗效较好。

7）绞股蓝茎叶 2 g，白糖适量。开水冲泡，当茶饮用，每日数次。对顽固性失眠，长期失眠效果较为理想。

8）合欢花 10 g，冲茶饮用。适用于各种失眠。

9）百合花 15 g，水煎取汁，当茶饮用。适用于心肾不交型失眠。

10）龙眼肉 15 g，炒杏仁 10 g，白糖适量。水煎服。适用于心脾两虚型失眠患者。

11）醋 1 汤匙冲 1 杯冷开水或温开水服下。可治疗失眠。

12）牛奶 250 ml，鸡蛋 2 枚，红枣适量。将鸡蛋、牛奶、红糖搅匀煮熟，临睡前服，连服 10 日为 1 个疗程。可治失眠。

13）小米 50 g 煮粥，打入鸡蛋 1 个，稍煮即可。睡前用热水泡脚，然后吃蛋粥，可治长期失眠。

4. 针灸治疗

主穴：心俞、内关、神门、三阴交。

配穴：中脘、足三里、阴陵泉、肾俞。

刺法：用毫针施补法，留针 15~30 分钟，每日 1 次，10 次为 1 个疗程，休息 5 天，开始第 2 个疗程。也可采用耳针、推拿等疗法。

5. 推拿治疗

手法：按、推、拿等法。

手法操作：

1）患者取仰卧位

（1）操作者坐在患者头部前方，以右手示、中两指点按睛明穴 3~5 次，以一指禅推法或双拇指推法自印堂穴向两侧沿眉弓、前额、两太阳穴处推 3~10 分钟。重点推揉印堂、攒竹、鱼腰、太阳、头维等穴。

（2）用双拇指螺纹面自印堂穴眉弓分别推至两侧太阳穴，再换用余下四指搓推脑后部，沿风池至颈部两侧，重复两遍。再以双拇指共点按百会穴，并点按神门、足三里穴。

（3）如果有纳差、脾胃不和，可加摩腹部及推揉中脘穴。

2）患者坐位

（1）操作者站于患者右侧，用右手五指分别置于头部督脉，膀胱经及胆经上，自前发际推至后发际 5~7 次。

（2）操作者站于患者身后，在两侧胸锁乳突肌拿捏 3~5 次，再拿肩井穴 3~5 次。

（3）操作者站于患者之前，患者低头并稍向前弯腰，推腰背部，心脾亏损者可加按心俞、脾俞；肾虚者可多推按肾俞、腰俞。

（二）西医治疗

失眠是最常见的夜间睡眠障碍，作为一种原发或继发状态，它既是一种症状也是一种疾病。目前，促睡眠药物依然是失眠治疗的主要方案，主要以 GABA、5-HT 和组胺等神经递质和神经肽为靶点调节上述平衡状态。近年来，大量以非传统作用靶点为目标的新型药物进入研究甚至临床使用，给失眠的治疗带来了新的思路。

失眠的治疗是以改善患者夜间和日间症状为主，主要评价指标包括睡眠潜伏期、觉醒频率、入睡后觉醒（WASO）、睡眠总时间（TST），以及抱怨、痛苦和其他日间症状出现的频率和性质。虽然促睡眠方案可改善睡眠的潜伏期和维持期，但是这些改变并不一定能带来日间获益。

促睡眠药物治疗的特征应根据症状发生的时间来选择促睡眠药物。药物的起效时间受到药物的最大吸收率和其在中枢神经系统分布的影响，而药效的维持又受到剂量、半衰期和代谢率的影响。最能预测睡眠维持（和后遗症）的参数是药物的半衰期。一般而言，短效药物用于入睡困难型失眠，而半衰期超过 4 小时的常用于睡眠维持困难型。对半衰期较长的药物，重要的是要告知患者可能出现的宿醉反应和认知功能改变等不良反应。当使用这些药物时要保证充足的睡眠时间。另外，药物的潜在活性还受到剂量和受体亲和力的影响。

睡眠受到大脑内多神经位点的调节，体内的激素、神经递质和神经肽等的变化都会对睡眠产生影响。因此，能够影响脑内神经位点调节变化的药物都可能对睡眠产生影响。在失眠的药物治疗中，常存在的一个问题就是：医生在患者当前的治疗方案中常忽视评估合并用药对睡眠的影响。对患者病史和当前用药情况的了解有助于失眠的治疗。

1. 促睡眠药物

1）苯二氮䓬类（BZD）和非苯二氮䓬类（BzRA）催眠药：BZD 药物是促睡眠药物的原型，曾作为失眠治疗的首选药物。传统的 BZD 药物与 GABA 苯二氮受体的亚型 BZ1、BZ2、BZ3 结合，分别与镇静和失忆、抗焦虑、共济失调和抗癫痫有关。但 BZD 药物与耐药、成瘾、宿醉反应和认知功能缺损等不良反应有关，还可导致失眠反弹，突然停药可致焦虑、激惹和躁动。另外还可引起阻塞型睡眠窒息，尤其在老年患者中易发生。

近年来，随着 BzRA 的发展，促睡眠药物的选择范围大大增加。BzRA 包括唑吡坦、扎来普隆、佐匹克隆和右佐匹克隆，也统称为"Z 药物"。与 BZD 药物不同，BzRA 选择性结合 BZ1 受体，从而达到促睡眠作用，很少出现焦虑和共济失调等不良反应。本品与 BZD 药物有相似的促睡眠功效，但很少引起睡眠反弹、耐药、撤药反应和潜在的滥用或成瘾，且很少改变睡眠结构，不会出现肌肉松弛、抗癫痫和抗焦虑作用。BzRA 潜在的不良反应包括睡眠行为障碍，如睡行症、残留镇静、记忆和日间功能改变。同时，长期使用可出现耐药，疗效下降，甚至出现药物依赖。

2）褪黑素受体激动剂：褪黑素受体激动剂瑞美替昂于 2005 年获 FDA 批准上市，用于失眠的治疗。不同于传统的 GABA 受体激动剂，本品不与 GABA 受体复合物等神经递质受体结合，在一定范围内也不干扰多数酶的活性，能避免因使用 GABA 类药物引起的注意力分散及药物成瘾或依赖，但其临床疗效一直受到质疑。Borja 等对睡眠质量进行的主观评价的研究中，并未发现本品能显著改善睡眠，同时也缺乏与其他有效的睡眠治疗方案直接比较的临床研究数据。

3）镇静性抗抑郁药：抗抑郁药在失眠治疗中的使用近年越来越广泛。抗抑郁药用于失眠治疗的促睡眠剂量一般低于抗抑郁治疗剂量。与 BzRA 相比，虽然镇静性抗抑郁药物并没有表现出优越的安全性，但评价其安全性的研究大多使用的是抗抑郁治疗剂量，而非促睡眠剂量。

具有镇静作用的三环类抗抑郁药（TCA）如去甲替林、曲米帕明、阿米替林和多塞平，通过抑制去甲肾上腺素和 5－HT 的再吸收，阻断组胺和乙酰胆碱受体而发挥作用。它们可增加 TST 和第二阶段睡眠，但会抑制快速眼动（REM）睡眠。TCA 可导致认知功能损伤和精神性运动障碍，在老年人中更为常见。另外，单胺氧化酶抑制剂（MAOI）通过抑制去甲肾上腺素、5－HT 和多巴胺的调节酶来发挥药理学作用。但这类药物没有镇静作用，其可影响夜间睡眠，缩短 TST 和抑制 REM，因而日间症状增多。

一些调节 5－HT 的抗抑郁药，如曲唑酮和奈法唑酮，可用于失眠治疗，尤其是抑郁性失眠。曲唑酮通过抑制 5－HT、α_1 和组胺受体发挥镇静作用，增加 TST。本品虽不能引起物质滥用和成瘾，但可影响患者日间功能。与用药有关的心律失常、体位性低血压、阴茎异常勃起等不良反应，均限制了本品的临床推广应用。关于曲唑酮的不良反应（如体重增加、头晕、精神运动迟滞导致相对较高的停药率）的数据大多来自于抑郁症的治疗研究，而关于非抑郁性失眠的资料报道较少。奈法唑酮对 α_1 受体的阻断作用较小，对组胺受体无阻断作用，常见不良反应是与剂量相关的困倦感。

选择性 5 - HT 再摄取抑制剂（SSRI）通常作为抑郁症治疗的一线药物。这类药物镇静作用较小，可减少 TST，引起失眠，与 REM 相睡眠有关。另外米氮平是一种选择性的 5 - HT、α_2 和组胺受体阻断剂，可引起日间的镇静效应，增加 TST。

4）褪黑激素：褪黑激素水平下降与失眠有关，外源性褪黑激素可产生轻度的促睡眠作用，但支持其临床有效性的数据较少。Buscemi 等针对外源性褪黑激素治疗原发性失眠的安全性和有效性的 Meta 分析发现，外源性褪黑激素可显著缩短睡眠潜伏期，从而改善入睡困难型失眠。虽然外源性褪黑激素对睡眠障碍有效，但在改善睡眠质量、WASO、TST、动眼睡眠的百分比等方面并未表现出很好的临床疗效，常见不良反应包括头痛、头晕、恶心。研究提示，目前证据尚不能证明褪黑激素对大部分原发性睡眠障碍的短期治疗有效。

5）非失眠处方药：某些临床广泛用于睡眠障碍患者失眠治疗的药物在普通人群中有镇静和不良反应，因此虽非处方建议仍被用于失眠的治疗。苯海拉明和其他第一代抗组胺药可通过血—脑屏障到达中枢神经系统的组胺受体产生镇静作用，延长睡眠时间，通常用作促睡眠药物。这类药物易快速产生促睡眠作用耐受、日间困倦以及抗胆碱反应，如头晕、谵妄、视物模糊、尿潴留、便秘、眼内压升高等，因此老年患者和闭角型青光眼患者应谨慎使用。

2. 新药研发

近几十年来，GABA 路径一直是失眠新药开发的主要目标，然而随着新药瑞美替昂的上市，人们开始转向新的作用途径。EVT - 201 是 GABA 受体的部分正向结构调节剂，在老年和成年失眠患者中表现出正性调节作用，可用于失眠治疗。Walsh 等关于 EVT - 201 的随机安慰剂对照的 II 期研究中，予 75 例原发性失眠患者 EVT - 201 治疗（一日 1.5 ~ 2.5 mg，连续两晚），结果发现，患者 WASO 和 TST 均有改善，次级终点包括睡眠潜伏期和夜间觉醒次数显著改善。研究中，患者耐受性好，不良反应少。在另一项对 149 例老年慢性失眠和白天患者的双盲安慰剂对照的 II 期研究中，予患者 EVT - 201（一日 1.5 mg）治疗 1 周，结果，与安慰剂组相比，治疗组患者 TST 显著增加，对白天的客观评估和睡眠潜伏期多维度测验结果均显著改善，而在日间功能和 BZD 撤药反应问卷上没有表现出显著差异。本品常见的不良反应包括头晕、头痛。目前还未见 EVT - 201 的 III 期临床研究数据。另一些 GABAA 受体激动剂的研究也进入到后期阶段，包括宜迪普隆、阿迪普隆和选择性突触外 GABAA 受体激动剂加波沙朵。

一些非 GABAA 受体活性的药物也建议用于失眠治疗。由于具有抗组胺活性，小剂量多塞平被用于失眠的治疗。多塞平用于治疗抑郁症已有 30 多年的历史，抗抑郁剂量为一日 75 ~ 300 mg，小剂量为一日 1 ~ 6 mg，为选择性组胺受体拮抗剂。与苯海拉明不同，它阻断的是毒蕈碱受体。对 229 例慢性失眠患者的 III 期临床研究显示，小剂量多塞平（一日 3 ~ 6 mg）显著改善了患者 WASO 和 TST。另一项为期 3 月的双盲平行对照研究中，小剂量多塞平（一日 1 ~ 3 mg）显著改善了老年慢性失眠患者（$n = 240$）的 WASO 和其他多个次级终点指标。以上研究提示，小剂量多塞平治疗失眠具有很好的安全性和耐受性，疲倦感可能是唯一与剂量相关的不良反应。

羟丁酸钠于 2002 年在美国上市，主要用于猝睡症治疗，但是近年其在慢性失眠治疗中的作用逐渐引起人们的兴趣，尤其是伴有纤维肌痛的失眠。羟丁酸钠的活性代谢产物 γ - 羟基丁酸酯是多巴胺突触前释放抑制剂，可增加慢波睡眠，它的作用机制尚未完全清楚。目前羟丁酸钠被欧盟及世界多个国家和地区批准应用于猝睡症，具有与剂量相关的促睡眠作用。

五、健康教育

失眠多因精神因素引起，因此，应尽力消除患者紧张与疑虑。多参加种花、养鸟等活动，陶冶性情，使心理趋于平衡，居住环境应尽量避免或消除噪声，睡前半小时不再用脑，可在安静的环境中听听柔和优美的音乐，或者练习片刻虚静气功。上床前以40 ~ 50℃温水洗脚后，搓揉脚底片刻。冬天更应该脚部搓至温热。另外，劳逸适度，改变不良生活习惯。戒烟、酒、浓茶、咖啡及辛辣刺激食品，晚餐不要过饱。清晨起床，锻炼半小时左右，有助于体内生物钟的调整。

（肖广荣）

第九节　头　痛

头痛是指额、顶、颞及枕部的疼痛。头痛是一种常见症状。但对老年人来说，有些头痛是严重疾病的信号，例如高血压患者头痛突然加剧，尤其是伴有呕吐时，须警惕脑出血的发生。

中医亦称头痛，又称头风、偏头风、脑风、首风等。头痛是临床上常见的自觉症状，可单独出现，亦可以出现在多种急慢性病之中。《证治准绳·头痛》说："医书多分头痛、头风为二门，然一病也，但有新久去留之分耳。浅而近者名头痛，其痛猝然而至，易于解散速安也；深而远者为头风，其痛作止不常，愈后遇触复发也。皆当验其邪所从来而治之。"

一、病因

现代医学认为，颅内血管疾病是最常见的原因，如脑血管意外（脑出血、脑血栓形成、脑栓塞、蛛网膜下隙出血）、高血压脑病、脑供血不足、静脉窦血栓形成等；脑肿瘤、脑外伤及躯体疾病；感染、中毒及内分泌代谢紊乱等也属致本病原因。对疼痛刺激敏感的颅内结构：静脉窦以及引流到静脉窦的皮层静脉；颅底动脉；颅底部硬脑膜；三叉、舌咽及迷走神经；第 1 颈椎到第 3 颈椎脊神经分支。头皮及面部所有的结构对疼痛都是敏感的。有关头痛的一些生化因素近年来也受到重视。5 - HT、去甲肾上腺素以及徐缓激肽在偏头痛中的作用早就受到注意。此外，前列腺素、前列腺素 E 激素在偏头痛发作中的作用也得到证实。

中医学认为，头痛之病因多端，但不外乎外感和内伤两大类。头为"诸阳之会""清阳之府"，又为髓海所在，凡五脏精华之血，六腑清阳之气，皆上注于头，故六淫之邪外袭，上犯巅顶，邪气羁留，阻抑清阳，或内伤诸疾，导致气血逆乱，瘀阻经络，脑失所养，均可发生头痛。

（一）外感头痛

多因起居不慎，坐卧当风，感受风、寒、湿、热等外邪，而以风邪为主。所谓"伤于风者，上先受之""巅高之上，唯风可到"，故外邪自表侵袭于经络，上犯巅顶，清阳之气受阻，气血不畅，阻遏络道，而致头痛。又风为百病之长，多夹时气而发病。若夹寒邪，寒凝血滞，络道被阻，而为头痛；若夹热邪，风热上炎，侵扰清空，而为头痛；若夹湿邪，湿蒙清空，清阳不展，而致头痛。

（二）内伤头痛

"脑为髓之海"主要依赖于肝肾精血濡养及脾胃运化水谷精微，输布气血上充于脑，故内伤头痛，其发病原因，与肝、脾、肾三脏有关。因于肝者，一因情志所伤，肝失疏泄，郁而化火，上扰清空，而为头痛；一因火盛伤阴，肝失濡养，或肾水不足，水不涵木，导致肝肾阴亏，肝阳上亢，上扰清空而致头痛。因于肾者，多由禀赋不足，肾精久亏，脑髓空虚而致头痛。亦可阴损及阳，肾阳衰微，清阳不展，而为头痛。固于脾者，多系饥饱劳倦，或病后体虚，脾胃虚弱，生化不足，或失血之后，营血亏虚，不能上荣于脑髓脉络，而致头痛。或饮食不节，脾失健运，痰湿内生，上蒙清空，阻遏清阳而致头痛。

二、临床表现

根据临床表现，可将头痛进行如下分类。

（一）脑血管性疾病的头痛

1. 蛛网膜下隙出血

在颅内动脉瘤与血管畸形破裂所造成的蛛网膜下隙出血中，头痛是最主要的症状，为弥散性、"爆裂样"痛。以枕部最为显著，并沿颈项部向下放射，出现颈项强直。可持续数周到数月。

2. 脑出血

头痛常为发病症状，但往往迅速出现意识障碍与肢体偏瘫，伴血压升高时其诊断不难。

3. 未破裂的脑动脉瘤与动静脉血管畸形

一般动脉瘤未破裂之前，头痛是不常见的，但是后交通动脉或颈内动脉瘤可以引起一侧性头痛。脑血管畸形，可以引起同侧突出的剧烈头痛，可以有癫痫发作。

4. 缺血性脑卒中

脑供血不足可以引起头痛，伴有感觉与运动障碍，头痛呈搏动性。偏头痛类中的典型偏头痛、普遍型偏头痛等亦可在老年期复发，多长期反复发作，多有家族史，麦角胺制剂止痛有效。

（二）颅内压变化引起的头痛

1. 腰椎穿刺后头痛

常在腰椎穿刺后数小时甚至数天后发生，反复穿刺的患者较易发生。造成头痛的原因是由于在穿刺部位有脑脊液缓慢向外渗漏所致。通常持续数小时，常表现为额、枕部钝痛。

2. 气脑造影后头痛

气脑造影后由于异物刺激的因素可致头痛。卧床休息 48 小时，取头低卧位，加强水摄入及应用止痛剂可缓解症状。

3. 自发性颅内压低症

可能为脉络丛的暂时性功能障碍所致。主要症状为头痛。

4. 颅内压增高的头痛

在颅内压增高的患者中出现的头痛多由脑膜和血管的移位与牵引所致，而不是由于颅内压增高本身所造成。

5. 脑肿瘤的头痛

脑肿瘤的头痛常由颅底脑动脉、静脉窦、脑神经的移位引起。如果无视盘水肿，则头痛有定位价值。头痛随肿瘤的增长而呈持续性。

（三）头部损伤的头痛

头部损伤后出现的头痛小部分由颅内因素引起，大部分由颅外因素所造成。老年人的慢性硬膜下血肿，往往由于缺乏损伤的病史而被误诊。脑震荡后头痛是主要症状，但头痛的剧烈程度与损伤无平行关系。

（四）面部疾病的扩散性头痛

1. 眼部疾病所致的头痛

老年人慢性青光眼是慢性额部头痛的重要病因之一。

2. 耳鼻、咽疾病所致的头痛

外耳道炎及外耳道疖肿、牙周炎、牙周脓肿等可引起头痛。鼻咽癌引起的头痛为一侧性，常伴鼻塞、鼻衄、耳聋等。老年人慢性鼻窦炎头痛较轻，急性发作时，可使头痛加重，表现为一侧剧烈头痛。

（五）其他疾病所致的头痛

三叉神经痛也是老年人常见的头痛原因。老年人由于颈椎退行性改变，也可引起头痛。绝经期头痛可能由于内分泌失调所致。

三、实验室与其他检查

血、尿常规可作为常规检查。有指征时可做血清免疫学和脑脊液检查。颈椎、鼻旁窦 X 线片，脑超声、脑电图、脑血管造影、放射性核素脑扫描、脑室造影、CT 等检查均可以协助病因诊断。

四、鉴别诊断

头痛是一种症状，诊断时应注意查明原因，如突然出现的剧烈头痛，应考虑与是否脑血管疾病、急性青光眼、急性鼻窦炎、三叉神经痛等有关。头痛经过数日、数周逐渐加重时，应考虑是否由器质性病变所引起，如脑肿瘤、慢性硬脑膜下血肿、亚急性脊髓膜炎、鼻窦炎及慢性中耳炎等。持续数月或数年的头痛，可考虑肌紧张性头痛、心源性头痛、颈椎病引起的头痛、高血压性头痛、慢性肺疾患引起的头痛。一过性头痛多与发热、乙醇中毒、一氧化碳中毒等有关。鉴别诊断时应详问细查，如头痛的部位、性质、伴随症状、发病时间、诱发加重因素、缓解因素及既往病史等。

五、治疗

（一）中医治疗

头痛的辨证，除详问病史，根据各种症状表现不同，辨别致病之因以外，尤应注意疼痛的性质、特点及部位的不同，辨别外感和内伤，以便进行辨证论治。

外感头痛，一较发病较急，病势较剧，多表现掣痛、跳痛、灼痛、胀痛、重痛，痛无休止。每因外邪致病，多属实证，治宜以祛风散邪为主；内伤头痛一般起病缓慢，病势较缓，多表现为隐痛、空痛、昏痛，痛势悠悠，遇劳则剧，时作时止，多属虚证。治宜以补虚为主。

1. 辨证论治

1）风寒头痛型

头痛时作，痛连项背，恶风畏寒，遇风尤剧，口不渴。苔薄白，脉浮紧。

治法：疏散内寒。

方药：川芎茶调散加减。

川芎20 g，荆芥12 g，防风10 g，羌活12 g，白芷10 g，细辛3 g，菊花10 g，桑叶10 g。

2）厥阴头痛

巅顶头痛，干呕，吐涎沫，甚则四肢厥冷。苔薄白而滑，脉弦或弦紧。

治法：温散厥阴寒邪。

方药：吴茱萸汤加味。

吴茱萸15 g，党参10 g，生姜6片，大枣3枚，清半夏12 g，藁本12 g，川芎15 g，茯苓12 g。

3）风热头痛

头痛而胀，甚则头痛如裂，发热或恶风，面红目赤，口渴欲饮，便秘溲黄。舌质红，苔黄，脉浮数。

治法：疏风清热。

方药：芎芷石膏汤加减。

川芎15 g，白芷10 g，菊花12 g，生石膏30 g，黄芩10 g，薄荷10 g，生地10 g，丹皮10 g，玄参10 g，龙胆草10 g。

4）风湿头痛

头痛如裹，肢体困重，纳呆胸闷，小便不利，大便或溏。苔白腻，脉濡。

治法：祛风胜湿。

方药：羌活胜湿汤加减。

羌活 12 g，独活 12 g，川芎 20 g，防风 10 g，蔓荆子 10 g，藁本 12 g，苍术 12 g，白术 10 g，茯苓 10 g，陈皮 10 g，生薏苡仁 15 g。

5）肝阳头痛

头痛而眩，心烦易怒，夜眠不宁，或兼胁痛，面红口苦，苔薄黄，脉弦有力。

治法：平肝潜阳。

方药：天麻钩藤饮加减。

天麻 12 g，钩藤 20 g，桑叶 10 g，菊花 12 g，石决明 20 g，杜仲 12 g，川牛膝 12 g，桑寄生 12 g，黄芩 12 g，山栀 10 g，丹皮 10 g，牡蛎 15 g。

有肝阴不足者，加生地 12 g，枸杞子 10 g，何首乌 10 g，女贞子 10 g；肝火明显者加郁金 10 g，龙胆草 10 g，夏枯草 15 g。

6）肾虚头痛

头痛且空，每兼眩晕，腰痛酸软，神疲乏力，耳鸣少寐。舌红少苔，脉细无力。

治法：养阴补肾。

方药：大补元煎加减。

熟地 15 g，山茱萸 10 g，山药 10 g，枸杞子 12 g，人参 10 g，当归 10 g，杜仲 12 g，菊花 10 g，川芎 15 g，炙龟板 12 g。

7）血虚头痛

头痛而晕，心悸不宁，神疲乏力，面色㿠白。舌质淡，苔薄白，脉细弱无力。

治法：养血为主。

方药：加味四物汤。

熟地 12 g，山药 12 g，山萸肉 10 g，泽泻 10 g，当归 10 g，川芎 15 g，桃仁 10 g，甘草 10 g，菊花 12 g，赤芍 12 g，黄芪 12 g，白术 12 g。

8）痰浊头痛

头痛昏蒙，胸脘满闷，呕恶痰涎。苔白腻，脉滑或弦滑。

治法：化痰降逆。

方药：半夏白术天麻汤加减。

天麻 12 g，清半夏 12 g，白术 10 g，陈皮 10 g，茯苓 10 g，生姜 4 片，大枣 6 枚，厚朴 10 g，白蒺藜 12 g，蔓荆子 10 g，竹茹 12 g，枳实 12 g。

9）瘀血头痛

头痛经久不愈，痛处固定不移，痛如锥刺，或有头部外伤史。舌质紫暗，苔薄白，脉细或细涩。

治法：活血化瘀。

方药：通窍活血汤加减。

桃仁 10 g，红花 10 g，川芎 15 g，赤芍 10 g，生姜 4 片，葱白 1 根，郁金 10 g，白

芷 10 g，细辛 4 g，石菖蒲 12 g。

头痛甚者加全虫、蜈蚣；气血不足加黄芪、当归。

2. 中成药

1）镇脑宁胶囊：每次 4 粒，每日 3 次。有理气活血祛风镇痛作用。用于内伤性头痛的各种类型。

2）天麻头风灵胶囊：每次 4 粒，每日 3 次。有祛风活血止痛作用。用于治疗内伤性头痛的各种类型。

3. 单方、验方

1）川芎 120 g，荆芥 120 g，细辛 30 g，白芷 60 g，羌活 60 g，甘草 60 g，防风 45 g，薄荷 240 g。上药共研细粉，每服 6～9 g，饭后茶水送服，或水煎 1 次服。治风寒头痛，一般服后可起立竿见影之效。

2）荆芥 60 g，炒甘草 60 g，川芎 60 g，羌活 60 g，炒僵蚕 60 g，防风 60 g，茯苓 60 g，蝉蜕 60 g，藿香 60 g，党参 90 g，姜厚朴 15 g，陈皮 15 g。上药共为细粉，每次 6 g，茶水调服。另需用下方透顶散搐鼻（细辛 2 茎，瓜蒂 7 个，丁香 3 粒，冰片 0.5 g，麝香 0.5 g，糯米 7 粒。先将细辛、瓜蒂、丁香、糯米研细末，再加入冰片、麝香末调匀。每次用药粉或黄豆粒般大，塞入双鼻孔中）。可治奇难之头痛。

3）全虫 9 g。水煎服，每天 1 剂，连服 10 天，适用于各型头痛。

4）全虫 30 g，地龙 30 g，甘草 30 g。共研细末，每服 3 g，早晚各服 1 次。适用于各型头痛。

5）生姜 5 片，葱白 3 根，红糖适量。洗净葱白、生姜，放锅内，清水适量，或火煎煮，煮沸 10 分钟，加入红糖，取汁趁热饮用，饭后忌吹风受凉。每日 1～2 次，连服 2～3 天。适用于风寒性头痛。

6）川芎 6～9 g，鸡蛋 2 个，大葱 3 根。共放锅中水煮，鸡蛋熟后去壳再煮片刻，食蛋饮汤。每日 1 次，连服数天，可治风寒性头痛。

7）菊花 20 g，白糖适量。泡茶饮用，适用于风热头痛。

8）山楂 30 g，荷叶 12 g。水煎代茶饮用。适用于肝阳头痛。

9）猪瘦肉 100 g，红枣 10 枚，鲜胎盘 1 个，生姜 5 片，先将胎盘剪去血络，漂洗干净并切碎，配生姜锅里略炒，后加入猪瘦肉，红枣，隔水炖熟，加盐调味后食用。适用于血虚头痛。

10）川芎 30 g，菊花 15 g，山楂 15 g，羊脑 1 个。文火炖至烂熟，分次食用之。有活血清肝的作用。适用于瘀血头痛。

（二）西医治疗

针对病因进行治疗，如颅内感染应用抗生素；颅内占位性病变可行手术治疗；高血压、五官疾病、精神因素等所致者，均应进行相应的处理。无论何种原因引起的头痛，患者均应避免过度疲劳和精神紧张，须静卧、保持安静、避光。

1. 对症治疗

1）镇痛剂：一般采用非甾体抗炎退热止痛剂，多选用阿司匹林 0.2～0.5 g，或复方阿司匹林 0.5～1.0 g，吲哚美辛 25 mg，氟芬那酸 250 mg，口服，均每日 3 次；或罗通定 30~60 mg，每日 3 次，或 60 mg 皮下或肌内注射，可待因 15~30 mg，每日 2~3 次；喷他佐辛 25~50 mg，每日 3 次，或 30 mg 皮下或肌内注射；哌替啶 50 mg 或阿法罗定 10~20 mg，或芬太尼 0.05~1 mg，皮下或肌内注射；美沙酮 5~10 mg，口服，每日 2~3 次或皮下或肌内注射。

2）镇静、抗癫痫药：通过镇静以达到减轻疼痛目的，抗癫痫药多用于控制头痛发作。常用的有：苯巴比妥、苯妥英钠、氯氮、地西泮、硝西泮、卡马西平等。

3）控制或减轻血管扩张药物：①主要用于血管性头痛。常用药物为麦角胺，以减轻或中止偏头痛发作，如麦咖片，1~2 片口服，半小时后无效可加用 1 片；②5－HT 拮抗剂，主要用于预防偏头痛、丛集性头痛。常用二甲麦角新碱，每日服 2~12 mg，或苯噻啶 0.5~1 mg，或赛庚啶 2~4 mg，每日 3 次；③单胺氧化酶抑制剂苯乙肼 15~25 mg，或阿米替林 10~35 mg，每日服 3 次；④β 受体阻滞剂，普萘洛尔 10~30 mg，每日 3 次；⑤可乐定 0.035~0.075 mg，每日服 1~2 次。亦有报道罂粟碱、葛根片可预防偏头痛。

4）激素：地塞米松、泼尼松，主要用于炎症性头痛及急性脑血管病、脑水肿等引起的头痛。性激素、雌激素替代疗法，溴隐亭抑制催乳素分泌，以治疗月经期偏头痛。

5）调整颅内压：对颅内压增高引起的头痛主要选用高渗脱水剂、利尿剂、肾上腺皮质激素等；颅内压过低引起的头痛则应输液，同时注射垂体后叶素 3~5 U，血管扩张剂罂粟碱等。

6）理疗：依据不同病情可选用共鸣火花，电兴奋，超短波，离子导入等；对周围神经源性头痛及功能性头痛，可在病灶、痛处或痛觉传导周围神经 1% 普鲁卡因进行封闭。

7）针灸：选择相应穴位行体针或耳针。

2. 手术治疗

对表浅神经源性头痛，有文献报道用高频电热神经破坏术，对顽固性血管性头痛可行颞浅动脉结扎术。

3. 病因治疗

早期明确诊断，采取有效措施进行病因治疗。如颅内病变应手术摘除；有炎症者，对原病进行抗感染处理；变态反应者，除给予抗过敏药外，还可用组胺脱敏疗法；青光眼需进行降眼压治疗等。

六、健康教育

1）合理安排工作、休息，不应过度疲劳，保障充足睡眠。

2）注意保持情绪稳定，适当参加娱乐及体育活动。

3）指导患者进行自我病情监测：如头痛的性质、部位、程度、持续时间、前驱症状、伴随症状等，能主动向医务人员报告。

4）向患者说明护理措施中减轻头痛的各项疗法的必要性，并指导患者积极参与和配合各种治疗。

5）对头痛的各种检查、用药等给予详细耐心地解释，尤其是所用药物的药名、用法、常见不良反应，以及预防发生不良反应的有关措施，使患者主动配合。

（肖广荣）

第十节 眩 晕

由不同的原因而产生的一种运动性或位置性错觉称为眩晕。老年人发生的眩晕在临床上较为常见。

中医认为，眩晕之眩是指眼花，晕是指头晕，两者常同时并见，故统称为眩晕。轻者闭目即止；重者如坐舟船，旋转不定，不能站立，或伴有恶心、呕吐、汗出，甚则昏倒。

一、病因

现代医学认为，本病可见于多种疾病，如梅尼埃病、迷路炎、内耳药物中毒、前庭神经元炎、脑动脉样硬化、高血压、椎基底动脉供血不足、阵发性心动过速、贫血、中毒性眩晕、头部外伤后眩晕、屈光不正、神经症等。此外，老年人肾功能常常处于临界状态，应用耳毒性药物时，由于肾脏排泄功能差，容易导致耳毒性反应，表现为眩晕。常引起眩晕的药物还有链霉素、庆大霉素、水杨酸钠、奎宁、苯妥英钠和卡马西平等。

眩晕可分为耳源性眩晕、眼源性眩晕、神经源性眩晕、全身疾病性眩晕四大类。

中医学认为，本病的发生属虚者居多，阴虚则肝风易动，血少则脑失所养，精亏则髓海不足，均可导致眩晕。其次由于痰浊壅遏，或化火上蒙，亦可形成眩晕。

素体阳盛，肝阳上亢，发为眩晕，或因长期忧郁恼怒，气郁化火，使肝阴暗耗，风阳升动，上扰清空，发为眩晕。或肾阴素亏，肝失所养，以致肝阴不足，肝阳上亢，发为眩晕。如《临证指南医案·眩晕门》华岫云按说："经云诸风掉眩，皆属于肝，头为诸阳之首，耳目口鼻皆系清空之窍，所患眩晕者，非外来之邪，乃肝胆之风阳上冒耳，甚则有昏厥跌仆之虞。"

久病不痊愈，耗伤气血，或失血之后，虚而不复，或脾胃虚弱，不能健运水谷以生化气血，以致气血两虚，气虚则清阳不展，血虚则脑失所养，皆能发生眩晕。如《灵枢·口问》说："故上气不足，脑为之不满，耳为之苦鸣，头为之苦倾，目为之眩。"《证治汇补·眩晕》说："血为气配，气之所丽，以血为荣，凡吐衄崩漏产后亡阴，肝家不能收摄荣气，使诸血失道妄行，此眩晕出于血虚也。"说明气血亏虚皆可发生眩晕。

肾为先天之本，藏精生髓，若先天不足，肾阴不亢，或老年肾亏，或久病伤肾，或房劳过度，导致肾精亏耗，不能生髓，而脑为髓之海，髓海不足，上下俱虚，则发生眩晕。如《灵枢·海论》说"脑为髓之海""髓海不足，则脑转耳鸣，胫酸眩冒，目无所见，懈怠安卧"。

嗜酒及肥甘，饥饱劳倦，伤于脾胃，健运失司，以致水谷不化精微，反聚湿生痰，痰湿中阻，则清阳不升，浊阴不降，发为眩晕。如《丹溪心法·头眩》说："头眩，痰夹气虚并火，治痰为主，挟补气药及降火药。无痰则不作眩，痰因火动，又有湿痰者，有火痰者。"

眩晕的病因虽如上所述，但往往彼此间相互影响，互相转化。如肾精亏虚本属阴虚，若因阴损及阳，可转为阴阳俱虚之证。又如痰湿中阻，初起多为湿痰偏盛，日久可痰郁化火，形成痰火为患。

二、临床表现

眩晕的症状为突感自身或周围景物的旋转和晃动感，伴有站立不稳，严重者有恶心、呕吐、出汗、面色苍白等自主神经系统症状。

三、诊断

根据病史及上述症状可做出诊断，体格检查时，重点对心、肺、肝、肾功能；脑神经功能包括眼球运动、眼震、听力、步态、肢体共济运动等进行检查，以做出鉴别。

四、治疗

（一）中医治疗

1. 辨证论治

1）肝阳上亢

眩晕耳鸣，头胀且痛，每因烦劳或恼怒而头晕、头痛加剧，面时潮红，急躁易怒，少寐多梦，口苦。舌质红，苔黄，脉弦。

治法：平肝潜阳，滋养肝肾。

方药：天麻钩藤饮加减。

天麻 12 g，钩藤 15 g，石决明 20 g，杜仲 15 g，牛膝 12 g，桑寄生 12 g，茯苓 10 g，夜交藤 15 g，生牡蛎 15 g，生龙骨 15 g，山栀 10 g。

2）气血亏虚

眩晕动则加剧，劳累即发，面色㿠白，唇甲不华，发色不泽，心悸少寐，神疲懒言，饮食减少。舌质淡，脉细弱。

治法：补养气血，健运脾胃。

方药：归脾汤加减。

党参 12 g，黄芪 15 g，白术 12 g，当归 12 g，炙甘草 10 g，酸枣仁、生地各 12 g，生姜 3 片，大枣 4 枚，阿胶 10 g（冲），熟地 10 g。

3）肾精不足

眩晕而见精神萎靡，少寐多梦，健忘，腰膝酸软，遗精，耳鸣，偏于阴虚者，五心烦热，舌质红，脉弦细数。偏于阴虚者，四肢不温，形寒怯冷，舌质淡，脉沉细无力。

治法：偏于阴虚者，补肾滋阴。偏于阳虚者，补肾助阳。

方药：补肾滋阴用左归丸加减。

熟地15 g，山萸肉10 g，菟丝子12 g，牛膝10 g，龟板15 g，鹿角胶10 g，知母10 g，黄柏10 g，丹皮10 g，菊花10 g。

补肾助阳用右归丸加减。

熟地15 g，山萸肉10 g，杜仲12 g，熟附子12 g，肉桂10 g，鹿角胶10 g，仙灵脾15 g，巴戟天10 g，珍珠母12 g，生牡蛎15 g，麦冬12 g，白芍15 g。

4）痰浊中阻

眩晕而见头重如蒙，胸闷恶心，食少多寐。苔白腻，脉濡滑。

治法：燥湿祛痰，健脾和胃。

方药：半夏白术天麻汤加减。

清半夏12 g，陈皮10 g，茯苓12 g，白术15 g，天麻12 g，生姜4片，大枣4枚，郁金10 g，石菖蒲10 g，苍术10 g。

5）痰热互结

眩晕而见头重如蒙，头目胀痛，心烦口苦，渴不欲饮。苔黄腻，脉弦滑。

治法：苦寒燥湿，化痰泄热。

方药：温胆汤加减。

黄连10 g，黄芩12 g，清半夏12 g，陈皮10 g，甘草10 g，枳实12 g，竹茹10 g，生姜4片，茯苓15 g，钩藤15 g，菊花10 g。

2. 中成药

1）脑立清丸：每次10粒，每日2次。有疏肝泻火的作用，用于眩晕见口苦善怒，血压偏高者。

2）归脾丸：每次1丸，每日2次。有补脾养血的作用，用于气血亏损型眩晕。

3）补中益气丸：每次1丸，每日2次。用于低血压引起的眩晕。枳实30 g煎水冲服补中益气丸。

4）知柏地黄丸：每次1丸，每日2次。用老年性高血压头晕目眩。

5）天麻头风灵：每次4粒，每日3次。用于各种眩晕头痛症。

3. 单方、验方

1）川芎12 g，菊花20 g，地龙10 g，川牛膝15 g，夏枯草30 g，地骨皮30 g，玉米须30 g。每日1剂，水煎服。用于肝阳上亢所致的眩晕头痛，耳鸣，脉弦实等证。

2）仙鹤草60 g。煎水代茶饮。用于体乏不耐劳作者。

3）赤芍12 g，钩藤15 g，川芎10 g，刘寄奴15 g，葛根15 g，桃仁10 g。每日1剂，水煎服。用于头受伤后痰瘀阻塞头窍者。

4）珍珠母30 g，代赭石30 g，稽豆衣10 g，菊花9 g，白芍10 g，姜竹茹9 g，佛手9 g，茯苓9 g，青皮9 g，陈皮9 g，白蒺藜9 g，旋覆花9 g，生姜3片。水煎服，每日1剂。用于耳源性眩晕。

5）陈皮10 g，茶叶5 g，煎水代茶。用于肝阳上亢患者。

6）白木耳15 g（先浸泡1夜），瘦猪肉50 g，红枣10枚，加水同炖，熟后饮服。或黑豆、浮小麦各30 g，水煎服。用于气血虚弱患者。

7）陈皮15 g，大米100 g。先将陈皮煎取汁，下米煮成稀粥。日服2～3次，连服

3～5天。用于痰浊中阻患者。

8）黑桑葚500 g，黑芝麻50 g，蜂蜜200 g，加水文火煎煮熬成膏，每日早晚各2汤匙。用于肾精不足者。

9）新鲜柳树叶每日250 g，浓煎成100 ml，分2次服，6日为1个疗程。用于肝阳上亢型眩晕。

10）生姜15 g，羊肉250 g，当归、大枣各50 g，生姜切片，羊肉、生姜文火熬成3碗，加入调料另煎余药240 ml，每日分2次，将药液、羊肉汤分别依次饮用（混合难服）。主治低血压性眩晕。

11）生姜30 g，大葱30 g，白萝卜30 g。共捣成泥，敷在头前部，每日1次，半小时取下，连用3～4次。主治老年性眩晕。

4. 针灸治疗

主穴：曲池、内关、足三里、三阴交。

配穴：肝火上炎取太阳、风府、风池、行间、阳陵泉；阴虚阳亢取阳陵泉、悬钟、通里、百会、太冲、人迎；肾精不足太溪、复溜、阴陵泉、血海、关元。

刺法：用提插捻转之泻法或平补平泻法，每日1次或隔日1次，留针20～30分钟，10次为1个疗程。

（二）西医治疗

1. 病因治疗

1）前庭功能尚属可逆损害性眩晕，这一类预后较好，如良性阵发性位置性眩晕、浆液性迷路炎等。治疗应针对病因，一旦病因解除，眩晕消失，前庭功能可恢复。

2）前庭功能一次性损害不可逆转的眩晕，如化脓性迷路炎、突聋、前庭神经元炎等，病因虽除，迷路或前庭功能完全破坏，前庭功能不能恢复，需依靠前庭中枢代偿消除眩晕。

3）病因难治的前庭功能波动性损害或不可逆性损害，如动脉硬化或高血压、颈椎病导致的眩晕等，治疗效果差。保守治疗无效者可行外科治疗。手术治疗眩晕类疾病必须有明确定位诊断和适应证。

2. 对症治疗

1）眩晕发作时保守治疗：选择最舒适体位，避免声光刺激，解除思想顾虑。

2）前庭神经镇静药：异丙嗪、地西泮等。

五、健康教育

1）注意劳逸结合，勿过度劳累。平时注意锻炼身体，以增强体质，鼓励患者保持乐观情绪，以减少发病的机会。

2）积极治疗中耳炎，去除病灶。

3）注意颈椎保健，椎基底动脉供血不足者应注意头部转动时，动作宜缓慢。老年或高血压患者，醒后不宜马上起立，应休息片刻，然后缓慢起立，以免血供不足，引起直立性低血压而产生眩晕。平时注意颈椎锻炼，尤其是坐位低头工作者，应定时做颈部活动，防止颈椎病变。

4）晕动病患者，在乘车前不宜过饱，亦不可空腹，应在乘车前 2 小时进少量易消化食物；可先服茶苯海明（或舟车宁）；亦可在脐部贴伤湿止痛膏，加以预防。乘车时须坐在靠窗通风及颠簸较轻的座位上，闭目休息，勿观望窗外移动物。

5）告诫患者不宜从事高空作业、航空、航海及其他高速运动的职业，亦不宜骑自行车，以防突发眩晕，产生危险。一旦发生眩晕，立即靠边站立，闭目扶持物体，如无物可扶，同时蹲下，防止摔倒，休息片刻。有条件者应立即躺下，待好转后再缓慢行走。亦可随身携带茶苯海明，发作时及时吞服，以减轻症状。

（刘玉兰）

第九章　感染性疾病

第一节 霍 乱

霍乱是由霍乱弧菌引起的烈性肠道传染病。1961 年起的第七次世界大流行至今仍未绝迹，1992 年以来在印度的东南部及孟加拉国的达卡地区发现一种新的 O_{139} 霍乱弧菌在南亚流行，该病传播迅速，多见于成人，有一定的病死率，受到世界的关注。

在中医文献上，《素问·六元正经大论》及《伤寒论·辨霍乱病脉证并治》就有霍乱的病名及记载，以后历代匀有不少新的阐述。但中医文献在清代以前所称的霍乱，主要指以上吐下泻为主要临床表现的疾病，如急性胃肠炎、食物中毒等。1820 年以后所论及的霍乱，则主要是阐发了疫疠之邪即霍乱弧菌或埃尔弧菌引起的真霍乱病。

一、病原学

霍乱弧菌为革兰阴性菌，菌体长 1.5 ~ 2 μm，宽 0.3 ~ 0.4 μm，弯曲如逗点状，有一根极端鞭毛，其长度为菌体的 4 ~ 5 倍。该菌运动活泼，在暗视野悬滴镜检中可见穿梭运动，粪便直接涂片检查可见呈"鱼群"样排列的弧菌。

霍乱弧菌在碱性（pH 值为 8.8 ~ 9.0）肉汤或蛋白胨水中繁殖迅速，表面形成透明菌膜。弧菌在营养琼脂或肉浸膏琼脂培养过夜后，其菌落大、半透明、带灰色。在选择性培养基中弧菌生长旺盛，常用者有胆盐琼脂、硫代硫酸盐—枸橼酸盐—胆盐—蔗糖培养基（TCBS）、亚碲酸盐琼脂等。

霍乱弧菌有耐热的菌体（O）抗原和不耐热的鞭毛（H）抗原。H 抗原为霍乱弧菌属所共有；O 抗原有群特异性和型特异性两种抗原，是霍乱弧菌分群和分型的基础。群的特异性抗原有 100 余种。

以抗原性、致病性等特点为依据，WHO 腹泻控制中心将霍乱弧菌分为 3 群。

（一）O_1 群霍乱弧菌

包括古典生物型霍乱弧菌和埃尔托生物型。O_1 群的特异抗原有 A、B、C 三种，其中 A 抗原为 O_1 群所共有，A 抗原与 B、C 抗原结合则可分为三型，即原型—AC、异型—AB 和中间型—ABC。

（二）非 O_1 群霍乱弧菌

本群弧菌 H 抗原与 O_1 群相同，而 O 抗原则不同，不被 O_1 群霍乱弧菌多价血清所凝集，又称为不凝集弧菌。本群根据 O 抗原的不同，可分为 137 个血清型（O_2 ~ O_{138}）。以往认为非 O_1 群霍乱弧菌仅引起散发的胃肠炎性腹泻，而不引起暴发流行，故此类弧菌感染不做霍乱处理。1992 年在印度和孟加拉等地发生霍乱暴发流行，后经证实此次流行菌群不被 O_1 群霍乱弧菌和 137 个非 O_1 群霍乱弧菌诊断血清所凝集，而是一种新的血清型，被命名为 O_{139} 霍乱弧菌。

（三）不典型 O_1 群霍乱弧菌

本群霍乱弧菌可被多价 O_1 群血清所凝集，但本群弧菌在体内外均不产生肠毒素，因此没有致病性。

霍乱弧菌能产生肠毒素、神经氨酸酶、血凝素、菌体裂解后能释放出内毒素。其中霍乱肠毒素（CT）在古典型、ET–Tor 型和 O_{139} 型之间很难区别。O_1 群霍乱弧菌和非典型 O_1 群霍乱弧菌均能发酵蔗糖和甘露糖，不发酵阿拉伯糖。非 O_1 群霍乱弧菌对蔗糖和甘露糖发酵情况各不相同。此外，埃尔托生物型能分解葡萄糖产生乙酚甲基甲醇（即 VP 试验）。O_{139} 型能发酵葡萄糖、麦芽糖、蔗糖和甘露糖，产酸不产气，不发酵肌醇和阿拉伯糖。

霍乱弧菌经干燥 2 小时或加热至 55℃，持续 10 分钟即可死亡，煮沸立即死亡。弧菌接触 1:（2 000～3 000）升汞或 1:500 000 高锰酸钾，数分钟即被杀灭，在 0.1% 漂白粉中 10 分钟即死亡。霍乱弧菌在正常胃酸中能生存 4 分钟，在未经处理的粪便中存活数天。在 pH 值为 7.6～8.8 的浅水井中，古典霍乱弧菌平均存活 7.5 天，埃尔托霍乱弧菌为 19.3 天。埃尔托霍乱弧菌在海水和深水井中存活 10～13 天。氯化钠浓度高于 4% 或蔗糖浓度在 5% 以上的食物、香料、醋、酒等，均不利于弧菌的生存。霍乱弧菌在冰箱内的牛奶、鲜肉和鱼虾水产品存活时间分别为 2～4 周、1 周和 1～3 周；在室温存放的新鲜蔬菜存活 1～5 天。霍乱弧菌在砧板和布上可存活相当长时间，在玻璃、瓷器、塑料和金属上存活时间不超过 2 天。

二、流行病学

患者和带菌者是本病的传染源。其中轻型患者、隐性感染者和恢复期带菌者作为传染源的意义更大。

霍乱弧菌经水、食物和日常生活接触和以苍蝇为媒介传播。水和食物被病原体污染可引起暴发流行。

人类对本病普遍易感，病后能产生抗菌抗体和抗肠毒素抗体，但持续时间短暂。

霍乱在某些国家具有地方性流行（例如印度恒河三角洲、印度尼西亚的西伯里岛，历次世界大流行都是由上述地区传播的），这种地方性流行与社会因素、自然因素关系密切。我国历次霍乱流行皆从国外传入。本病全年均可发生，多见于夏秋季。港湾工人、渔民、船员发病率较高。

三、病因和发病机制

人体经口感染的霍乱与副霍乱弧菌，在正常情况下，一般可被人体胃酸杀灭。但当胃酸分泌减少或被高度稀释时，或因入侵的弧菌数量较多，未被胃酸杀死的弧菌入侵小肠肠腔中，在碱性肠液内迅速繁殖，且产生大量肠毒素。弧菌黏附于肠黏膜上皮细胞，但不侵入肠黏膜上皮细胞，而由肠毒素发挥其致病作用，肠毒素的亚单位 B 与肠黏膜上皮细胞膜的受体神经节苷脂迅速结合，继之肠毒素的亚单位 A 穿过细胞膜，作用于腺苷环酶，使之活化，从而使三磷腺苷（ATP）变成环磷酸腺苷（cAMP），cAMP 于细胞内浓度升高，发挥了第二信使的作用，促进细胞内一系列酶反应的进行，肠黏膜细胞分泌功能增强，肠液分泌增加，大大超过肠道再吸收的能力，出现剧烈水样腹泻，导致等渗性失水。因剧烈吐泻导致胆汁分泌减少，故吐泻物呈白色"米泔水"样。因严重脱水，血容量骤减、血液浓缩而出现周围循环衰竭。大量钠、钾、钙及氯化物的丢失，引起肌肉痉挛。因循环衰竭、肾脏缺血以及毒素和低钾对肾脏的直接影响，可发生肾衰竭。

本病的主要病理改变为严重失水现象，皮下组织和肌肉极度干瘪。常见肠黏膜大片剥落。但无溃疡，偶有出血。心、肝、脾多缩小，肾脏偶有出血和变性等。

中医认为，霍乱是由于饮食不慎，感受疫疠之邪，损伤脾胃，引起脾胃气机升降失常，气逆于上，湿浊下趋，清气不升致清浊相干，升降逆乱所致。

四、临床表现

多发于夏秋季节，病前 6 天内有在疫区停留史与患者接触史或进食污染饮食史。

两种生物型弧菌所致的霍乱临床表现大致相同，但古典型以重型较多，轻型较少，而埃尔托型则相反。潜伏期一般为 1~3 天，短者 3~6 小时，长者可达 7 天。典型患者多为突然发病，少数患者在发病前 1~2 天有疲乏、头昏、腹胀、腹鸣等前驱症状。

（一）典型患者临床表现

病程可分 3 期。

1. 泻吐期

患者起病为突然剧烈腹泻，次数频繁，甚至无法计数，但无腹痛和里急后重。大便初为黄色稀便，继而排出泔水样大便，无臭、量多。少数患者可排洗肉水样便。呕吐常发生于数次腹泻后，无恶心，呈喷射状。呕吐物初为胃内容物，后为米泔水样。病程为数小时至 3 天。

2. 脱水期

由于频繁的腹泻和呕吐，大量水和电解质丧失，患者迅速出现失水和微循环衰竭。轻者仅口渴，皮肤唇舌稍干，眼窝深陷；严重脱水则有不安、烦渴、恐慌或精神呆滞、眼窝深陷，儿童可有昏迷、声音嘶哑、耳鸣、呼吸增快、面颊深凹、皮肤凉、弹性消失、手指皱瘪等。各处肌肉痉挛，多见于腓肠肌和腹直肌。腹舟状，有柔韧感，脉细速，血压下降。体表温度下降，成人肛温正常，儿童肛温多升高。此期一般为数小时至 3 天。

3. 恢复期

在患者脱水得到纠正后，多数患者症状消失，尿量增加，体温回升，而逐渐恢复正常，但约有 1/3 患者出现发热反应，体温可达 39℃，以儿童为多见，原因是循环改善后大量肠毒素吸收所引起，一般持续 1~3 天自行消退。

（二）临床类型

按脱水程度、血压、脉搏、尿量等，临床上可分为轻、中、重及暴发四型。

1. 轻型

患者稍感不适，每日腹泻数次，一般不超过 10 次，大便稀薄，有粪质、无脱水表现，血压、脉搏正常，尿量无明显减少。

2. 中型（典型）

有典型的症状及体征。脱水明显，脉搏细速，收缩压在 70 ~ 90 mmHg，尿量一昼夜在 500 ml 以下。

3. 重型

患者极度衰弱或意识不清，严重脱水及休克，脉搏细速甚至不能测出，收缩压在 90 mmHg 以下或测不出。尿量少或无尿，可于发生典型症状后数小时死亡。

4. 暴发型

起病急骤，典型的吐泻症状出现前即因循环衰竭而死亡，又称"干性霍乱"。

五、实验室及其他检查

（一）血常规及生化检查

由于失水可引起血液浓缩，红细胞计数升高，血红蛋白和红细胞比容增高。白细胞可在 10×10^9/L 以上。分类计数中性粒细胞和单核细胞增多。失水期间血清钠、钾、氯均可见降低，尿素氮、肌酐升高，而 HCO_3^- 下降。

（二）尿常规

可有少量蛋白，镜检有少许红、白细胞和管型。

（三）大便常规

可见黏液和少许红、白细胞。

（四）血清学检查

霍乱弧菌的感染者，能产生抗菌抗体和抗肠毒素抗体。抗菌抗体中的抗凝集抗体，一般在发病第 5 天出现，病程 8 ~ 21 天达高峰。血清免疫学检查主要用于流行病学的追溯诊断和粪便培养阴性可疑患者的诊断。若抗凝集素抗体双份血清滴度 4 倍以上升高，有诊断意义。

（五）病原学检查

1. 粪便涂片染色

取粪便或早期培养物涂片做革兰染色镜检，可见革兰阴性稍弯曲的弧菌，无芽孢无荚膜，而 O_{139} 菌除可产生荚膜外，其他与 O_1 菌同。

2. 悬滴检查

将新鲜粪便做悬滴或暗视野显微镜检，可见运动活泼呈穿梭状的弧菌。

3. 制动试验

取急性期患者的水样粪便或增菌培养 6 小时左右的表层生长物，先做暗视野显微镜检，观察动力，如有穿梭样运动物时，则加入 O_1 群多价血清一滴，若是 O_1 群霍乱弧菌，由于抗原抗体作用，则凝集成块，弧菌运动即停止。如加 O_1 群血清后，不能制止运动；应再用 O_1 群血清重做试验。

4. 增菌培养

所有怀疑霍乱患者的粪便，除做显微镜检外，均应进行增菌培养。粪便留取应在使用抗菌药物之前，且应尽快送到实验室做培养。增菌培养基一般用 pH 值为 8.4 的碱性蛋白胨水，在 36 ~ 37℃ 环境下培养 6 ~ 8 小时，表面形成菌膜。此时进一步做分离培养，并进行动力观察和制动试验。增菌培养能提高霍乱弧菌的检出率，有助于早期诊断。

5. 核酸检测

通过 PCR 方法识别霍乱弧菌毒素基因亚单位（CTxA）和毒素协同菌毛基因（Tc-pA）来鉴别霍乱弧菌和非霍乱弧菌。然后根据 TcpA 基因上的序列差异，进一步鉴别古典生物型和埃尔托生物型霍乱弧菌。根据 O_{139} 血清型的特异引物做 PCR 可检测 O_{139} 霍乱弧菌。

六、并发症

（一）代谢性酸中毒

嗜睡、感觉迟钝、恶心、呕吐、呼吸深长。血浆二氧化碳结合力低，血浆 pH 值减低。

（二）急性肾衰竭

表现为少尿、无尿，尿比重低于 1.018，多固定为 1.010。尿钠排出增多，尿素排出减少，尿尿素/血浆尿素比率低，血浆尿素氮和肌酐升高。可有电解质紊乱和酸中毒。

（三）急性肺水肿

有胸闷、咳嗽、气促或端坐呼吸，咳粉红色泡沫状痰。颈静脉怒张，肺部湿啰音，心率快伴奔马律。

（四）低钾综合征

表现为乏力、淡漠、肌张力低、鼓肠、膝反射弱或消失，肌麻痹或昏迷。血压下降、心律不齐、心音低钝或心动过速等。心电图 QT 间期延长、T 波平坦、双向或倒置，出现 U 波。血钾低于 3.5 mmol/L。

七、诊断

根据病史、症状、实验室检查可确定诊断。

八、治疗

患者应及时严格隔离至症状消失 6 天后，大便培养致病菌，每日 1 次，连续 2 次阴性，可解除隔离出院。慢性带菌者，大便培养连续 7 天阴性，胆汁培养每周 1 次，连续 2 次阴性，可解除隔离出院。但尚需进行流行病学观察。

（一）中医治疗

1. 辨证论治

1）寒霍乱

（1）轻证

暴起呕吐下利，初起时泻下带有稀粪，继则下利清稀如水，或如米泔水样，不甚臭秽，腹痛或不痛，胸膈痞闷，四肢清冷。舌苔白腻，脉象濡弱。

治法：散寒燥湿，芳香化浊。

方药：藿香正气散合纯阳正气丸加减。

藿香 90 g，紫苏 30 g，白芷 30 g，桔梗 60 g，半夏 60 g，茯苓 30 g，甘草 75 g，厚朴 60 g。

汤药未备时，可先吞服纯阳正气丸。

（2）重证

为吐泻不止，吐泻物如米泔水，面色苍白，眼眶凹陷，指螺皱瘪，头面汗出，筋脉挛急。舌淡苔白，脉沉微细。

治法：温补肝肾，回阳救厥。

方药：附子理中汤为主方。

附子 60 g，党参 12 g，炮姜 9 g，甘草 6 g。

2）热霍乱

吐泻骤作，发热口渴，心烦脘闷，吐泻有腐臭味，或呕吐如喷，泻下如米泔水，小便短赤，腹中绞痛，甚则转筋拘挛。舌苔黄腻，脉象濡数。

治法：清热化湿，辟秽泄浊。

方药：燃照汤或蚕矢汤。

前者用省头草 4.5 g，黄芩 4.5 g，山栀 6 g，滑石 12 g，豆豉 9 g，半夏 3 g，厚朴 3 g，草果仁 3 g。后者用黄连 9 g，黄芩 3 g，山栀 4.5 g，豆卷 12 g，薏苡仁 12 g，半夏 3 g，通草 3 g，蚕沙 15 g，木瓜 9 g，吴茱萸 1 g。

3）干霍乱

为卒然腹中绞痛，欲吐不得吐，欲泻不得泻，烦躁闷乱，甚则面色青惨，四肢厥冷，头汗出。脉象沉伏。

治法：辟浊解秽，利气宣壅。

方药：玉枢丹为主方。

山慈菇 90 g，雄黄 30 g，五倍子 90 g，麝香 9 g，千金子霜 30 g，大戟 45 g，朱砂 30 g。

2. 中成药

1）参麦注射液：50 ml 加入 10% 葡萄糖液 250 ml 内静脉滴注。

2）参附注射液：80 ml 加入 10% 葡萄糖液 250～500 ml 内静脉滴注。

3. 单方、验方

1）轻症患者可口服淡盐姜汤、米汤、五汁饮等。

2）也可用参附汤（人参、附子）或四逆汤（人参、附子、干姜、炙甘草）煎服。

4. 针灸治疗

危重者急用三棱针十宣、委中穴，急刺出血，次用中脘、内关、足三里穴，酌情配合合谷、天枢穴，重刺激留针 30 分钟左右。里寒甚者艾灸神阙、天枢穴。转筋针刺承山、阳陵泉、曲池、天枢等穴。

（二）西医治疗

1. 补液概述

第 1 天补液量尤为重要。轻型（失水量约为体重的 5%）入院后 24 小时内给予 3 000～4 000 ml；中型（失水量为体重的 5%～10%）在初 24 小时内给予 4 000～

8 000 ml；重型（失水量在体重的 10% 以上）在初 24 小时给 8 000 ~ 12 000 ml。必须采用双侧静脉加压输注，速度要快，老年每分钟 40 ~ 60 ml，青壮年每分钟 60 ~ 80 ml，儿童每分钟 20 ~ 30 ml，血压极低或测不出，须每分钟注入 100 ml 或更多，可持续 15 ~ 20 分钟，争取在此期内纠正休克。一般入院后 8 小时以内补足入院前丢失的量，以后丢失多少补多少。补液种类有：ORS 口服液，每升水中含有氯化钠 3.5 g，碳酸氢钠 2.5 g，氯化钾 1.5 g，葡萄糖 20 g，该液体近乎生理要求。3:2:1 液体，含有 5% 葡萄糖 3 份，生理盐水 2 份，乳酸钠或 1.4% 碳酸氢钠 1 份。541 液，每升含有氯化钠 5 g，碳酸氢钠 4 g，氯化钾 1 g。DTST 液，每升含有氯化钠 4 g，醋酸钠 6.5 g，氯化钠 1 g，葡萄糖 10 g。

2. 补液方法

1）对轻、中型脱水多主张以口服 ORS 口服液。轻型按 50 ~ 80 ml/kg，于 4 ~ 6 小时服完，要少量多次、间歇但不中断地饮完。中型脱水按 80 ~ 100 ml/kg，分次服用。

2）对重度脱水者，先静脉滴注林格乳酸钠溶液，后改用 ORS 口服液口服至失水纠正为止。林格乳酸钠溶液按 110 ml/kg 计算，后临证补充。

3）或开始先给生理盐水，待血压回升后再给 3:2:1 液体，或 541 液，或 DTST 液均可。

3. 补液速度

一般规律是用先快后慢、先多后少的方法临证补液。

4. 补液效果判断

下列情况示液体补充适当：①脉跳有力，血压回升，尿量增加；②血浆比重回降近正常。中心静脉压或肺动脉楔压低值或正常。

5. 抗菌药物治疗

抗菌药物治疗是霍乱治疗的重要措施，可减少液体损失和缩短病程，但不能取代补液措施。常用有诺氟沙星（成人 200 mg，1 日 3 次）、环丙沙星（成人 250 mg，1 日 2 次）、多西环素（成人 200 mg，1 日 2 次；小儿每日 6 mg/kg）及复方新诺明（SMZ – TMP），成人 2 片，1 日 2 次。上述可选择其中一种连服 3 天。

6. 对症治疗

心衰者除暂停输液外，应给予快速洋地黄制剂，如毒毛花苷 K（0.25 mg）或毛花苷 C（0.4 mg）加入葡萄糖液中缓慢静脉注射。对急性肾衰竭者，应纠正酸中毒及电解质紊乱，严重氮质血症者可做血液透析。对存在脓毒症休克患者可加用氢化可的松（100 ~ 300 mg）或地塞米松（20 ~ 40 mg）加入液体内滴注，并可加用血管活性药物如多巴胺（20 mg）、间羟胺（20 mg）或异丙肾上腺素（0.2 mg）等加入 5% 葡萄糖生理盐水 100 ml 内滴注。

九、护理

1）按消化道传染病严格隔离（隔离至症状消失 6 天，粪检弧菌 3 次阴性为止）。

2）重型患者应绝对卧床休息至症状好转；轻型患者可下床在室内活动。卧床期间，重型患者卧臀部最好有孔并将其置有容器的床，以利患者排大便，便于估量和消毒处理排泄物。

3）患者剧烈泻吐时应暂停饮食。待呕吐停止，腹泻缓解后，可给流质饮食，开始少食多餐，以后根据病情逐渐增加饮食量。

4）做好口腔及皮肤护理。患者呕吐后要及时协助其漱口，擦净面颊等处的呕吐污物。排便后洗净肛门及周围皮肤，保持局部的清洁干燥。及时更换被吐泻物污染的被服。必要时垫油布床单，以防床褥湿污。

5）剧烈泻吐是霍乱的主要临床特点，应注意观察大便性状、次数和量，及时留取大便标本送检。

6）脱水是霍乱的主要表现之一，应注意观察脱水的程度。如患者出现泻吐变轻，口唇稍干燥，眼窝稍凹陷，尿量略有减少，血压基本正常，即为轻度脱水，应鼓励患者多饮水，尽量口服补液。如患者出现泻吐较重，烦躁不安，表情淡漠，精神呆滞，口唇干燥，皮肤弹性差，眼窝凹陷明显，脉搏细速，血压下降，尿量减少，即为中度脱水，应按医嘱积极静脉补液，待患者呕吐停止后改为口服补液。如患者泻吐剧烈，烦躁不安，意识障碍，口唇干裂，声音嘶哑或失音，眼窝深凹，皮肤弹性消失，脉搏细弱或触不清，血压下降或测不出，尿量极少或无尿，为重度脱水，应按医嘱快速输液，积极抢救，并注意观察补液情况。

7）注意观察水、电解质及酸碱平衡紊乱表现。患者若出现肌肉痉挛，可能与低血钠及低血钙有关，一般经补钠和补钙后疼痛可消失，也可局部热敷或按摩。如患者出现软弱无力、腹胀、肌张力降低、心律失常、心音低钝、腱反射减弱或消失等，提示有低血钾可能，应及时报告医生，并按医嘱给患者补充钾盐。

8）当出现心衰、休克、急性肾衰竭时，分别按各有关护理常规护理。如患者为孕妇应严密观察产兆，做好流产或早产准备。

9）迅速建立静脉通道，须大量快速补液时，液体应先加温至37℃。应有专人护理，密切观察脉搏、心率、血压及尿量改变，防止发生肺水肿或心衰。遇有输液反应，应立即调换液体及输液器。并按医嘱给予氢化可的松100 mg或地塞米松10 mg静脉滴注，异丙嗪25 mg肌内注射。

（李庆芳）

第二节　流行性脑脊髓膜炎

流行性脑脊髓膜炎简称流脑，是由脑膜炎球菌引起的一种化脓性脑膜炎。病原菌从鼻咽部侵入血流，形成败血症，最后局限于脑膜和脊髓膜，形成化脓性病变。其主要临床表现为突起高热、头痛、呕吐、皮肤黏膜瘀点和脑膜刺激征。脑脊液呈现化脓性改变。本病多见于冬春季节，以儿童发病率为高，呈散发或大小流行。

一、病原学

病原为脑膜炎球菌，其属于奈瑟菌属，革兰染色阴性，呈肾形，成对排列。该菌仅存于人体，可于带菌者的鼻咽部及患者的血液、脑脊液、皮肤瘀点中发现。此菌的抵抗力极弱，室温下 3 小时，55℃环境中数分钟即死亡，对寒冷、干燥、热及一般消毒剂均敏感。此菌在体外能形成自溶酶，故采集的标本应及时送检。

脑膜炎球菌按其特异性荚膜多糖体抗原的不同，可用血清凝集试验将其分为不同的血清群，致病的菌群主要是 A、B、C、Y、W$_{135}$群等。近年来，欧美等国流行的以 B、C 群为主；我国仍以 A 群为主，但某些大城市 B 群有增多趋势。菌群的分类与流行病学调查、制备疫苗及药物防治等有关。

二、流行病学

带菌者和流脑患者是本病的传染源，以带菌者更为重要。病原菌主要是通过咳嗽、打喷嚏等经飞沫从呼吸道传播，由于本菌在体外生存力极低，故而很少间接传播，但密切接触对 2 岁以下婴幼儿传染本病有重要意义。人群普遍易感，6 个月以内的婴儿可以自母体获得免疫而很少发病，成人则在多次流行过程中通过隐性感染而获得免疫，故儿童发病率高，特别是 6 个月至 2 岁的婴幼儿发病率最高。人感染后可以产生对该群病原菌的持久免疫力。本病全年均可发生，以冬春季节发病较多。

三、病因和发病机制

病原体侵入人体后是否发病及病情轻重，一方面取决于细菌数量及毒力强弱，另一方面与人体防御功能有关，如人体免疫力强，则入侵的细菌迅速被消灭；如免疫力较弱，细菌可在鼻咽部繁殖而成为无症状带菌者，或仅有轻微上呼吸道感染症状，一般多可因获得免疫力而不治自愈。少数情况下因机体免疫力低下或细菌毒力较强，细菌可从鼻咽部进入血液循环，形成短暂菌血症，可无明显症状或轻微症状如皮肤出现出血点而自愈。仅少数患者发展为败血症。病原菌可通过血—脑屏障进入脑脊髓膜引起化脓性炎症。此外可发生化脓性关节炎、心内膜炎等迁徙性病灶。因此，人感染脑膜炎球菌后，绝大部分为隐性感染，部分成为无症状带菌者，部分表现为上呼吸道感染或皮肤出血点，仅少数患者表现为典型的化脓性脑脊髓膜炎或败血症。

本病多因人体正气不足，感受瘟疫邪毒，不能抗御温邪而发病。小儿脏腑娇嫩，气血未充，更易传染。

四、临床表现

潜伏期为 1~7 天，一般为 2~3 天。按病情轻重和临床特征，可分为 4 种临床类型。

（一）普通型

约占全部发病者的 90%，按其临床发病经过可分为 4 期，但各期之间无明确界限。

1. 上呼吸道感染期

持续 1~2 天，表现为低热、鼻炎、咳嗽、扁桃体炎等，绝大多数感染者，尤其是早期接受治疗者，病程均止于此。少数防御功能低下者病原菌进入血流进展到下一期。

2. 败血症期

突发寒战、高热，伴恶心、呕吐、食欲缺乏、精神不振等毒血症状。幼儿常有哭闹不安、拒抱、惊厥、抽搐等。70%~90% 的患者于数小时内出现皮肤或黏膜瘀点、瘀斑，直径 1 mm 到 2 cm，初为鲜红色，后为紫红色，触之坚实，严重者迅速扩大融合，中央呈紫黑色坏死或大疱。少数伴有关节痛、脾大、中毒性脑病等。1~2 天进展到下一期。

3. 脑膜炎期

脑膜炎期的症状多与败血症期症状同时出现，表现为持续高热、剧烈头痛、频繁呕吐、烦躁不安以及颈项强直、布氏征与柯氏征阳性等脑膜刺激征。严重者出现谵妄、意识障碍、抽搐、呼吸不整及脉搏缓慢等。持续 2~5 天进入下一期。

4. 恢复期

体温逐渐恢复正常，皮肤黏膜的瘀点、瘀斑吸收，大瘀斑中央坏死区形成溃疡，结痂而愈。意识恢复，精神食欲好转。本期一般持续 1~3 周。

（二）暴发型

根据其临床特点只可分为 3 型。

1. 休克型

起病急骤，突然高热，几小时后即出现精神萎靡、面色苍白、四肢冰凉、皮肤发花。在腰椎穿刺脑脊液可能还正常时就出现严重紫癜、出血及循环衰竭，从瘀点或瘀斑穿刺中容易找到病原菌。

2. 脑膜脑炎型

除高热、瘀斑外，其突出特点为：①剧烈头痛，频繁呕吐，反复抽搐，面色苍灰或发绀，烦躁不安，或嗜睡、昏迷、血压升高；②呼吸节律不整，忽快忽慢，进而发生叹息、点头样呼吸，或呼吸暂停；③瞳孔时大时小，或一大一小，或大而固定，对光反应迟钝或消失；④脑膜刺激征阳性。

3. 混合型

具有以上两型特点。

（三）轻型

多发生在流行期后，临床常表现为呼吸道感染，但皮肤也可出现细小出血点，血细菌培养阳性。

（四）慢性败血症型

少见，以长期不规则发热、分批出现的皮疹及关节病变为特征。确诊有赖病原学。

婴幼儿流脑的特点：婴幼儿颅骨骨缝及囟门未闭合，中枢神经系统发育未成熟，故临床表现不典型。可有咳嗽等呼吸道症状及拒食、呕吐、腹泻等消化道症状；有烦躁不安、尖声哭叫、惊厥及囟门隆起，脑膜刺激征可不明显。

老年人流脑的特点：①老年人免疫力低下，血中备解素不足，对内毒素敏感性增加，故暴发型发病率较高；②临床表现上呼吸道感染症状多见，意识障碍明显，皮肤黏膜瘀点、瘀斑发生率高；③热程长，多在 10 天左右；并发症及夹杂症多，预后差，病死率高，据统计其病死率为 17.6%，而一般人流脑病死率为 1.19%；④实验室检查血白细胞数可能不高，示病情重，机体反应差。

五、实验室及其他检查

（一）血常规

外周血白细胞计数明显增高，多在 $20 \times 10^9/L$ 左右，中性粒细胞比例占 0.80 ~ 0.90。暴发型者可呈类白血病反应，伴 DIC 者可出现血小板的进行性下降。

（二）脑脊液检查

病初或暴发型流脑休克型患者脑脊液变化不明显。脑膜炎期脑脊液压力明显升高，外观混浊呈米汤样，白细胞数可在 $1\,000 \times 10^6/L$ 以上，以分叶核为主，蛋白含量显著增高，糖和氯化物含量显著降低。

（三）细菌学检查

取皮肤瘀斑处组织液涂片镜检，可找到脑膜炎球菌，阳性率可达 80%；或脑脊液离心后涂片阳性率也可在 60% ~ 70%；另外，咽拭子涂片和其他局部分泌物或脓液的涂片亦可找到脑膜炎球菌。在抗生素使用前进行血或脑脊液的培养，虽然阳性率较低，但是是临床诊断的金标准。

（四）免疫学检查

敏感性高、特异性强，有协助诊断价值，尤其对于已接受药物治疗或培养、涂片阴性者的诊断更有帮助。包括特异性抗原和特异性抗体检测，其中对流免疫电泳或 ELISA 法等检测患者早期血液和脑脊液中的荚膜多糖抗原，对于早期快速诊断有意义。

（五）其他检查

1）PCR 检测血液和脑脊液中细菌的 DNA，敏感性及特异性均高。

2）RIA 测脑脊液的 β_2 微球蛋白，流脑患者脑脊液中其含量与蛋白含量平行，有助于早期诊断、鉴别诊断及预后判断。

3）脑脊液的乳酸、CRP 以及溶菌酶的测定均有助于细菌性脑膜炎和病毒性脑膜炎的鉴别。

4）鲎溶解试验用来检测血清和脑脊液中的内毒素，有助于革兰阴性细菌的诊断。

5）头颅影像学检查对于颅脑并发症和后遗症的诊断有帮助。

六、诊断

根据病史、症状、体征及实验室检查可以确诊。

七、治疗

（一）中医治疗

1. 辨证论治

流脑核心病机为疫邪化火动风扰神，祛邪解毒、息风止痉醒神为基本治法，临床可按普通型、重型、危重型、恢复期辨证论治。

1）普通型

头痛项强，形寒壮热，口干口渴，目赤心烦，舌红，苔薄黄，脉弦数。

方药：新定葛根栀豉汤。

葛根 12 g，炒栀子 12 g，淡豆豉 20 g，天花粉 12 g，薄荷 6 g（后下），荆芥穗 12 g，菊花 12 g，桑叶 12 g，黄芩 12 g，郁金 12 g，紫雪散 3 g（冲服）。

服法：每日 1 剂，水煎服，每次 100～200 ml，每日 2－4 次，口服或鼻饲。以下处方服法相同（如有特殊，遵医嘱）。

2）重型

初始自觉头痛如劈，旋即昏仆不省人事，手厥冷，足卷曲，颈项强直，背部反张，呈一过性昏厥。舌红，苔黄，脉弦细或沉细数。

方药：新定解毒息痉汤。

葛根 12 g，荆芥穗 12 g，淡豆豉 12 g，黄连 6 g，生石膏 20 g（先煎），菊花 12 g，薄荷 6 g，郁金 12 g，桂枝 3 g，葱白 10 g，紫雪散 3 g（冲服），生白芍 12 g。

3）危重型

壮热神昏，起卧不安，烦躁不宁，小便短赤，大便干燥，渴喜冷饮。舌焦糙无津，舌质红，苔黄，脉数。

方药：新定解毒息风汤。

水牛角 30 g（先煎），葛根 12 g，生地 60 g，淡豆豉 20 g，石斛 30 g，知母 18 g，生石膏 30 g（先煎），玄参 18 g，生白芍 12 g，益元散 20 g，紫雪散 3 g（冲服）。

4）恢复期

体温渐降至正常，皮肤瘀点、瘀斑渐小或结痂愈合，神志渐清，仍精神不振、少气懒言、食欲不振，面色淡白或萎黄。舌淡，苔白，脉细无力。

方药：新定和营醒脾汤。

当归 15 g，白芍 15 g，北沙参 15 g，生白术 15 g，山药 15 g，炒扁豆 15 g，炙甘草 5 g，茯苓 15 g，桑枝 12 g，炒谷芽 10 g，木瓜 12 g。

2. 中成药

1）10%人参注射液：1～2 ml 肌内或静脉注射，每 30～60 分钟用 1 次。服加味参附汤（红参、附子各 4.5 g，龙骨、牡蛎各 15 g，麦冬 9 g，甘草 3 g）。用于休克。

2）丹参注射液：5 岁以下每次 8 g（每毫升相当于生药的 2 g），5～12 岁为 12～16 g，12 岁以上为 32 g，以每剂加入 5% 葡萄糖液 40～200 ml 中，静脉注射或静脉滴注。有人用其治疗暴发性流脑并发 DIC 30 例，其中 28 例出血停止，瘀斑吸收，休克纠正，凝血时间、凝血酶原时间和血小板计数均逐渐恢复正常，2 例死于广泛性出血。

3）安宫牛黄丸：1 丸，每日 2 次。

4）双解素注射液：每日 18～24 g/kg，首次用总量的 1/5，静脉推注，余量用 10% 葡萄糖液稀释后静脉滴注，全日量的 2/3 应在第 1 个 12 小时内用完。病情好转后减至 1/3～2/3 量静脉注射或肌内注射，共用 3～5 日，重症可增加剂量及疗程。

5）参附注射液：20 ml 加入 25% 葡萄糖液 20 ml 中，静脉缓慢推注，每 15～30 分钟 1 次，连续 3~5 次。适用于暴发型的阳气暴脱。

3. 单方、验方

1）龙胆草 15~50 g。水煎服。

2）紫花地丁 100 g。水煎服。

3）鲜松针 400 g，甘草 9 g。加水 500 ml，煎成 400 ml，成人每次饮 250 ml。

4）鱼腥草、鸭跖草、半枝莲、野荞麦根各 30 g，虎杖 15 g。水煎服，每日 1 剂。用于卫分、气分证。

5）复方连翘液（银花、连翘、生石膏、贯众、板蓝根、黄连、钩藤、龙胆草、甘草），用于普通型流脑。

6）流脑合剂（生石膏、知母、大青叶、鲜生地、赤芍、丹皮、黄连、黄芩、连翘、淡竹叶、甘草、桔梗、水牛角），用于普通型流脑。

7）龙胆草、炙甘草各 2.5 g，白僵蚕、酒地龙各 5 g，干蝎尾、西洋参（另炖兑服）各 3 g，全蜈蚣 1 条，双钩藤、黄菊花、大生地、青连翘、鲜生地各 6 g，首乌藤、白蒺藜、酒杭芍各 10 g。水煎服，同时用当门子（麝香）0.15 g，西牛黄 0.3 g，羚羊角 0.6 g，研细末分 2 次随药冲服。适用于流脑。

8）贯众、大青叶、板蓝根、野菊花、连翘等，选 2~3 味水煎服，可用于本病的预防和治疗。

9）七叶一枝花 50 g，麦芽、青木香各 9 g，银花 15 g。水煎服。

10）生石膏、鲜芦根各 30 g，莲子芯、地骨皮、薄荷、黄连、桃仁、杏仁各 6 g，银花 18 g，知母、黄柏、白僵蚕、龙胆草各 9 g，生鳖甲 4.5 g，鲜菖蒲 12 g，安宫牛黄丸 1 粒（分化）。水煎服。适用春温，症见神昏谵语欲狂，大渴引饮。

11）生地 15 g，当归、甘草、全蝎、地龙各 10 g，川芎、蜈蚣、菖蒲各 3 g，荷叶、茅根各 30 g。水煎服，必要时鼻饲。适用于流脑热极生风，邪陷心包，神昏抽搐。舌红绛，苔黄燥，脉数。

12）经确诊为脑膜炎患者，给以生大蒜捣碎取汁，用开水配成 20% 的溶液。根据病情、年龄，给以不同剂量，成人服 20% 的大蒜溶液 20 ml，4 小时 1 次，病重者 3 小时 1 次。

13）每日吃大蒜 5 g，对预防流脑有良好效果。

14）荠菜花 30 g，水煎代茶。可隔日或 3 日服 1 次，连服 2~3 周。有预防流脑作用。

（二）西医治疗

1. 一般治疗

预防并发症，保证足够液体量及电解质。

2. 病原治疗

1）青霉素：在我国，到目前为止青霉素对脑膜炎球菌仍未出现明显耐药，为治疗流脑首选抗菌药物。宜大剂量使用，以使脑脊液含量达到有效浓度。成年人：20 万 U/（kg·d）（可用 320 万~400 万 U/次，静脉滴注，每 8 小时 1 次）；疗程 5~7 天。儿童：20 万~40 万 U/（kg·d），分 3~4 次静脉滴注；疗程同成人。

2）头孢菌素：第三代头孢菌素对脑膜炎球菌抗菌活性强、易透过血—脑屏障且毒性低。但因价格较高，宜用于不能应用青霉素的重症患者。首选头孢曲松钠，抗菌活性强，疗效类似于青霉素。成年人和 12 岁以上儿童：2 ~ 4 g/d，分 1 ~ 2 次静脉滴注。12 岁以下儿童：75 ~ 100 mg/（kg·d）。疗程为 5 ~ 7 天。也可选用头孢噻肟，剂量为 8 g/d，儿童剂量为 200 mg/kg，可分 4 次静脉滴注，疗程 5 ~ 7 天。其他三代头孢菌素如头孢他啶等亦可选用。

3）氯霉素：易透过血—脑屏障，除对脑膜炎球菌具有良好的抗菌活性外，对肺炎链球菌和流感杆菌也很敏感。但由于其对骨髓造血功能的抑制作用，已不作为首选，常用于对青霉素过敏或病原学未明的患者。成年人剂量为 2 ~ 3 g/d，儿童剂量为 40 ~ 50 mg/（kg·d）分次静脉滴注，疗程 5 ~ 7 天。

氯霉素耐药在国外已有报道，我国尚未发现对氯霉素耐药的菌株。

4）磺胺类药物：自 1960 年开始发现耐药株以来，耐药性逐年增高，现脑膜炎球菌对磺胺类药物的耐药率为 48.3% ~ 70%。故而现已少用或不用。

3. 对症处理

高热时可用物理降温及退热药，如有颅内压升高，可用 20% 甘露醇脱水治疗。

4. 暴发型的治疗

1）休克型

（1）抗菌治疗：尽早应用有效抗生素，可用青霉素 G，剂量为每日 20 万 ~ 40 万 U/kg，用法同前。

（2）抗休克治疗：迅速补充血容量、纠正酸中毒，同时给予血管活性药物、肾上腺皮质激素、强心剂、氧气吸入等。

（3）抗凝治疗：当休克型患者皮下瘀点迅速增加、扩大并融合时，可采用肝素，剂量每次 125 U（1 mg）/kg，溶于生理盐水或 5% 葡萄糖液 50 ~ 100 ml 内缓慢静脉滴注，每 4 ~ 6 小时重复 1 次，一般用 3 ~ 4 次；用药中注意观察血压、心率、脉搏、排尿情况，如出血现象加重则静脉注射鱼精蛋白；疑有继发纤溶可用 6 - 氨基己酸和对羧基苄胺。

（4）肾上腺皮质激素：可短期应用，减轻毒血症，稳定溶酶体，亦可解痉、增强心肌收缩力及抑制血小板凝集，有利于纠正休克。可用氢化可的松，成人每日 100 ~ 500 mg，儿童 8 ~ 10 mg/kg，休克纠正即停用，一般应用不超过 3 天。

2）脑膜脑炎型

（1）抗菌治疗：同休克型。

（2）降低颅内压，减轻脑水肿：轻症或早期颅内压增高，常用 20% 甘露醇，每次 1 ~ 2 g/kg，于半小时内静脉注射，每 6 ~ 8 小时 1 次。重症颅内压增高或合并脑疝，首剂应用尿素 0.5 ~ 1 g/kg，用 20% 甘露醇或 25% 山梨醇配成 30% 尿素溶液（忌用生理盐水）静脉注射，可根据颅内压情况，继续应用 20% 甘露醇，4 ~ 6 小时 1 次维持，随着脑水肿消退，逐渐减少 20% 甘露醇用量以至停用。经以上处理，颅内压下降不明显或脑疝无改善，可在应用 20% 甘露醇基础上加用呋塞米或糖皮质激素，三药合用有协同的脱水降颅压作用。在脱水治疗期间应注意水、电解质及酸碱平衡紊乱。

3）解除脑血管痉挛，改善微循环：山莨菪碱每次 0.5~1 mg/kg 静脉注射，每10~20 分钟 1 次；合并呼吸衰竭时可用氢溴酸东莨菪碱 0.02~0.04 mg/kg 静脉注射，每 20~30 分钟 1 次，必要时可与山莨菪碱交替应用。氢溴酸东莨菪碱除有改善微循环作用外，尚有明显兴奋呼吸作用，同时对中枢神经有镇静作用，对脑水肿所引起的躁动不安有效。如山莨菪碱疗效不理想，可换用阿托品治疗。

4）对症处理：高热和频繁惊厥者用地西泮静脉注射显效最快，然后再肌内注射苯巴比妥钠以巩固疗效。必要时可用亚冬眠疗法。有呼吸衰竭时除加强脑水肿治疗外，应注意保持呼吸道通畅，给予吸氧，应用呼吸兴奋剂等综合处理。反复惊厥不止或呼吸衰竭，经积极处理仍缺氧明显时，应进行气管插管或气管切开，必要时用人工呼吸机控制呼吸。

5. 混合型的治疗

参照上述两型处理。

6. 轻型和慢性败血症的治疗

以抗菌药物治疗为主。

八、护理

1）按呼吸道隔离，隔离患者至症状消失后 3 天，但不少于发病后 7 天。

2）病室保持空气流通、新鲜。食具及污染物品，可用煮沸法或日晒法消毒。

3）急性期应卧床休息，病室保持安静，避免不良刺激，保证充足的睡眠。

4）给予清淡、可口、富营养、易消化的流质或半流质饮食，少食多餐。供给足够的水分，不能进食者可静脉补液，昏迷者可鼻饲。

5）对于危重患者应注意眼睛、口腔及皮肤卫生，防止发生压疮等并发症。呕吐时患者的面部转向一侧，以防呕吐物吸入呼吸道引起窒息；呕吐后及时清洗口腔，衣被如有污染应及时更换；呕吐频繁时，按医嘱给予镇静药物。口唇干燥者涂以油脂类。床铺应平整，患者应定时翻身，注意保护瘀斑，避免被大小便污染。如有破溃，可涂 2% 甲紫或做其他处理。

6）做好心理护理，病情严重者，要安慰家属，解释病情，劝告他们不要在患者面前表现出忧虑情绪。

7）严密观察体温、脉搏、呼吸、血压变化。如患者短时间内出现面色苍白、口唇发绀、四肢厥冷、皮肤瘀点或瘀斑急剧增多或融合成片、脉搏细速、呼吸表浅、血压下降，为休克表现。如患者出现剧烈头痛、频繁呕吐、抽搐、躁动不安、昏迷，为颅内压增高表现。如瞳孔明显缩小或散大，或大小不等，对光反应迟钝，呼吸不规则，为脑疝早期表现。出现上述表现均应即刻吸氧，并通知医生，协助抢救。

8）高热可使人体消耗增加，代谢紊乱，尚可引起惊厥，加重昏迷，应每 4~6 小时测体温一次，并注意观察其变化，如体温超过 39℃，可给予头部冷敷，瘀点不多者亦可用温水或乙醇擦浴，或给予解热药物。

9）注意观察惊厥先兆，如双目呆视、眼球上翻、口角搐动、烦躁不安等，应及时报告医生，并协助处理。

10）昏迷患者应按昏迷常规护理。

11）协助医生做腰椎穿刺时应注意观察患者反应；应用青霉素、磺胺药物治疗时注意药物过敏及其他毒副反应；如用脱水剂时按要求快速静脉滴注；随时准备抢救物品，如药物、气管切开包、吸痰器、呼吸兴奋剂、镇静剂等。

（李庆芳）

第三节　人禽流感

禽流感是禽类流行性感冒的简称，由甲型流感病毒的一种亚型所引起的一种禽类传染性疾病综合征。禽流感病毒可分为高致病性、低致病性和非致病性三大类，其中高致病性禽流感是由 H_5 和 H_7 亚毒株（以 H_5N_1 和 H_7N_7 为代表）引起的疾病。高致病性禽流感因其在禽类中传播快、危害大、病死率高，被世界动物卫生组织列为 A 类动物疫病，我国将其列为一类动物疫病。

高致病性禽流感病毒可以直接感染人类。早在 1981 年，美国即有禽流感病毒 H_7N_7 感染人类引起结膜炎的报道。1997 年，我国香港特别行政区发生 H_5N_1 型人禽流感，导致 6 人死亡，在世界范围内引起了广泛关注。近年来，人们又先后获得了 H_9N_2、H_7N_2、H_7N_3 亚型禽流感病毒感染人类的证据，荷兰、越南、泰国、柬埔寨、印度尼西亚及我国相继出现了人禽流感病例。据 WHO 报道，从 2003 年至 2023 年 11 月 27 日，全球共报道了 882 例人感染 H_5N_1 型禽流感病例，其中死亡 461 例。

《中华人民共和国传染病防治法》中规定人感染高致病性禽流感是按甲类传染病采取预防、控制措施的乙类传染病。

一、病原学

禽流感病毒属甲型流感病毒。感染人的禽流感病毒亚型主要为 H_5N_1、H_9N_2、H_7N_7。一旦禽流感病毒与人流感病毒发生基因重组，含有人流感病毒的基因片段，可转变成一种具有极强传染性和更高致病性的全新的流感病毒。人体对这种新的流感病毒几乎没有任何免疫力，一旦流行可迅速传播，造成极大危害。

禽流感病毒对热、紫外线和常用消毒药（如：含氯石灰、含氯石灰精片、84 消毒液及乙醚、氯仿、丙酮等有机溶剂）都比较敏感，因此，当禽流感病毒被加热到 60～70℃，持续 30 分钟或加热到 100℃，持续 2 分钟就可灭活病毒，在阳光下直射 40～48 小时以及使用常用消毒药也均可使该病毒灭活。

二、流行病学

（一）传染源

主要为鸡、鸭、鹅等家禽，特别是鸡，但也不排除其他禽类为传染源的可能。

（二）传播途径

主要为接触传播，即通过密切接触感染的家禽及其分泌物、排泄物、受病毒污染的水等以及直接接触毒株而传染。1997年中国香港地区首次暴发人禽流感 A（H_5N_1）后，为了估计人—人传播的危险性，Bridges 等进行了一项回顾性研究，比较了接触过禽流感 A（H_5N_1）感染患者的医务工作者与未接触过感染患者的医务工作者的血清 H_5N_1 抗体阳性率，并收集了被调查者与禽流感 A（H_5N_1）感染患者的接触史、家禽接触史。结果显示，217名暴露者中有8名（3.7%）血清 H_5N_1 抗体阳性，其中2名接触者出现血清阳转；309名非暴露者中有2名（0.7%）抗体阳性。在调整了家禽接触史后，该差异仍有统计学显著性。该研究结果提示禽流感 A（H_5N_1）似有人—人传播的可能性。但 WHO 证实目前尚无人与人之间传播的确切证据。穿羽绒服、盖鸭绒被以及接触相关制品，不会传染禽流感。

（三）易感人群

一般认为任何年龄均具有易感性，但12岁以下儿童发病率较高，病情较重。从事家禽业或在发病前1周内去过家禽饲养、销售及宰杀等场所的人为高危人群。

（四）流行概况

1997年5—12月，我国香港特别行政区共感染禽流感 A（H_5N_1）18例，男8例，女10例；年龄1~60岁；平均17岁，10岁以下9例。康复12例中，<12岁9例，14~37岁3例，临床表现轻微且无肺部病变8例。死亡6例中，除1例3岁外，其余5例均在12岁以上，发病至死亡的平均病程为16天。1999年我国香港特别行政区感染禽流感 A（H_9N_2）2例。2003年2月我国香港特别行政区再次感染禽流感 A（H_5N_1）2例中，死亡1例。2003年4月荷兰感染禽流感 A（H_7N_7）83例中，死亡1例，2004年1月越南和泰国相继发生 A（H_5N_1）感染人，到10月25日 WHO 确认越南死亡19例，泰国有12名死于人禽流感的病例报道。

三、临床表现

（一）流行病学资料

传染源主要为患禽流感或携带禽流感病毒的鸡、鸭、鹅等禽类。从事家禽养殖业有及其同地居住的家属，在发病前1周内到过家禽饲养、销售及宰杀等场所者，接触禽流感病毒感染材料的实验室工作人员，与禽流感患者有密切接触的人员为高危人群。

潜伏期一般为1~7天，通常为2~4天。

（二）主要症状

患者呈急性起病，早期类似普通型流感。主要为发热，体温大多持续在39℃以上，可伴有流涕、鼻塞、咳嗽、咽痛、头痛、肌肉酸痛和全身不适。部分患者可有恶心、腹痛、腹泻、稀水样便等消化道症状。

重症患者可出现高热不退，病情迅速发展，可出现急性肺损伤、急性呼吸窘迫综合征（ARDS）、肺出血、胸腔积液、全血细胞减少、多脏器衰竭、休克及瑞氏（Reye）综合征等多种并发症。也可继发细菌感染，发生败血症。

（三）体征

有些患者可有眼结膜炎。半数患者可有肺部实变体征，少数伴胸膜腔积液。

四、实验室及其他检查

（一）血常规

血白细胞计数一般正常或增高，淋巴细胞大多正常，血小板正常。重症患者多有白细胞计数、淋巴细胞、血小板及 CD_4 与 CD_8 比值的降低。

（二）骨髓象

骨髓穿刺示细胞增生活跃，反应性组织细胞增生伴出血性吞噬现象。

（三）胸部影像学检查

重症胸部 X 线显示单侧或双侧肺炎，少数可伴胸膜腔积液等。

（四）病毒分离

取患者呼吸道标本（如鼻咽分泌物、口腔含漱液、气管吸出物或呼吸道上皮细胞）分离禽流感病毒。

（五）病毒抗原检测

取患者呼吸道标本采用 RT－PCR 法检测禽流感病毒亚型特异性 H 基因，或用禽流感病毒 H 亚型特异性单克隆抗体免疫荧光法或酶联免疫法检测禽流感病毒抗原。

（六）血清学检查

发病初期和恢复期双份血清采用微粒中和法和 Western 印迹法检测抗禽流感病毒抗体滴度有 4 倍或以上升高，有助于回顾性诊断。

五、诊断

（一）医学观察病例

1. 有流行病学接触史

①发病前 1 周内曾到过疫区；②有病死禽接触史；③与被感染的禽或其分泌物、排泄物等有密切接触；④与禽流感患者有密切接触；⑤在实验室从事有关禽流感病毒研究。

2. 一周内出现流感样临床表现者

如出现发热、流涕、头痛、肌肉酸痛及全身不适。

对于被诊断为医学观察病例者，医疗机构应当及时报告当地疾病预防控制机构，并对其进行 7 天医学观察。

（二）疑似病例

有与医学观察病例类似的流行病学接触史和流感样临床表现，呼吸道分泌物或相关组织标本甲型流感病毒 M_1 或 NP 抗原检测阳性或编码它们的核酸检测阳性者。

（三）临床诊断病例

被诊断为疑似病例，但无法进一步取得临床检验标本或实验室检查证据，而与其有共同接触史的人被诊断为确诊病例，并能够排除其他诊断者。

（四）确诊病例

有流行病学接触史和流感样临床表现，从患者呼吸道分泌物标本或相关组织标本中分离出特定病毒，或采用其他方法，禽流感病毒亚型特异抗原或核酸检查阳性，或发病初期和恢复期双份血清禽流感病毒亚型毒株抗体滴度4倍或以上升高者。

流行病学史不详的情况下，根据临床表现、辅助检查和实验室检查结果，特别是从患者呼吸道分泌物或相关组织标本中分离出特定病毒，或采用其他方法，禽流感病毒亚型特异抗原或核酸检查阳性，或发病初期和恢复期双份血清禽流感病毒亚型毒株抗体滴度4倍或以上升高，可以诊断为确诊病例。

六、鉴别诊断

临床上应注意与流感、普通感冒、细菌性肺炎、严重急性呼吸综合征（SARS）、传染性单核细胞增多症、巨细胞病毒感染、衣原体肺炎、支原体肺炎等疾病进行鉴别诊断。

七、治疗

（一）中医治疗

1. 辨证论治

1）毒邪犯肺

发热，恶寒，咽痛，头痛，肌肉关节酸痛，咳嗽，少痰。苔白，脉浮滑数。

治法：清热解毒，宣肺透邪。

方药：柴胡10g，黄芩12g，炙麻黄6g，炒杏仁10g，银花10g，连翘15g，牛蒡子15g，羌活10g，茅根、芦根各15g，生甘草6g。

咳嗽甚者加炙枇杷叶、浙贝母；恶心、呕吐者加竹茹、苏叶。

2）毒犯肺胃

发热，或恶寒，头痛，肌肉关节酸痛，恶心，呕吐，腹泻，腹痛。舌苔白腻，脉浮滑。

治法：清热解毒，祛湿和胃。

方药：葛根20g，黄芩10g，黄连6g，鱼腥草30g，苍术10g，藿香10g，姜半夏10g，厚朴6g，连翘15g，白芷10g，白茅根20g。

腹痛甚者加炒白芍、炙甘草；咳嗽重者加炒杏仁、蝉蜕。

3）毒邪壅肺

高热，咳嗽少痰，胸闷憋气，气短喘促，或心悸，躁扰不安，甚则神昏谵语，口唇紫暗。舌暗红，苔黄腻或灰腻，脉细数。

治法：清热泻肺，解毒化瘀。

方药：炙麻黄9g，生石膏30g，炒杏仁（先下）10g，黄芩10g，知母10g，浙贝母10g，葶苈子15g，桑白皮15g，蒲公英15g，草河车10g，赤芍10g，丹皮10g。

高热，神志恍惚，甚则神昏谵语者加用安宫牛黄丸，也可选用清开灵注射液、痰热清注射液、鱼腥草注射液；口唇发绀者加黄芪、三七、当归尾；大便秘结者加生大黄，芒硝。

4）内闭外脱

高热或低热，咳嗽，憋气喘促，手足不温或肢冷，冷汗，唇甲发绀。脉沉细或脉微欲绝。

治法：扶正固脱。

方药：生晒参15 g，麦冬15 g，五味子10 g，炮附子（先下）10 g，干姜10 g，山萸肉30 g，炙甘草6 g。

汗出甚多者加煅龙牡；痰多，喉中痰鸣，苔腻者，加金荞麦、苏合香丸、猴枣散。

2. 中成药

注意辨证使用口服中成药或注射剂，可与中药汤剂配合使用。

1）解表清热类：可选用连花清瘟胶囊、柴银口服液、银黄颗粒等。

2）清热解毒类：可选用双黄连口服液、清热解毒口服液（或颗粒）、鱼腥草注射剂、双黄连粉针剂等。

3）清热开窍化瘀类：可选用安宫牛黄丸（或胶囊）、清开灵口服液（或胶囊）、清开灵注射液、醒脑净注射液、痰热清注射液、血必净注射液等。

4）清热祛湿类：可选用藿香正气丸（或胶囊）、葛根芩连微丸等。

5）止咳化痰平喘类：苦甘冲剂、痰热清注射液、喉枣散、祛痰灵等。

6）益气固脱类：可选用生脉注射液、参麦注射液、参附注射液等。

（二）西医治疗

1. 对症支持治疗

对人感染高致病性禽流感目前无特异治疗方法，主要是综合性对症支持治疗。注意休息、多饮水、注意营养，密切观察病情变化；对高热者，应每日拍X线胸片，查血气。重症病例可给予糖皮质激素治疗，甲泼尼龙成人剂量为160～320 mg/d，儿童剂量为5 mg/（kg·d）；面罩吸氧、无创和有创呼吸机辅助通气治疗，注意加强支持治疗。

2. 抗流感病毒药物治疗

应在发病48小时内试用抗流感病毒药物。抗流感病毒药物有离子通道阻滞药和神经氨酸酶抑制药两类。

1）离子通道 M_2 阻滞药：有金刚烷胺和金刚乙胺两种。该类药物可抑制禽流感病毒株的复制，研究表明 H_5N_1 对这两种药物均较敏感。早期应用可阻止病情发展、减轻病情、改善预后。用法和剂量：疗程5天。不良反应：两者均可引起中枢神经系统和胃肠道不良反应。中枢神经系统不良反应有神经质、焦虑、注意力不集中和轻微头痛等，其中金刚烷胺较金刚乙胺的发生率高。胃肠道反应主要表现为恶心和呕吐，这些不良反应一般较轻，停药后大多可迅速消失。有癫痫病史者忌用。肾功能不全患者的剂量调整：金刚烷胺的剂量在肌酐清除率≤50 ml/min时酌量减少，并密切观察其不良反应，必要时可停药，血透对金刚烷胺消除的影响不大。肌酐消除率<10 ml/min时金刚乙胺推荐减少为100 mg/d，但只要有肾功能不全包括老年患者均应密切监测其副反应。

2）神经氨酸酶抑制药：奥司他韦（达菲）对禽流感病毒可能有抑制作用。成人每日150 mg，儿童每日3 mg/kg，分2次口服，疗程5天。不良反应较少，一般为恶心、呕吐等消化道症状，也有腹痛、头痛、头晕、失眠、咳嗽、乏力等不良反应的报道。对肌酐清除率 <30 ml/min 肾功能不全的患者减量至 75 mg，1 次/天。

3. 重症患者的治疗

对出现呼吸功能障碍给予吸氧及其他呼吸支持，发生其他并发症，特别是并发多器官衰竭的患者应积极采取相应治疗。

八、护理与健康教育

（一）护理

1）接触人禽流感患者应戴口罩，戴手套，穿隔离衣。接触后应洗手。

2）要加强检测标本和实验室禽流感病毒毒株的管理，严格执行操作规范，防止医院感染和实验室的感染及传播。

3）注意饮食卫生，不喝生水，不吃未熟的肉类及蛋类等食品；勤洗手，养成良好的个人卫生习惯。

4）对密切接触者必要时可试用抗流感病毒药物预防。

（二）健康教育

1）加强禽类疾病的监测，一旦发现禽流感疫情，动物防疫部门立即按有关规定进行处理。养殖和处理的所有相关人员做好防护工作。

2）加强对密切接触禽类人员的监测。当这些人员中出现流感样症状时，应立即进行流行病学调查，采集患者标本并送至指定实验室检测，以进一步明确病原，同时应采取相应的防治措施。

（李庆芳）

第四节　病毒性肝炎

病毒性肝炎是由多种肝炎病毒引起的，以肝脏炎症和坏死病变为主的一组常见传染病。临床上以乏力、食欲减退、肝区疼痛、肝大、肝功能异常为主要表现，部分病例出现黄疸和发热，常见无症状感染。主要通过粪—口、血液或体液而传播。按病原分类，病毒性肝炎分为甲型、乙型、丙型、丁型、戊型、庚型、输血传播型 7 种。其中甲型和戊型主要表现为急性肝炎、急性重型肝炎，乙型、丙型、丁型主要表现为慢性肝炎并可发展为肝硬化和肝细胞癌。此外，还有一些病毒如巨细胞病毒、EB 病毒等也可引起肝炎，但不列入肝炎病毒范畴。

一、流行病学

我国为甲型、乙型肝炎的高发区。全世界 HBsAg 携带者约 3.5 亿，其中我国约 1.2 亿。全球丙型肝炎病毒（HCV）现症感染者约 1.7 亿，我国有 3 000 多万。我国甲型肝炎人群流行率约 80%，戊型肝炎为 17%。

（一）传染源

甲型肝炎的主要传染源是急性患者和隐性感染者。乙型肝炎的主要传染源是患者和病毒携带者，以慢性患者及病毒携带者最为重要。HBsAg 阳性的慢性患者和无症状携带者的传染性大小与 HBeAg、HBV DNA 及 DNAP 是否阳性有关。急、慢性丙型肝炎患者是丙型肝炎的传染源，以慢性患者较为重要。急、慢性丁型肝炎患者是丁型肝炎的传染源。戊型肝炎的传染源是急性感染者。

（二）传播途径

甲型肝炎病毒（HAV）主要从肠道排出，通过饮食、饮水及日常生活接触而经口传播，即粪—口途径。HBV 通过血液和其他体液（唾液、尿液、汗液、月经、精液等）排出体外，主要经输血、注射、手术、针刺、血液透析等方式传播。母婴垂直传播（包括经胎盘、分娩、哺乳、喂养）和性接触也是 HBV 的重要传播途径。HCV 和 HDV 的传播途径同 HBV，HCV 主要通过输血和注射传播。HEV 的传播途径同 HAV。

（三）易感人群

甲型肝炎多发生于儿童及青少年，随年龄增长而递减。在乙肝低发区，HBsAg 阳性的高峰年龄为 20~40 岁，高发区的高峰年龄为 4~8 岁，抗-HBs 则随年龄稳步上升，30 岁以后，我国近半数的人可检出抗 HBs。丙型肝炎以成人多见，80%~90% 的输血后肝炎为丙型肝炎。HDV 感染需同时或先有 HBV 感染基础。HEV 主要侵犯青壮年，男多于女。

各型肝炎之间无交叉免疫力。

二、发病机制与病理解剖

病毒性肝炎的发病机制尚未完全明了，目前认为：

（一）甲型肝炎

HAV 经口感染后，可能先在肠道黏膜增生后进入血流，引起短暂的病毒血症，1周后定位于肝细胞并复制，2 周后由胆汁排出体外。HAV 在肝内复制的同时，亦进入血液循环引起低浓度的病毒血症，一般持续 7~10 天。由于 HAV 大量增生，使肝细胞轻微破坏，随后通过一系列免疫反应导致肝细胞损伤。

（二）乙型肝炎

HBV 进入人体后迅速通过血流到达肝脏，除在肝细胞内复制外，还可在胰腺、胆管、脾、肾、淋巴结、骨髓等肝外组织复制。HBV 进入肝细胞后即开始其复制过程，HBV DNA 进入细胞核形成共价闭合环状 DNA（cccDNA），以 cccDNA 为模板合成前基因组 mRNA，前基因组 mRNA 进入胞质作为模板合成负链 DNA，再以负链 DNA 为模板合成正链 DNA，两者形成完整的 HBV DNA。

HBV 并不直接导致肝细胞病变，肝细胞病变主要由细胞免疫反应所致，免疫反应攻击的靶抗原主要是 HBcAg，效应细胞主要是特异性细胞毒性 T 淋巴细胞（CTL），人类白细胞抗原（HLA）作为识别功能亦参与其中。其他靶抗原如 HBsAg、肝细胞膜特异性脂蛋白（LSP）、各种细胞因子、非 T 细胞亦可能起一定作用。

机体免疫反应不同，导致临床表现各异。当机体处于免疫耐受状态时，如围生期获得 HBV 感染，由于小儿的免疫系统尚未成熟不发生免疫应答，多成为无症状携带者；当机体处于免疫功能正常时，多表现为急性肝炎经过，大部分患者可彻底清除 HBV 而痊愈，多见于成年人感染者；当机体处于免疫功能低下、不完全免疫耐受、自身免疫反应产生、HBV 基因突变逃避免疫清除等情况下，不能产生足够的具保护作用的抗 HBs 和抗 PreS 2 而可导致慢性肝炎；当机体处于超敏反应状态时，大量抗原—抗体复合物产生并激活补体系统，以及在肿瘤坏死因子（TNF）、白细胞介素 −1（IL−1）、白细胞介素 −6（IL−6）、内毒素、微循环障碍等因素参与下，导致大量肝细胞坏死而发生重型肝炎。成人急性乙型肝炎恢复后长期携带 HBsAg 则可能与遗传因素有关。乙型肝炎的肝外损伤（如伴发肾小球肾炎、肾病综合征、结节性多动脉炎、关节炎等）可能是由免疫复合物沉积并激活补体所致。

（三）丙型肝炎

肝细胞损伤有下列因素的参与。

1）HCV 直接杀伤作用：HCV 在肝细胞内复制干扰细胞内大分子的合成，增加溶酶体膜的通透性而引起细胞病变。

2）宿主免疫因素：肝组织内存在 HCV 特异性细胞毒性 T 淋巴细胞（CD_8^+ T 细胞），可攻击 HCV 感染的肝细胞。另外，CD_4^+ Th 细胞被致敏后分泌的细胞因子，在协助清除 HCV 的同时，也导致了免疫损伤。

3）自身免疫：HCV 感染者常伴有自身免疫改变，如胆管病理损伤与自身免疫性肝炎相似，提示自身免疫机制的参与。

4）细胞凋亡：正常人肝组织无 Fas 分子的表达，HCV 感染肝细胞有较大量 Fas 表达，同时，HCV 可激活 CTL 表达 FasL，Fas 和 FasL 是一对诱导细胞凋亡的膜蛋白分子，两者结合导致肝细胞凋亡。

HCV 感染慢性化的可能机制。主要有：

1）HCV 的高度变异性。HCV 在复制过程中由于依赖 RNA 的 RNA 聚合酶缺乏校正功能，复制过程容易出错；同时由于机体免疫压力，使 HCV 不断发生变异，甚至在同一个体出现准种毒株，来逃避机体的免疫监视，导致慢性化。

2）HCV 对肝外细胞的泛嗜性。特别是存在于外周血单核细胞（PBMC）中的 HCV，可能成为反复感染肝细胞的来源。

3）HCV 在血液中滴度低，免疫原性弱，机体对其免疫应答水平低下，甚至产生免疫耐受，造成病毒持续感染。

（四）丁型肝炎

HDV 的复制效率高，感染肝细胞内含大量 HDV。目前观点认为 HDV 本身及其表达产物对肝细胞有直接作用，但尚缺乏确切证据。另外，HDAg 的抗原性较强，有资料显示是特异性 CD_8^+ T 细胞攻击的靶抗原，因此，宿主免疫反应参与了肝细胞的损伤。

（五）戊型肝炎

发病机制尚不清楚，可能与甲型肝炎相似。细胞免疫是引起肝细胞损伤的主要原因。

中医认为，本病的主要病因为湿热与疫疠。外感湿热之后，湿邪不能外泄，郁蒸而助热，热邪不能宣达，蕴结而助湿，湿与热蕴蒸不解而产生本病，《沈氏尊生书·诸疸源流论》说："又有天行疫疠以致发黄者，俗为之瘟黄，杀人最多，蔓延亦烈。"认识到引发本病的病因是一种传染性物质——疫疠。其具体热毒的特性，热毒壅盛，邪入营血，内陷心包，多为急黄险症。慢性期以外邪缠绵、脉络瘀阻、肝郁脾虚、肝肾不足等虚实夹杂为主，但病程日久，阴损及阳，又可导致肾阳亏虚。

三、临床表现

各型病毒性肝炎的表现大致相似，但潜伏期不同：甲型肝炎 2 ~ 6 周；乙型肝炎 6 周至 6 个月；丙型肝炎 2 ~ 26 周；丁型肝炎常与乙型肝炎同时存在；戊型肝炎 15 ~ 75 天。

临床上将病毒性肝炎分为急性肝炎（包括黄疸型和无黄疸型）、慢性肝炎（包括活动性和迁延性）、重型肝炎（包括急性、亚急性、慢性）、淤胆型肝炎、肝炎肝硬化等。

（一）急性肝炎

1. 急性黄疸型肝炎

按病程经过分为 3 期，全病程 2 ~ 4 个月。

1）黄疸前期：多数起病缓慢，可有畏寒发热（乙肝者常无发热），全身乏力，食欲减退、恶心、呕吐，厌油，肝区胀痛，腹胀，便秘或腹泻，尿色逐渐加深至本期末呈浓茶样。少数患者以发热、头痛、上呼吸道症状等为主要表现。体征不明显，部分患者有浅表淋巴结肿大。此期持续 1 ~ 21 天，平均 5 ~ 7 天。

2）黄疸期：自觉症状有好转，发热减退，但尿色继续加深，巩膜和皮肤出现黄染，1 周左右达高峰。可有大便颜色变浅、皮肤瘙痒、心动过缓等表现。肝多肿大有充实感、压痛及叩击痛。约 10% 的患者有脾大。此期病程 2 ~ 6 周。

3）恢复期：黄疸逐渐消退，症状减轻以至消失，精神食欲明显好转，肝脾回缩，肝功能逐渐恢复正常。此期持续 2 ~ 16 周，一般 1 个月左右。

2. 急性无黄疸型肝炎

本型远较黄疸型多见。大多缓慢起病，症状、体征同急性黄疸型肝炎相似，但较轻，整个过程不出现黄疸。部分病例并无明显症状，于体检时发现肝大压痛、肝功能异常或 HBV 标志阳性而确诊。本型病程长短不一，大多于 3 ~ 6 个月恢复健康，但部分病例病情迁延转为慢性。

（二）慢性肝炎

1. 慢性迁延性肝炎

病程超过半年，临床上仍有乏力、纳呆、腹胀、肝痛、肝大等症状，肝功能轻度损害或正常，部分患者可出现神经症症状。慢性迁延性肝炎的病程可持续 1 年至数年。

2. 慢性活动性肝炎（简称慢活肝，CAH）

既往有肝炎史，或急性肝炎病程迁延，超过半年而目前有较明显的肝炎症状，如乏力、食欲差、腹胀、溏便等。体征：肝大，质地中等硬度以上。可伴有蜘蛛痣、肝病面容、肝掌或脾大，而排除其他原因者。实验室检查：血清 ALT 活力反复或持续升高伴有浊度试验（麝浊、锌浊）长期异常或血浆白蛋白减低，或白蛋白与球蛋白的比例异常，或丙种球蛋白增高，或血清胆红素长期或反复增高。有条件时做免疫学检查测定，如 IgG、IgM、抗核抗体、抗平滑肌抗体、抗细胞膜脂蛋白抗体、类风湿因子循环免疫复合物，若这些检查结果呈阳性，则有助于慢性肝炎诊断。肝外器官表现：如关节炎、肾炎、脉管炎、皮疹或干燥综合征等。

（三）重型肝炎

1. 急性重型肝炎（即暴发型肝炎）

发病急骤，病情发展快。有高热、严重的消化道症状（如厌食、频繁呕吐、腹胀或呃逆等），极度乏力。在发病后 3 周以内迅速出现精神、神经症状（嗜睡、烦躁不安、行为反常、性格改变、意识不清、昏迷等）而排除其他原因者。有出血倾向（呕血、便血、瘀斑等）。小儿可有尖声哭叫、反常的吸吮动作和食欲异常等表现。肝浊音区进行性缩小，黄疸出现后迅速加深（但病初黄疸很轻或尚未出现）。

2. 亚急性重型肝炎（亚急性肝坏死）

急性黄疸型肝炎在发病后 3 周以上，具备以下指征者：黄疸迅速加深，高度无力，明显食欲减退或恶心、呕吐，重度腹胀及腹水，可有明显的出血现象（对无腹水及无明显出血现象者，应注意是否为本型的早期）。可出现程度不等的意识障碍，以至昏迷。后期可出现肾衰竭及脑水肿。

3. 慢性重型肝炎

临床表现同亚急性重型肝炎，但有慢性活动性肝炎或肝炎后肝硬化病史、体征及严重肝功能损害。

（四）淤胆型肝炎

起病类似急黄肝，但自觉症状较轻，常有明显肝大、皮肤瘙痒、大便灰白，肝功能检查血清胆红素明显升高且以结合胆红素为主，表现为阻塞性黄疸如碱性磷酸酶、γ - 转肽酶、胆固醇均有明显增高。阻塞性黄疸持续 3 周以上，并排除其他肝内外阻塞性黄疸者，可诊断为急性淤胆型肝炎。在慢性肝炎的基础上发生上述临床表现者可诊断为慢性淤胆型肝炎。

（五）肝炎肝硬化

早期肝硬化临床上常无特异性表现，很难确诊，须依靠病理诊断，B 超、CT 及腹腔镜等检查有参考诊断意义。

凡慢性肝炎患者具有肯定的门脉高压证据（如腹壁及食管静脉曲张、腹水），影像学诊断肝脏缩小、脾脏增大、门静脉增宽，且排除其他引起门静脉高压原因者均可诊断为肝硬化。

（六）慢性 HBsAg 携带者

又称为乙肝病毒携带者，以前曾称其为"HBsAg 健康携带者"，后经肝穿刺活组织学检查证实肝组织正常者仅占少数，而且电镜下也不能排除肝炎病变。全世界乙肝病毒携带者约有 3 亿，我国有 1.2 亿~1.3 亿。

HBsAg 持续阳性 6 个月以上、肝功能正常、无任何临床症状和体征者，称为慢性 HBsAg 携带者。

四、实验室及其他检查

(一) 血常规

急性肝炎患者的血白细胞计数常稍低或正常，淋巴细胞相对增多，偶可见异型淋巴细胞，急性重症肝炎的白细胞计数及中性粒细胞均可增高。

(二) 肝功能检查

1. 血清酶的测定

血清丙氨酸氨基转移酶（ALT）升高，如大于正常值 4 倍以上、持续时间长，则对肝炎的诊断价值很大。碱性磷酸酶、γ-谷氨酰转肽酶在阻塞性黄疸时明显升高，有一定诊断意义，但不能区别肝内和肝外梗阻。胆碱酯酶活力明显降低对诊断重症肝炎有一定价值。

2. 蛋白代谢功能试验

脑磷脂胆固醇絮状试验、麝香草酚絮状和浊度试验、锌浊度试验可有轻度异常，丙种球蛋白和 IgG 明显升高常支持慢性活动性肝炎的诊断。

3. 色素代谢功能试验

尿胆红素、尿胆元、血清黄疸指数及凡登白试验、血清胆红素等测定有助于各种性质黄疸的鉴别。磺溴酞钠滞留试验对肝功能其他指标均正常的患者有一定的诊断价值。

4. 其他

凝血酶原时间、糖耐量试验、胆固醇等在某些类型的肝炎常出现异常。

(三) 病原学检查

1. 甲型肝炎

①急性肝炎患者血清抗-HAV IgM 阳性；②急性期和恢复期双份血清抗-HAV 总抗体滴度≥4 倍升高；③急性期粪便免疫电镜找到 HAV 颗粒或用 ELIS 法检出 HAAg；④血清或粪便中检出 HAV RNA。具有以上任何 1 项阳性，即可确诊为 HAV 近期感染。

2. 乙型肝炎

1）HBsAg 与抗-HBs Anti-HBs：HBsAg 在感染 HBV 两周后即可呈阳性。HBsAg 阳性反应证明有 HBV 感染，阴性则不能排除 HBV 感染。抗-HBs 为保护性抗体，阳性表示对 HBV 有免疫力，见于乙型肝炎恢复期、过去感染及乙肝疫苗接种后。HBV 感染后可出现 HBsAg 和抗-HBs 同时阴性，即所谓窗口期，此时 HBsAg 已消失，抗-HBs 仍未产生，小部分病例始终不产生抗-HBs。HBsAg 和抗-HBs 同时阳性可出现在 HBV 感染恢复期，此时 HBsAg 未消失，抗-HBs 已产生；另一情形是 S 基因区发生变异，野生株抗-HBs 不能将其清除；或抗-HBs 阳性者感染了免疫逃避株。

2）HBeAg 与抗-HBe Anti-HBe：急性 HBV 感染时 HBeAg 的出现时间略晚于 HBsAg，HBeAg 持续存在预示趋向慢性。在慢性 HBV 感染时 HBeAg 是重要的免疫耐受因子，大部分情况下其存在表示患者处于高感染低应答期。HBeAg 与 HBV DNA 有良好的相关性，因此，HBeAg 的存在表示病毒复制活跃且有较强的传染性。HBeAg 消失而抗 HBe 产生称为血清转换。抗-HBe 阳转后，病毒复制多处于静止状态，传染性降低。长期抗-HBe 阳性者并不代表病毒复制停止或无传染性，研究显示 20%～50% 仍可检测到 HBV DNA，部分可能由于前 C 区基因变异，导致不能形成 HBeAg。

3）HBcAg 与抗 – HBc Anti – HBc：游离 HBcAg 在血清中含量极少，常规方法不能检出。血清中 HBcAg 主要存在于 Dane 颗粒的核心，通常用二巯基乙醇及 NP – 40 先裂解蛋白外壳，再进行检测。HBcAg 与 HBV DNA 呈正相关，HBcAg 阳性表示血清中存在 Dane 颗粒，HBV 处于复制状态，有传染性。抗 – HBc IgM 在发病第一周即出现，持续时间差异较大，多数在 6 个月内消失。高滴度的抗 – HBc IgM 为急性乙型肝炎诊断依据。由于抗 – HBc IgM 的检测受类风湿因子（RF）的影响较大，低滴度的抗 – HBc IgM 应注意假阳性。抗 – HBc IgM 不是反映病毒复制的灵敏指标。HBcAg 有很强的免疫原性，HBV 感染者几乎均可检出抗 – HBc IgG，除非感染者有免疫缺陷。抗 – HBc IgG 在血清中可长期存在。单一抗 – HBc IgG 阳性者可以是过去感染，亦可以是低水平感染，特别是高滴度者。

4）HBV DNA：是病毒复制和传染性的直接标志。可用分子杂交和 PCR 方法进行检测。分子杂交敏感性较低，但稳定，重复性好。PCR 技术灵敏，但易因实验污染出现假阳性。HBV DNA 尚可定量，方法包括分支链信号扩大技术（bDNA）、荧光定量技术等。HBV DNA 定量对于判断病毒复制程度，传染性大小，抗病毒药物疗效等有重要意义。HBV DNA 检测方面，还有前 C 区变异、S 区变异和多聚酶基因 YMDD 变异等检测。

5）组织中 HBV 标志物的检测：可用免疫组织化学方法检测肝组织中 HBsAg、HBeAg 的存在及分布；原位杂交或原位 PCR 方法检测组织中 HBV DNA 的存在及分布。除可判定病毒是否处于复制状态外，对血清中 HBV 标志物阴性患者的诊断有一定意义。由于需要肝组织活检，技术要求较高等使其应用受到局限。

3. 丙型肝炎

1）抗 – HCV IgM 和抗 – HCV IgG：HCV 抗体不是保护性抗体，是 HCV 感染的标志。抗 – HCV IgM 在发病后即可检测到，一般持续 1 ~ 3 个月，因此抗 – HCV IgM 阳性提示现症为 HCV 感染。抗 – HCV IgM 的检测受较多因素的影响，如球蛋白、RF 等，稳定性不如抗 – HCV IgG。抗 – HCV IgG 阳性提示现症感染或既往感染。抗 – HCV 阴转与否不能作为抗病毒疗效的指标。

2）HCV RNA：HCV 在血液中含量很少，常采用巢式 PCR 以提高检出率。HCV RNA 阳性是病毒感染和复制的直接标志。HCV RNA 定量方法包括 bDNA 探针技术、竞争 PCR 法、荧光定量法等，定量测定有助于了解病毒复制程度、抗病毒治疗的选择及疗效评估等。

3）HCV 基因分型：HCV RNA 基因分型方法较多，国内外在抗病毒疗效考核研究中，应用 Simmonds 等 1 ~ 6 型分型法最为广泛。HCV RNA 基因分型结果有助于判定治疗的难易程度及制订抗病毒治疗的个体化方案。

4）组织中 HCV 标志物的检测基本同 HBV，可检测 HCV 抗原及 HCV RNA。

4. 丁型肝炎

1）HDAg、抗 – HD IgM 及抗 – HD IgG：HDAg 是 HDV 颗粒内部成分，阳性是诊断急性 HDV 感染的直接证据。HDAg 在病程早期出现，持续时间平均为 21 天，随着抗 –

HD 的产生，HDAg 多以免疫复合物形式存在，此时检测 HDAg 为阴性。在慢性 HDV 感染中，由于有高滴度的抗 - HD，HDAg 多为阴性。抗 - HD IgM 阳性是现症感染的标志，当感染处于 HDAg 和抗 - HD IgG 之间的窗口期时，可仅有抗 - HD IgM 阳性。抗 - HD IgG 不是保护性抗体，高滴度抗 - HD IgG 提示感染的持续存在，低滴度提示感染静止或终止。

2）HDV RNA：血清或肝组织中 HDV RNA 是诊断 HDV 感染最直接的依据。可采用分子杂交和 RT - PCR 方法检测。

5. 戊型肝炎

1）抗 - HEV IgM 和抗 - HEV IgG：抗 - HEV IgM 在发病初期产生，是近期 HEV 感染的标志，大多数在 3 个月内阴转。抗 - HEV IgG 在急性期滴度较高，恢复期则明显下降。如果抗 - HEV IgG 滴度较高，或由阴性转为阳性，或由低滴度升为高滴度，或由高滴度降至低滴度甚至阴转，均可诊断为 HEV 感染。抗 - HEV IgG 持续时间报道不一，较多认为于发病后 6～12 个月阴转，亦有报道持续几年甚至十多年。少数戊型肝炎患者始终不产生抗 - HEV IgM 和抗 - HEV IgG，两者均阴性时不能完全排除戊型肝炎。

2）HEV RNA：采用 RT - PCR 法在粪便和血液标本中检测到 HEV RNA，可明确诊断。

（四）其他检查

B 型超声、CT、MRI 有助于肝硬化、阻塞性黄疸、脂肪肝及肝内占位性病变的诊断。肝组织病理检查是明确诊断，衡量炎症活动度、纤维化程度及评估疗效的金标准。还可在肝组织中原位检测病毒抗原或核酸，以助确定病毒复制状态。

五、诊断

一般急性黄疸型肝炎出现黄疸后诊断较易，无黄疸者则应根据以下各方面资料综合分析做出诊断。

（一）流行病学资料

病前与病毒性肝炎患者有密切接触史，或到过病毒性肝炎流行区，或半年内接受过血及血制品治疗，或有任何医疗性损伤，如消毒不严的注射、针灸、穿刺、手术等。

（二）临床表现

近期出现食欲减退、低热、恶心、厌油、乏力、肝区痛而无其他原因可解释者，体检有肝大伴触痛及叩击痛。

（三）实验室检查

ALT 等血清酶，血清蛋白质、胆红素，尿胆红素、尿胆原等肝功能检查异常。各型病毒性肝炎的确定可借助病原学检查确定。肝穿刺病理检查对肝炎的临床分型有较大价值。

诊断应包括病名、病原学分型及临床分型，如急性黄疸型甲型病毒性肝炎、慢性活动性乙型病毒性肝炎等。

六、鉴别诊断

（一）其他原因引起的黄疸

1）溶血性黄疸：常有药物或感染等诱因，表现为寒战、高热、腰痛、贫血、网织红细胞升高、血红蛋白尿。黄疸大多较轻，主要为间接胆红素升高。治疗后（如应用激素）黄疸消退快。

2）肝外梗阻性黄疸：有原发病症状、体征，肝功能损害轻，以直接胆红素为主。影像学检查可见肝内外胆管扩张和局部占位性病变。

（二）其他原因引起的肝炎

1）其他感染性、中毒性肝炎：巨细胞病毒、EB 病毒、汉坦病毒等非肝炎病毒感染和伤寒沙门菌、立克次体、钩端螺旋体、溶组织内阿米巴、血吸虫等感染后均可引起肝损害，根据原发病的临床特点和病原学、血清学检查结果进行鉴别。

2）药物性、乙醇性肝损害：有使用肝损害药物或长期大量饮酒的历史，停药或停止酗酒后肝功能可逐渐恢复。肝炎病毒标志物检测阴性。

3）自身免疫性肝炎：主要有原发性胆汁性肝硬化和自身免疫性慢性活动性肝炎。前者主要累及肝内胆管，后者主要破坏肝细胞。诊断主要依靠自身抗体的检测和肝组织学检查。

4）脂肪肝及妊娠急性脂肪肝：脂肪肝大多继发于肝炎后或身体肥胖者。血中甘油三酯多增高，B 超有较特异的表现。妊娠急性脂肪肝多以急性腹痛起病或并发急性胰腺炎，黄疸深，肝缩小，严重低血糖及低蛋白血症，尿胆红素阴性。

七、治疗

（一）中医治疗

1. 辨证论治

1）肝胆湿热

右胁胀痛，脘腹满闷，身黄或无黄，小便黄赤。舌胖大，苔黄腻，脉弦滑或濡缓。

治法：清热利湿，凉血解毒。

方药：茵陈蒿汤加味。

茵陈蒿 60 g（包），山栀 12 g，陈皮 6 g，生大黄、半夏各 9 g，金钱草、田基黄、板蓝根各 30 g。

2）肝郁脾虚

胁肋胀满，面色萎黄，精神抑郁或烦急，纳差，脘痞，腹胀。舌质或稍暗，苔薄白、边有齿印，脉沉濡或沉弦。

治法：疏肝解郁，健脾和中。

方药：逍遥散加减。

柴胡、当归各 9 g，白术、茯苓各 12 g，党参 15 g，郁金 10 g，丹参 20 g，陈皮、木香各 6 g，砂仁 3 g。

乏力，加黄芪 30 g；肝区痛，加香附、元胡各 9 g；纳呆，加内金 9 g，山楂 12 g，谷麦芽各 10 g。

3）肝肾阴虚

头晕耳鸣，两目干涩，口燥咽干，失眠多梦，五心烦热，腰膝酸弱。舌红苔少，脉弦细等。

治法：滋养肝肾。

方药：一贯煎化裁随证加减。

生地、麦冬各 10 g，白芍 15 g，女贞子、当归、五味子、川楝子、枸杞子各 9 g。

午后低热，加丹皮 9 g，地骨皮 15 g；口干、食少，加沙参、石斛各 15 g；眩晕重者，加白蒺藜 10 g；失眠，加夜交藤、炒枣仁各 12 g；腰腿酸痛甚者，加桑寄生 12 g，木瓜 15 g。

4）气滞血瘀

面色晦暗，肝脾肿大、质硬，蜘蛛痣，肝掌。舌质紫暗，或有瘀点、瘀斑，苔腻，脉弦。

治法：调气活血，化瘀通络。

方药：化瘀汤加减。

当归、丹参各 12 g，郁金 10 g，桃仁、红花、穿山甲片、赤芍各 9 g，青皮 6 g，牡蛎 30 g（先煎）。

5）脾虚湿困

面色苍黄，肢体困倦，胁腹胀满不适或隐痛，纳差便溏。苔腻舌质淡，脉濡缓。多见于慢性迁延性或活动性肝炎。

治法：健脾化湿。

方药：香砂六君子汤加减。

党参、白术、半夏各 9 g，茯苓、淮山药、生熟米仁各 12 g，陈皮、木香各 6 g，砂仁 3 g（研后下），谷芽、麦芽各 15 g。

6）热毒炽盛

起病急骤卒然壮热，黄疸迅速加深，其色如金，胁痛腹满，神昏谵语，或见衄血、便血，或肌肤出现瘀斑。舌质红绛，苔黄燥，脉弦滑数。多见于重症肝炎。

治法：清热解毒，凉营开窍。

方药：犀角散加减。

犀角（磨冲）、黄连各 3 g，升麻、山栀、丹皮、赤芍、生甘草各 9 g，生大黄 6 g，茵陈（先煎）、鲜生地各 30 g。

7）肾阴亏虚

胁痛隐隐，缠绵不休，面萎或黧黑，腰膝酸软，畏寒肢冷，或遗精带下。舌淡苔薄白，脉细尺弱。多见于慢性活动性肝炎后期，或乙肝病毒表面抗原阳性的患者。

治法：温养苦泄。

方药：二仙汤化裁。

党参、仙茅、仙灵脾、苍术、苦参各 9 g，小蓟草、虎杖各 15 g，平地木 30 g，川黄连、胡黄连各 3 g。

2. 中成药

1）龙胆泻肝丸：每次 6~9 g，每日 2~3 次。用于肝胆湿热引起的头晕目眩，口苦目赤，黄疸等症。

2）茵陈五苓丸：每次 6 g，每日 2 次。用于温热黄疸初起，全身尽黄，小便短赤。

3）肝舒乐冲剂：口服，每次 1 袋，每日 2 次。用于肝经湿热所致的黄疸，胁肋胀痛，食欲缺乏，舌苔黄腻。

4）复方垂盆草糖浆：每次 50 ml，每日 2 次。用于急性肝炎、迁延性肝炎及慢性活动性肝炎。

5）茵栀黄注射液：每次 4 ml，每日 2 次。用于湿热黄疸，肌肤黄染，胁痛纳减，小便黄赤，舌苔黄腻，以及热毒炽盛之高热，躁动，神昏之急黄证候。

6）肝炎冲剂：每次 1 袋，每日 2 次。用于湿热蕴蒸所致的黄疸或无黄疸，胁下胀痛，肝脏肿大，食欲缺乏，舌苔黄腻等。

7）田鸡黄注射液：每次 2~4 ml，每日 1 次，肌内注射。

8）黄疸茵陈冲剂：每次 1 袋，每日 2 次。用于湿热熏蒸所致的肌肤黄染，头重身疼，倦怠乏力，脘闷不饥，小便黄赤，舌苔黄腻。

9）舒肝丸：每丸 9 g，1 次 1 丸，每日 2 次。用于肝郁气滞引起的胸胁胀满，胃脘疼痛，嗳气吞酸，饮食乏味等。

10）肝泰冲剂：每日 3 次，开水冲服。用于急慢性无黄疸肝炎之胁肋胀痛，嗳气纳少等。

11）舒肝和胃丸：每次 9 g，每日 2 次。用于治疗肝炎证属肝胃气滞，症见胁肋胀痛，脘腹胀满等。

12）安宫牛黄丸：口服，每次 1 丸，每日 2 次。用于温邪入里、逆传心包引起的高热惊厥，烦躁不安，神昏谵语等。

13）紫雪散：每次 1~3 g，每日 2 次。适用于邪热内陷心包而见高热烦躁，神昏谵语，抽搐惊厥，口渴喜饮，唇焦舌干，尿赤便秘等。

14）清开灵注射液：每次 40~80 ml，每日 1~2 次。用于治疗急性重症肝炎，高热神昏，黄疸明显者。

15）牛黄清热散：口服，每次 1.5 g，每日 2 次。适用于温邪入里引起的高热惊厥，四肢抽搐，烦躁不安，痰浊壅盛。

16）肝炎春冲剂：每次 15 g，每日 3 次。用于甲、乙型肝炎及各种慢性肝炎所引起的疲乏无力，质油腻，纳呆食少，口苦恶心等症。

3. 单方、验方

1）田基黄全草 45 g。水煎，加白糖适量，分 2 次服，每日 1 剂，15 日为 1 个疗程，必要时延长。对病毒性肝炎或急性黄疸型肝炎有效。

2）鲜三叶人字草（鸡眼草）100 g。加水煎 20~30 分钟去渣，分 3 次服，儿童减半。对病毒性肝炎有效。

3）虎杖根 30 g。水煎分早、晚服，每日 1 剂。对无黄疸病毒性肝炎有效。

4）鲜虎杖根 30 g，鲜垂柳（柳树）叶 150 g，鲜小飞扬全草 90 g。加水煎取药液 2

次，共约200 ml，分3次服，每日1剂，连服10～15剂。对急性黄疸型肝炎有效，预防用可每日1剂连服5～7天。

5）茵陈30～60 g，威灵仙、丹参各30 g，大黄6～15 g。水煎服，每日1剂。本方对急性黄疸型肝炎有较好疗效。一般最短6日，最长14日即可退黄，降酶时间最短10日，最长18日。

6）凤尾草全草、白芍各30 g。水煎，分3～4次服，每日1剂，儿童酌减，或鲜车前草全草150 g加水煎成600 ml，分2次服，每日1剂。对病毒性肝炎或急性黄疸型肝炎均有效。

7）路边菊（鸡儿肠）全草、车前草全草各500 g，茵陈250 g。加水过药面，煮沸后慢火煎两小时过滤，浓缩至1 000 ml，装瓶煮沸消毒备用。3～5岁每次15 ml，6～10岁每次20 ml，11～14岁每次30 ml，每日服3次，服至黄疸消退，肝功能恢复正常，肝脾不肿大为止。本方对小儿急性黄疸型肝炎有效。

8）茵陈、白芍、菊花各20 g，佛手、橘红各12 g，茅根、鸡骨草、金钱草各30 g，甘草10 g，泽泻15 g。水煎服，每日1剂。此方适于较重肝炎而且有黄疸者。

（二）西医治疗

对病毒性肝炎目前尚无特效治疗。治疗原则以适当休息、合理营养为主，辅以药物，禁酒，避免过度劳累和使用对肝脏有损害的药物。

1. 急性肝炎

以一般及支持治疗为主，应卧床休息，给予清淡、营养、易消化食物。对临床症状较重或黄疸较深的患者，宜静脉补充葡萄糖液、维生素等。

治疗急性丙型肝炎时，应争取早期用干扰素抗病毒治疗，以达到清除HCV的目的。

2. 慢性肝炎

宜高蛋白饮食，但不强调高糖和高脂肪饮食，以防发生脂肪肝或糖尿病。禁止饮酒。病情活动时应以静养为主。病情稳定时注意动静结合，可考虑从事力所能及的轻工作；症状消失，肝功能恢复正常达3个月者，可恢复正常工作，但应避免过劳，且须定期复查。病情活动，进食过少者，可静脉给予葡萄糖液体和补充维生素和抗病毒药物治疗。

3. 淤胆型肝炎

治疗同急性肝炎。在护肝治疗的基础上，可试用泼尼松（每日30～60 mg，分次口服）或地塞米松（每日10～20 mg静脉滴注），2周后如血清胆红素显著下降，可逐步减量，并于1～2周停药。如果经2周治疗胆红素无明显下降，则停药。

4. 重型肝炎

应强调早期诊断，绝对卧床休息，及时采取以护肝治疗为基础的综合治疗措施。

1）一般治疗及支持疗法：强调卧床休息；减少饮食中蛋白，以减少肠道内氨的来源；可静脉输注白蛋白、血浆等；注意保持水和电解质平衡，防止和纠正低血钾。静脉滴注葡萄糖，补充维生素C、维生素K_1。

2）促进肝细胞再生的措施：可选用肝细胞生长因子或胰高血糖素—胰岛素（G-I）疗法等。

3）对症治疗

（1）出血的防治：①可使用止血药物；②输入新鲜血液或凝血因子复合物补充凝血因子；③必要时，使用环状十四氨基酸或八肽合成类似物的生长抑素；④使用 H_2 受体药物，如雷尼替丁、法莫替丁等，防止出血。

（2）肝性脑病的防治

氨中毒的防治：①低蛋白饮食；②口服诺氟沙星抑制肠道细菌；③口服乳果糖酸化和保持大便通畅；④静脉使用醋谷胺或谷氨酸钠降低血氨。

恢复正常神经递质：左旋多巴静脉滴注或保留灌肠，可进入大脑转化为多巴胺，取代假性神经递质如羟苯乙醇胺等，起到苏醒作用。

维持氨基酸比例平衡：使用肝安静脉滴注。

防治脑水肿：用甘露醇快速静脉滴注，必要时加用呋塞米，以提高脱水效果。

（3）继发感染的防治：重型肝炎常伴有肝胆系感染、自发性腹膜炎等。革兰阴性菌感染为多。使用杀菌力强的广谱抗生素时间过长时，易出现二重感染，后者以真菌感染最为常见。治疗可选用半合成青霉素如哌拉西林、二或三代头孢霉素如头孢西丁、头孢噻肟。有厌氧菌感染时可用甲硝唑。合并真菌感染时，应加用氟康唑等抗真菌药物。

（4）肝肾综合征的防治：①避免引起血容量降低的各种因素；②少尿时应扩张血容量，可选用低分子右旋糖酐、血浆或白蛋白；③使用扩张肾血管药物，如小剂量多巴胺，可增加肾血流量；④应用利尿药物如使用呋塞米等。

4）抗病毒治疗：乙肝病毒引起的重症肝炎，若仍有病毒复制，即血中可检测到 HBV DNA，可给予贺普丁治疗。100 mg，每日 1 次。

5）人工肝支持治疗

（1）适应证：①各种原因引起的肝衰竭早、中期，凝血酶原活动度（PTA）在 20%~40% 和血小板 $> 50 \times 10^9$/L 为宜；晚期肝衰竭患者也可进行治疗，但并发症多见，应慎重；未达到肝衰竭诊断标准，但有肝衰竭倾向者，也可考虑早期干预。②晚期肝衰竭肝移植术前等待供体、肝移植术后排异反应、移植肝无功能期。

（2）相对禁忌证：①严重活动性出血或 DIC 者。②对治疗过程中所用血制品或药品如血浆、肝素和鱼精蛋白等高度过敏者。③循环功能衰竭者。④心脑梗死非稳定期者。⑤妊娠晚期。

（3）并发症：人工肝治疗的并发症有过敏反应、低血压、继发感染、出血、失衡综合征、溶血、空气栓塞、水电解质及酸碱平衡紊乱等。随着人工肝技术的发展，并发症发生率逐渐下降，一旦出现，可根据具体情况给予相应处理。

6）肝移植：肝移植是治疗晚期肝衰竭最有效的治疗手段。

（1）适应证：①各种原因所致的中晚期肝衰竭，经积极内科和人工肝治疗疗效欠佳。②各种类型的终末期肝硬化。

（2）禁忌证

绝对禁忌证：①难以控制的全身性感染。②肝外有难以根治的恶性肿瘤。③难以戒除的酗酒或吸毒。④合并严重的心、脑、肺等重要脏器器质性病变。⑤难以控制的精神疾病。

相对禁忌证：①年龄大于65岁。②肝脏恶性肿瘤伴门静脉主干癌栓或转移。③合并糖尿病、心肌病等预后不佳的疾病。④胆管感染所致的败血症等严重感染。⑤获得性人类免疫缺陷病毒感染。⑥明显门静脉血栓形成等解剖结构异常。

7）肝细胞及肝干细胞或干细胞移植：肝细胞移植（HCT）是将正常成年肝细胞、不同发育阶段肝细胞、肝潜能细胞、修饰型肝细胞以及相关生长刺激因子，通过不同途径移植到受体适当的靶位，使之定居、增生、重建肝组织结构，以发挥正常肝功能的肝组织工程。优点为价廉、移植细胞易获取、能冷冻保存、操作简便、并发症少、能介导基因治疗。移植细胞的种类包括成体肝细胞、胎肝细胞、异种肝细胞、永生化肝细胞、脐带干细胞、肝干细胞。成体肝细胞是肝细胞移植的一种良好选择，尤其适用于急性肝衰竭的细胞移植，美国PDA已批准用于临床。其特点是分化良好、功能完善、肝脏受损时，能进行1~2周期的复制、一个供体肝脏可给多个受体提供肝细胞，冷冻复苏后细胞活力下降、供体仍有限和免疫排斥。胎肝细胞是肝细胞移植的重要细胞来源，胎肝细胞免疫源性相对较弱，分裂、增生能力较强，移植后细胞数量增加相对较多、迅速，能抵抗冻存导致的损伤，来源较成人肝细胞容易，但涉及伦理问题，难以推广应用。异种肝细胞是除人源性肝细胞以外的动物肝细胞，其细胞来源广泛，细胞数量可以满足临床需要，但有免疫排斥及发生动物性疾病的风险，难以在临床开展。永生化肝细胞有可能成为HCT的一种细胞供体，其增生优势，可体外培养成株，应用最多的是SV40大T抗原基因转染的永生化肝细胞。但具备癌基因的表达，安全性受到质疑。肝干细胞是指具有自我更新能力和向多种细胞分化能力的细胞，分为肝源性和非肝源性两类，包括肝源性的卵圆细胞及非肝源性的胚胎干细胞、骨髓间充质干细胞、造血干细胞及胰腺上皮细胞等。细胞修复肝脏工程是一项非常有前途的工作，但仍需进一步的临床实践和深入的基础研究。

5. 防止急性肝炎转为慢性

如急性期充分休息，恢复期避免过劳，饮食营养足够，成分平衡，禁忌烟、酒，合理用药，预防感冒、肠炎、妊娠，可使急性肝炎转为慢性肝炎机会减少。

6. 肝炎肝硬化

可参照慢性肝炎和重型肝炎的治疗，有脾功能亢进或门脉高压明显时可选用手术或介入治疗。

7. 慢性乙型和丙型肝炎病毒携带者

可照常工作，但应定期复查，随访观察，并动员其做穿刺检查，以便进一步确诊和做相应治疗。

八、护理与健康教育

（一）护理

1. 一般护理

1）饮食：患者宜进食清淡、易消化、富含维生素的饮食，少量多餐，避免暴饮暴食，进食优质蛋白。有腹腔积液的患者严格控制入液量，腹胀的患者应少进食牛奶和豆制品，以免加重腹部胀气。

2）运动与休息：患者在急性、慢性肝炎的活动期应卧床休息，症状好转后，逐渐增加活动，以不感到疲劳为度。

2. 病情观察

密切观察皮肤黏膜变化，消化系统和中枢神经系统的异常症状，如腹泻、恶心、呕吐、谵语、性格和行为的改变，及时发现及时治疗。

3. 对症护理

1）隔离：乙型、丙型、丁型肝炎通过体液传播，医护人员操作时应使用一次性注射器、输液器，患者使用过的医疗器械应严格消毒。医务工作者操作时遵照标准预防原则。

2）皮肤护理：保持皮肤清洁，避免水肿部位长时间受压，预防压疮的形成，出现皮肤瘙痒，可以用温水擦洗，避免抓挠。

3）用药护理：观察使用干扰素的常见不良反应，即发热、脱发、胃肠道反应、肝功能损害和精神症状。

4. 心理护理

由于病毒性肝炎缺乏特效治疗药物，患者受到疾病折磨，又担心受到歧视，容易出现焦虑、抑郁、恐惧等心理障碍。护士要了解患者的社会支持系统，鼓励患者的亲戚、朋友给患者提供精神上的帮助，缓解或解除患者的孤独感、恐惧感。尊重体谅患者，保护患者的隐私。

（二）健康教育

1. 管理传染源

甲型及戊型肝炎患者自发病日算起隔离3周。乙型及丙型肝炎患者隔离至病情稳定后可以出院。慢性乙型和丙型肝炎及无症状携带者不能从事食品、饮水或幼托工作，并禁止献血。HBeAg 和（或）HBV DNA 阳性妇女最好在 HBeAg 和 HBV DNA 阴转后生育。对饮食业工作人员和保育人员要定期健康检查，如发现感染者，应调换工作岗位。

2. 切断传播途径

甲、戊型肝炎以切断粪—口途径为主，加强饮食卫生管理、水源保护、环境卫生管理以及粪便无害化处理，提高个人卫生水平。

乙、丙、丁型肝炎重点在于切断血液和体液传播。严格管理血站和献血员，加强各种医疗器械的消毒处理，注射使用一次性注射器，医疗器械实行一人一用一消毒。阻断母婴传播，对 HBsAg 阳性产妇所生婴儿，用乙型肝炎疫苗预防，HBsAg、HBeAg 阳性产妇所生婴儿，出生后应用乙型肝炎特异免疫球蛋白（HBIG）及乙型肝炎疫苗联合免疫。性接触时使用安全套等。

3. 保护易感人群

在甲型肝炎流行期间，易感人群（婴幼儿、儿童和血清抗 – HAV IgG 阴性者）都应注射甲型肝炎减毒活疫苗（甲肝活疫苗）；甲型肝炎患者的接触者可接种人血清或胎盘球蛋白以防止发病。凡新生儿（尤其是母亲 HBsAg 阳性者）出生后 24 小时内都应立即接种基因重组乙型肝炎疫苗，注射 3 次后保护率约为 85%。HBsAg 阳性孕妇在怀孕后 3 个月注射乙肝高价免疫球蛋白（HBIG），可能对母婴传播起预防作用。

（李庆芳）

第五节　流行性乙型脑炎

流行性乙型脑炎简称乙脑，是由乙脑病毒引起的以脑实质炎症为主要病变的中枢神经系统急性传染病。乙脑病毒经蚊虫叮咬后侵入人体，在单核—巨噬细胞内增殖，继而进入血流，引起病毒血症。如不侵入中枢神经系统则大多呈隐性感染或为轻型病例。当机体防御功能降低或病毒数量多、毒力强时，病毒可通过血—脑屏障侵入中枢神经系统，在神经细胞中增殖而发生脑炎。脑实质和脑膜充血、水肿，神经细胞变性、坏死、软化灶形成、胶质细胞增生等病理改变。病变范围较大，以大脑皮质、间脑和中脑病变最为严重。本病属中医"暑温""暑证""暑厥""暑风"等范畴。

一、病原学

乙脑病毒属虫媒病毒 B 组，是一种 RNA 病毒，病毒颗粒呈球形，直径 20 ~ 30 nm，外层有脂蛋白套膜，其表面含有血凝素刺突。病毒可在动物、鸡胚和组织培养细胞中生长繁殖。

乙脑病毒抵抗力不强，常用消毒剂均能将它杀灭。不耐酸，对乙醚、乙醇、丙酮亦较敏感。加热至 56℃，持续 30 分钟即可灭活，但耐低温，在 50% 甘油中 4℃ 条件下可保存 3 个月之久。

二、流行病学

（一）传染源

人和动物（包括猪、牛、羊、马、狗、鸭、鸡等）均可成为传染源，但人感染乙脑病毒后，病毒血症期短且病毒数量少，故患者和隐性感染者不是本病的主要传染源。在乙脑流行区，家禽、家畜的感染率很高，其中猪感染率高达 100%，且血中病毒数量多，病毒血症时间长，故猪是本病的主要传染源，其中尤以未过夏天的幼猪最为重要。一般在人类乙脑流行前 2 ~ 4 周先在家畜中流行，因而在人群乙脑发生流行前，检查猪的乙脑病毒感染率，便可预测当年乙脑在人群中的流行程度。

（二）传播途径

本病主要通过蚊虫（库蚊、伊蚊、按蚊）叮咬而传播。在温带地区，三带喙库蚊是主要的传播媒介。蚊虫感染病毒后，可带毒越冬或经卵传代，成为乙脑病毒的长期储存宿主。此外，受感染的蠛蠓、蝙蝠也是乙脑病毒的长期储存宿主。

（三）人群易感性

人对乙脑病毒普遍易感，感染后多数呈轻型或隐性感染，乙脑患者与隐性感染之比为 1:(1 000 ~ 2 000)。母体传递的抗体对婴儿有一定的保护作用，患病者大多为 10 岁以下儿童，以 2 ~ 6 岁儿童发病率最高，可能与血—脑屏障功能不健全有关。感染后可获较持久的免疫力，第二次发病者罕见。

（四）流行特征

本病流行于亚洲东部的热带和温带区，我国除东北北部、青海、新疆和西藏外均有本病流行，大部分集中于 7、8、9 三个月。近些年由于儿童广泛接种乙脑疫苗，总的发病率下降，但成人和老年人发病相对增多。乙脑病毒感染后多呈隐性感染，发病呈高度散发性，家庭成员中少有同时发病者。

三、发病机制和病理

人被带病毒的蚊虫叮咬后，病毒进入人体，先在单核—巨噬细胞内繁殖，随后进入血流，引起病毒血症。病毒若未侵入中枢神经系统则呈隐性感染或为轻型病例。仅在少数情况下，当机体防御功能减弱，病毒可通过血—脑屏障进入中枢神经系统而发生脑炎。有报道，如注射百日咳菌苗后，或原有脑囊虫病或癫痫等，可降低血—脑屏障功能，促使乙脑发病。

病毒在人的脑、淋巴结、骨髓、脾和肾等组织增殖，出现病毒血症。中枢神经系统主要是脑，脊髓是它的靶器官，大脑皮质、中脑和间脑病变最为严重，尸检见脑膜血管充血，脑实质明显充血水肿，脑沟变浅，颅内压升高，出现脑疝。脑部出现粟粒状软化灶，散在或融合。在切片上可见血管扩张充血，神经细胞变性和坏死，神经胶质细胞增生和炎症细胞浸润，脑实质坏死灶形成。

中医认为，本病的发生是感受了暑热之气，因夏月暑气当令，气候炎热。夏令雨湿较多，因天暑下逼，地湿上蒸，暑热与湿邪互相熏灼为患。严重者热盛耗伤阴液而动风，热盛化火，风盛生痰，痰盛生惊，故临床可见高热、抽风、痰鸣、昏迷等危重证候。

四、临床表现

潜伏期 4~21 日，一般 10~14 日。

（一）典型的临床经过

可分为三期。

1. 初期

病程第 1~3 日，突然发热（体温在 1~2 日高达 40℃）、头痛、恶心、呕吐，多有嗜睡或精神倦怠，可有颈部强直及抽搐。

2. 极期

病程第 4~10 日，主要为脑实质损害表现，少数患者死于该期。

1）高热：体温在 40℃ 或以上，多呈稽留热，高热一般持续 7~10 日，轻者 3~4 日，重者 3 周。

2）意识障碍：是本病的主要表现。表现为嗜睡、昏睡、昏迷、谵妄等。昏迷是意识障碍最严重的程度，昏迷越深，持续时间越长，病情愈重。意识障碍通常持续 1 周，重者可在 1 个月以上。

3）抽搐：是病情严重的表现。先出现面部、眼肌、口唇等局灶性小抽搐，继之出现单肢、双肢的阵挛性抽搐，重者出现全身强直性或阵挛性抽搐，历时数分钟至数十分钟不等，均伴有意识障碍。频繁抽搐导致发绀、呼吸暂停。

4）呼吸衰竭：是本病死亡的主要原因。多见于重症患者，主要为中枢性呼吸衰竭。表现为呼吸表浅、双吸气、叹息样呼吸、抽泣样呼吸、潮式呼吸、间停呼吸、呼吸停止。出现脑疝时除有上述呼吸改变外，尚有脑疝本身的表现。枕骨大孔疝表现为昏迷加深、瞳孔散大、肌张力增高，上肢多呈内旋、下肢呈伸直性强直。小脑幕切迹疝表现为昏迷加深，患侧瞳孔散大，对光反射消失，眼球外固定或外展，对侧肢体瘫痪。

周围性呼吸衰竭多由脊髓病变致呼吸肌麻痹或呼吸道阻塞、肺部继发感染等所致。其表现为呼吸先增快后变慢，胸式或腹式呼吸减弱，发绀，但呼吸节律整齐。

5）其他：在病程10日内可出现生理反射改变、脑膜刺激征、锥体束征、单瘫、偏瘫、吞咽困难、语言障碍、大小便失禁等。

3. 恢复期

极期后1～2周体温逐渐下降，神志逐渐清醒，神经和精神症状好转。凡神经精神症状在半年未恢复者应视为后遗症。

（二）临床类型

临床分型对乙脑的诊治很重要，根据病情轻重和神经系统损害分为四型：

1. 轻型

体温在38℃左右，神志清楚，仅有轻度头痛、呕吐、嗜睡，无惊厥，可无（或有）脑膜刺激征。病程1周。

2. 普通型

体温39～40℃，上述症状加重，并有昏睡或浅昏迷，有惊厥和脑膜刺激征，恢复期可有神经精神症状。病程1～2周。

3. 重型

起病急，初期短而极期长，体温迅速升高，剧烈头痛，随即昏迷，反复惊厥，部分病例可有后遗症。病程2～4周。

4. 极重型

来势凶险，体温骤升，可在41℃以上，迅速进入深昏迷，反复或持续惊厥，常在极期死于呼吸或循环衰竭或脑疝，幸存者常有严重的后遗症。

（三）老年人乙脑

国内报道，近年来老年人乙脑患病率较前显著增加。临床表现为重型及极重型的比例大，并发症较多，以慢性呼吸道感染、心血管疾病、败血症及消化道出血等最为常见。

（四）并发症

发生率为10%左右，以支气管肺炎最常见，其次为肺不张、金黄色葡萄球菌败血症、大肠杆菌所致的尿路感染等。近年来压疮、角膜炎、口腔炎等并发症已少见。

五、诊断

夏秋季节，尤以7、8、9三个月发病为多。临床特点为起病急、头痛、高热、呕吐、意识障碍、抽搐、呼吸衰竭等。辅助检查白细胞计数及中性粒细胞均增高；脑脊液压力增高、白细胞增多、蛋白轻度升高、糖和氯化物正常；特异性 IgM 抗体早期出现阳性。

六、鉴别诊断

(一) 中毒型菌痢

一般无脑膜刺激征，脑脊液检查正常。做肛拭子或用生理盐水灌肠取便镜检，可发现大量脓细胞。

(二) 结核性脑膜炎

多有结核病病史或颅外结核病灶。发病无明显季节性，起病缓慢，病程长。脑脊液中蛋白明显升高，糖和氯化物明显降低，能查到结核分枝杆菌。

(三) 化脓性脑膜炎

流行性脑脊髓膜炎（简称流脑）多发生于冬春季节，皮肤黏膜有瘀点、瘀斑，可有感染性休克表现。其他化脓性脑膜炎发病无季节性，可查到原发感染灶；脑脊液呈脓性，白细胞计数在 1.0×10^9/L 以上，以中性粒细胞为主，糖和氯化物含量降低；细菌学检查可查到致病菌。

(四) 其他病毒性脑炎

单纯疱疹病毒（HSV）、柯萨奇病毒、埃可病毒、腮腺炎病毒、麻疹病毒等均可引起脑炎，临床表现及脑脊液变化与乙脑相似，但临床症状相对较轻，确诊有赖于免疫学检查。

七、治疗

本病无特效疗法，一般采用中西医结合治疗，重点把好高热、惊厥、呼吸衰竭等危症的处理，是降低病死率的关键。加强护理，预防呼吸道痰液阻塞、缺氧窒息及继发感染，注意营养及加强全身支持疗法。

(一) 中医治疗

1. 辨证论治

1) 急性期

(1) 热入卫气

多见于轻型、普通型和重型的初期。发热或恶寒，头痛，嗜睡，自汗，口渴，烦躁或有项强及轻度惊厥。苔薄白、白腻或微黄，脉浮数或滑数。

治法：透表解毒。

方药：银翘散加减。

金银花、连翘、大青叶、板蓝根各 30 g，豆豉 12 g，薄荷、竹叶各 10 g，贯众 15 g，芦根 60 g。

(2) 热入气营

多见于普通型与重型。壮热不退，头痛项强，神志昏迷，反复抽搐，唇口焦干，小便短赤，大便秘结。舌质红绛，苔黄厚而燥，脉数。

治法：清气泄热，凉营解毒。

方药：石膏知母汤合清营汤加减。

生石膏60 g，大青叶、板蓝根各30 g，玄参12 g，麦冬、知母各10 g，紫草、生地各15 g，连翘、竹叶、丹皮各9 g，甘草5 g，犀角粉（冲）1 g。

便秘加生大黄6 g，玄明粉（冲服）4 g；昏迷加郁金6 g，石菖蒲9 g；喉内痰鸣加鲜竹沥10 ml；反复惊厥加天麻6 g，钩藤、地龙干各9 g，菊花5 g。

（3）热入营血

相当于极重型。高热，深度昏迷，反复抽搐，严重者频繁抽搐，全身强直，角弓反张，痰声辘辘或出现面灰唇青，肢冷汗出，吐血，便血。舌质红绛或紫绛，舌苔干黄或光滑无苔，脉细数。

治法：清热凉血，解毒镇痉。

方药：清瘟败毒饮加减。

犀角尖、黄连各3 g，生石膏（先煎）180 g，知母15 g，生地30 g，山栀、玄参各12 g，丹皮、赤芍、黄芩各9 g，竹叶、生甘草各6 g。

若邪毒损阴耗阳，使阴液枯而阳气脱，则转拟益气养阴，敛肺固脱，用生脉散合参附汤，并加六神丸研末鼻饲。

2）恢复期

（1）肝肾阴虚

肢体强直或震颤，失语，咬牙，潮热颧红。舌质红绛，脉细数。

治法：滋养肝肾，育阴潜阳。

方药：大定风珠加减。

龟板（先入）、鳖甲（先入）、龙骨（先入）、牡蛎（先入）各30 g，麦冬15 g，杭芍、阿胶（烊化冲服）、红花、桃仁、地龙各9 g。

（2）气阴两虚

轻度发热或午后潮热，倦怠乏力，自汗或盗汗，四肢强直或瘫痪。舌质红嫩少苔，脉细数无力。

治法：清气生津，益气和胃。

方药：竹叶石膏汤加减。

太子参、制半夏、青蒿各9 g，麦冬12 g，生石膏（先煎）30 g，竹叶6 g。

（3）痰热蒙窍

烦躁不安，喉间痰鸣，语謇，精神异常。舌质红，苔黄厚腻，脉细数。

治法：清心豁痰开窍。

方药：导痰汤加减。

胆南星、陈皮、天竺各6 g，半夏、枳实、菖蒲、郁金各9 g，茯苓12 g，黄连3 g。

2. 中成药

1）六神丸：六神丸中麝香、蟾酥有兴奋呼吸中枢和血管运动中枢作用，并对支气管痉挛有保护、镇咳、祛痰等作用。故对暴发型乙脑呼吸衰竭患者痰涎壅盛、喉部分泌物过多而致喉头阻塞症状有回苏急救之效，早期应用六神丸能起到治疗和预防呼吸衰竭的效果。方法：在综合治疗基础上用六神丸，每次 20 粒，每日 3 次，治愈率 91.6%。

2）地龙注射液：0.5～1 ml，取丰隆、中脘、膻中穴注射。用于痰多者。

3）人参注射液：0.5～1 ml，取膻中、中府、肺俞等穴注射。用于呼吸衰竭。

4）板蓝根冲剂：板蓝根组成。具有清热解毒作用。主要用治多种病毒感染性疾病。每次 1～2 袋，每日 3 次。

5）银黄口服液：金银花、黄芩组成。具有清热解毒之功。用治多种感染性疾病。每次 1 支，每日 3 次。

6）复方大青叶冲（针）剂：具有清热解毒，解表清热之功。用治多种急性热病卫气同病者，每次 1 袋，每日 3 次或每日注射 2 次，每次 2 ml。

7）牛黄清宫丸：天竺黄、连翘、金银花、白芷、牛黄、水牛角等组成。具有清瘟解毒，镇惊化痰作用。用治温邪里热引起的头痛身热，口渴咽干，肢体抽搐等。每次 2 丸，每日 2 次。

8）安宫牛黄丸：由牛黄、犀角、麝香、珍珠、黄连、郁金等组成。具有清热开窍，镇惊安神之功。用治温邪入里，逆传心包引起的高热惊厥，烦躁不安，神昏谵语等。每丸重 3 g，口服每次 1 丸。

3. 单方、验方

1）采集淡红色的鲜活地龙（绿色而蜷曲者不宜用），以冷水洗净，不必剖开，每 100 g 加开水约 50 ml，炖汤内服，重复炖 2 次，30 日为 1 个疗程。小儿用量每次 100～200 g。用本法治疗乙脑后遗症，在病后 6 个月内效果较好。

2）取牛筋草全草 90 g，加水 600 ml，浓煎成 50～100 ml 分 3 次服，每日 1 剂，7～10 日为 1 个疗程（药液忌与糖同服，可加些食盐）。治疗乙脑效佳。

3）板蓝根 30 g。水煎，分 2 次服，每日 1 剂，也有效验。

4）云母（金精石或银精石）15 g，连翘、贯众各 30 g。角弓反张、抽搐者加当归、钩藤各 12 g；前额痛者加石膏 30 g；腹痛加白芍、陈皮各 12 g；呕吐甚者加法半夏 10 g；便秘加大黄 5 g（兼证消失后则分别停用加味药）。水煎服，日服 1 剂（方中云母用食盐泡水，洗净泥沙后加入药）疗效较好。

5）白花蛇舌草、白马骨、地耳草各 30 g，七叶一枝花 9 g。每日 1 剂，2 次分服。适用于急性期。

6）生石膏 40 g，板蓝根、大青叶各 30 g，生地、连翘各 20 g，紫草 12 g，黄芩 9 g。适用于急性期。

7）板蓝根 30 g，沙参 20 g，花粉 12 g，莱菔子、郁金各 9 g，陈曲 6 g，谷麦芽各 10 g。适用于恢复期。

（二）西医治疗

1. 一般治疗

住院隔离治疗。病室应安静、清洁，备有防蚊、通风、降温设备。室温宜维持在 30℃ 以下。良好的护理是减少并发症，降低病死率和后遗症的重要环节。护理应注意患者的体温、神志、血压、呼吸、瞳孔及肌张力的变化。对昏迷、痰多者应定时翻身、拍背、吸痰。应及时补充营养及热量，注意水及电解质平衡，重症者应补充足量液体，成人每日 1 500 ~ 2 000 ml，小儿每日 50 ~ 80 ml/kg，主要用葡萄糖液，1/4 量可用含钠液，并注意补钾。对昏迷伴脑水肿者，应适当控制液体量和钠盐。

2. 对症治疗

1）高热：对持续高热者，应使体温降低在 38.5℃ 以下，其方法有①物理降温，头颈部、腋下放置冰袋，冷水灌肠。②药物降温，吲哚美辛每次 25 ~ 50 mg，口服。幼儿可用安乃近滴鼻。亚冬眠疗法，氯丙嗪及异丙嗪各 25 ~ 50 mg，每 4 ~ 6 小时肌内注射 1 次。安宫牛黄丸口服。

2）抽搐与惊厥：按抽搐原因采取相应措施，如高热所致，则以降温为主；如为呼吸不畅缺氧致病，则以吸氧、吸痰等为主；如因颅内高压，则应积极降低颅内压；如为代谢紊乱或水与电解质平衡失调，宜迅速予以纠正。

3）呼吸衰竭：呼吸衰竭为本病致死的主要原因。首先要保持呼吸道通畅，深昏迷者常有分泌物积聚，伴异常呼吸时要及早做气管切开，延髓受累影响呼吸，可用呼吸兴奋剂尼可刹米，成人 0.375 ~ 0.75 g，小儿 5 ~ 10 mg/kg，肌内注射。洛贝林，成人 3 ~ 9 mg，小儿 0.15 mg/kg，肌内注射。阿托品、莨菪碱可改善微循环，减轻脑水肿，兴奋呼吸中枢。近年来用以抢救中枢性呼吸衰竭有一定效果。东莨菪碱成人每次 0.2 ~ 0.5 mg，小儿每次 0.02 ~ 0.06 mg/kg；山莨菪碱成人每次 20 mg，小儿每次 0.5 ~ 1 mg/kg，静脉注射；阿托品 0.5 ~ 1 mg，以后每次 0.5 mg 静脉注射，15 ~ 30 分钟 1 次。上述药物可交替应用。

4）脑水肿及脑疝的治疗：可给脱水剂 20% 甘露醇或 25% 山梨醇，每次 1 ~ 2 g/kg，静脉快速推入，每 4 ~ 6 小时可重复 1 次，疗程 2 ~ 4 日。并见脑疝者，脱水剂用量加倍，加用呋塞米或依他尼酸钠，另加用氢化可的松每日 100 ~ 300 mg，或用地塞米松 5 ~ 15 mg，静脉滴注。

5）心功能不全和循环衰竭的治疗：心功能不全可用毛花苷 C 或毒毛花苷 K 等快速洋地黄。循环衰竭应根据不同病因给予恰当处理，如脑水肿、脑疝所致脑性休克，主要用脱水剂、东莨菪碱或山莨菪碱以降低颅内压，兴奋呼吸循环中枢；因高热、脱水过度等造成血容量不足及电解质紊乱所致，应以补充血容量和纠正电解质紊乱为主。

3. 抗病毒治疗

近年来，临床观察下列药物具有抑制病毒繁殖、缓解临床症状、缩短病程、减少并发症和后遗症及降低死亡率之效。

1）利巴韦林：利巴韦林是人工合成的广谱抗病毒药物，对 RNA 和 DNA 病毒均有明显抑制作用，它能阻止肌苷酸变为鸟苷酸而抑制病毒核酸合成，阻止病毒复制，从而达到治疗的目的。剂量：10 mg/kg，每日 1 次，静脉滴注，治疗至体温正常，3 日后停药。利巴韦林治疗可减轻临床症状，缩短病程，防止后遗症发生，降低病死率。

2）肝炎灵：文献报道，在传统及对症治疗的同时加用肝炎灵注射液 0.1 ml/kg，每日 2 次，肌内注射，3 日为 1 个疗程。结果表明：肝炎灵可缓解临床症状，缩短病程，减少并发症、后遗症及降低死亡率。与对照组比较有显著差异（$P < 0.05$）。机理是肝炎灵可直接抑制病毒复制，降低免疫复合物，阻止脂质过氧化损伤，减轻脑部毛细血管内皮细胞充血水肿及血浆与有形成分的渗出，从而减轻脑部病变，降低颅内压，达到治

疗作用。

3）强力宁：方法是以常规治疗，将强力宁每日 2 ml/kg 加入 10% 葡萄糖液 250 ml 中，静脉滴注，疗程 4~7 日。

4）聚肌胞：天津传染病医院用聚肌胞治疗 73 例，结果存活 67 例（91.8%），死亡 6 例（8.2%），与近几年该院乙脑逐年总病死率 16%~19% 相比，聚肌胞组死亡率明显降低。中国人民解放军第 302 医院实验观察表明，聚肌胞对乙脑小鼠模型有肯定的保护作用。

5）阿糖胞苷：文献报道，在常规治疗的同时加用阿糖胞苷治疗乙脑，发现其降温作用相当可靠，疗效优于对照组。方法：阿糖胞苷每日 2 mg/kg 加入 5% 葡萄糖液 250 ml 中，每日 1 次，静脉滴注。

6）干扰素：肌内注射，每日 5 ml（10^5~10^6 U/ml），3~5 日为 1 个疗程。

4. 其他治疗

1）免疫增强剂：用转移因子（每日成人 2 次，儿童 1 次，每次 1 支，共用 5 日，轮注于两上臂内侧或腹股沟皮下淋巴结远心侧）、胸腺素、特异性核糖核酸治疗本病，对症状有所改善。有人认为早期用于普通型患者，可使病程缩短，但对神经病理和体征的恢复不理想，与辅酶 Q10 合用有可能提高疗效。

2）环磷酰胺：文献报道，对 45 例乙脑在传统的治疗基础上调整机体免疫功能，即以环磷酰胺、左旋咪唑与辅酶 Q10 治疗；另 100 例仍以传统综合治疗为对照。结果治疗组治愈率为 88.9%，死亡率为 4.4%，近期后遗症率为 6.7%，疗效较满意。对照组治愈率为 56.0%，死亡率为 20%，近期后遗症率为 22%，与治疗组比较有显著差异。

3）山莨菪碱

早期应用山莨菪碱辅助治疗极重型乙脑，具有一定的疗效。方法：山莨菪碱每次 1~2 mg/kg 静脉注射，每 30 分钟 1 次，至面色红润，血压、呼吸、脉搏稳定及抽搐减少，持续时间缩短，间隙时间延长，后再逐渐减量及延长给药时间。

4）苯巴比妥钠：近年来发现苯巴比妥酸盐能迅速降低颅内压，对改善重症脑炎的预后有重要作用。用法：除传统治疗外，给予苯巴比妥钠 2~4 mg/kg，以生理盐水或注射用水溶解成 10% 溶液，每 6 小时静脉注射 1 次，直至抽搐停止或刺激后不再引起伸肌反应，然后将剂量减半后肌内注射，每 8 小时 1 次，延用 1 日后停药，一般疗程为 2~4 日。

5）糖皮质激素：地塞米松每日 10~20 mg 或氢化可的松每日 100~300 mg。气管切开患者要慎用。

6）抗生素：用于合并细菌感染，如青霉素、氯霉素、氨苄西林、先锋霉素和头孢类抗生素等。

7）昏迷患者可使用苏醒剂促使其早日苏醒，并防止并发症及后遗症，如甲氯芬酯醒、醒脑静、脑合素等。

5. 恢复期及后遗症处理

要注意进行功能训练（包括吞咽、语言和肢体功能锻炼），可用理疗、针灸、按摩、体疗、高压氧治疗等，对智力、语言和运动功能的恢复有较好疗效。

八、护理与健康教育

（一）护理

1. 一般护理

按感染疾病患者一般护理常规进行护理。

2. 环境

按虫媒传染病隔离，室内设有防蚊、降温设施，阴凉通风。保持安静环境，减少不良刺激，避免诱发惊厥和抽搐。

3. 体位与休息

卧床休息，有脑水肿者取头高足低位。

4. 基础护理

做好口腔、眼、鼻及皮肤护理，使其保持清洁。昏迷者要勤翻身，防止发生肺炎和压疮。

5. 饮食护理

进食营养丰富、清淡的流质饮食和清凉饮料。昏迷患者及气管切开者应予以鼻饲。发热期间供给足够水分，重症患者适当静脉补液，成人一般每天1 500~2 000 ml，输液不宜过多，防止脑水肿。

6. 病情观察

1）严密观察生命体征及意识变化。

2）密切观察惊厥的先兆，如发现患者两眼呆视、烦躁不安、小群肌肉颤动、肌张力增高等，应通知医生及早采取措施，防止惊厥发生。惊厥一旦发生，及时应用镇静解痉药，如地西泮、水合氯醛等。积极查找惊厥发生原因，因脑水肿所致者，以脱水药物治疗为主；因呼吸道分泌物堵塞、换气困难致脑细胞缺氧者，则应给予氧疗，保持呼吸道通畅，必要时行气管切开。

7. 对症护理

1）高热：卧床休息，每4小时测量体温1次，并及时做好降温处理，以物理降温为主，同时将室温降至30℃以下，必要时给予药物降温。冬眠疗法适用于持续高热伴抽搐的患者。出汗较多时，注意观察血压变化。鼓励患者多饮水，可适当静脉补充液体。

2）惊厥：针对惊厥的原因，如高热、颅内压增高、痰阻塞缺氧、低血钙性脑病等给予相应的处理。备好吸痰器、舌钳、牙垫等急救设备，并做好安全防护。

3）呼吸衰竭：密切观察呼吸频率、节律、深度以及血压、脉搏的改变。保持呼吸道通畅，及时清除分泌物。呼吸浅弱者，可使用呼吸兴奋药。如因假性延髓或延髓麻痹而自主呼吸停止者，应立即做气管切开或插管，使用呼吸机机械通气。

4）颅内高压：观察有无剧烈头痛、呕吐、血压升高和脉搏变慢等颅内压增高症状，密切观察有无脑疝的表现。

（二）健康教育

1）人畜居地分开，对幼猪进行疫苗接种。

2）消灭越冬蚊和早春蚊，消灭蚊虫滋生地，采取各种措施避免蚊虫叮咬。

3）对儿童注射乙脑疫苗。

4）乙脑患者应住院隔离治疗。清醒患者可给清凉饮料（如西瓜汁或用西瓜皮、荷叶、竹叶、茅根等煎汤）及流质饮食，不能进食者可鼻饲高热量流质饮食。亦可通过静脉补充足量的液体，成人 1 500～2 000 ml/d，儿童 50～80 ml/kg，注意补钾。加强护理，定时吸痰，保持呼吸道通畅，防止吸入性肺炎；定时翻身，清洁皮肤，防止压疮发生。

（李庆芳）

第六节　疟　疾

疟疾是疟原虫经按蚊叮咬传播而引起的寄生虫病。疟原虫经血流侵入肝细胞内寄生繁殖，使红细胞成批破裂而发病。其临床特点为间歇性定时发作的寒战、高热，继以大汗而缓解。间日疟和卵形疟常有复发。恶性疟疾发热不规则，常引起凶险发作。

中医学对疟疾的认识甚早，远在殷墟甲骨文中已有"疟"字的记载。传染病在古代医籍中记载最详者首推疟疾。早在《素问》就有《疟论》《刺疟》等专篇，对疟疾的病因、病机、症状、针灸治宜等做了系统而详细的讨论。

一、病原学

寄生于人体的疟原虫有四种：间日疟原虫、恶性疟原虫、三日疟原虫和卵形疟原虫，它们分别引起间日疟、恶性疟、三日疟和卵形疟。上述四种疟原虫的生活史基本相同，即在生长发育过程中分两个阶段，需要人和蚊两个宿主，人为中间宿主，蚊为终末宿主。

（一）在人体内的发育过程（裂体增殖）

疟原虫（成熟的孢子体）借按蚊吸血进入人体后，迅速在血流消失，而进入肝细胞进行裂体增殖。这时红细胞内还没有疟原虫寄生，所以把这个发育阶段称为红细胞前期。在肝细胞内经多次裂体增殖形成的裂殖子，一部分侵入血流进入红细胞内进行裂体增殖，称为红细胞内期；一部分裂殖子又进入肝细胞内增殖，称为红细胞外期。红细胞外期是引起疟疾复发的原因。

疟原虫在红细胞内裂体增殖，经历呈环状的早期滋养体，阿米巴状的晚期滋养体，而后进行核分裂成为裂殖体，细胞质也随之分裂，形成多数裂殖子。恶性疟的晚期滋养体和裂殖体期仅存在于内脏和皮下脂肪层的微血管内。裂殖子成熟后，红细胞破裂，释出的裂殖子又侵入新的红细胞继续进行裂体增殖。自裂殖子侵入至红细胞破裂，释放出新一代裂殖子的过程，叫裂体增殖周期。经数次裂体增殖后，一部分裂殖子不再继续进行裂体增殖，而发育成配子体。配子体在人体内不再发育，如不被按蚊吸入蚊体，则仅能生存 10～40 日。

（二）在蚊体内的发育过程（孢子增殖）

疟原虫的雌雄配子体，在按蚊吸血时进入体内，经配合后，发育繁殖成数以千计的孢子体。成熟的孢子体钻入唾液腺，在按蚊叮吸血时乘机侵入人体。

二、流行病学

（一）传染源

患者和带疟原虫者是本病的传染源。

（二）传播途径

疟疾的传播媒介是雌性按蚊。我国主要的传疟按蚊有中华按蚊、微小按蚊、雷氏按蚊、大劣按蚊四种。

偶有经输入带疟原虫的血液或使用被疟原虫污染的注射器而感染本病。如果孕妇患疟疾，疟原虫可通过胎盘进入胎儿体内引起本病。

（三）人群的易感性

人对本病普遍易感。病后可获短暂的免疫力，疟原虫的种、株间无交叉免疫。

（四）流行特征

疟疾主要流行于热带、亚热带地区，其次是温带。我国疟区分布较广，间日疟最多，其次是恶性疟和三日疟，卵形疟最少。本病有明显的季节性，夏秋季发病率高。

三、病因和发病机制

现代医学认为，人类疟疾是由于疟原虫进入人体后在红细胞内无性繁殖所引起。成熟的裂殖体使红细胞破裂而释放出裂殖子，此时由于身体对裂殖子做出异体蛋白的过敏反应，同时由于疟原虫的代谢产物和红细胞的碎片干扰了神经中枢体温调节，于是出现临床症状。当全部裂殖子重新进入新的红细胞后，临床发作即停止。但当成熟的裂殖体再次使红细胞破裂时，就出现第二次发作。疟疾经治疗后容易复发，主要原因为肝内的迟发型子孢子成为裂殖体侵犯红细胞所致。

疟疾的病理变化主要为引起红细胞破坏减少。脾肿大，可见明显充血、肿胀，镜下可见血窦充盈，在脾髓内可见含疟原虫的红细胞。肝脏亦肿大，肝内有疟色素沉着。脑型疟疾可见脑组织水肿、充血、灶性坏死，脑小血管栓塞等。

中医学认为，疟疾因感受疟邪而致，其发病与否取决于正气与疟邪的交争。疟邪入侵，伏于半表半里，邪正交争，则疟疾发作，疟邪与营卫相搏，入与阴争，阴盛阳虚，卫阳不能外达，则毛孔收缩，肌肤粟起而恶寒；邪出与阳相搏，出与阳争，阳盛阴虚，则壮热汗出；疟邪伏藏，邪正交争暂息，则发作休止，故临床表现为寒热交替。当疟邪再次与营卫相搏时，又再一次引起发作。病位主要在少阳，疟邪可随经络内搏五脏，横连膜原。

四、临床表现

有蚊季节曾在流行区旅居；2 年内有过疟疾发作或 1 周内有输血史。夏季多发。

间日疟的短潜伏期为 13 ~ 15 日，长潜伏期在 6 个月以上；三日疟的潜伏期为 24 ~ 30 日；恶性疟的潜伏期为 7 ~ 12 日；卵形疟的潜伏期为 13 ~ 15 日。

（一）典型发作

1. 间日疟

常呈间日发作。

1）寒战期：突起畏寒，剧烈寒战、发抖，面色苍白，唇指发绀，皮肤似鸡皮状，患者多须盖多层被子，但仍觉寒冷。此期一般持续 30 分钟左右。

2）发热期：寒战停止，继以高热，通常可在 39.5 ~ 41℃，患者颜面潮红、脉搏洪速、头痛欲裂、全身肌肉关节疼痛、口干烦躁，甚至谵妄；严重者可发生抽搐及昏迷。本期一般持续 2 ~ 6 小时。

3）出汗期：盛汗出退热，衣裤尽湿，患者感觉舒适，但十分困倦，常安然入睡。此期经过 2 ~ 3 小时。

整个典型发作全程 6 ~ 10 小时。

4）间歇期：在两次典型发作之间有缓解期或间歇期，此间无显著症状，可有乏力。

2. 三日疟

其寒热发作与间日疟相同，但为 3 日发作 1 次。周期常较规则，每次发作时间较间日疟稍长。

3. 卵形疟

卵形疟与间日疟相似，间日 1 次寒热发作，症状一般较间日疟为轻。

4. 恶性疟

潜伏期为 6 ~ 27 日，起病急缓不一，热型不规则，每日或间日寒热发作，无明显缓解间隙。严重者可出现凶险发作，根据临床表现分四型：

1）脑型或昏迷型：最严重，多见于儿童和初入疟区者。表现为发冷、高热、剧烈头痛、呕吐，继而谵妄、昏迷、抽搐、脑膜刺激征阳性等。严重者可死于脑水肿、脑疝和呼吸衰竭。

2）超高热型：起病较急，体温达 41℃ 及以上，患者呼吸急促、谵妄，继之昏迷等，可于数小时内死亡。

3）厥冷型：患者全身软弱无力，很快进入虚脱状态。可能与肾上腺功能障碍有关，患者多死于循环衰竭。

4）胃肠型：除有寒战、高热外，以腹泻为主，类似急性胃肠炎或痢疾。预后好，病死率低。

（二）非典型发作

良性疟发作虽大都为典型发作，但也有非典型发作者。非典型发作热型可不规则，且无明显的周期性和间歇性。这主要是由于：①同种疟原虫的二重或三重感染（以间日疟多见）。②疟原虫在红细胞内释放出裂殖子不规律，或提前，或延缓，以及不同种类疟原虫的混合感染。③疟疾后期免疫力增强。④抗疟药物治疗不彻底。

（三）其他症状和体征

疟疾患者常有脾肿大，新感染者质软，反复多次发作者质硬。肝脏亦常呈轻度肿大。疟疾反复发作后可出现不同程度的贫血。间日疟与三日疟患者易于在口唇、鼻翼、皮肤黏膜处出现单纯疱疹。

（四）疟疾的复发与复燃

疟疾停止发作进入潜隐期，血中红细胞内期疟原虫已经消失，肝细胞内红细胞外期的疟原虫再次侵入红细胞而引起发作者称为复发。复发多在初发半年以后，恶性疟无复发。

疟疾患者发作数次以后，因机体产生免疫力或未经彻底治疗而暂停发作，但血中红细胞内期疟原虫尚未完全消灭，经数周后，免疫力相对下降，而出现临床发作，称为复燃，大多于初发 3 个月内发生。恶性疟有复燃无复发。

五、诊断

（一）诊断依据

1. 流行病学

近期内曾在流行季节（夏秋）时在疟疾流行区居住或旅游，有蚊虫叮咬史或近期输血史。

2. 临床表现

间歇性、周期性的寒战、高热、大汗发作，伴脾、肝大及贫血，间日或 3 日发作 1 次。发作间隙无症状，发作数次后脾大。恶性疟疾热型不规则，可有超高热脑症状、休克等。

3. 实验室检查

血和骨髓涂片查见疟原虫可确诊。

（二）治疗性诊断

临床表现很像疟疾，但经多次检查未找到疟原虫，可试用氯喹或蒿甲醚做治疗，48 小时后发热控制者，可能为疟疾。

六、鉴别诊断

1）一般疟疾应与败血症、钩端螺旋体病、伤寒与副伤寒、胆道感染、急性肾盂肾炎等疾病鉴别。

2）脑型疟疾应与乙脑、中毒性菌痢、中暑等疾病鉴别。

3）黑尿热应与其他急性溶血性贫血和蚕豆病鉴别。

七、治疗

（一）中医治疗

1. 辨证论治

疟疾的辨证，应根据病情轻重、寒热偏盛、正气盛衰及病程久暂等，来确定属于正疟、温疟、寒疟、瘴疟、劳疟的类型。祛邪截疟为治疗疟疾的基本原则。

1）正疟

寒热往来，发作有定时，先呵欠乏力，继而寒战，寒去则内外皆热，头痛面赤，烦渴引饮，终则遍身汗出，热退身凉。舌苔薄白或黄腻，脉弦。

治法：和解达邪。

方药：小柴胡汤加减。

柴胡 20 g，黄芩 10 g，半夏 30 g，甘草 6 g，人参 9 g，生姜 9 g，大枣 12 枚。随证加减。

2）温疟

热多寒少或但热不寒，汗不畅泄，骨节酸痛，头痛如裂，口渴引饮，便结溲黄。脉弦细而数。

治法：清热解毒，和解祛邪。

方药：白虎加桂枝汤加味。

知母 18 g，生石膏（先煎）30 g，炙甘草 6 g，粳米 6 g，桂枝 9 g。

3）寒疟

寒多热少，口不渴，胸脘痞闷，神疲体倦。苔白腻，脉弦。

治法：辛温达邪。

方药：柴胡桂枝干姜汤。

柴胡 20 g，桂枝 9 g，干姜 6 g，瓜蒌根 12 g，黄芩 9 g，牡蛎（熬）6 g，炙甘草 6 g。

4）瘴疟

（1）热瘴

热甚寒微，或壮热不寒，头痛，肢体烦痛，面红目赤，胸闷呕吐，烦渴引饮，大便秘结，小便热赤，甚则神昏谵语。舌红绛，苔黄腻或垢黑，脉洪数或弦数。

治法：解表除瘴，清热保津。

方药：清瘴汤加减。

青蒿、柴胡、茯苓、知母、陈皮、半夏、黄芩、枳实、常山、竹茹、益元散各 9 g，黄连 3 g。

（2）冷瘴

寒甚热微，或但寒不热，或呕吐腹泻，甚则神昏不语。苔白厚腻，脉弦。

治法：解毒除瘴，芳化湿浊。

方药：加味不换金正气散。

苍术 4.5 g，陈皮、半夏、枳实各 6 g，厚朴、白豆蔻、甘草各 2.4 g，黄连 1.8 g，藿香、白茯苓各9 g。

5）劳疟

寒热时作，倦怠无力，食少，自汗，面色萎黄，形体消瘦，或胁下结块。舌质淡，脉细无力。

治法：扶养正气，调和营卫。

方药：何人饮加减。

何首乌、当归、人参各9 g，陈皮6 g，煨姜3 片。

2. 中成药

1）青蒿素：由青蒿素组成。具有截疟作用。用于治间日疟、恶性疟及抗氯喹株疟疾。

2）鳖甲煎丸：具有活血化瘀，软坚散结之功效。用于治疟疾日久所致气血亏损痰瘀内结，胸胁胀满疼痛，腹部肿块，肝脾大症。每次9 g，每日3 次。

3）十全大补丸：每次1 丸，每日3 次。本品具有温补气血功能。用于治疟疾日久、气血两虚、五脏失养引起的面色苍白，身体消瘦，头晕耳鸣，四肢不温，腰膝无力等症。

3. 单方、验方

1）鲜黄花蒿（青蒿）全草250 g。加水400 ml，煎至300 ml，成人1 次服150 ml；6～8 岁服40 ml；9～12 岁服80 ml；13～16 岁服120 ml，分别在疟疾发作前6 小时、3 小时各服1 次。适于间日疟、三日疟和恶性疟。

2）醋30～50 ml，小苏打3 g。混合后立即内服（要在发作前0.5～1 小时服）。

3）威灵仙、青蒿各15 g。用水煎服，每日2 次。

4）何首乌24 g，甘草3 g。浓煎2 小时，每日3 次，饭前服用。

5）金钱草适量，搓出香味，做成2 小丸，于发作前塞入鼻孔内。

6）取等量川芎、白芷、桂枝、苍术，研成细末。每取3 份用药棉包好，于发作前2 小时塞于鼻孔内，4 小时后取出。

7）马齿苋120 g，洗净，水煎去渣，在疟疾发作前2～3 小时服下。

8）鲫鱼150 g，苏叶6 g，菖蒲、陈皮各3 g。将鱼洗净，与上述药共煮，加入调料，吃鱼喝汤。

9）新鲜鸡蛋3 个，醋120 g。鸡蛋打入醋内调匀，放油煎炒，稍冷后食之。

10）羊骨150 g，洗净后炖汤，于发作前3 小时服用。

11）辣椒子30 粒（未成年人减半），每日早晨空腹服下，连服4 日为1 个疗程。

12）大蒜头3 个，去皮，加些白糖，在疟疾发作前4 小时服下，每日吃1 次，连吃3～4 日。

13）黄豆100 粒，芒硝10 g。加水煮熟后吃黄豆。每次吃10 粒，1 日3 次。

14）香菜子，水煎，打入3 个鸡蛋。在发疟前吃蛋喝汤，再发汗即愈。

15）甘草2 份，甘遂1 份。二味共研细末，撒在脐上，加膏药覆盖，于发作前1 小时用。

16）生常山、黄酒各半份。同炒至酒干，常山呈焦黄色，研细粉，每次4.5 g，每日服3次。

4. 针灸治疗

1）体针：取大椎、后溪、至阳、间使穴，于发病前1~2小时，选1~2穴针刺，用平补平泻法或泻法，留针30分钟，1日针1~2次。或在发疟前半小时至1小时用三棱针点刺大椎穴出血。

2. 耳针：取肾上腺、内分泌、皮质下、肝、脾，在发病前1~2小时针刺，留针1小时。

（二）西医治疗

1. 一般治疗

发作期应卧床休息，发冷时注意保暖，高热时可行物理降温，过高热可药物降温。大汗应及时擦汗，并更换湿衣服，以防受凉。吐泻者应适当补液。

2. 控制症状

可采用下列药物：

1）磷酸氯喹：治疗恶性疟，第1日首次服1.0 g，6小时后再服0.5 g，第2、3日各服0.5 g，总量2.5 g。治疗间日疟及三日疟，顿服1.0 g已足。过量可致心脏异位节律或房室传导阻滞及视网膜病变。

2）盐酸氨酚喹啉（卡莫喹啉）：第1日服0.75 g，第2、3日各服0.5 g。由于本药疗效好，副作用小，近年来有取代磷酸氯喹的趋势。

3）硫酸奎宁：此药除用于耐药虫株外，已很少作为第一线药物使用。成人每次0.3 g，每日3次；小儿每日30 mg/kg，分3次服，共5~7日。孕妇末期子宫对本品较敏感，故孕妇不能采用。

4）哌喹及磷酸哌喹：与氯喹相似，哌喹每片基质0.3 g，磷酸哌喹每片0.5 g（基质0.15 g），口服首剂基质0.6 g，6小时后0.3 g。

5）硫酸咯啶：与氯喹疗效相似，常用咯喹盐酸盐0.3 g，每日2次，连服2日。

6）蒿甲醚：抗疟作用性质同青蒿素，其抗疟效价则比青蒿素强5~10倍。方法：以油剂200 mg肌内注射，每日1次，连续3日，一般与伯胺喹啉合用。用于退热，每次200 mg肌内注射。

7）硝喹：本品为喹唑啉的衍生物。对疟原虫红内期和红外期都有抑制作用，并能阻断蚊体内的孢子增殖，是一个多环节作用抗疟药，兼具控制症状，防止传播和根治良性疟的作用。对恶性疟抗氯喹株有效，尤其值得重视。目前主要用复方硝喹片，每片含硝喹和氨苯砜各12.5 mg。治疗恶性疟，每日4片，3日为1个疗程。根治间日疟剂量同上，8日为1个疗程。预防服药，每10~15日服药1次（4片），可连用半年。

8）咯萘啶：可口服或静脉滴注，能迅速控制症状，使血中疟原虫消失。

9）甲氟喹：为长效抗疟药，我国应用该药结果不一，曾报告1例使用后7日内原虫不消失，2例于治疗后21日复燃，并已有耐甲氟喹恶性原虫出现。

10）干扰素：能抑制恶性疟原虫合成核酸的过程，使红细胞内疟原虫死亡。国外研究证实干扰素有抗疟原虫作用，尤其对细胞外期疗效较好。

11）抗生素：诺氟沙星、克林霉素、利福平、复方新诺明、红霉素等均有良好的抗疟原虫作用，在常用抗疟无效或效果差时可选用，或与氯喹等常用抗疟药合用，以提高疗效。

12）抗过敏药：国内研究发现 5 – HT 抑制剂赛庚啶有良好的抗疟作用。酮替芬、西咪替丁也有良好的抗疟作用，但其具体机理尚不完全清楚，有待进一步研究明确。临床可根据情况试用以上药物。

3. 防止复发

磷酸伯氨喹仍是最广泛使用的疟疾根治药。用法：在服用氯喹等控制症状的同时或以后，口服伯氨喹，常用剂量及疗程为每日 4 片（每片 13.2 mg，含基质 7.5 mg），连服 4 日；或每日 3 片，连服 8 日。小儿酌减。孕妇可在产后期服用。4 – 甲基 – 5 – （间—三氯甲基苯氧基）伯氨喹尚在临床试验阶段，被认为是一种很有希望的根治疟疾的药。

4. 对耐药虫株的治疗

1）磷酸咯萘啶（疟乃停）：疗效优于氯喹而副作用轻微。治疗总剂量为 24 mg/kg，分 3 次服，第 1 日服 2 次，第 2 日服 1 次。咯萘啶注射液稀释后可做静脉滴注，每次 4～6 mg/kg，或每次肌内注射 2～3 mg/kg（4～6 小时可重复给药），能迅速控制临床发作，使血中疟原虫消失。

2）磷酸羟基哌喹：治疗间日疟，第 1 次服 4 片，第 2、3 次各服 2 片。治疗恶性疟，第 1、2 次各服 4 片，第 3 次服 2 片。每片含基质 0.15 g，服药时间每次间隔 8～12 小时，平均退热时间 25～44 小时，血中疟原虫阴转时间 37～50 小时。对高度耐氯喹恶性疟原虫也有较好效果。严重心脏病及肝、肾损害者不宜服用。服药后心率低于每分钟 50 次者，应停药观察。

3）复方硝喹：每片含硝喹及氨苯砜各 12.5 mg，每日服 4 片，连服 3 日。本品对各型疟原虫及其抗氯喹虫株均有效。服药后 72 小时即可控制症状。

4）盐酸甲氟喹：为近年来国内外认为相当满意的新药，适用于间日疟和恶性疟，包括耐氯喹虫株，都有较好疗效。剂量为 1 次顿服 4～6 片（1～1.5 g），所有患者于 4 日内退热，6 日内血中疟原虫转阴。1 次服药 1 g 以上可有头昏、眼花、恶心、呕吐的副作用。此药近、远期疗效均较好，但易出现耐药虫株。防止办法是：①与其他控制症状和防止复发药物合用。②本药限用于治疗耐氯喹虫株，不用于预防。

5）奎宁配伍乙胺嘧啶：双硫酸奎宁 0.24 g，每日 3 次，共 10～14 日。乙胺嘧啶 25 mg，每日 2 次，共 3 次。

6）磺胺药与甲氧苄啶（TMP）合用，磺胺林（SMPZ）0.5 g 加 TMP 0.5 g，连服 3 日。

7）磺胺多辛 1 g 加乙胺嘧啶 50 mg 顿服，同时加服伯氨喹每日 1 次，每次 3 片，连服 2～4 日。

8）奎宁配伍四环素：双硫酸奎宁 0.24 g，每日 3 次，连服 3 日。四环素每日 2～4 g，连服 7 日。

9）青蒿素：口服成人剂量首次 1 g，6 小时后 0.5 g，第 2、3 日各口服 0.5 g。

5. 脑型疟疾的治疗

1）抗疟治疗酌选下列药物之一。

（1）磷酸氯喹注射液：用于不抗氯喹者，首剂基质成人 0.3～0.6 g（5～10 mg/kg）加入生理盐水或 5% 葡萄糖液 500 ml 中，静脉滴注，4～8 小时滴完，以后 0.3 g 每 6 小时 1 次，至总量 1.5 g。在患者清醒以后即改为口服氯喹。此药不宜静脉推注，因有心肌抑制作用。

（2）盐酸奎宁注射液：用于抗氯喹者。首剂成人 0.6 g（10 mg/kg）加入生理盐水或 5% 葡萄糖液 300～500 ml 中，静脉滴注，于 4 小时滴完；维持量为 0.6 g，4～8 小时滴完，每小时 1 次，酌用 4～5 次。在患者清醒后即改为口服硫酸奎宁。

（3）盐酸甲氟喹：一次顿服 1.0～1.5 g。

用以上各药在患者清醒后均须加服伯氨喹每日 3 片，恶性疟连服 2～4 日，非恶性疟连服 8 日。

2）对症治疗：高热除物理降温外，可考虑应用小剂量退热药。维持水、电解质平衡。低分子右旋糖酐可降低血液黏度，防止红细胞凝集，维持各脏器特别是脑部血循环畅通。

八、护理与健康教育

（一）护理

1. 一般护理

1）注意休息、避免劳累，可适量活动，病情严重者，需卧床休息。注意个人卫生、避免蚊虫叮咬（防止再传染给其他人）。

2）饮食护理：清淡易消化饮食、加强营养摄入。

2. 病情观察

1）注意观察患者精神、神志、尿量、尿色及呕吐物和大便的颜色（在出现消化道出血时，会呈现咖啡样呕吐物及黑便）。

2）用药护理：遵医嘱给予抗疟药物，并注意观察药物的副作用，氯喹口服可引起头晕、食欲缺乏、恶心、呕吐、腹泻，静脉用药易引起血压下降，心脏传导阻滞，严重可引起心脏骤停。伯氨喹可引起头晕、恶心、呕吐、发绀、急性溶血。

3. 对症护理

1）典型发作：寒战期应注意保暖；发热期给予降温；大汗期后给予温水擦浴，及时更换衣服、床单。同时应保证足够的液体入量。

2）凶险发作：出现惊厥、昏迷时，应注意保持呼吸道通畅，并按惊厥、昏迷常规护理。如发生脑水肿及呼吸衰竭时，协助医生进行抢救并做好相应护理，防止患者突然死亡。

3）黑尿热的护理：①严格卧床至急性症状消失。②保证每日液体入量 3 000～4 000 ml，每日尿量不少于 1 500 ml。发生急性肾衰竭时给予相应护理。③贫血严重者给予配血、输血。④准确记录出入量。

（二）健康教育

1. 防止被蚊虫叮咬（特别是疟疾流行病区）

可以身穿长衣长裤、使用防蚊产品、挂蚊帐。

2. 药物预防

对于高疟区的健康人群及外来人群可酌情选用药物预防。成人、孕妇、儿童均可服用预防药物。

（李淑岷）

第十章　口腔科疾病

第一节　根尖周病

根尖周病是牙齿根尖部及其周围组织发生病变的总称。临床上一般分为急性根尖周炎和慢性根尖周炎两大类型。

一、病因

造成牙齿根尖周炎的原因有3种。

（一）感染

根尖周病大多来自牙髓感染。牙髓病变的产物如细菌、毒素、脓性渗出物等通过根尖孔向根尖周围组织扩散，成为根尖周病的主要病原刺激物，刺激并引起根尖周围组织发炎。在治疗牙髓病时，扩锉根管器械可将牙腔内的感染带出根尖孔；冲洗根管时压力过大可将感染推入根尖周引起根尖周炎。死髓牙根管内的细菌主要为厌氧菌，且多为混合感染，常见的菌种有产黑色素类杆菌、放线菌、消化链球菌、厌氧乳酸杆菌等。

（二）创伤

急剧的外力撞击牙体时可造成根尖周炎。根管治疗时器械超出根尖孔外，或充填物超填过多，都可造成根尖部组织损伤，引起根尖周炎。长期的殆创伤也可引起根尖周炎。

（三）化学刺激

在行根管治疗、塑化治疗时，若使用药物不当，或药物渗出根尖孔外，刺激根尖周围组织可引起根尖周炎；干髓治疗时封含砷失活剂时间太长，药物通过根尖孔扩散到根尖周，也可引发本病。

二、临床表现

（一）急性根尖周炎

急性根尖周炎是从根尖部牙周膜出现浆液性炎症到根尖周组织形成化脓性炎症的一系列反应过程，可发展为牙槽骨的局限性髓炎，严重时还将发生为颌骨骨髓炎。

1. 急性浆液性根尖周炎

1）患牙有咬合痛，自发性、持续性钝痛。患者因疼痛而不愿咀嚼，影响进食。患者能够指明患牙。

2）患牙可见龋坏、充填体或其他牙体硬组织疾患，有时可查到深牙周袋。

3）牙冠变色。牙髓活力测验无反应，但乳牙或年龄恒牙对活力测验可有反应，甚至出现疼痛。

4）叩诊疼痛（＋）～（＋＋），扪压患牙根尖部有不适或疼痛感。

5）患牙可有Ⅰ度松动。

2. 急性化脓性根尖周炎

急性化脓性根尖周炎又称根尖周炎的急性化脓期，多由急性浆液期发展而来，也可由慢性根尖周炎转化而来，此阶段亦通常称作急性牙槽脓肿或急性根尖周脓肿。主要症状如下：

1）患牙区剧烈持续性跳痛，牙齿明显浮出，不能咀嚼，相应面部肿胀，如为第三磨牙可出现张口困难，患者多有发热、便秘等全身反应。

2）有深龋、牙齿松动或深的牙周感，叩痛明显，颌下淋巴结肿大及压痛，相应面颊部肿胀并有波动感。

3）实验室及其他检查：白细胞计数增加，牙片可显示根尖处牙周间隙加宽。

（二）慢性根尖周炎

由于根管内存在感染及其他病原刺激物长期不断地刺激根尖周组织，导致慢性根尖周炎的形成。一般无明显症状，多有肿胀疼痛史。临床表现形式有以下 3 种：

1. 根尖肉芽肿

根尖周围组织受感染刺激，局部长期存在着慢性炎症反应，破坏牙周膜的正常结构，形成炎性肉芽组织。无明显症状，仅感咀嚼不适，咬合无力，叩诊时有异样感。牙齿变色。X 线片示根尖周有圆形或椭圆形边界清楚的透视区。

2. 慢性根尖脓肿

可由根尖肉芽肿中央细胞坏死液化而形成；也可以由急性牙槽脓肿的急性炎症消退后，根尖部潴留的少量脓液被周围的纤维结缔组织包绕而形成。临床症状与根尖肉芽肿基本相同。有些病例有瘘管形成，如瘘管排脓不畅时，可引起根尖周炎的急性发作。X线片示根尖周有弥散性透射区，边缘不整齐。

3. 根尖囊肿

可以由根尖肉芽肿或慢性牙槽脓肿发展而来。根尖囊肿生长缓慢，一般无自觉症状，逐渐增大后可见根尖部呈半球状隆起，不红肿，扪诊时有乒乓球感。穿刺可见囊液中有胆固醇结晶。X 线片示根尖区有边界清晰的圆形透明区，周围有阻射白线。小根尖囊肿在 X 线片上难以和根尖肉芽肿相鉴别。

三、诊断和鉴别诊断

急性根尖周炎的诊断主要依靠其临床症状，由疼痛、红肿的程度来判断其所处的阶段。浆液期为轻度自发性、持续性痛，不敢咬合，叩痛明显，能明确指出患牙等，可与牙髓炎相鉴别。在根尖脓肿阶段，其持续性的跳痛可与浆液期相鉴别。骨膜下脓肿时，根尖部红肿明显，叩痛剧烈，并可伴有全身症状；黏膜下脓肿时疼痛明显减轻，但局部肿胀显著。

慢性根尖周炎多无自觉症状，但常有自发痛或反复肿胀的病史。患牙多为死髓牙，牙体变色，牙髓活力试验无反应等，出现瘘管的慢性牙槽脓肿较易诊断，但应与牙周病引起的瘘管相鉴别，后者牙髓未坏死，活力试验有反应。对慢性根尖周炎的诊断主要依靠 X 线检查来推断。慢性根尖周炎急性发作与原发性急性根尖周炎的区别也在于两者的 X 线片所显示的影像不同。

急性根尖周炎时，X线片上根尖部看不出有明显的改变，而慢性根尖周炎的急性发作时，X线片上可见根尖部有不同程度的牙槽骨破坏所形成的透射区。

另外，急性牙槽脓肿应与牙周脓肿鉴别，较大的根尖囊肿应与造釉细胞瘤相鉴别。

四、治疗

（一）急性根尖周炎

1. 应急治疗

应急治疗可减轻、缓解患者痛苦，控制感染继续向周围扩散，起到暂时止痛作用，但不能使根尖周炎得到根本的治疗。

1）开放髓腔：扩开龋洞，揭去髓顶，拔除残髓，使根尖周渗出物通过根尖孔向根管引流。以3%双氧水、生理盐水冲洗髓腔、根管，然后吸干，根管内放置短松的细棉捻，其上放置无菌棉球开放。

2）脓肿切开：急性根尖周炎骨膜下脓肿及黏膜下脓肿，脓液已穿出牙槽骨壁，单纯开放髓腔，达不到排脓目的，应同时切开骨膜或黏膜排脓，从而达到引流，有效地控制炎症。

用4%可卡因或氯乙烷喷雾冷冻麻醉或2%普鲁卡因注射液做局部浸润麻醉。

切口位置和长度：原则上切口方向要与神经、血管走行一致，避免损伤，在脓肿低位切开利于引流。切开深度可达牙槽骨面，从口外切口深度达皮下，再分离组织，使深部脓液排出。脓液过多时，应放置引流条。

3）安抚治疗：对于根管外伤和化学药物刺激引起的根尖周炎，应去除刺激物，反复冲洗根管，重行封药，或封无菌棉捻，避免外界感染或再感染。如是根管充填引起，应检查根管充填情况。如根管超充填可去除根充物，封药安抚，以后再行充填。

4）调𬌗磨改：由外伤引起的急性根尖周炎，应调𬌗磨改使患牙降低咬合、减轻功能，得以休息，必要时局部封闭或理疗。通过磨改，牙髓及根尖周症状有可能消除。死髓牙治疗也应常规调𬌗磨改，除缓解症状外，还可以减少牙纵折的发生。

5）全身治疗：给予抗炎、镇痛药物。给予流质或半流质饮食，适当休息。

2. 其他

死髓牙开髓后，经根管换药后做根管治疗或塑化治疗，多根牙可采用牙髓切除术或塑化术，保守疗法无效时，可酌情采用根尖切除，凡治疗效果不佳或病牙无保留价值的，可予以拔除。

（二）慢性根尖周炎

急性炎症消退后，应根据情况行牙体治疗，如根管治疗术、牙髓塑化术等。大多数患牙经治疗后可以恢复正常。如经治疗后，病久不愈合，可施行根尖切除术。如患牙缺损较大不能修复者可予拔除。

（张闫）

第二节 流行性腮腺炎

流行性腮腺炎简称流腮，俗称痄腮。四季均有流行，以冬、春季常见。是儿童和青少年期常见的呼吸道传染病。它是由腮腺炎病毒引起的急性、全身性感染，以腮腺肿痛为主要特征，有时亦可累及其他唾液腺。常见的并发症为病毒脑炎、睾丸炎、胰腺炎及卵巢炎。腮腺炎病毒属副黏液病毒科。患者是传染源，直接接触、飞沫和唾液的吸入为主要传播途径。接触患者后 2~3 周发病。流行性腮腺炎前驱症状较轻，主要表现为一侧或两侧以耳垂为中心向前、后、下肿大，肿大的腮腺常呈半球形，边缘不清，表面发热，有触痛。7~10 天消退。本病为自限性疾病，目前尚缺乏特效药物，抗生素治疗无效。一般预后良好。

一、病因

腮腺炎病毒系副黏液病毒，属于 RNA 病毒。传染源为患者及隐性感染者，主要通过飞沫传播，少数通过手或用具间接传播。

本病毒很少变异，各毒株间的抗原性均甚接近。一次患病，终身免疫，故鲜有多次感染者。但患者对其他病毒造成的腮腺炎并无免疫能力，如 A 型柯萨奇病毒、甲型流感病毒、单纯疱疹病毒、Ⅰ~Ⅲ型副流感病毒等，故可能多次患病。

二、发病机制和病理

腮腺炎病毒从呼吸道侵入人体后，在局部黏膜上皮细胞和面部淋巴结中复制，然后进入血流，播散至腮腺和中枢神经系统，引起腮腺炎和脑膜炎。病毒在进一步繁殖复制后，再次侵入血流，形成第二次病毒血症，并侵犯第一次病毒血症未受累的器官，因此临床上出现不同器官相继发生病理变化。

腮腺炎的病理特征是非化脓性炎症，腮腺导管的壁细胞肿胀，导管周围及腺体壁有淋巴细胞浸润，间质组织水肿等病变可造成腮腺导管的阻塞、扩张和淀粉酶潴留。淀粉酶排出受阻后可经淋巴管进入血流，使血和尿中淀粉酶增高。睾丸、卵巢和胰腺等受累时亦可出现淋巴细胞渗出和水肿等病变。

三、临床表现

注意流行情况，如多发于冬、春两季，儿童多见，既往无腮腺炎病史，病前 2~3 周内有与腮腺炎患者接触史，无流腮疫苗接种史。

（一）症状和体征

1. 潜伏期

2~3 周。

2. 前驱期

多数无前驱症状，少数有短暂的前驱期，如畏寒、发热、厌食、头痛、恶心、呕吐、全身不适等症状。

3. 腮肿期

起病 1～2 天感觉腮腺部肿痛，张口咀嚼及进食酸性食物时疼痛加剧，腮腺肿大逐渐明显。体温可上升在 38℃ 以上。腮腺肿胀一般先由一侧开始，1～2 天后波及对侧，也有两侧同时肿大或自始至终仅一侧肿大者。腮肿特点以耳垂为中心向各方向肿大，将耳垂向上向外推移，下颌骨后沟消失。肿胀表面皮肤不红，边缘不清，触诊时微热，并有弹性感及轻度压痛。腮腺管口红肿。腮肿于 1～3 天达高峰，全身症状加重，腮肿 4～5 天逐渐消退，全身症状亦渐消失。整个病程 7～12 天。部分患儿仅有颌下腺或舌下腺肿而无腮腺肿大。

（二）并发症

1. 睾丸炎、卵巢炎

多见于青春期以后的患者，在腮腺肿胀 1 周后出现，病变常为一侧。表现为寒战、高热、恶心、呕吐、下腹痛，睾丸肿胀疼痛，有压痛，症状轻重不一，常持续 1～2 周，重者可致睾丸萎缩，因病变多属单侧，故一般不妨碍生育。成年女性并发卵巢炎，临床症状轻，可有下腰部酸痛，下腹部轻度触痛，月经周期失调等，不易确诊。

2. 脑膜脑炎

有症状的脑膜炎发生在 15% 的病例，是病毒直接侵入神经系统所引起。多数在腮腺肿胀开始后 1 周内出现症状，但亦可在腮腺肿大之前发生，少数可不伴腮腺肿胀。临床亦可见到少数病例在腮肿完全消退后发生，一般称为腮腺炎后脑炎，可能是免疫反应所引起。患者出现高热、头痛、嗜睡、呕吐、脑膜刺激征阳性。严重者可有抽搐、昏迷。脑脊液外观澄清，压力正常或稍高，细胞数略高 $[(0.05～0.50) \times 10^9/L]$，以淋巴细胞为主，蛋白轻度增加，糖及氯化物正常。预后良好，临床症状多数于 10 天左右消退。

3. 胰腺炎

腮腺炎并发胰腺炎的发病率低于 10%。大多在腮腺肿后 1 周内发生，临床上常见于有上腹部轻微疼痛，有触痛、呕吐者，给人以轻型胰腺炎的印象。症状多在 1 周内消失。血清淀粉酶显著增高有助于诊断。

4. 其他

如心肌炎、肾炎、乳腺炎、甲状腺炎等。从临床表现看肾脏损害发病率有增多趋向，一般多见于腮肿期，可能是病毒血症引起。

四、实验室及其他检查

（一）血常规

白细胞计数正常或稍低，淋巴细胞相对增多。

（二）血清淀粉酶与尿液淀粉酶测定

正常至中度增高。

（三）病原学与血清学检查

①补体结合试验与血凝抑制试验，双份血清效价增高 4 倍以上有诊断价值。②病毒分离，自早期患者的唾液、脑脊液中分离出病毒。

五、诊断和鉴别诊断

（一）诊断要点

1）患者可有流行性腮腺炎发病史，或其他病毒感染史，如上呼吸道感染。

2）双侧或单侧腮腺反复肿胀，导管口有脓性液体流出。

3）随年龄增大，发作次数减少，症状减轻，有自愈倾向。

4）腮腺造影示导管无异常，末梢导管呈点、球状扩张，排空延迟。

（二）鉴别诊断

1. 化脓性腮腺炎

常为一侧，局部红肿压痛明显，晚期有波动感，挤压时有脓液自腺管口流出，白细胞计数和中性粒细胞均增高。

2. 其他病毒性腮腺炎

流感病毒、副流感病毒、巨细胞病毒、肠道病毒等也可引起腮腺炎，应进行病毒分离，以区别之。

六、治疗

（一）一般治疗

患者需隔离，卧床休息直至腮腺肿胀完全消退，注意口腔清洁，饮食以流质软食为宜，忌酸食。保证每天的液体入量。

（二）药物治疗

1. 干扰素

具有广谱抗病毒作用。文献报道，肌内注射干扰素能提前缩小腮肿，促使体温下降，IFN－α 气雾剂局部应用似较全身应用为优。

2. 利巴韦林

鸟嘌呤核苷单磷酸生物合成抑制剂，影响病毒 RNA 多聚酶聚合核苷酸作用，而起抗病毒作用。文献报道治疗本病效果较好。

3. 人体免疫球蛋白

文献报道本品通过增强机体抵抗力对流行性腮腺炎有一定预防作用。

4. 转移因子

患者均给予 1 支牛脾转移因子肌内注射，不加任何治疗腮腺炎药物，有发热者给予退热剂。若 1 支肌内注射后症状未完全消除者，3 天后再注射 1 支。有人用此法治疗 21 例，治愈者有 16 例。注射 2 支达到治愈者有 5 例，其中双侧腮腺肿大 2 例，在 1 周内治愈。

5. 西咪替丁

每日 30 mg/kg，分 3 次服，有较好疗效。机制与本品有抗病毒、增强细胞免疫以及促进病毒感染恢复有关。

6. 赛庚啶

据报道用本品每日 4~12 mg（随年龄调整）和西咪替丁每日 20 mg/kg 分次口服，共 4~7 天，治疗 9 例，8 例治愈，平均退热时间及腮腺消肿时间均明显优于服吗啉胍、板蓝根加外敷中药者。

7. 六神丸

每次 4~6 粒，每日 3 次，同时用 10 粒研碎，以食醋调后外敷，2~5 天即治愈。

8. 柴胡注射液

每次 2 ml，每日 2 次，肌内注射。有较好疗效。

9. 其他

腮腺肿痛者局部用如意金黄散、五露散调敷，每日 3~4 次。也可用仙人掌捣烂外敷等。

（三）并发症的防治

1. 脑膜炎治疗

可予降温，口服泼尼松，成年人每日 30~40 mg，连续 2~4 天，症状好转即停。颅内压增高者，酌情以甘露醇或山梨醇脱水 1~2 次。

2. 睾丸炎治疗

局部用丁字带托起、冷敷或普鲁卡因精索周围封闭，必要时口服泼尼松，以减轻症状。

3. 胰腺炎治疗

有剧烈呕吐、腹痛者，应予阿托品或山莨菪碱皮下注射，停止饮食，胃肠减压，静脉输入 10% 葡萄糖液及生理盐水，适量补充氯化钾，缓解后逐渐给予流食或半流食。早期使用泼尼松。

七、预后

一般预后良好，伴有脑炎、肾炎、心肌炎者偶有死亡，大多为成年人。

八、健康教育

（一）被动免疫
可给予腮腺炎免疫 γ 球蛋白，其效果较好。

（二）主动免疫
儿童可在出生后 14 个月常规给予腮腺炎减毒活疫苗或麻疹、风疹、腮腺炎三联疫苗，99% 可产生抗体，少数在接种后 7~10 天发生腮腺炎。除皮下接种外，还可采用气雾喷鼻法。有报道在使用三联疫苗后，出现了接种后脑膜脑炎，故此疫苗的推广仍需慎重。

（三）隔离
患儿隔离至腮腺肿胀完全消退，有接触史的易感儿应检疫 3 周。

（张闫）